LE LIBRAIRE
AU LECTEUR.

ON a donné au Public plusieurs Livres concernant les Actes qui se passent par les Notaires; mais leurs Auteurs se sont contentez de donner des modeles d'Actes, Contracts & Ordonnances de derniere volonté, sans proposer les regles & les principes sur lesquels ils doivent estre dressez.

Ces Actes se forment sur les principes du Droit écrit, des Coûtumes & de l'usage des lieux où ils se passent, & sur les Regles generales qui sont prescrites par les Ordonnances, ensorte que l'usage & la Coûtume des lieux fournissent des regles differentes pour dresser des Actes sur un mesme sujet.

Par exemple, un testament se dresse autrement dans les païs de Droit écrit, que dans les païs Coûtumiers; car quoy que par tout un testament soit une ordonnance de derniere volonté; neanmoins s'il est fait dans les païs de Droit écrit il requiert pour sa validité l'institution d'heritier, autrement il seroit nul pour tout ce qu'il contiendroit, mesme pour les dif-

á ij

poſitions pour œuvres pies; veu qu'au contraire l'inſtitution d'heritier eſt inutile dans les païs coûtumiers.

Un Contract de mariage ne ſe dreſſe pas de la meſme maniere dans toutes les Provinces de France, la communauté, les doüaires, les dons mutuels ne ſe permettent pas par tout de la méme maniere; les Couſtumes ſont differentes ſur ces matieres qui font les clauſes des Contracts de mariage : La Couſtume de Normandie ne permet pas la communauté de biens entre conjoints; en ſorte meſme que la ſtipulation qui en ſeroit faite en Normandie, ſeroit inutile & ſans effet, quoy que par toutes les autres Couſtumes elle ſoit introduite, excepté celle de Rheims, dans laquelle, ſelon l'uſage, il eſt permis aux parties de la ſtipuler dans les Contracts de mariage.

Il ne ſuffit donc pas pour dreſſer un Acte d'avoir des modeles, mais il faut ſçavoir les regles & les principes ſur leſquels on les doit former, autrement on s'expoſeroit à faire des Actes vicieux & deffectueux, ce qui arrive ſouvent à ceux qui n'ont point d'autre lumiere que celle qui ſe trouve dans un Stile ou Pratique des Notaires : C'eſt pour cette raiſon qu'on a crû qu'il eſtoit abſolument neceſſaire de donner la connoiſſance de ces principes.

On a diviſé cét ouvrage en deux parties: Dans la premiere on a expliqué les fonctions, les droits

AU LECTEUR.

& les privileges des Notaires, leurs devoirs dans la paſſation des Actes, & ce qui concerne leurs minutes, avec la difference des Notaires Royaux, des Notaires ou Tabellions des Seigneurs, & des Notaires Ecclefiaſtiques ou Apoſtoliques; le tout conformément aux Ordonnances Royaux, & aux Reglemens de la Cour.

Dans la deuxiéme, outre les formules d'Actes on a ſur chaque matiere donné les inſtructions neceſſaires pour les bien faire, & pour traiter les choſes methodiquement on a diviſé cette partie en ſix eſpeces.

La premiere concerne les Actes qui ſont mis au rang des Contracts & des conventions.

La deuxiéme contient les Actes & ordonnances de derniere volonté.

La troiſiéme eſt pour les inventaires & partages.

La quatriéme regarde les Actes concernans les droits des Seigneurs.

La cinquiéme eſt des Actes qui ſe font en conſequence des procez.

La ſixiéme eſt de ceux qui concernent les Benefices.

On a mis ſur la fin des formules de ventes des boutiques du Palais, faites entre particuliers, & par Meſſieurs les Commiſſaires deputez par le Roy.

On a ſujet d'eſperer que cét Ouvrage ſera plus utile au public que ceux qui luy ont eſté donnez juſques à preſent ſur cette matiere.

á iij

TABLE

DES CHAPITRES ET DIVISIONS
DE CET OUVRAGE.

TABLE DES CHAPITRES.

Fin de la Table des Chapitres.

LA SCIENCE

LA SCIENCE
PARFAITE
DES NOTAIRES.
PREMIERE PARTIE,

Contenant les Ordonnances , Reglemens & Arrests rendus touchant la fonction des Notaires.

OUS expliquerons briévement dans cette Partie en trois Chapitres, les fonctions , les droits & Privileges des Notaires , leurs devoirs dans la paſſation des Actes , & ce qui concerne leurs Regiſtres & Minutes.

CHAPITRE I.

Des Notaires, de leurs differences, de leurs fonctions & de leurs Privileges.

LEs Notaires ſont Officiers publics, créez pour recevoir toutes les conventions faites entre les particuliers & les dernieres diſpoſitions des hommes : Ils en conſervent les Minutes ou Originaux dans des Regiſtres, pour y avoir recours en tout temps, & pour en donner des expeditions à ceux qui en ont beſoin ; ils conſervent ainſi les intereſts de toutes les familles : les Seigneurs par

A

ce moyen prouvent par des anciens titres les droits de leurs Seigneuries ; les particuliers justifient les parentez & alliances & la noblesse de leurs ascendans , & les anciens creanciers conservent leurs hypotheques sur ceux dont les creances sont posterieures ; enfin il n'y a point de Charges dont les fonctions soient plus utiles & plus necessaires à la Republique.

Ils sont Juges volontaires des parties , & ils les condamnent par le consentement qu'ils leur donnent, & c'est pour cela qu'ils reçoivent le serment , & qu'ils sont appellez Juges Chartulaires dans les Capitulaires de Charlemagne. C'est aussi pour cette raison qu'au commencement des Actes qu'ils passent , ils mettent que les parties sont comparues pardevant eux, comme si c'estoit en Jugement & pardevant leurs Juges , & que les conventions qui sont portées par les Actes, se mettent à execution nonobstant oppositions ou appellations quelconques.

Dans les Inventaires qu'ils font, ils prennent le serment de ceux qui sont chargez de la representation des biens meubles, & titres qui sont compris dans les Inventaires, & des Priseurs ordonnez pour l'estimation des biens meubles, comme il a esté jugé par Arrest du 11. Decembre 1610, pour les Notaires du Châtelet de Paris,

Il y a une difference notable entre Notaire & Tabellion, en ce que Notaire est celuy qui passe les Brevets ou Minutes des Obligations ou Contracts, & que le Tabellion les met en grosse authentique : cependant en plusieurs endroits les Notaires sont Tabellions.

L'Ordonnance du Roy Charles IX. donnée à Fontainebleau le 11. Juillet 1543. défend expressément à tous Notaires de mettre en grosse les Contracts, Procurations & Actes, & d'en délivrer aucune chose aux particuliers ; leur enjoignant incontinent & dés le même jour qu'ils les auront receus, d'en envoyer un double ou copie signée de leurs mains aux Tabellions pour les grossoyer, s'ils en sont requis par les parties,

L'an 1575. le Roy Henry III. crea un Gardenotte en chaque Siege Royal, pour avoir la garde des Minutes de tous les Notaires decedez, ou qui avoient resigné leurs Offices, lesquels auparavant estoient apportées au Greffe de la Jurisdiction, les Greffes estant destinez pour la garde des Actes publics, & les Greffiers en délivroient des copies à ceux qui en avoient besoin ; mais par l'Ordonnance du Roy Henry III. cette fonction fut donnée aux Gardenottes créez en titre d'office & differens des Notaires.

Cependant ces charges ne durerent gueres, car quatre ans aprés elles furent reünies à celles des Notaires.

Ces charges n'estoient données qu'à ferme ; mais en l'an 1597. au mois de May le Roy Henry IV. rendit hereditaires les Offices de Notaires, & il unit & incorpora ensemble les Offices de Notaires, Tabellions & Gardenottes, de sorte que la garde des minutes fait aujourd'huy partie de l'Office des Notaires, excepté en quelques endroits, & neanmoins quand un Notaire vend sa charge, on luy permet de disposer de ses Minutes, ce qu'on appelle Pratique, au profit de tout autre Notaire qu'il veut, & faire pour cet effet telle paction & convention qu'il luy plaist : car quoy que la Charge & la Pratique ne fassent qu'un en la personne du Notaire à qui elles appartiennent, toutefois il les peut separer, ou ses heritiers aprés sa mort, de même que les Charges des Procureurs & leurs Pratiques se separent, de sorte que souvent la Charge est venduë à l'un & la Pratique à un autre.

En Normandie le Tabellionage est un Droit Domanial, & il se baille à ferme au profit du Roy, ou des Seigneurs Hauts-Justiciers, aussi bien que la garde du Sceau.

Il y a trois sortes de Notaires en France, sçavoir les Notaires Royaux, les Notaires des Seigneurs appellez Tabellions, & les Notaires Ecclesiastiques ou Apostoliques, dont il sera traité en trois Sections.

SECTION I.

Des Notaires Royaux.

Qui peut créer les Notaires Royaux ?

IL n'y a que le Roy, suivant l'Ordonnance du Roy Philippes I. l'an 1402. Art. 20. & de Louis XII. Art. 42. l'an 1510. qui ait le droit de créer des Notaires, & il se l'est reservé & retenu à luy seul & à ses successeurs, ce qui est conforme au Droit commun, *l. actuarios. C. de numer. & actua.* ou il est dit que *, potestas creandi Notarios, Tabelliones, vel Actuarios ad Imperatorem pertinet.* C'est pourquoy celuy qui a droit de Justice, n'a pas aussi le droit de Tabellionage.

Nous avons des Coûtumes qui donnent le droit de Tabellionage aux Seigneurs Chaſtelains, comme la Coûtume de Blois qui porte en l'Article 17. que le Seigneur Chaſtelain a Seel à contrôle & droit de Tabellionage. Celle de Senlis a la même diſpoſition en l'Article 93. Celle de Touraine en l'Article 75. porte que les Comtes & auſſi les Barons peuvent avoir douze Notaires en chaque Comté & Baronnie, & non plus ; & les Seigneurs Chaſtelains en avoir ſix.

Le Roy François I. par ſon Ordonnance à Angoulême au mois de Novembre 1542. Article 4. accorde aux Seigneurs Barons & Chaſtelains des Provinces reglées par le Droit écrit, de pouvoir jouïr des droits de Tabellionages & Sceaux en leurs Baronnies & Chaſtellenies, ainſi que faiſoient pour lors les Barons & Chaſtelains des Provinces reglées par les Coûtumes, afin que l'égalité fuſt gardée entre les Seigneurs d'un meſme rang & de meſme qualité.

On prétend que le droit d'avoir des Notaires ſe preſcrit contre le Roy par une poſſeſſion immemoriale, c'eſt le ſentiment de Pontanus ſur la Coûtume de Blois Article 17. de Bacquet, Loiſeau & autres; La raiſon eſt que ce qui s'accorde par le Roy par grace & privilege, eſt ſujet à preſcription, & ſe peut acquerir par ſon moyen, *c. ex duo ſimul de Offic. ordinator. c. cùm contingat. de foro compet.* Or le droit de créer des Notaires ſe peut acquerir par grace & privilege ſpecial, ce qui eſt ſans difficulté ; d'où nous pouvons conclure que ce droit ſe peut preſcrire.

Comment les Notaires Royaux ſont-ils receus dans leurs Charges?

Par l'Ordonnance de Charles VIII. l'an 1490. Art. 20. ceux qui ont obtenu leurs proviſions pour les Offices de Notaires, doivent s'adreſſer aux Senéchaux ou à leurs Lieutenans pour eſtre par eux receus, & ils doivent eſtre examinez par eux, avec quatre des plus anciens Conſeillers du Siege, avec inquiſition de vie & mœurs. Cette Ordonnance eſt confirmée par celle de François I. en Octobre 1535 Chap. 19. Art. 1. & Art. 22.

Il faut encore que ceux qui veulent eſtre receus, ayent fait la charge du principal Clerc chez les Notaires pendant cinq ans, & c'eſt l'uſage.

On n'en reçoit point entre les Notaires du Châtelet de Paris qui ne ſoient de la Religion Catholique, il y a eu un Arreſt du

Conseil Privé du 12. Decembre 1659. par lequel un particulier de la Religion pretenduë reformée qui pretendoit y eltre receu, a esté debouté de sa demande.

Les Notaires Royaux peuvent-ils recevoir toutes sortes d'actes, par tout & entre toutes personnes ?

Les Notaires Royaux peuvent recevoir tous les actes qui concernent la fonction des Notaires, si ce n'est à l'égard de quelques-uns qu'il leur est deffendu de recevoir: ainsi par Arrest du 29. Decembre 1639. la Cour a fait deffenses aux Notaires de recevoir des actes de promesse de mariage de present.

Pareillement par Edit du Roy au mois d'Aoust 1661. il est défendu de donner à l'avenir aucuns deniers comptans, heritages ou rentes aux Communautez Ecclesiastiques, Regulieres ou Seculieres, à l'exception de l'Hôtel Dieu de Paris, du grand Hôpital de Paris, & de la maison de l'Hospital des Incurables, à condition d'une rente la vie durant du donateur, ce qu'on appelle à fond perdu, & aux Notaires & autres personnes publiques de recevoir tels actes, sur les peines y portées.

Il est aussi deffendu aux Notaires de passer & recevoir aucuns contracts usuraires, ainsi que nous dirons cy-aprés.

Exceptez les actes qui sont expressément deffendus par les Ordonnances, ou qui sont contre les bonnes mœurs, les Notaires Royaux peuvent recevoir & passer toutes sortes d'actes dans leur ressort, mais par l'Ordonnance du Roy Henry II. du 11. Decembre 1543. il est fait deffenses expresses aux Notaires respectivement d'entreprendre sur les ressorts & limites l'un de l'autre, & de recevoir & passer, & grossoyer aucuns contracts hors leurs ressorts & limites, sur peine du quadruple du profit & émolument qu'ils en auroient receu, de nullité des contracts, & de tous dépens, dommages & interests envers les parties interessées, ainsi qu'il est contenu dans l'Ordonnance du même Roy, du mois de Novembre 1542. art. 1.

Et même les Notaires ne peuvent demeurer qu'aux terres du Roy, & aux lieux où ils sont immatriculez; ainsi par un ancien Arrest, rapporté par Guenois dans sa Conference des Ordonnances tit. des Notaires §. 18. nomb. 13. rendu au profit de l'Evêque de Langres, il fut aussi défendu à Jean de Salmes d'exercer l'état de Notaire en la terre de Langres; ce même Auteur rapporte un autre Arrest donné au profit du Vidame de Chartres, & par autre Arrest du 20. Decembre 1575. pour la Châtellenie de saint Valery sur la mer, rapporté par Coquille sur la Coûtume de Nivernois tit. de justice art. 25.

L'Ordonnance du Roy François I. au mois d'Octobre 1535. chap. 19. article 2. ordonne que les Notaires aprés le serment porté, seront receus & inscrits en la matricule du lieu qui sera ordonné & deputé à ce, & qu'il y sera mis le jour de leur reception ; & que ceux qui seront receus, seront obligez de mettre leur nom, surnom & seing manuel dont ils entendent se servir, le lieu d'où ils sont, & en quel lieu & pour quel lieu ils sont créez Notaires, dés quel temps, par qui & comment, & le jour de leur reception ; sans qu'il puissent changer leurs noms & surnoms.

La raison pour laquelle les Notaires ne peuvent recevoir des actes hors leur territoire, est parce qu'ils ne peuvent pas avoir plus de pouvoir que celuy qui leur est attribué ; & puisque leur jurisdiction ne leur est donnée que dans les limites d'un certain lieu, il s'ensuit qu'ils ne sont que personnes privées hors ce lieu, de même que le Juge dont le pouvoir est borné & renfermé dans de certaines limites, n'est pas consideré comme tel hors d'icelles, & qu'on n'est pas obligé d'executer ses ordonnances faites ailleurs, *extra territorium jus dicenti non paretur.* Et il auroit esté inutile aux Seigneurs d'avoir droit de créer des Notaires dans leurs terres & Seigneuries, si les Notaires royaux avoient le pouvoir d'y établir leur demeure, & d'y exercer la fonction de leurs Charges. Car tous les droits attribuez & annexez aux Seigneuries sont droits patrimoniaux & faisant partie du domaine d'icelles, ausquels le Roy ny ses Officiers ne peuvent point prejudicier ; & ils leur sont accordez sous des charges qui sont aussi annexées aux Seigneuries, comme de nourrir les enfans trouvez, de faire exercer la justice, & autres, comme nous avons dit plus amplement dans nôtre traité des droits Seigneuriaux.

Nous avons des Arrests du Parlement de Provence, rapportez par Boniface en ses Arrests tom. 1. part. 1. tit. 20. nomb. 6. & 7. par lesquels il a esté jugé que les Notaires ne peuvent recevoir ny contracts ny testamens hors leur ressort.

Il y a des Arrests qui ont fait défenses aux Notaires Royaux de faire des inventaires dans les Justices des Seigneurs Hauts-Justiciers, declarant que ce droit appartient aux Officiers desdits Seigneurs

Hauts-Justiciers. Chenu en ses Reglemens en rapporte un du 28. May 1585. tit. 25. chap. 133.

Bacquet en son traité des droits de Justice chapitre 25. dit que le Roy peut créer des Notaires dans les terres des Seigneurs qui ont droit de Tabellionage.

Le premier est lorsque le Roy en érigeant les terres des Seigneurs en Pairies, Duchez, Marquisats, Comtez, Baronnies, ou Châtellenies, s'est expressément reservé la faculté & le pouvoir de mettre des Notaires Royaux és terres desdits Seigneurs.

Le deuxiéme est quand par la Coûtume locale, & commune observance & usage de tout temps gardé dans la Province, le Roy a toûjours mis & creé des Notaires dans les terres de certains Seigneurs, ou privativement à iceux, ou conjoinctement avec eux. C'est pour cela qu'on void des Notaires Royaux en la plufpart des Justices des Seigneurs Hauts-Justiciers; & qu'en quelques-unes on void des Notaires Royaux & des Notaires fubalternes; mais en ce cas les Notaires Royaux emportent prefque tout à caufe de l'execution parée qu'ont indistinctement tous les contracts paffez par les Notaires Royaux.

Il faut excepter les Notaires du Châtelet de Paris, lefquels peuvent exploiter par tout le Royaume, fuivant le privilege à eux accordé par le Roy Loüis XII. au mois d'Avril 1510. en forte qu'ils se peuvent tranfporter en toutes les Villes & lieux du Royaume, pour recevoir & paffer pour toutes fortes de perfonnes, dont ils font requis, toutes lettres, contracts, teftamens, inventaires, inftrumens, & autres concernans & dépendans de leurs Offices; neanmoins ils ne peuvent pas s'habituer ou faire leur refidence ailleurs qu'en la Ville de Paris pour l'exercice de leurs Charges.

Cette Ordonnance confirme un autre privilege confiderable qui leur eftoit accordé par les anciens Rois, qui eft d'avoir leurs caufes commifes pardevant le Prevoft de Paris; voulant que les renvois, ajournemens & exploits, faits à leurs requeftes, de leurs caufes, en demandant & en deffendant, pourveu que ce foit avant contestation en caufe, pardevant le Prevoft de Paris en vertu de fa commiffion, valent & fortent leur plein & entier effet.

Les Notaires d'Orleans, & de Montpellier peuvent auffi recevoir tous contracts hors leur jurifdiction; la Coûtume d'Orleans en fait mention en l'article 463. neanmoins ils ne peuvent paffer aucuns actes, ny faire aucuns Inventaires, ny Partages en la Ville de Paris, quoy que tels actes eussent esté commencez en la Ville d'Orleans ou de Montpellier, parce que leur privilege ne s'étend pas contre les Notaires du Châtelet de Paris.

Les Contracts passez par les Notaires hors leur ressort sont-ils nuls?

L'Ordonnance du Roy Henry II. remarquée cy-dessus du mois de Novembre 1542. les declare nuls & de nul effet; la Coûtume de Poitou art. 379. dit aussi que les Notaires ne peuvent passer aucuns contracts hors les limites du lieu où ils ont esté instituez, sur peine de nullité, & de répondre des dommages & interests des parties interessées. Loyseau en son traité des Offices livre premier, chap. 4. nomb. 98. dit qu'il seroit trop rigoureux qu'un contract d'importance, comme de mariage, de vente, de constitution de rente, un testament, ou autres actes, fussent declarez nuls, sous pretexte que ceux qui les auroient faits ou passez, auroient ignoré si le Notaire dont ils se seroient servis, avoit droit de les recevoir dans le lieu où ils auroient esté faits ou passez. Ce seroit établir le fondement de la justice, dit cet Auteur, qui gist en la foy des contracts, sur une formalité & subtilité de chicane, plûtôt que sur l'équité & la bonne foy.

De plus les contracts estant munis du Sceau Royal, sont assez autorisez pour avoir force & autorité en tous les païs qui sont soumis au Roy; & selon le sentiment d'Hostiense & de Panorme, sur le chapitre *sicut erat. Ne Cler. vel Mon.* la charge de Notaire ne dépend pas tant de la jurisdiction, qui est limitée dans certain détroit, que de la puissance & autorité publique qui s'étend de soy par tout l'Etat, suivant la Loy *quæro ff. de solutio.* Et si elle participe de la jurisdiction, ce n'est que de la volonté des contractans: que si la jurisdiction contentieuse peut estre prorogée, pourquoy celle qui est volontaire, & notamment celles des Notaires, qui ne fait que rediger par écrit la volonté des parties, ne le sera-t-elle pas de leur consentement pour la validité des conventions qu'ils auront faites.

En effet ce n'est pas l'autorité & la puissance du Notaire qui donne la force à un contract, puisque les contracts ne requierent que la convention des parties, & qu'ils soient redigez par écrit encore qu'il s'agisse d'une somme excedant cent livres, & il n'importe que ce soit une écriture publique ou privée, de sorte qu'un

bellet

billet ou fimple promeffe n'eft pas moins valable faite fous fignature
privée, quoi qu'elle foit d'une fomme de cent mille livres & plus;
& la difference qu'il y a entre une fimple promeffe, & une obligation paffée pardevant Notaires, eft que la fimple promeffe
n'emporte pas execution parée comme l'obligation, & n'emporte
pas hypotheque, ainfi qu'il fera dit cy-après; mais quant à l'obligation du debiteur, il n'y a aucune difference.

C'eft auffi le fentiment de Bacquet, de Pontanus & de tous les
autres Docteurs du Droit François; de forte que les termes de la
fufdite Ordonnance ne doivent eftre pris que pour comminatoi-
res, & non pas executoires; & qu'au furplus les Notaires qui ont
inftrumenté hors leur reffort, doivent eftre condamnez aux peines portées par cette Ordonnance envers les Notaires dans le
reffort defquels ils ont fait leur fonction.

Pour moy je crois que cette Ordonnance eft fort jufte, & qu'en
ce qu'elle declare de nullité tous les Contracts paffez par un Notaire hors fon reffort, elle fe doit entendre à l'égard d'un tiers, &
non à l'égard des contractans; car il feroit abfurde de vouloir qu'un
contract figné par les parties, fuft nul & ne produifift aucun effet, pour n'avoir pas efté paffé par un Notaire dans fon reffort,
puis qu'il auroit efté valable fans l'autorité & l'intervention du
Notaire, & que cette autorité ne donne pas la force aux Actes
qui font paffez pardevant Notaires, mais qu'elle leur donne une
execution parée quand ils font munis du Sceau de la Jurifdiction,
& qu'elle caufe une hypotheque fur tous les biens de l'obligé, en
quelque endroit qu'ils foient fituez dans le Royaume; & dautant
que les Notaires ne peuvent paffer aucuns actes hors leur reffort,
ceux qui y feroient paffez ne pourroient pas avoir la même force
& les mefmes effets; de forte qu'ils ne pourroient point eftre fcellez d'aucun fceau, & partant ils ne pourroient point emporter hypotheque fur les biens de l'obligé: car ils ne pourroient point eftre
fcellez du fceau de la Jurifdiction du lieu où ils auroient efté paffez, puifque pour cela il faudroit qu'ils euffent efté paffez par un
Officier de cette Jurifdiction. Ils ne pourroient point auffi eftre
fcellez du fceau de la Jurifdiction dans laquelle le Notaire feroit
immatriculé, dautant que n'ayant point efté paffez dans le reffort
d'icelle, ils ne feroient confiderez que comme des actes privez, &
le Notaire ne pourroit eftre au Contract qu'il auroit ainfi paffé,
que perfonne privée & fervant, pour ainfi dire, de témoin. D'où

il s'enfuit que tel contract ne produiroit qu'une fimple action de mefme qu'une cedule ou promeffe, mefme contre l'obligé, & il ne produiroit point hypotheque, & celuy au profit duquel il auroit efté fait, ne pourroit paffer que pour un fimple creancier chirographaire ; & c'eft ainfi que l'Ordonnance fufdite fe doit entendre. Neanmoins le Juge ou on voudroit mettre à execution tel contract, donne ordinairement permiffion de l'executer, & l'obligé ne pourroit pas y former oppofition fous ce feul pretexte qu'il auroit efté paffé par un Notaire hors fon reffort.

Quant aux teftamens & ordonnances de derniere volonté, je ne fais aucune difficulté qu'ils ne foient nuls & de nul effet, pour tout ce qu'ils peuvent contenir, quand ils font faits par un Notaire hors fon reffort, par les raifons fufdites ; car quoy que les dernieres volontez foient extrémement favorables, neanmoins le défaut de la moindre folemnité en caufe la nullité, comme nous avons dit ailleurs, & comme nous dirons cy-aprés : & c'eft un défaut effentiel que de n'avoir pas efté paffé pardevant celuy qui avoit droit de le recevoir ; car fi un Teftament paffé pardevant une perfonne privée eft nul, celuy qui eft paffé pardevant un Notaire hors fon reffort, doit pareillement eftre nul, puis qu'on peut dire en effet qu'il a efté paffé pardevant une perfonne privée. Mais il n'eft pas neceffaire pour la validité du Teftament que le Teftateur foit du reffort, il fuffit qu'il foit fait dans le reffort, & fait pardevant un Notaire qui avoit droit de le recevoir ; autrement ce feroit reduire tres-fouvent les hommes dans l'impuiffance de tefter.

Il y a plus de difficulté, fçavoir fi une donation eft valable qui requiert l'infinuation, quand elle eft faite par un Notaire hors fon reffort ; car l'Acte de cette donation ne pouvant eftre fait que pardevant Notaires, & n'eftant par confequent qu'un Acte privé, il s'enfuit qu'il ne peut eftre enregiftré, veu qu'on n'enregiftre point des Actes privez : Ainfi je crois que le donateur la pourroit valablement revoquer, & que l'infinuation qui en feroit faite, ne feroit d'aucune confideration ; car je crois qu'il y a raifon de diftinguer & feparer la donation des autres Contracts pour cet effet, parce que fi la raifon pour laquelle les autres Contracts font valables entre les parties, quoy que faits pardevant un Notaire hors fon reffort, eft qu'ils auroient pû eftre faits fous fignature privée, il faut dire par argument *à contrario fenfu*, que la donation qui ne peut valoir fi elle n'eft paffée pardevant Notaires, doit eftre nul-

le & de nul effet si elle est passée pardevant Notaire hors son ressort ; car il est sans doute que les donations doivent estre passées
pardevant Notaires : la raison est que puisque les Ordonnances
ont voulu, que quand une donation est faite en l'absence du donataire, elle soit acceptée par luy pardevant Notaires, on peut conclure que toutes donations doivent estre passées pardevant Notaires. Brodeau sur Monsieur Loüet lettre N. Chapitre 10. rapporte un Arrest du mois de Juillet 1651. qui a declaré nulle une donation entre-vifs receuë par un Notaire subalterne hors son ressort, & entre personnes qui n'y estoient pas demeurantes : ce qui
doit estre étendu aux donations passées par les Notaires Royaux
hors leur ressort, parce qu'il y a parité de raison.

Mais on demande si un Contract seroit pareillement nul s'il
estoit passé pardevant un Notaire qui seroit estimé tel par une erreur publique, quoy qu'en effet il n'eust jamais esté receu dans la
charge de Notaire ? Il semble que ce que nous avons dit des Contracts faits pardevant des Notaires hors leur ressort, se doive aussi
entendre de ceux qui sont faits par des faux Notaires, reconnus
publiquement pour Notaires : cependant il faut dire le contraire
par la Loy *Barbarius. ff. de Offic. Præf.* où il est decidé qu'un Esclave
ayant esté fait Preteur à Rome par erreur, tout ce qu'il avoit fait
pendant sa Preture, estoit valable : la raison qui en est renduë,
est qu'en consideration des interests de ceux qui ont eu quelques
affaires pardevant luy, on presume que le peuple Romain l'a voulu faire Preteur : & il y auroit quelque sorte d'injustice d'imputer
à ces particuliers une erreur qui estoit publique ; & c'est en ce cas
qu'on peut dire que *error communis facit jus*, selon la Loy 3. *in fine*,
ff. de supellect. leg.

*Les Ecclesiastiques ou les Religieux peuvent-ils estre Notaires
en Cour Laye ?*

Non, l'Ordonnance du Roy Charles V I I I. en Decembre
1490. Art. 2. défend expressement de recevoir des gens d'Eglise
dans les charges de Notaires. C'est aussi la disposition de la Coûtume d'Angoumois Art. 38.

A quel âge peut-on estre receu Notaire ?

A vingt-cinq ans, & non auparavant, suivant l'Ordonnance
de Charles I X. l'an 1560. Article 82. Neanmoins plusieurs ont

B ij

esté admis à la charge de Notaire avant leur majorité, ce qui a donné lieu à une question considerable, sçavoir si un mineur qui s'estoit obligé estant Notaire, pouvoit se faire relever contre les Obligations qu'il avoit contractées. Il a esté jugé que le mineur n'estoit pas restituable en ce cas par les Arrests rapportez par Brodeau sur Monsieur Loüet lettre G. Chap. 9. Le Parlement de Tholose le juge autrement, Monsieur Dolive livre 4. chap. 15. rapporte un Arrest du Parlement de Tholose du 13. May 1637. par lequel ledit Parlement restitua en entier un Notaire, sous pretexte de Minorité contre quelques Actes qu'il avoit passez en son nom, par lesquels il avoit souffert quelque lezion.

Les Notaires peuvent-ils faire les Inventaires & les Partages, ou si c'est aux Baillifs, Presidiaux, ou Senéchaux?

Il a esté jugé par plusieurs Arrests que les Inventaires & Partages estoient des Actes de Jurisdiction volontaire, dont la confection appartient aux Notaires, avec défenses aux Juges & Officiers de les entreprendre. Par Edit de l'an 1542. verifié en la Cour le dernier Juillet 1543. il est ordonné que les Notaires auront la confection des Inventaires & Partages de biens & heritages, à l'exclusion des Juges & Officiers de Judicature. Les Notaires de Sens obtinrent en suite des Lettres Patentes, par lesquelles ils furent conservez dans ce droit. Et en l'an 1568. les Notaires de Sezanne obtinret Lettres en forme de Declaration, par lesquelles il leur fut permis de faire tous Inventaires & Partages dont ils seroient requis, avec défenses aux Juges & Greffiers de s'en entremettre; & sur la contestation desdits Juges à l'enregistrement desdites Lettres, lesdites Lettres furent leües & enregistrées l'an 1573. par Arrest contradictoire.

La mesme question a esté encore jugée par Arrest entre les Officiers du Siege de Villeneuve-le-Roy & les Notaires d'iceluy, au profit des Notaires, l'an 1575. rapporté par Chenu en ses Reglemens tit. 25. chap. 127.

Les Officiers de la Justice du Bailliage du Palais peuvent-ils empescher les Notaires du Chastelet de faire les Inventaires és maisons qui sont dans l'enclos du Palais, & qui sont de la Jurisdiction du Bailliage.

Non, par Arrest du 4. Avril 1573. rapporté par Chenu audit lieu chap. 128. a esté jugé que les Notaires doivent faire les Inventaires, esquelles par Ordonnance du Bailly, ou son Lieutenant, il y a le scel apposé. Et la Cour fit défenses au Bailly du Palais, ou à son Lieutenant de faire mettre & apposer le scel és maisons des personnes decedées au dedans de sa Jurisdiction, s'il n'y a partie requerante, ou que ce soit à faute d'hoirs apparens, ou par autres droits du Roy, à peine des dépens, dommages & interests des parties.

Par ce mesme Arrest la Cour fit aussi défenses à tous Juges Royaux, & Hauts-Justiciers de proceder par scel és maisons des personnes decedées, sinon és cas susdits, & sur les mesmes peines.

Les Notaires peuvent-ils faire les Inventaires & Partages, quand ils sont ordonnez par Justice, ou quand il n'y a que des Appointemens & Jugemens volontairement donnez entre les parties, ou leurs Procureurs ?

Il y a un Reglement rendu par la Cour sur cette contestation entre les Notaires & les Juges de Bar-sur-Aube, contenant l'explication de ces mots, *Actes volontaires & de Jurisdiction contentieuse*, ainsi qu'il s'ensuit.

ENtre la Communauté des Notaires Royaux au Bailliage de Chaumont en Bassigni & en la Prevosté de Bar-sur-Aube, demandeurs en Reglement : & le Prevost de Bar-sur-Aube. Veu l'Arrest donné entre les parties le 19. Février 1573. ensemble celuy concernant le Reglement entre les Notaires du Bailliage, Siege Presidial & Prevosté de Troyes, du 14. Janvier 1575. La Cour, oüy sur ce le Procureur General, en interpretant & declarant lesdits Arrests, dit que les Appointemens & Jugemens qui seront volontairement donnez & passez en la Prevosté de Bar-sur-Aube par les parties ou leurs Procureurs, par lesquels il sera ordonné Partages & Inventaires estre faits, sont declarez & les declare la Cour n'estre de Jurisdiction contentieuse, & que lesdits Inventaires & Partages, & autres Actes qui seront ordonnez estre faits par Appointemens, ainsi volontairement passez, seront faits & expediez par lesdits Notaires & non par le Prevost ; auquel Prevost appartiendront les Partages & Inventaires qui seront ordonnez estre faits par Sentences contradictoires données aprés contestation en cause, & sans fraude : comme aussi au cas seulement où il sera question d'aubaine, espaves, desherence, biens vacans & partages des biens des mineurs, esquels le Roy & le public auront le seul interest ; sinon que par commun consentement des parties, les Notaires fussent requis faire passer & recevoir lesdits Inventaires & Partages, nonobstant lesdits Jugemens & Sentences. Ausquelles parties hors ledit cas fait la Cour inhibitions & défenses respectivement de s'entremettre au fait desdits Partages, sur peine de faux & de dépens, dommages & interests, moyennant le present Arrest & Reglement. Fait en Parlement le Jeudy 11. Juillet 1577.

La Cour par ce Reglement permet donc aux Notaires de faire des Partages & Inventaires quoy qu'ils ayent esté ordonnez par Justice, quand c'est du consentement des parties ; mais quand c'est par Jugemens contradictoires, ou quand le Roy & le Public y ont interest, comme dans les cas y mentionnez ; elle ordonne que le Juge fasse lesdits Partages & Inventaires, si ce n'est que les parties consentent de part & d'autre que les Inventaires & Partages soient faits pardevant les Notaires. Ce qui est fondé sur ce que les Notaires n'ont que la Jurisdiction volontaire & non pas la contentieuse, & c'est sur la distinction & la difference de ces deux especes de Jurisdiction que ce Reglement a esté rendu.

Il en faut dire de mesme à l'égard des Comptes rendus par ceux qui ont administré les biens d'autruy, comme Tuteurs, Protuteurs, Curateurs, Fermiers judiciaires, Sequestres, Gardiens, & autres, lesquels du consentement des parties rendent ordinairement leurs comptes pardevant des Notaires ; mais quand c'est par Jugement contradictoire, c'est pardevant le Juge, ou pardevant un des Conseillers du Siege ; car par l'Article 5. du Titre de la Reddition des Comptes de la Nouvelle Ordonnance tout Jugement portant condamnation de rendre compte, doit commettre celuy qui devra recevoir la presentation & affirmation du compte. Que si c'est dans un lieu où il y ait des Commissaires Examinateurs, le Juge doit nommer celuy qui sera commis pour cet effet.

Que si les Comptes sont rendus par les Tuteurs aux Mineurs, & que ceux à qui les comptes sont rendus soient encore mineurs, les comptes doivent estre faits pardevant le Juge ou les Conseillers Examinateurs, à cause que le Public y a interest, suivant ce Reglement.

Il y a eu pareil Reglement pour les Notaires de la Ville de Bourges contre le Prevost de la mesme Ville, du 28. Mars 1585.

Mais on demande si un pere par testament, laissant des enfans mineurs, peut ordonner qu'Inventaire sera fait aprés sa mort par un Notaire, au préjudice des droits du Juge ? Chenu en ses Reglemens titre 25. chapitre 131. rapporte un Arrest du 12. Aoust 1577. qui a jugé que l'Inventaire devoit estre fait pardevant le Notaire, conformément à la disposition du pere, sans que cela pût préjudicier à la Coûtume de Berry & aux droits du Juge en d'autres cas. Le Juge sembloit estre bien fondé d'empescher la confection de l'Inventaire pardevant Notaires, car il a esté jugé par plusieurs Arrests, & conformément à la disposition du Droit écrit, que les particuliers ne peuvent point déroger au droit public, & il n'y auroit, ce semble, qu'un cas auquel la volonté du testateur pourroit oster la confection de l'Inventaire desdits biens aprés sa mort laissant des enfans mineurs, sçavoir si le Juge & luy avoient eu des inimitiez considerables, ou qu'il eust laissé des procez à ses enfans avec le Juge, car en ce cas il seroit de perilleuse consequence que le Juge eust connoissance de toutes les affaires du défunt ; & mesme il y auroit sujet de craindre qu'il ne soustrait quelques titres, ou pieces qui seroient de consequence pour la decision des contestations qu'il auroit laissées aprés son decez ; & c'est peut-estre sur ce motif que la Cour a rendu cét Arrest ; car de crainte qu'un particulier puisse oster à un Juge la fonction de sa charge en certains cas, pour la donner à celuy à qui elle n'appartient pas, cela n'est pas regulier, & on ne peut pas l'avancer avec fondement, il faut donc que la Cour ait reconnu en rendant cet Arrest, qu'il y avoit dans le fait des raisons tres-fortes qui l'obligea de s'écarter des regles ordinaires, autrement je ne crois pas qu'elle l'eust jugé ainsi, & il ne faut pas faire de fond sur cet Arrest que sur des circonstances particulieres.

Dans les lieux où il a des Commissaires Examinateurs, à qui d'eux ou des Notaires appartient la confection des inventaires & partages ?

Pour l'explication de cette question il faut observer que le Roy Henry III. créa & érigea en chacun Bailliage & Prevôté des Commissaires Examinateurs en l'an 1586. & que le Roy Henry le Grand par son Edit, donné à Paris l'an 1596. amplifiant & augmentant leur pouvoir, leur attribua la confection des

Inventaires & partages privativement à tous Officiers & Notaires. Ce qui fit naître plusieurs contestations entre les Commissaires Examinateurs & les Notaires sur le fait des inventaires & partages, sur lesquels intervinrent plusieurs Arrests.

Le premier donné sur un appointé au Conseil au profit de Philippes de Valentiennes, Commissaire Examinateur au Siege Royal d'Issoudun en Berry, contre les Juges & Notaires dudit lieu, le 22. May 1599. ordonna que ledit de Valentiennes joüiroit des fonctions qui luy estoient attribuées par les Edits declarez cy-dessus, à la reserve que lesdits Notaires d'Issoudun joüiroient du droit & confection des inventaires & partages qui seroient volontairement faits entre majeurs, & ce concurremment avec ledit de Valentiennes.

Le deuxiéme a esté rendu le 7. Septembre 1599. pour les Commissaires de Loudun, leur adjugeant la confection des inventaires & partages, privativement aux Notaires, suivant l'Edit de l'an 1597.

Depuis la Cour a maintenu les Notaires aux droits qui leur estoient attribuez par les anciens Edits, Arrests & Reglemens pour la confection des inventaires & partages. Ainsi par Arrest donné le 25. Fevrier 1599. entre les Commissaires & les Officiers du Bailliage, Presidial & Prevôté d'Orleans, & les Notaires ; a esté jugé que les Notaires joüiroient de la confection des inventaires & partages, ainsi qu'ils faisoient avant l'Edit de creation des Commissaires sans aucune limitation.

Autre Arrest a esté donné sur un appointé au Conseil, par lequel a esté ordonné que les Notaires de Tours joüiroient dudit droit de confection des inventaires & partages qui seroient faits volontairement entre majeurs, & ce concurremment avec le Commissaire.

Il y a encore d'autres Arrests par lesquels la Cour a jugé la même chose pour les Notaires d'Amboise, de Romorantin & de Chartres, lesquels sont rapportez par Chenu au lieu cité chapitre 132.

Les Notaires du Châtelet de Paris ont toûjours esté conservez dans le droit de faire inventaires, partages & divisions de biens, nonobstant les Edits de creation des Commissaires Examinateurs, & ce même Auteur rapporte plusieurs Arrests, par lesquels les Commissaires du Châtelet furent condamnez en l'amende pour

avoir

lvoir attenté contre les Chartres & Arrefts donnez par la Cour pour les Notaires dudit Châtelet, & à rendre & reftituer ce qu'ils avoient pris & exigé pour la confection de quelques inventaires.

Il a même efté jugé par plufieurs Arrefts, que les Notaires Royaux peuvent faire inventaires & partages dans les Juftices Subalternes contre la volonté des Seigneurs. Ce même Auteur au chapitre fuivant dit avoir efté jugé par Sentence des Requeftes du Palais, le 6. Octobre 1455. au profit des Notaires du Châtelet de Paris, contre le Prieur & Convent de faint Martin des Champs de Paris, que l'inventaire dont eftoit queftion par la Sentence, que deux Notaires avoient commencé à faire dans l'étenduë de la Juftice, feroit par eux parfait & achevé, le Procureur Fifcal du Prieuré & Convent prefent, fi bon leur fembloit.

Il y eut pareille Sentence donnée au Châtelet du 10. Fevrier 1503. au profit defdits Notaires contre les Religieux, Abbé & Convent de faint Germain des Prez.

Enfuite il y eut Arreft de la Cour fervant de Reglement, prononcé le 3. Decembre 1569. entre les Notaires demandeurs d'une part, & l'Evêque de Paris, les Religieux, Abbé & Convent de fainte Geneviéve, les Doyen, Chanoines & Chapitre de l'Eglife de faint Marcel, les Religieux, Abbé & Convent de faint Germain des Prez, les Religieux, Abbé & Convent de faint Magloire, les Religieux, Abbé & Convent de faint Martin des Champs, le grand Prieur du Temple, le Greffier du Trefor, & la Communauté des Examinateurs du Chaftelet de Paris, deffendeurs d'autre part.

Par cet Arreft la Cour a ordonné que où les Officiers du Roy auroient prevenu par fcellé en la Ville & Faux-bourgs de Paris, aufdits Notaires appartient privativement aux Commiffaires Examinateurs, Haut-Jufticiers, leurs Greffiers & Greffiers du Trefor, la confection des inventaires & defcription des biens és maifons fur lefquelles auroit efté mis & appofé le fcellé, enfemble des partages quand ils en font requis par les parties, fans que les Commiffaires, Hauts-Jufticiers, leurs Officiers, ny Greffiers du Trefor s'en puiffent aucunement entremettre, fur peine de faûx & de nullité de tout ce qui feroit par eux fait au contraire; & au cas que lefdits Hauts-Jufticiers, ou leurs Officiers dans les fins & limites de leurs Juftices, & fur leurs jufticiables ayent prevenu par appofition de fcellé, à eux refpectivement appartient la confection des inventai-

C

res des biens és maisons sur lesquelles leur scellé auroit esté premierement & avant tous autres mis & apposé privativement aux Notaires & Examinateurs, sur les peines telles que dessus ; à moins que les parties voulussent les inventaires estre faits par les Notaires.

Mais quand par sentence & jugement contradictoire de Juge competant, donné sans fraude & supposition d'instance, un partage aura esté ordonné entre parties qui auront contesté & poursuivy par jugement ledit partage, en ce cas en executant les sentences & jugemens, les partages seront faits par les Commissaires Examinateurs du Chastelet, Hauts-Justiciers, ou leurs Officiers, privativement aux Notaires, à moins que du commun consentement des parties les Notaires fussent requis de faire, passer & recevoir lesdits partages, nonobstant lesdites sentences & jugemens.

Il y a eu pareil Arrest du 6. Aoust 1588. contenant reglement entre les Notaires de Tours, & les Officiers du Bailliage, Prevosté, Greffiers, Enquesteurs, Examinateurs, & Procureurs audit Bailliage, pour raison des inventaires & partages en la Ville, Faux-bourgs & Banlieuë de Tours, conformément à l'Arrest cy-dessus pour les Notaires de Paris.

Par l'Edit du mois de May 1575. il est ordonné que les minutes des partages faits par les Commissaires du Chastelet de Paris, seront par leurs veuves ou heritiers portez aux Notaires Gardenotes aprés le decés desdits Commissaires ; & que tous Curez & Vicaires ayant receu & passé aucuns testamens ou codicilles, ayent dans huitaine aprés le decés des testateurs, à les porter & mettre és mains desdits Notaires & Gardenottes chacun en son ressort, sur peine d'amende arbitraire, pour y avoir recours en cas de besoin.

Les Libraires & autres Marchands peuvent-ils faire des Inventaires des Marchandises des Marchands aprés leur decês ?

Il y a eu plusieurs Reglemens entre les Notaires du Chastelet de Paris, & plusieurs Corps des Marchands qui ont esté rendus pour ce sujet, comme celuy qui a esté rendu entre les Notaires & les Marchands Libraires pour le fait des inventaires & prisées des livres & ustancilles d'Imprimerie, le 2. Decembre 1613. par lequel la Cour a ordonné que la description & prisée des livres & ustancilles d'Imprimerie seroient faites par les Marchands Libraires, pour enfuite eftre mifes és mains du Notaire, pour fervir de minute & eftre ajoûtée à la minute de l'inventaire fait par ledit Notaire des autres biens du Marchand Libraire decedé , & inferée en la groffe dudit inventaire par un feul article.

Quels font les Privileges des Notaires?

Le Roy Henry III. par fon Edit donné à Paris au mois de May 1575. touchant la creation des Notaires Gardenottes en tous les Bailliages, Senéchauffées, Prevoftez, & autres Sieges du Royaume, pour empécher que lefdits Notaires ne foient incommodez en leurs maifons, ny diftraits de l'exercice de leurs états, il les exempte & affranchit de loger en leurs maifons aucunes perfonnes de quelques qualitez ou condition qu'elles foient.

En fecond lieu il les décharge de toutes tutelles, curatelles, établiffement de Commiffaires, & autres charges & fonctions publiques, fans qu'ils foient tenus, ny puiffent eftre contraints les accepter pour quelque occafion que ce foit, finon de leur gré & confentement.

Les Notaires du Chaftelet de Paris jouïffent d'autres privileges qui leur font particuliers.

Premierement qu'ils peuvent paffer toutes fortes d'actes par toute la France, ainfi qu'il a efté dit cy-deffus.

En fecond lieu qu'ils ont leurs caufes commifes pardevant le Prevoft de Paris, tant en demandant qu'en deffendant, ainfi qu'il a efté dit cy-deffus.

En troifiéme lieu qu'ils font du Corps du Chaftelet de Paris, & qu'ils font appellez aux ceremonies publiques avec ledit Chaftelet.

En quatriéme lieu les quatre Notaires & Secretaires de la Cour du Parlement, ont pretendu avoir droit de faire les inventaires des Pairs, Ducs, Comtes, Barons, & autres perfonnes illuftres, & des biens de ceux qui foumettoient l'execution de leurs teftamens à la Cour, de même que de ceux faits de l'Ordonnance de la Cour, qui pouvoit y commettre telles perfonnes qu'elle vouloit pour les faire, mais ils ont efté deboutez de cette pretention par plufieurs Arrefts, par lefquels il a efté jugé que lefdits Notaires & Secretaires n'ont que le feul pouvoir d'executer les ordres de la Cour, & en l'abfence ou legitime empéchement du Greffier, de figner par extrait tous les Actes & Arrefts qui paffent par le Greffe,

& eftre prefens aux Plaidoiries & autres actes de la Cour, comme Greffiers d'icelle, mais hors la Cour ils n'ont aucune fonction.

La Cour par un Arreft du 22. May 1601. avoit ordonné que tous fcellez de biens & inventaires defdites perfonnes illuftres, feroient faits par lefdits Notaires & Secretaires de la Cour, mais depuis la Cour par plufieurs autres Arrefts & Reglemens a refervé ce pouvoir aux feuls Notaires du Chaftelet de Paris, avec deffenfes aufdits Secretaires de la Cour de s'en mêler.

Les Notaires ont-ils la preffeance fur les Procureurs?

Cette queftion s'eft prefentée au Parlement entre les Procureurs au Bailliage & Siege Prefidial de Chaumont en Baffigny: les Notaires dudit Bailliage eftoient appellans d'une Sentence renduë par le Bailly de Chaumont, le 30. Mars 1667. par laquelle les Procureurs avoient efté maintenus dans la poffeffion & jouïffance de preceder les Notaires en toutes affemblées publiques & particulieres; la Cour fur l'appel mit l'appellation & ce dont eftoit appellé au neant, emendant ordonna que les Notaires dudit Chaumont precederoient les Procureurs en toutes affemblées publiques & particulieres; par Arreft du. 4. May 1669. rapporté dans le 3. tome du Journal des Audiances.

Quels font les effets des Contracts paffez pardevant les Notaires Royaux?

Il y en a deux confiderables.

Le premier eft qu'ils emportent hypotheque fur tous les biens des obligez en quel lieu qu'ils foient fituez, quoy que hors le reffort des Notaires qui les ont paffez, du jour de leur paffation.

Le deuxiéme eft qu'ils font mis à execution fur les biens de l'obligé par toute la France, pourveu qu'ils foient fcellez du Sceau royal de la Jurifdiction dans laquelle les Notaires font immatriculez: la raifon eft que le Sceau eft l'autorité que le Roy donne aux actes qui font paffez par fes Officiers, fans qu'il foit befoin ny de mandement ny de permiffion de Juge; il n'en eft pas de même des actes privez, lefquels doivent eftre reconnus par ceux qui les ont faits, & on ne peut faire executer les conventions qui y font contenuës qu'en vertu d'une Sentence du Juge. Ainfi les actes paffez pardevant les Notaires Royaux ont autant de force que les Sen-

tences, lefquelles ne font point auffi executoires, fi le Sceau n'y
eft appofé.

SECTION II.

Des Notaires Apoftoliques.

LEs Notaires Ecclefiaftiques ou Apoftoliques font ceux qui
font nommez par les Evefques & Archevefques, pour exercer la fonction de Notaires dans le Diocefe de celuy par lequel
ils ont efté nommez ; car par l'Ordonnance d'Henry II. l'an 1550.
Art. 2. il eft défendu aux Notaires Ecclefiaftiques d'exercer le Notariat que dans un feul Diocefe, fur peine de faux & de nullité
des contracts qui feroient receus hors du Diocefe auquel ils auroient
efté receus.

La mefme Ordonnance enjont aux Evefques & Archevefques
de ne nommer aucuns Notaires Apoftoliques qui ne foient bons
& notables perfonnages.

*Comment & par qui font receus les Notaires Apoftoliques, & où
doivent-ils prefter le ferment ?*

Par l'Ordonnance du mefme Roy au mois de Juin 1550. Art. 1.
il eft défendu aux Cours Souveraines & autres Juges Royaux,
en jugeant le poffeffoire des Benefices contentieux, d'ajoûter foy
aux Procurations pour refigner, ny aux revocations d'icelles, aux
prifes de poffeffion & aux autres actes & inftrumens paffez pardevant les Notaires Apoftoliques, s'ils ne font préalablement examinez & receus par les Archevefques, Evefques, leurs Vicaires,
ou Officiaux, & fait ferment entre leurs mains, & de ce ayant
Lettres fous leurs Sceaux, & s'ils ne font auffi enregiftrer és Greffes des Cours defdits Archevefques ou Evefques, & Cours Prefi-
diales, leurs noms & furnoms, & declaré le nom du lieu de
leur demeure, qu'ils feront tenus faire aux Villes & plus notables lieux defdits Diocefes.

*Quels Contracts, & entre qui, peuvent paffer les
Notaires Apoftoliques ?*

Par la fufdite Ordonnance de Charles VIII. Art. 21. il eft défendu à tous Laïcs de faire paſſer ou recevoir leurs contracts par Notaires Apoſtoliques ou Epiſcopaux, en matiere temporelle ou prophane, ſur peine de nullité deſdits contracts. Cette Ordonnance eſt confirmée par celle de François I. du 29. Aouſt 1539. ch. 3. art. 6 qui condamne les contrevenans à dix livres d'amende.

Par l'Ordonnance du meſme Roy du mois de Juin 1550. art. 3. il eſt ordonné que foy ne ſera point ajoûtée aux actes receus par les Notaires Apoſtoliques, à moins qu'il n'y ſoit fait mention de leur qualité, du lieu ou ils ont eſté enregiſtrez, & de leur demeure, & que les Juges n'auront égard aux procurations pour reſigner des Benefices, à moins que les Notaires n'appellent deux témoins pour le moins, gens domiciliez & connus és lieux, où ils recevront leſdites procurations, & non parens ny domeſtiques, c'eſt à ſçavoir, pere, ayeul, deſcendans, frere, oncle, ou couſin germain des Reſignans, ou Reſignataires, & que les procurations, ſchedes & minutes d'icelles ſoient ſignées par le reſignant, en preſence deſdits deux témoins, : & leſquels témoins ſont tenus, ſur peine de nullité de la procuration, ſigner la ſchede & note d'icelle, au cas que le Reſignant fuſt en telle diſpoſition qu'il ne la puſt ſigner, dont leſdits Notaires ſeront tenus de faire mention, & de la cauſe pour laquelle ledit Reſignant ne l'aura pû ſigner.

La Coûtume d'Angoumois en l'art. 40. porte que les Notaires de Cour d'Egliſe, ne peuvent paſſer entre Laïcs aucuns contracts des choſes concernant temporalité & réalité, autrement qu'en la compagnie d'un Notaire de Cour Laye, ſinon les contracts ſeront nuls & de nul effet; mais cette diſpoſition n'a plus lieu, comme poſterieure à l'Ordonnance; car cette Coûtume a eſté reformée en l'an 1514. & la ſuſdite Ordonnance eſt de l'an 1550.

Les Notaires Apoſtoliques ſont-ils tenus de faire regiſtrer
des Procurations qu'ils paſſent?

Par l'article 4. de la meſme Ordonnance du Roy Henry II. il eſt enjoint aux Notaires Apoſtoliques de faire bon & loyal Regiſtre, tant des Procurations qu'ils paſſent, que du temps qu'ils les auront délivrées, combien de fois, & à quelles perſonnes; Il leur eſt en outre ordonné de remettre chacun an dans le mois de Janvier pour le plus tard, aux Greffes des Archeveſques, auſquels ils auront inſtrumenté, une copie ſignée de leur main; & extrait collationné ſur leurs Regiſtres, contenant tout ce qu'ils auront instrumenté ladite année, concernant lesdites procurations, revocations, & autres choses dependantes d'icelles : gardant par-devers eux leurs Nottes, sur lesquelles ils auront dressé leursdits Régistres, & extrait d'icelles envoyé comme dit est, qui servira de controlle seulement : & à ce aussi que lesdits Prelats, Arche-vésques & Evesques ayent connoissance desdites procurations, & s'informent, s'ils voyent que bon soit, si lesdites procurations ont sorti effet.

Par Edit portant creation des Offices de Contrôleurs des actes concernant les Benefices, du mois de Novembre 1637. verifié au Grand Conseil le 7. Septembre 1638. il est enjoint à tous Notai-res Royaux & Apostoliques, de garder Minutes de tous Con-tracts, Procurations, & autres actes pour resigner purement & simplement en faveur, ou pour cause de permutation, unir, ou desunir Benefices, consentir la création ou extinction de pensions, ensemble des revocations desdits actes, des retractations desdites revocations, & des acceptations & refus d'accepter lesdits Bene-fices, & défense de les délivrer aux parties, sous les peines y portées.

Les Notaires Ecclesiastiques peuvent-ils recevoir des Testamens?

On a prétendu autrefois distinguer les Testamens d'avec les au-tres actes qui se font entre-vifs, qui sont pour la pluspart des con-tracts, de sorte que plusieurs ont voulu que les Coûtumes qui commettent indefiniment & generalement les Notaires pour re-cevoir les Testamens, se devoient entendre tant des Notaires de Cour d'Eglise, que de ceux de Cour seculiere. Et mesme la que-stion s'estant presentée en la Coûtume de Chartres, qui ordon-ne que pour la validité d'un Testament il est requis qu'il soit fait pardevant deux Notaires, sur le fait d'un Testament qui avoit esté receu par deux Notaires Ecclesiastiques, la Cour par Arrest du mois de Novembre 1570. rapporté par Monsieur Loüet let-tre N. chap. 5. declara le Testament bon & valable. Ce qui estoit un abus ; car les Testamens concernent les choses temporelles, aussi bien que les Contracts ; & c'est cette consideration qui a fait qu'on a depuis entendu les Ordonnances parlant generalement des Notaires seculiers, suivant l'opinion de Maistre Charles du Moulin, & que la Cour a depuis declaré nuls les Testamens faits pardevant des Notaires de Cour Ecclesiastique. Monsieur Ricard en son Traité des Donations Part. 1. nombre 1577. rapporte deux Arrests qui l'ont jugé ainsi : le premier a esté donné au mois de Juin 1579. & l'autre au mois de Juin 1606.

Toutefois à l'égard des Coûtumes qui permettent aux Notaires Ecclesiastiques de recevoir des Testamens, je ne fais pas de difficulté qu'ils ne les puissent valablement recevoir , parce que telle disposition n'est point contraire ny aux bonnes mœurs , ny aux Ordonnances , n'y en ayant aucune qui défende absolument que les Testamens soient faits pardevant des Notaires Ecclesiastiques : Et puisque les Curez les peuvent recevoir , les Notaires Ecclesiastiques peuvent aussi les recevoir dans les Coûtumes qui le leur permettent expressément.

SECTION III.

Des Notaires ou Tabellions des Seigneurs.

Quels Seigneurs peuvent avoir Notaires ou Tabellions?

Il n'y a que les Seigneurs Châtelains , ou autres plus grands Seigneurs , & non les simples Seigneurs Hauts-Justiciers , à moins qu'ils ne soient fondez en titres exprés , possession immemoriale , ou coûtume locale : c'est le sentiment de Loiseau , de Bacquet & des autres Docteurs François. Quoi qu'il semble que les Seigneurs Hauts-Justiciers qui ont la Justice contentieuse , dûssent avoir la Justice volontaire , & par consequent le droit d'avoir des Notaires , neanmoins il faut dire qu'ils ne l'ont pas , parce que le Roy s'est reservé le pouvoir de créer des Notaires , suivant le sentiment de Maistre Charles du Moulin sur la Coûtume de Paris , *art.* 1. *gloss.* 5. *num.* 55. & il n'y a , selon l'opinion de Loyseau , que les Seigneurs Châtelains qui ayent usurpé cette authorité , laquelle ne doit pas estre étenduë aux simples Seigneurs Hauts-Justiciers.

Les Notaires ou Tabellions des Seigneurs peuvent ils recevoir toutes sortes de Contracts , & entre toutes sortes de personnes?

Ils peuvent recevoir tous Contracts , Actes , & Ordonnances de derniere volonté , pourveu que ce soit dans leur ressort. Monsieur Loüet Lettre N. chap. 10. rapporte un Arrest du 3. Avril 1604. qui a fait défenses aux Notaires non Royaux , d'instrumenter

hors

hors leur reſſort ; & entre autres perſonnes que ceux qui ſont demeurans dans les limites de leur Juriſdiction , ſur peine de faux
& de nullité des actes. Brodeau en ce lieu en rapporte d'autres
confirmatifs du precedent. La raiſon eſt que les Notaires hors leur
reſſort , ne ſont que perſonnes privées , & ne peuvent avoir plus
de pouvoir que celuy qui leur a donné leur autorité , ainſi elle
ne peut pas paſſer les limites de ſa Seigneurie , ny s'étendre ſur
d'autres que ſur ceux qui y ſont ſujets.

Par autre Arreſt du 10. Juillet 1660. rapporté dans le deuxiéme
Tome du Journal des Audiances, donné en faveur des Notaires
Royaux , la Cour défendit aux Notaires ſubalternes de recevoir à
l'avenir aucuns Contracts hors leur reſſort, & entre perſonnes qui
ne ſoient pas demeurantes dans l'étenduë du Tabellionage.

Le Roy Henry le Grand par ſon Edit donné en May 1597. avoit
creé en tous les lieux , Bourgs & Parroiſſes , où les Notaires & Tabellions avoient pour lors des Subſtituts , Clercs ou Commis qui
faiſoient la fonction pour eux , & en execution de cet Edit les
Commiſſaires députez établirent des Notaires , Tabellions &
Gardenotes en pluſieurs Terres des Seigneurs Hauts-Juſticiers
ayant droit de Notariat ; mais ſur leur oppoſition il fut fait dé-
fenſes aux Notaires de nouvelle creation , d'executer leurs Etats,
ſauf à ſe pourvoir pour leur rembourſement : de ſorte qu'à preſent les Notaires Royaux ne peuvent pas demeurer & inſtrumen-
ter dans les Terres des Seigneurs qui ont des Tabellions.

L'Ordonnance de 1539. art. 66. defend aux Notaires des Seigneurs , de paſſer aucuns actes entre ceux qui ne ſont point ſujets
à leur juriſdiction ; la raiſon eſt que le pouvoir des Notaires non
Royaux , eſt borné & limité dans de certaines limites , & entre les
perſonnes qui ſont ſujetes à la juriſdiction de celuy qui les a commis : d'où il s'enſuit que hors l'étenduë de la juriſdiction , & entre
autres perſonnes que celles qui y ſont demeurantes , les Notaires
n'ont pas plus de pouvoir que s'ils eſtoient perſonnes privées.

Il n'en eſt pas de meſme des Notaires Royaux, leſquels recevant
leur autorité du Prince , dont le pouvoir s'étend ſur tous ceux qui
ſont demeurans dans le Royaume, peuvent recevoir tous actes entre toutes ſortes de perſonnes de quelque qualité qu'elles ſoient
& en quelque lieu qu'elles ayent leur domicille , pourveu que les
actes ſoient paſſez dans le reſſort de la juriſdiction Royale où le
Notaire eſt immatriculé.

D

Que si des contracts sont passez hors le ressort, ou entre autres personnes que celles qui y sont demeurantes, ils ne sont considerez que comme écriture privée, & partant ils ne peuvent estre mis à execution, & il faut se pourvoir par action pour faire condamner celuy qui les a passé; ils ne produisent point aussi hypotheque, même sur les biens qui seroient situez dans l'étenduë de la Jurisdiction où le Notaire qui les auroit passé, seroit immatriculé.

Mais la difficulté est de sçavoir si un contract estant passé par un Notaire subalterne dans son ressort, entre personnes demeurantes hors d'iceluy, le contract emporte hypotheque sur les biens du debiteur. Cette question est de tres-grande consequence, & la Cour l'a jugée diversement. Monsieur Bouguier lettre C. chapitre 7. en rapporte un du mois de Septembre 1627. rendu à son rapport, par lequel il a esté jugé que tels contracts produisent hypotheque sur tous les biens de l'obligé quoy que situez hors le ressort. Monsieur Loüet lettre N. chap. 10. rapporte d'autres Arrests rendus en forme de Reglement, entre les Notaires Royaux & les Notaires Subalternes, par lesquels il a esté fait deffenses aux Notaires Subalternes de passer contracts entre autres personnes que domiciliées & demeurantes dans leur ressort, sur peine de nullité des contracts, lesquels par consequent ne pourroient valoir que comme écriture privée.

Il y a eu depuis un Arrest du 30. Juin 1638. les Chambres assemblées, sur un appel du Chastelet, qui a jugé qu'un contract passé par un Notaire Subalterne de la Baronnie de Montmiral, emportoit hypotheque pour raison d'un bail à ferme, sur les biens du fermier domicilié hors son ressort.

La Cour depuis par Arrest du 9. Fevrier 1647. rapporté par du Fresne en son Journal a changé cette jurisprudence, & a jugé que tel contract ne produisoit point hypotheque.

La même question s'est presentée en ce Parlement en la Coûtume de Poitou, il s'agissoit d'une obligation passée pardevant un Notaire Subalterne dans son ressort, mais le debiteur n'y estoit pas demeurant, par Arrest donné en la premiere Chambre des Enquestes, infirmatif de la Sentence du Lieutenant General de Niort, le 14. Juillet 1672. il fut jugé que telle obligation produisoit hypoteque sur les biens de l'obligé.

Nous n'avons point d'Ordonnance qui declare tels contracts nuls; celle de 1539. articles 65. & 66. veut que tels contracts ne portent point execution parée fur les biens de l'obligé, neanmoins quelques-uns veulent que cela n'empêche pas qu'ils ne produifent hypotheque, parce qu'il y a grande difference entre l'un & l'autre. Il feroit trop long d'expliquer les raifons qu'on peut alleguer de part & d'autre, je renvoye le Lecteur à ce qui en eft écrit dans les Arrefts de Monfieur Bouguier au lieu cité, dans l'Arreft rapporté par du Frefne, dedans celuy qui eft rapporté dans le Journal du Palais; mais je me contenteray d'avertir le Lecteur que fi la même queftion fe prefentoit, la Cour qui a fi fouvent varié fur ce fujet, pourroit bien le faire encore une fois, & qu'il faut prendre autant de precaution qu'il eft poffible.

Les Contracts paffez pardevant les Notaires Subalternes,
font-ils executoires fur les biens des obligez?

Quand les contracts font paffez par les lefdits Notaires dans leur reffort & entre perfonnes y demeurantes, ils font executoires dans dans le détroit de la Seigneurie du Seigneur qui a droit de Notariat, mais ailleurs il faut la permiffion du Juge pour les mettre à execution dans l'étenduë de fa Juftice.

C'eft la difpofition de l'article 66. de l'Ordonnance de 1539. & c'eft ainfi que l'article 165. de la Coûtume de Paris fe doit entendre, qui porte que les obligations paffées fous Scel authentique, font executoires fur les biens meubles & immeubles de l'obligé, pourveu qu'au jour de l'obligation paffée les parties fuffent demeurantes au lieu où l'obligation eft paffée; la raifon eft que le Sceau du Seigneur n'eft connu que dans l'étenduë de fa Juftice, & ne peut point étendre fon pouvoir fur les terres du Roy, ny fur celles des autres Seigneurs.

Mais pour mettre à execution les contracts ainfi paffez fous Scel authentique, il faut demander la permiffion du Juge, lequel la donnera s'il reconnoift le Scel pour veritable: & pour cela il n'eft pas neceffaire que l'obligé foit appellé, parce que le contract eft public, & il fait foy contre luy, & il ne refte que le pouvoir de le mettre à execution, ce que le Juge peut accorder: mais il le peut auffi refufer, ce que les Juges Royaux font ordinairement, & n'ordonner l'execution du contract qu'aprés avoir ouï l'obligé.

CHAPITRE II.

*Des devoirs des Notaires dans la passation des actes,
contracts, testamens & autres instrumens.*

LES Notaires sont obligez à plusieurs choses dans la reception des actes, contracts, testamens & autres instrumens.

Premierement ils ne doivent passer aucuns actes qu'ils ne connoissent les parties entre lesquelles ils se font ; l'Ordonnance de Blois au mois de Mars 1498. art. 65. porte que les Notaires ne recevront aucun contract s'ils ne connoissent les personnes, ou qu'ils soient certifiez & témoignez estre ceux qui contractent, sur peine de privation de leurs Offices. Il est impossible d'executer cette Ordonnance, principalement en cette Ville de Paris ; il seroit neanmoins necessaire que dans des actes de consequence les parties produisissent des personnes dignes de foy, qui assurassent les Notaires qu'ils sont tels qu'ils le declarent par les actes qu'ils passent, pour éviter les faussetez qui se commettent souvent par l'interposition de personnes supposées, comme il est arrivé plusieurs fois. Frerot sur cét article dit avoir veu des Notaires en peine pour n'avoir pas connu les parties, qui contractoient pardevant eux sous des noms supposez.

En second lieu ils doivent mettre dans les contracts la demeure des parties, sur peine de privation de leurs Offices, & d'amende arbitraire, suivant l'Ordonnance de François I. donnée à Villiers-Cotterests au mois d'Aoust 1539. Guenois sur cét article dit que par Arrest du 2. Juillet 1528. il avoit esté ordonné & enjoint aux Notaires de mettre la demeure des parties, & en cas qu'ils en eussent deux, la principale ; & que pareil Arrest avoit esté donné depuis le 14. Avril 1539. & c'est sur ces deux Arrests que cét article de l'Ordonnance a esté dressé. Ce qui est fort juste, afin qu'on ait plus de connoissance de ceux qui contractent.

En troisiéme lieu, ils doivent mettre la demeure & Paroisse des témoins qui assistent à la passation des contracts, suivant la même Ordonnance art. 167.

En quatriéme lieu, le lieu où les contracts sont passez, suivant le même article.

En cinquiéme lieu, ils doivent declarer le temps que le contract est passé, sçavoir l'année, le mois, & le jour, & même si c'est devant ou aprés midy, suivant ledit article 167. la raison de cette Ordonnance est pour la priorité & posteriorité des hypotheques.

En sixiéme lieu, ils doivent faire signer les parties & les témoins, suivant l'Ordonnance du Roy Henry II. à Fontaine-bleau en Mars 1554. & de Charles IX. aux Etats de Blois l'an 1560. article 84. & celle du Roy Henry III. donnée à Blois l'an 1579. article 165. Ces Ordonnances obligent les Notaires de faire signer aux parties & aux témoins, s'ils sçavent signer, tous actes & contracts qu'ils recevront, dont ils doivent faire mention, à peine de nullité des contracts ou actes, & d'amende arbitraire : & au cas que les parties ou témoins ne sçachent pas signer, les Notaires sont obligez de faire mention de la requisition par eux faite aux parties & aux témoins de signer, & de leur réponse qu'ils ne sçavent pas signer.

Ces Ordonnances touchant ce point ont lieu & doivent estre observées à l'égard des testamens, comme pour les autres actes & contracts, ainsi que remarque Guenois en ce lieu.

En septiéme lieu, ils ne doivent mettre aucunes clauses dont les parties n'ont pas fait mention, suivant l'Ordonnance de François I. en Octobre l'an 1535. article 3. à quoy les Notaires doivent bien prendre garde, car il y en a qui mettent souvent des clauses dans de certains contracts dont ils forment leurs stiles, contre l'intention & la volonté des parties, ou dont elles ignorent la force, ce qui cause dans la suite des procez entre les contractans ou leurs heritiers ou ayans cause, comme nous dirons cy-aprés.

Au contraire ils doivent mettre dans les contracts toutes les clauses dont les parties conviennent ensemble & sont d'accord, pourveu qu'elles ne soient pas contre les bonnes mœurs & deffenduës par les Loix, ou contraires à ce qui est expressement deffendu par une Coûtume, soit dans les actes entre-vifs, ou dans les testamens : ainsi par exemple par la disposition de la plus grande partie de nos Coûtumes les conjoints par mariage ne se peuvent point avantager l'un l'autre par actes entre-vifs, ou par ordonnance de derniere volonté, c'est pourquoy un Notaire en doit avertir les parties qui voudroient contrevenir à cette prohibition dans la croyance qu'elles le pourroient faire.

Pareillement on ne peut apposer dans un contract aucunes clauses qui foient ufuraires, parce quelles font contre les bonnes mœurs, & qu'elles font défenduës par les loix divines & humaines, c'eft pourquoy un Notaire en doit avertir les contractans, & il ne doit point recevoir de contracts où les contractans voudroient appofer de femblables claufes; car outre qu'elles feroient declarées nulles, le Notaire pourroit par aprés eftre condamné à quelque amande arbitraire.

Loüis XII. par fon Ordonnance faite à Lyon au mois de Juin l'an 1510. art. 65. défend à tous Notaires de recevoir aucuns contracts ufuraires, fur peine d'eftre privez de leurs Etats, & d'amande arbitraire. Guenois fur cet Article remarque un Arreft du 17. Juin 1531. qui declara ufuraire le pacte appofé à un contract de conftitution de rente à prix d'argent, par lequel il eftoit porté que le premier terme commenceroit à Noël, le contract fe faifant à la fefte de la Touffaints de la mefme année.

Le mefme Auteur remarque un autre Arreft du 2. May 1513. qui declara un autre pacte ufuraire, par lequel il eftoit convenu entre les parties dans un contract de rente à prix d'argent, que le vendeur de la rente ne la pourroit racheter avant cinq ans, fans payer entierement la derniere année, quoy que le rachat fuft fait auparavant la fin de ladite année.

En huitiéme lieu, ils doivent avertir les parties quand les contracts qu'elles paffent font fujets à infinuation, comme les donations, fuivant l'Edit de Henry II. l'an 1550. au mois de Juin, à peine d'eftre tenus des dépens, dommages & interefts des parties, d'avoir fait infinuer les actes qui doivent l'eftre; mais cette Ordonnance n'eft pas obfervée en ce point.

Pareillement ils font obligez de declarer aux femmes l'effet des renonciations aux privileges introduits en leur faveur, comme il a efté jugé par Arreft remarqué par Chenu en fes Reglemens titre 26. chap. 140. fur peine de tous dépens, dommages & interefts en leurs propres & privez noms. Ce qui fe doit entendre principalement de la renonciation au Senatufconfulte Velleïan dans les lieux où il a lieu en France.

Pour entendre ce qui concerne ce Senatufconfulte, ou Ordonnance du Senat Romain, qui eft encore obfervé dans quelques lieux de France, il faut fçavoir conformement à ce que nous en avons écrit dans le Digefte, que les Empereurs Augufte & Claudius avoient par leurs Ordonnances interdit aux femmes de servir de caution à leurs maris ; mais parce qu’on reconnut depuis que les cautionnemens qu’elles faisoient pour d’autres que pour leurs maris, les faisoient tomber dans la perte de leurs biens, le Senat Romain étendit cette interdiction à toutes sortes d’obligations contractées au nom d’autruy, soit en prenant sur elles les obligations des debiteurs envers leurs creanciers, ou en leur servant de caution, ou en promettant de payer pour eux, ou de quelques autres manieres ; ordonnant, pour en oster toute occasion, que le benefice de cet Edit ne servît pas seulement aux femmes, qui se feroient ainsi obligées, mais aussi à ceux qui les auroient cautionnées, & qui leur auroient donné procuration de le faire.

Ce benefice cesse lors qu’une femme qui a servi de caution à quelqu’un, y renonce expressément ; mais il faut que la renonciation soit expresse, & pour lors elle peut valablement estre poursuivie en vertu de ce cautionnement. De sorte que quoy que les Notaires mettent que la femme qui s’oblige pour un autre, renonce à tous benefices qu’elle pourroit avoir, & qui sont introduits en faveur des femmes, neanmoins elle n’est pas censée avoir renoncé au Velleïan, parce qu’on doit croire que ces termes n’ont esté apposez par les Notaires, que par forme & selon leur stile, & la Cour l’a jugé ainsi par plusieurs Arrests.

La Cour par un Arrest du 21. Juillet 1595. rapporté par Chenu dans ses Questions quest. 55. enjoignit aux Notaires qu’à l’avenir ils fissent entendre aux femmes qui interviendroient dans les contracts & obligations, qu’elles ne se pouvoient pas valablement obliger pour autruy, mesme pour leurs maris, à moins qu’elles n’eussent renoncé expressément au Velleïan, & à l’Autentique *Si qua mulier*, ce qu’ils seroient obligez de leur faire entendre ; & au cas qu’elles y voulussent renoncer, ils en fissent mention dans leurs Minutes, sur peine d’en répondre en leur propre & privé nom, & d’estre condamnez és dépens, dommages & interests des parties.

Le mesme Auteur rapporte plusieurs autres Arrests au mesme lieu, par lesquels des obligations contractées par des femmes pour autruy, ont esté cassées, quoy que dans les contracts elles eussent expressément renoncé au Senatusconsulte Velleïan, faute par les Notaires de leur avoir fait entendre ce que c’est que le Velleïan, & ce que produisent les renonciations à iceluy.

Cette Ordonnance du Senat Romain , & la faculté qui eſtoit
accordée aux femmes d'y pouvoir renoncer , ont cauſé en France
quantité de procez, pour la diverſité du ſtile des Notaires, dont
les uns donnoient à entendre aux femmes que leurs obligations
eſtoient nulles & de nul effet, à moins qu'elles renonçaſſent aux
droits introduits en faveur de leur ſexe , & ils l'exprimoient ſpecialement dans leurs Minutes & dans les Groſſes ; d'autres , par
ignorance ou negligence , mauvais uſages , ou uſage particulier des
lieux , n'en faiſoient point de mention , ou s'ils le faiſoient , c'e-
ſtoit par des abbreviations dans leurs Minutes , qu'ils étendoient
plus au long dans les Groſſes , d'autres commettoient d'autres dé-
fectuoſitez , qui donnoient lieu aux femmes à ſe pourvoir contre
les obligations par eux paſſées pour cautionnemens , & aux parties à exercer leurs recours & pourſuivre leur indemnité contre les
Notaires qui avoient manqué à executer les Reglémens qui avoient
eſté faits ſur ce ſujet C'eſt ce qui donna occaſion au Roy Henry
le Grand au mois d'Aouſt l'an 1606. de faire un Edit, par lequel
il fut défendu aux Notaires d'inſerer les renonciations au benefice du Velleïan , ny aux autres droits introduits pour les femmes
és brevets , contracts , obligations , & autres actes paſſez pardevant eux, ny d'en faire aucune mention , à peine de ſuſpenſion de
leurs Charges , d'amende arbitraire , & des dépens , dommages &
intereſts des parties : ordonnant neanmoins que les femmes ſeroient bien & deuëment obligées ſans ces renonciations.

En neuviéme lieu , ils doivent declarer les ſituations des heritages
dont il eſt fait mention dans les contracts , obligations & autres,
avec les charges réelles dont ils ſont tenus ; c'eſt la diſpoſition de
l'Ordonnance de François I. au mois d'Aouſt 1536. chap. 3. art. 4.
Ce meſme Roy au mois d'Aouſt de l'année 1539. art. 180. défend à
tous Notaires de quelque Juriſdiction qu'ils ſoient , de recevoir aucuns contracts pour heritages, ſoit de vendition , échange ou autres,
ſans eſtre declaré par les contractans en quel fief ou cenſive ſont
les choſes cedées , ou tranſportées ; & de quelles charges elles ſont
chargées envers les Seigneurs feodeaux ou cenſuels , ſur peine de
privation de leurs Offices , quant aux Notaires , & de nullitédes
contracts , quant aux Contractans.

Et par l'Article ſuivant il eſt défendu aux Contractans en matiere d'heritages , de faire ſciemment aucune faute ſur le rapport
ou declaration des choſes tenuës en fief ou en cenſive , qui ſeront
appoſées

appofées en leurs contracts, fur peine de privation de tout l'émolument defdits contracts contre les coupables, à fçavoir contre le vendeur de la privation du prix, & contre l'acheteur, de la chofe tranfportée, le tout applicable au Roy pour les chofes qui en font tenuës, & aux autres Seigneurs, pour ce qui eft tenu d'eux.

A cette Ordonnance eft conforme celle du Roy Henry II. donnée à Fontainebleau en Février 1549. art. 15. qui ordonne qu'aux contracts où il n'y aura prix, les contractans foient punis de telle peine que les Juges trouveront à propos.

Ces Ordonnances ne font pas executées quant aux peines qui y font portées, & fouvent les vendeurs declarent dans les contracts qu'ils ne fçavent dans la Juftice de qui ils font, & de qui relevent les heritages qu'ils vendent, & ils en font quittes pour cette declaration.

La Coûtume de Nivernois titre des Cens & Cenfives, art. 24. veut qu'en tous contracts de vente, échange ou permutation, & autres alienations ou difpofitions d'heritages, & chofes immeubles, les Notaires foient obligez d'inferer & faire mention efdits contracts des fiefs, cens, rentes, & autres charges deuës à caufe defdites chofes immeubles, & à qui ils font deus; & pour ce faire interroger les parties : & fi les parties pour ce interrogées, difent & affirment n'en fçavoir aucune chofe, lefdits Notaires font tenus de faire mention de leurs affirmations & interrogatoires efdits contracts, fur peine d'amende arbitraire.

Dans l'article fuivant la même Coûtume enjoint aux contractans de declarer les fiefs, cens, rentes, charges, & hypotheques fpeciales, & affignations fur lefdits heritages & chofes immeubles, qu'ils alienent à titre onereux, fur la peine portée en l'article precedent.

En dixiéme lieu, qu'un Notaire ne peut recevoir feul un contract, & il faut qu'il le faffe figner par un autre Notaire, ou par deux témoins; l'Ordonnance de Loüis XII. article 66. le veut ainfi, dérogeant à tout ufage & coûtume contraire; c'eft auffi la difpofition de celle de Blois au mois de Novembre 1507. art. 247. & de François I. à Fontainebleau, le 11. Decembre 1543.

La même Ordonnance de Blois en l'article 166. permet que dans les lieux où il n'y a qu'un Notaire, il foit tenu de faire appeller un témoin au moins, pour figner avec luy la minute; neanmoins l'ufage eft que les Notaires paffent les actes en prefence de deux témoins

moins, mais suivant cet article il faut que l'un d'iceux sçache signer.

Guenois en sa Conference sur l'Ordonnance au §. 1. du titre des Notaires, dit avoir esté ordonné par Arrest du 2. May 1550. que le frere avec le frere, l'oncle avec le neveu, & le beau-pere avec le gendre ne pourroient recevoir des contracts ensemble.

Que si un acte ou contract est passé pardevant deux Notaires, ils le doivent signer tous deux, autrement il y auroit nullité, principalement si c'estoit un testament, parce que c'est un acte où toutes les solemnitez sont requises, autrement il seroit nul & sans effet : quant aux autres actes, & aux contracts, ils pourroient estre impugnez par un tiers qui auroit interest à ce qu'il fut nul, c'est pourquoy il est de consequence pour ceux qui y ont interest, de prendre garde que l'acte soit signé par un autre Notaire que celuy qui le reçoit.

Basset en ses Arrests tome 1. livre 2. tit. 14. chapitre 1. rapporte deux Arrests du Parlement de Grenoble, l'un du 22. jour de Decembre 1522. l'autre du 22. Juillet 1631. par lesquels il a esté jugé que quand un acte est passé pardevant deux Notaires, il doit estre signé de tous les deux, & qu'il ne suffit pas pour le rendre valable qu'il soit signé d'un seul ; neanmoins quand un contract est signé par un Notaire, un autre ne fait point de difficulté de le signer dans quelque temps aprés que ce soit.

En onziéme lieu, ils doivent lire les contracts & actes passez, aux parties, avant que de les faire signer, afin qu'elles entendent si tout ce qui y est contenu est conforme à leur intention ; c'est la disposition de l'Ordonnance de François I. en Octobre 1535. chapitre 19. article 4. dressée quant à cet article sur un Arrest du 29. Decembre 1423. rapporté par Guenois en sa Conference sur le même article, par lequel il fut enjoint aux Notaires du Chastelet de Paris de mettre par écrit au long en la presence des parties, les contracts, & aprés les lire ausdites parties.

En douziéme lieu, ils doivent observer les solemnitez requises par la Coûtume du lieu où les actes sont passez, quand ce sont des actes solemnels, tels que sont les testamens ; autrement les testamens seroient nuls, ainsi que nous dirons en parlant des testamens. Ainsi un Notaire du Chastelet de Paris recevant un acte ou un testament dans une autre Coûtume que celle de Paris, doit y observer toutes les formalitez & solemnitez qui sont requises pour la validité de cét acte, autrement il seroit nul : Mais on demande si ce Notaire pourroit-estre poursuivy pour les dommages & interests des parties interessées ; c'est ce que nous allons expliquer dans la question suivante.

En treiziéme lieu, les Notaires du Chastelet de Paris doivent avoir en leurs Etudes un Tableau où les noms des interdits soient écrits, afin qu'un chacun en ait connoissance, & qu'on ne fasse aucuns contracts avec eux, ainsi qu'il leur a esté enjoint par Arrest du 18. Mars 1614. sur un appel du Prevost de Paris, rapporté par Brodeau sur Monsieur Loüet lettre S. chapitre 16.

En quatorziéme lieu, le Notaire qui a passé l'acte, doit declarer à la fin, quand l'acte est tel qu'il soit necessaire d'en conserver une minute, que la minute est demeurée pardevers luy.

En quinziéme lieu, par Arrest du 6. Juillet 1577. a esté enjoint aux Notaires d'inserer aux contracts qui sont passez pardevant eux, les procurations des parties contractantes en qualité de Procureur, parce que cela est de tres-grande consequence, de peur que la procuration estant perduë, celuy qui l'auroit donnée ne desavoüat ce qui auroit esté fait en son nom & en vertu de cette procuration.

Un Notaire qui auroit causé la nullité d'un acte par son ignorance ou par sa negligence, pourroit-il estre poursuivy par les parties interessées pour leurs dommages & interests ?

La Cour par Arrest du 28. Fevrier 1602. rapporté par Chenu en ses questions chapitre 55. *in fine*, condamna un Notaire suivant les Conclusions de Monsieur le Procureur General, à acquitter un particulier de ses dépens, dommages & interests, qu'il pouvoit prendre contre luy en consequence de ce qu'une femme qui s'estoit obligée avec ce particulier pour un autre, s'estoit fait relever de cette obligation, parce que le Notaire ne l'avoit pas fait renoncer specialement au Velleïan, & ne luy avoit pas fait entendre ce que c'estoit que le benefice du Velleïan, & l'effet de la renonciation qu'elle y pouvoit faire. Il y avoit eu d'autres Arrests plus anciens qui avoient condamné des Notaires aux dépens, dommages & interests des parties intetessées, pour le même sujet, ainsi que nous avons dit cy-dessus.

Neanmoins la Jurisprudence n'a jamais esté fort assurée sur ce point, & la Cour a presque toûjours jugé cette matiere diversement jusques à l'Edit du Roy Henry le Grand, dont il est fait mention cy-deſſus; de ſorte que Monſieur Loüet lettre N. chapitre 9. remarque des Arreſts des années 1595. 1599. & 1604. par leſquels des particuliers ont eſté deboutez de leurs demandes contre des Notaires pour avoir obmis ce qui concernoit le Velleian & les renonciations à iceluy.

Brodeau ſur Monſieur Loüet au lieu cité remarque un Arreſt du 16. Fevrier 1617. par lequel ſur une ſommation faite à un Notaire, qui avoit obmis des formalitez eſſentielles à un teſtament, en conſequence de quoy il avoit eſté caſſé, la Cour mit les parties hors de Cour & de procez.

Monſieur Bouguier en ſes Arreſts lettre N. chapitre 3. en rapporte un autre du 21. Janvier 1605. qui l'a jugé de même à l'occaſion d'un teſtament qui avoit eſté caſſé, faute par le Notaire d'avoir mis ces mots, *leu & releu*. Il en rapporte un autre au même lieu rendu en la Chambre de l'Edit l'an 1610. par lequel un Notaire fut auſſi renvoyé abſous de la demande à luy faite, quoy que par ſa faute un teſtament eut eſté caſſé, parce qu'il ne l'auroit ſigné que deux jours aprés la mort du teſtateur.

Ces Arreſts neanmoins ont eſté rendus contre le ſentiment des Docteurs, car la plus grande partie ſont d'avis que les Notaires, par la faute deſquels des actes ſont caſſez & infirmez, ſoient reſponſables des dommages & intereſts des parties; Rebuffe ſur les Ordonnances *tit. de litter. obligat. art.* 4. *gloſ.* 4. *num.* 4. dit, *ſi Notarius in teſtamento ſolemnitates amiſerit, falſi pœnâ puniri debet*, conformément à la Loy *jubemus. C. de teſtamentis*, où l'Empereur ayant ordonné quelques formalitez pour la validité des teſtamens, enjoint aux Notaires de les obſerver ſur peine d'eſtre punis du crime de faux; les termes dont il ſe ſert ſont à remarquer, *ſcituris & Tabellionibus, & his qui conficienda teſtamenta procurant, quòd ſi aliter facere auſi fuerint, pœnam falſitatis non evitabunt, quaſi doloſè in tam neceſſaria cauſa verſati.*

La Cour par ſes Arreſts a favoriſé en ce cas la cauſe des Notaires, conſiderant que s'ils pouvoient eſtre pourſuivis pour dommages & intereſts, en conſequence des nullitez qu'ils pourroient faire dans des actes, il n'y a pas un Notaire à qui ce malheur là ne pût arriver en ſa vie par inadvertance, ce qui cauſeroit la perte de ſes biens & de ſa famille; & la Cour quand ces queſtions ſe preſentent, a ordinairement égard aux circonſtances, & à la reputation du Notaire.

Les Notaires font-ils refponfables des actes qu'ils paffent pour les Interdits ?

Cette queftion s'eft prefentée en la grand' Chambre de relevée le Mardy 17. Janvier 1662. Un nommé du Vouldy avoit efté interdit par l'avis de fa mere & de fes parens par Sentence du Châtelet l'an 1649. fignifiée à tous les Notaires en particulier, & en confequence il auroit efté infcrit dans le Tableau des interdits. L'an 1655. on procéda au partage des biens du pere fous l'authorité d'un Curateur pour luy. L'an 1659. il vend une rente fur les Tailles, qui luy eftoit écheuë dans fon partage, à un Marchand, pardevant Motels Notaire au Châtelet, lequel n'avoit pas pris garde que ledit du Vouldy avoit procedé au partage fous l'authorité d'un Curateur.

Deux mois aprés ce contract ce Marchand voulut fe faire immatriculer à l'Hoftel de Ville pour recevoir le quartier de la rente qu'il avoit achetée. Il trouva oppofition de la part des parens de fon vendeur. Il pourfuivit les heritiers de du Vouldy, foutenant que fon contract eftoit bon, à caufe de fa bonne foy, parce que dans l'intervalle il eftoit decedé, & il fomme le Notaire en garantie, parce qu'il devoit fçavoir qu'il eftoit interdit, & ne devoit pas paffer aucun Acte fans l'authorité de fon Curateur & avis de parens.

La Cour par fon Arreft condamna le Notaire à indemnifer le Marchand, conformément à la Sentence des Requeftes du Palais, de laquelle avoit efté interjetté appel ; cependant parce qu'il fe trouva que ledit du Vouldy avoit fait quelques acquifitions de meubles, il fut ordonné que la fomme payée par l'acquereur, feroit premierement prife fur les meubles & acquefts par luy faits, & que le furplus feroit acquité par le Notaire.

Quand un Notaire reçoit un Contract dans lequel un particulier declare fes biens francs & quittes de toutes hypotheques, préjudicie-t'il à l'hypotheque qu'il avoit fur les biens de l'obligé ?

Monfieur Loüet lettre N. chapitre 6. rapporte un Arreft donné au rapport de Monfieur Bavin en la Chambre de l'Edit au mois de Decembre 1598. qui a jugé que le Notaire renonçoit à fon hypotheque au profit du creancier auquel les chofes eftoient hypothequées : la raifon eft que c'eft un dol prefumé en leur perfonne dont ils semblent devoir estre responsables. Robert en ses Arrests en rapporte un autre qui l'a jugé de mesme, le 21. Mars 1581. la raison est qu'il y a lieu de croire que le Notaire qui a écrit & receu luy-mesme un tel acte, a bien voulu renoncer à la priorité d'hypotheque qu'il avoit en faveur de celuy au profit duquel le contract estoit passé. Nous avons une loy qui est formelle, sçavoir la la loy *fidejussor. §. pater ff. de pignor.* où un fils émancipé pour avoir écrit de sa main par le commandement de son pere, un contract par lequel une maison qui appartenoit en propre à ce fils, estoit hypothequée par son pere, comme à luy appartenant, fut presumé avoir consenti à l'obligation & à la constitution d'hypotheque, car il ne peut pas dire qu'il ait esté surpris, & qu'il n'a pas sçeu si c'estoit sa maison qui estoit obligée, *cum suâ manu pignori domum suam futuram Seius scripserat, consensum et obligationi dedisse manifestum est*, dit le Jurisconsulte dans cette loy.

Les Notaires peuvent-ils estre contraints de subir interrogatoire sur faits & articles pour le fait & exercice de leurs Charges, pardevant les Commissaires Examinateurs ?

Il a esté jugé par plusieurs Sentences & Arrests qu'ils n'y sont pas obligez.

Un Notaire peut-il passer des Actes pour ses parens ?

Par Arrest donné en la Chambre de l'Edit, du 9. Juillet 1659. il a esté jugé qu'ils le pouvoient faire.

CHAPITRE III.

Des Registres & Minutes des Notaires.

LE Roy Loüis XII. par son Ordonnance à Lyon au mois de Juin 1510. article 64. enjoint à tous Notaires & Tabellions de faire bons & suffisans Registres & Protocoles des contracts & autres actes par eux receus & passez, & les mettre par ordre selon la priorité & posteriorité des contracts & autres actes; afin que si on en avoit besoin, on pût avoir recours au protocolle ou registre. A quoy sont conformes les Ordonnances du Roy François I. au mois d'Octobre 1535. chapitre 29. article 6. & au mois d'Aoust 1539.

article 173. Dans l'article ſuivant il eſt dit que dans les Regiſtres &
Protocoles feront miſes & inſerées tout au long les minutes des
contraɛts, & qu'à la fin de l'inſertion ſera mis le ſeing des Notaires qui auront receu les contraɛts.

L'article 175. porte que s'il y a deux Notaires pour la reception
d'un contraɛt ou d'un teſtament, ſera mis & écrit au dós dudit teſtament ou contraɛt, & ſigné des deux Notaires, le nom de celuy
és livres duquel aura eſté enregiſtré le contraɛt ou teſtament pour
y avoir recours quand on en aura beſoin.

L'Ordonnance du même Roy François I. à Villiers-Cotterefts au
mois d'Aouſt 1539. article 8. ordonne aux Notaires de ne rien laiſſer en blanc dans les minutes, ſans y faire apoſtille en marge ny
en tête, & interlineature, ny qu'ils puiſſent y laiſſer aucun blanc
entre-lignes, & que s'il eſt neceſſaire d'en faire, ils les mettent à
la fin du contraɛt, avant qu'il ſoit ſigné par les parties; & par ce
même article il ordonne que la ſignature ſoit miſe ſi prés de la lettre qu'on n'y puiſſe rien ajoûter.

Neanmoins quand il y a quelque choſe à ajoûter à un contraɛt
en quelque endroit, on l'écrit à la marge, & on le fait parapher
par les parties, & les Notaires le ſignent; & ſi c'eſtoit quelque clauſe qui fut trop longue, on en feroit un renvoy à la fin de l'aɛte,
ainſi qu'il eſt dit par cet article; & ſi dans le corps du contraɛt il
a eſté neceſſaire de faire quelque rature de quelques mots ou de
quelques lignes, il faut en faire un renvoy à la marge, & le declarer, & faire mention que les parties ont approuvé la rature de
tant de lignes, & leur faire parapher, afin qu'aucune des parties ne s'en puiſſe plaindre.

Boniface en ſes Arreſts tome 1. part. 1. livre 1. tit. 20. nomb. 12.
rapporte un Arreſt de la Cour des Aydes de Provence, par lequel
Puget Notaire de Gordes fut condamné à l'amande envers le Roy
& envers la partie, & aux dépens du procez, pour avoir laiſſé un
fueillet blanc dans ſes Regiſtres.

La raiſon pour laquelle il eſt enjoint aux Notaires de faire des
Regiſtres, eſt pour empêcher les antidates, qui ſe peuvent faire
facilement, principalement quand les parties en ſont conſentantes,
comme quand un homme eſt oberé, & veut en trompant ſes creanciers, ſauver une partie de ſes biens ſous le nom d'un de ſes amis,
en paſſant à ſon profit pluſieurs obligations, ou même des contraɛts
de conſtitution de rente, anterieures à tous ſes autres creanciers.

La Coûtume de Bourbonnois en l'article 78. oblige les Notaires de faire Protocolles & Registres des lettres perpetuelles par eux receuës.

Par lettres perpetuelles on entend testamens, contracts de mariage, constitution de rente, ventes, donations, échanges, & autres contracts translatifs de proprieté & seigneurie; & non pas obligations, quittances, loüages, & autres contracts semblables, dont souvent on ne fait point de minutes.

A qui les Notaires sont-ils obligez de communiquer leurs Registres?

L'Ordonnance de François I. au mois d'Aoust 1539. article 177. leur deffend de les communiquer à d'autres qu'aux contractans, à leurs heritiers & successeurs, ou à tous autres qu'on connoistroit y avoir interest, ou qu'il fût ordonné par justice, Car le Juge peut contraindre les Notaires qui sont dans sa Jurisdiction de communiquer leurs Registres à ceux qui peuvent y avoir interest, comme il a esté jugé par Arrest de l'an 1548. rapporté par Guenois sur cét article; & si c'est dans une autre Jurisdiction il faut obtenir des lettres de Chancellerie en forme de compulsoire, en vertu desquelles on fait commandement au Notaire qui a les actes dont on veut avoir la communication, ou dont on veut tirer copie, d'en representer la minute, & d'en dresser une copie, offrant de luy payer ses frais & salaires raisonnables; & en cas de refus il faut luy faire donner assignation pardevant le Juge du lieu pour s'y voir contraindre, ou dire ses causes & moyens de refus, ainsi que nous avons dit plus amplement dans le nouveau Praticien.

Le Roy Charles VII. par son Ordonnance à Chalons le 12. Aoust 1445. article 25. les Greffiers & Notaires sont contraints de monstrer leurs papiers, registres & protocolles, esquels sont enregistrées les causes qui concernent le Procureur du Roy, par lesquels il pût pretendre des droits & des amendes.

Et par l'article suivant il est porté que les Notaires peuvent estre contraints à prêter serment, de dire & notifier aux Tresoriers de France tout ce qu'ils sçavent estre profitable ou prejudiciable au Roy ou aux Seigneurs, & declarer tous les contracts faits concernant les mouvances du Domaine pour en avoir les ventes & les droits Seigneuriaux.

Et par l'Ordonnance de François I. l'an 1536. chapitre 3. article 5. il est enjoint aux Notaires d'exhiber leurs contracts aux Seigneurs

gneurs aufquels feront deûs les droits de ventes , fur peine de payer
la valeur d'iceux.

Par les Edit & Declaration du mois de Mars 1673. & mois de
Fevrier 1674. le Roy a ordonné que les droits Feodaux & Seigneuriaux feroient payez, tant au Roy qu'aux Seigneurs, pour
échanges d'heritages feodaux ou cenfiers contre rentes, que pour heritages contre heritages, de quelque nature qu'ils foient, eftant mouvans du Domaine ou des Seigneurs, tels qu'ils fe payent par les Coûtumes en cas de ventes , à la charge de payer au Domaine par les
Seigneurs une certaine finance , à laquelle chacun d'eux feroit mo-
derement taxé au Confeil du Roy pour joüir de ce droit.

Mais fur ce qui a efté reprefenté au Roy en fon Confeil par le
Fermier General des Domaines de France , que nonobftant les fufdits Edit & Declaration les Seigneurs ne laiffent pas de percevoir
les droits en cas d'échanges fans en avoir acquis le pouvoir en la
Chambre Souveraine établie au Louvre pour l'alienation des petits
Domaines, pour l'intelligence qu'ils ont avec les Notaires, Tabellions, & autres perfonnes publiques, les uns cachant leurs contracts, d'autres les faifant paffer pardevant des Notaires hors l'é-
tenduë des Seigneuries dont ils relevent, & par ce moyen oftent audit Fermier le droit des ventes & des échanges; pour à quoy obvier
le Roy par un Arreft du Confeil du 28. Mars 1676. a fait deffenfes à tous Seigneurs, & à leurs Fermiers & Receveurs, de recevoir
aucuns defdits droits dans l'étenduë de leurs Seigneuries, jufqu'à ce
qu'ils en ayent fait l'acquifition, fur peine de trois mille livres d'a-
mende , que fa Majefté a dés lors declarée encouruë contre chacun
des contrevenans, reftitution du quadruple defdits droits, & aux parties d'en faire le payement à d'autres qu'au Fermier du Domaine , à
peine de payer deux fois, & de tous dépens, dommages & interefts. Et en outre le Roy ordonne que tous Notaires, Tabellions
& autres perfonnes publiques qui ont paffé ou pafferont à l'avenir
aucuns contracts d'échanges, feront tenus de delivrer audit Fermier, ou à fes Procureurs ou Commis dans les Bureaux des Ele-
ctions dont ils dépendent, un état figné d'eux & certifié veritable,
contenant les extraits des contracts d'échanges, faits & paffez pardevant eux depuis lefdits Edit & Declaration, jufqu'au jour de la
fignification, & pour l'avenir de mois en mois, lefquels extraits
contiendront la datte du contract, le nom des parties contractantes
& leur demeure, la qualité & fituation des heritages échangez,

F

pour lesquels extraits leur sera payé cinq sols pour chacun; leur fait deffenses sa Majesté d'en obmettre aucuns à peine de cinq cent livres d'amende, declarée encouruë en vertu de cét Arrest, & d'interdiction de leurs Offices, lesquels seront pareillement tenus de delivrer audit Fermier ou à ses Commis lors qu'ils en seront requis, des extraits en entier signez d'eux desdits contracts d'echange, à raison de trente sols pour chacun contract.

Le dixiéme jour de Janvier 1668. est intervenu un Reglement de la Cour contre les Notaires & autres personnes publiques qui reçoivent des testamens, qu'il est à propos de mettre en ce lieu.

SUR CE QUI avoit esté remontré à la Cour par le Procureur General du Roy, qu'encore que par un Arrest du 18. Novembre 1662, il eut esté enjoint à tous Curez, Vicaires, Notaires & autres personnes publiques qui reçoivent des testamens, & actes dans lesquels il est fait des legs, aumônes, donations, fondations, & dispositions au profit des Hôpitaux, Eglises, Communautez & Prisonniers, de luy en donner connoissance incontinent aprés que lesdites dispositions auroient lieu, & de luy delivrer copie en bonne forme desdits actes, afin de prendre soin de faire mettre à execution la volonté des testateurs, neanmoins ils ne tenoient compte d'y satisfaire, & par cette negligence estoient cause de ce que lesdits Hôpitaux, Communautez & personnes, qui sont dans la necessité, estoient privez de l'utilité qu'ils recevroient pour leur subvenir dans leurs besoins desdites dispositions pieuses, & donnoient occasion aux Executeurs testamentaires, & heritiers des deffunts, de s'approprier des biens ainsi leguez aux pauvres; à quoy il estoit necessaire de pourvoir. La matiere mise en deliberation, la Cour faisant droit sur les conclusions du Procureur General du Roy, a ordonné & ordonne que l'Arrest du 18. Novembre 1662. sera executé selon sa forme & teneur, & conformément à iceluy a derechef enjoint à tous Curez, Vicaires, Notaires, & autres personnes publiques qui recevront des testamens & autres actes contenans des legs, aumônes, ou dispositions au profit des Hôpitaux, Eglises, Communautez de personnes, d'en donner avis audit Procureur General du Roy, incontinent que lesdits testamens ou autres actes auront lieu, & seront venus à leur connoissance, & de luy mettre és mains des extraits en bonne forme desdits testamens & dispositions pour en faire les poursuites necessaires, à peine de répondre en leurs noms des dépens , dommages & intereſts : ordonne en outre que les heritiers, executeurs teſtamentaires, & tous autres qui auront connoiſſance deſdits teſtamens & diſpoſitions de dernieres volontez faites ſous ſeings privez , en feront declaration dans huitaine , à peine d'eſtre condamnez en leurs noms au payement du quadruple envers les pauvres, & eſtre procedé contr'eux pour les recelez ſelon la rigueur des Ordonnances, & contre leſdits Notaires & autres perſonnes publiques, de trois cent livres d'amende, dont ſera delivré executoire en vertu du preſent Arreſt, ſans qu'il en ſoit beſoin d'autre, applicables le tiers au profit des pauvres de l'Hôtel Dieu, le tiers aux pauvres Priſonniers, & le tiers au grand Hôpital ; que le preſent Arreſt ſera ſignifié aux Syndics des Notaires du Chaſtelet, & publié à ſon de trompe és Carrefours, & lieux accoûtumez de cette Ville & Faux-bourgs de Paris, à ce qu'aucun n'en pretende cauſe d'ignorance ; lequel ſera auſſi executé par toutes les Villes & lieux du reſſort, à cette fin copies collationnées ſeront envoyées dans tous les Bailliages & Senechauſſées pour y eſtre à la diligence des Subſtituts dudit Procureur General , leu , publié , regiſtré & executé ; & ce faiſant les Curez, Vicaires & Notaires, & autres perſonnes qui recevront des teſtamens où il y aura des legs pieux, tenus d'en avertir leſdits Subſtituts dans pareil temps ſous les mêmes peines.

Pourquoy les Notaires ne retiennent point des Minutes des Quittances,
Procurations, & des Obligations ?

Quant aux quittances, il n'eſt pas neceſſaire de garder des minutes , parce qu'il n'y a que l'obligé qui en ait beſoin pour juſtifier du payement par luy fait toutefois & quantes qu'il en ſera requis, c'eſt pourquoy il ſuffit que la quittance luy ſoit expediée & delivrée, des payemens qu'il fait des rentes, ou autres ſommes qu'il doit ; & ſi c'eſt une obligation il en doit faire endoſſer le payement ſur icelle , & l'obligation luy doit eſtre renduë.

Pour ce qui eſt des procurations qui ſont faites *ad lites & negotia,* on n'en fait point de minutes, parce qu'ordinairement on laiſſe en blanc le nom du Procureur, qu'on remplit de celuy qu'on veut, & qui conſent de faire ce qui eſt contenu en la procuration. Ce qui s'obſerve même pour les procurations pour reſigner des Offices, car comme ſouvent on envoye des procurations pour eſtre executées dans un autre lieu , quelquefois éloigné de celuy où la

procuration eſt faite, on ne ſçait pas celuy qui pourra faire le contenu en la procuration, c'eſt pourquoy il faut laiſſer le nom en
blanc, autrement on le rempliroit ſouvent d'un autre que de celuy
qui accompliroit la procuration, ainſi la minute ſeroit remplie d'un
nom, & la groſſe d'un autre, ce qui ſeroit une eſpece de fauſſeté. D'ailleurs il importe peu qu'il y ait des minutes des procurations, il ſuffit que le Procureur faſſe voir ſon pouvoir à ceux qui y ont intereſt, & on ne peut point alleguer les nullitez des procurations à
reſigner Offices, ny par le Collateur qui a admis la reſignation,
ny par celuy qui depuis auroit eſté par luy pourveu de l'Office,
pourveu qu'il apparoiſſe de la volonté du reſignant.

A l'égard des procurations pour reſigner les Benefices il faut que
les Notaires en faſſent & retiennent les minutes, & qu'ainſi le nom
du Procureur ſoit mis dans la minute au temps de la paſſation, &
il ne peut pas eſtre mis en blanc; la raiſon eſt que l'Ordonnance
de l'an 1550. article 4. dit qu'il doit eſtre fait regiſtre, non ſeulement des procurations pour reſigner les Benefices, mais auſſi du
temps qu'elles auront eſté delivrées, combien de fois, & à quelles
perſonnes; & cette Ordonnance oblige les Notaires Apoſtoliques
de remettre aux Greffes des Archevéques dans le mois de Janvier
au plus tard, une copie ſignée de leur main, & extrait collationné
ſur le regiſtre, contenant tout ce qu'ils auront inſtrumenté dans
l'année, concernant leſdites procurations, ainſi que nous avons
marqué cy-deſſus touchant les Notaires Apoſtoliques.

Pour ce qui eſt des obligations, il n'eſt pas neceſſaire qu'elles demeurent dans les regiſtres des Notaires, afin que le debiteur s'é-
tant acquitté l'obligation luy ſoit renduë, & qu'on ne puiſſe plus
lever des groſſes de l'obligation.

Il faut excepter un cas, qui eſt quand les parties ont des intereſts
particuliers dans l'obligation, & qu'il ſoit de conſequence au debiteur de juſtifier de la cauſe pour laquelle l'obligation auroit eſté
paſſée, comme ſi autrement le creancier ou ſes heritiers pourroient
faire demande au debiteur de la ſomme pour laquelle il auroit fait
ladite obligation, & cela dépend de la volonté des parties; & au
cas qu'il n'y ait point de minute de l'obligation, l'obligation eſtant
paſſée & ſignée par les parties & par les Notaires, doit eſtre delivrée au creancier.

*Les Notaires peuvent-ils delivrer aux parties les Groffes des Actes
& Contracts pour la feconde fois?*

L'Ordonnance de François I. à Villiers-Cotterefts au mois
d'Aouft 1539. article 178. veut que depuis que les Notaires ont delivré une fois à chacune partie la groffe des teftamens ou contracts,
ils ne la puiffent plus bailler, à moins qu'il foit ordonné par juftice
parties ouïes.

Ce terme *contracts* dont fe fert cette Ordonnance, ne s'entend
que des contracts obligatoires, & non pas des autres, comme des
partages, inventaires, baux à ferme ou à loyer, accords, & autres
femblables.

Que fi la groffe d'une obligation eftoit perduë, le creancier ne
peut pas en lever une feconde groffe fur la minute, & le Notaire
ne peut pas le faire conformément à l'article fufdit de cette Ordonnance, à moins que le creancier ne l'y faffe contraindre par Sentence du Juge, & pour cela il faut qu'il faffe affigner fon debiteur
pardevant le Juge qui doit connoître de l'obligation, pour voir ordonner que le Notaire fera contraint de luy delivrer une feconde
groffe du contract ou de l'obligation, attendu qu'il l'a perduë; &
cette affignation fe donne ordinairement par une permiffion du
Juge fur une requefte qui luy eft prefentée; & fi le debiteur s'y
oppofe alleguant pour moyens qu'il a páyé le contenu dans l'obligation, & que les payemens font endoffez fur l'obligation ou fur le
contract, à la groffe duquel il fe rapporte, en ce cas le Juge doit
ordonner que le creancier fera preuve de la perte de l'inftrument,
& le debiteur des payemens par luy faits, comme il a efté jugé
par Arreft du 20. Juillet 1564. rapporté par Charondas en fes Ré-
ponfes livre 7. chapitre 112. Que fi le Juge ordonne que le Notaire
delivrera une feconde groffe au creancier, le creancier doit faire
donner une copie de la Sentence au Notaire, avec fommation de
luy delivrer une feconde groffe, comme il fera dit cy-aprés touchant les obligations.

Et au cas qu'une feconde groffe foit delivrée, foit du confentement du debiteur, ou par ordonnance du Juge, le creancier n'aura
fon hypoteque fur les biens de fon debiteur, que du jour de la delivrance de cette feconde groffe, quoy que le creancier juftifiât par
des témoins dignes de foy que la premiere eut efté perduë, brûlée,
prife, ou autrement. La raifon eft qu'il pourroit arriver que le

contenu en l'obligation ou au contract, auroit esté acquitté par le debiteur, & que les payemens auroient esté endossez par le creancier,
& que par intelligence entre le creancier & le debiteur, le creancier supposeroit que le contract auroit esté perdu, pour par ce
moyen venir du jour de la passation d'iceluy, & estre preferé à
tous autres creanciers posterieurs, ce qui seroit une fraude contre
les creanciers, à quoy il a esté trouvé tres-équitable de remedier,
au prejudice des creanciers qui auroient perdu la premiere grosse de leurs contracts, devant s'imputer leur faute & leur negligence.

A qui appartiennent les Registres des Notaires,
quand ils sont decedez ?

Ils appartiennent à celuy a qui l'Office est vendu, à moins que
comme il a esté dit cy-dessus, les Registres ne soient vendus à un
autre, ce qu'on appelle la pratique ; & ils ne peuvent estre vendus
qu'à un autre Notaire, & non pas à un étranger qui ne seroit pas
pouveu de l'Office de Notaire. De sorte que si l'Office de Notaire
estoit vendu sans parler de la Pratique, elle appartiendroit à l'acquereur, parce que la Pratique est une suite & une dépendance
de l'Office.

Quant aux Registres des Notaires Subalternes, ils n'appartiennent pas à celuy qui leur succede dans la Charge, mais ils doivent estre mis au Greffe.

Il faut observer en ce lieu qu'à present les Notaires ne font point
ordinairement faire des Registres de leurs minutes, comme ils
faisoient autrefois, mais qu'ils en font des liasses pour y avoir recours quand on en a besoin ; & afin de produire les minutes se-
parées en justice, soit en cas d'inscription de faux, ou pour autre
cause.

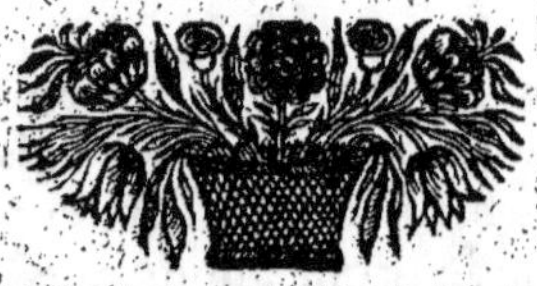

LA SCIENCE
PARFAITE
DES NOTAIRES.
SECONDE PARTIE,

Contenant une facile instruction pour dresser toutes sortes d'Actes, & Contracts.

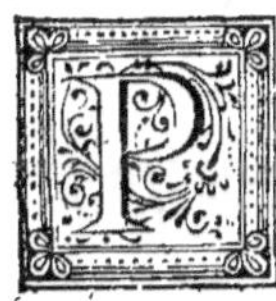

POUR bien dresser un acte il ne faut pas suivre la coûtume des Notaires de Villages, qui n'ayant point d'autre science que celle qui se trouve dans un livre du stile des Notaires, ou d'un Notaire François, quand il ont un acte à faire, le dressent mot pour mot sur un autre contenu dans leur livre, lequel est souvent mal fait, ou contient des circonstances particulieres, qui font qu'on ne s'en peut pas servir sans s'exposer à faire un acte vicieux ou defectueux, mais il faut le former sur les principes du Droit écrit ou du Droit coûtumier, suivant la qualité & la nature de l'acte dont il s'agit, y observant les regles generales dans la passation de toutes sortes d'actes & contracts, remarquées cy-dessus en la premiere partie, & l'usage des lieux où il est passé.

Les principes qui servent pour dresser des actes sont differens, suivant la diversité des actes, l'usage & les Coûtumes des lieux, & le droit qui y est observé. Car quant à la diversité des actes il est sans doute qu'elle requiert des principes differens pour les former, ainsi on ne dresse pas un contract de mariage de la même maniere qu'un contract de vente ; l'usage & la coûtume des lieux & le Droit qui y est differemment observé, fournissent des regles differentes pour dresser des actes sur un même sujet ; par exemple un testament se fait autrement dans les païs du droit écrit que dans la France coûtumiere, comme nous dirons en parlant des testamens ; les contracts, au moins quelques-uns, se dressent aussi differemment dans ces Provinces suivant la diversité qui se trouve entre le droit écrit & le droit coûtumier.

Il y a aussi des clauses qui se mettent dans les contracts qui sont differentes, & qui produisent differens effets, suivant la diversité du droit écrit, des coûtumes & de l'usage des lieux, où les contracts se font ; & c'est dequoy les Notaires doivent estre parfaitement instruits, & à quoy ils doivent bien prendre garde, pour ne mettre pas des clauses dans des actes qui soient contraires à la coûtume du lieu où ils les font.

Pour traiter plus methodiquement les actes qui se passent pardevant les Notaires & Tabellions, il me semble qu'ils se peuvent diviser en six especes.

La premiere est de ceux qui sont mis au rang des contracts & des conventions.

La deuxiéme est de ceux qui sont des actes ou ordonnances de derniere volonté.

La troisiéme est des inventaires & des partages.

La quatriéme est des actes concernans les droits des Seigneurs Feodaux.

La cinquiéme, de ceux qui se font en consequence des procez.

La sixiéme, de ceux qui concernent les Benefices.

Nous traiterons toutes ces especes differentes dans six chapitres.

CHAPITRE

CHAPITRE I.

Des Actes qui sont mis au rang des Contracts.

LE contract est une convention qui se fait entre deux ou plusieurs personnes pour un même sujet, tendante à faire ou donner quelque chose, produisant une obligation entre les parties.

L'effet principal & immediat du contract est de produire une obligation, c'est à dire qu'un contract oblige necessairement l'une des parties envers l'autre à executer ce qui est porté par le contract, ou il oblige reciproquement les parties l'une envers l'autre; car comme tout contract tend à faire ou à donner quelque chose, celuy qui a promis est obligé d'accomplir sa promesse & sa convention.

De cette obligation il en provient une action, qui est le droit par lequel on peut poursuivre quelqu'un pardevant le Juge competant pour l'execution de sa promesse. Par exemple j'ay vendu une Tapisserie à Titius, nous en avons fait un acte (passé pardevant Notaires, ou sous seing privé, il n'importe, car ce n'est pas l'autorité du Notaire qui cause l'obligation) en vertu de cét acte je suis obligé à luy livrer cette Tapisserie, pourveu qu'il soit prest à m'en payer le prix convenu; que si je fais refus de la luy livrer aux offres qu'il me feroit de m'en payer le prix, il a droit en vertu du contract que nous avons passé ensemble, de me faire assigner pardevant le Prevost de Paris, pour m'y voir contraindre, & ce droit est ce que nous appellons action.

Les contracts qui obligent reciproquement les parties l'une envers l'autre, sont le mariage, le gage, la vente, le loüage, la societé, la procuration. Ceux qui n'obligent qu'une des parties, sont le prest mutuel, ou les contracts que nous appellons des obligations quand ils sont passez pardevant Notaires, le commodat, & le depost.

La principale division des contracts est celle qui se fait en contracts nommez & contracts sans nom.

Les contracts nommez sont ceux qui ont un nom particulier qui les distingue les uns des autres, comme le commodat, le gage, le depost, & autres.

G

Les contracts sans nom sont ceux qui n'ont point de nom particulier, & le Droit Romain en fait quatre especes, qui sont les conventions suivantes, lesquels sont de tres-grand usage.

La premiere est la convention par laquelle je tombe d'accord de vous donner quelque chose, & vous reciproquement vous convenez que vous ferez quelque chose pour mes interests ou mon utilité; par exemple que je vous donneray une telle Tapisserie, & que vous ferez à Roüen les affaires que j'y ay: & ce contract est appellé en Droit, *do ut facias.*

La deuxiéme est cette convention par laquelle je conviens avec vous de vous donner une telle Tapisserie, & vous, que vous me donnerez un tel Cheval; & telle convention est appellée *do ut des*; & c'est ce que nous appellons échange.

La troisiéme est l'accord par lequel l'un convient qu'il fera pour l'autre quelque chose; par exemple qu'il ira à Lyon, & l'autre tombe d'accord qu'il luy donnera quelque chose; & ce contract est nommée dans le Droit *facio ut des.*

La quatriéme & derniere est celle par laquelle, par exemple, je conviens que je feray vos affaires à Paris, & vous, que vous ferez les miennes à Lyon, & c'est ce que le Droit appelle *facio ut facias.*

Nous avons expliqué ailleurs les differences qu'il y a entre ces contracts sans nom, & les contracts nommez, ce n'est pas icy le lieu d'en parler, je diray seulement que ces conventions de même que toutes autres sont obligatoires parmy nous, quoy que par le Droit Romain elles n'obligeassent que quand une des parties avoit executé de sa part sa convention; par exemple deux Marchands conviennent d'échanger quelques Marchandises; telle convention par le droit Romain n'est qu'un pacte ou simple convention, laquelle n'est point obligatoire, jusqu'à ce qu'un desdits Marchands ait receu de l'autre les marchandises dont ils estoient convenus, car en ce cas celuy qui a receu les marchandises peut estre contraint de donner les siennes; en France toutes les conventions qui sont honnestes & qui ne sont pas contraires aux Loix, sont obligatoires, pourveu qu'elles soient justifiées par écrit, ou même sans écrit, au cas qu'elles n'excedent pas la valeur de cent livres, car pour lors à moins que la partie adverse n'en tombât d'accord, on n'admettroit point la preuve par témoins; suivant l'Edit de Moulins article 54. & l'Ordonnance de 1667. titre des faits qui gisent en preuve art. 2.

Comment se forment les Contracts nommez ?

Il y a dans le Droit Romain quatre genres de contracts nommez, comme nous avons montré dans nos Instituts & dans la Jurisprudence du Digeste.

Le premier est de ceux qui se forment par la tradition ou la delivrance d'une chose.

Le deuxiéme est de ceux qui ne requierent pour leur perfection que le seul consentement des parties.

Le troisiéme est de ceux qu'on appelle stipulations, qui se formoient par les paroles.

Le quatriéme de ceux qui se formoient par l'écriture.

Nous ne recevons en France que les deux premiers genres de contracts, les deux autres n'y sont plus en usage, car ce que nous appellons stipulations, sont proprement des clauses des contracts, ou qui sont adjoûtées aux contracts par l'accord des parties, & ces clauses par le Droit Romain sont des pactes ou simples conventions.

Mais les stipulations chez les Romains estoient de veritables contracts, comme on peut voir dans mes Instituts ou dans la Jurisprudence du Digeste au titre des stipulations, ou des obligations par paroles.

Quels sont les contracts qui se forment par l'intervention de quelque chose ?

Ces contracts sont le prest mutuel, le commodat, le depost, & le gage. Ces contracts ne prennent point leur perfection sans l'intervention de quelque chose, ainsi le prest ne se contracte point s'il n'y a quelque chose qui soit donnée par celuy qui prête à celuy qui emprunte ; il en est de même du commodat, du depost, & du gage.

Quels sont les contracts qui se forment par le seul consentement des parties ?

Ce sont le mariage, l'achat & la vente, le loüage, la societé, la procuration & les donations entre-vifs. Ces contracts prennent leur perfection du seul consentement des parties, en ce que par le seul consentement des parties ils sont contracts de la nature que les parties les ont voulu faire, & ils produisent l'effet des contracts sans l'intervention d'aucune chose, de part ny d'autre, quoy que la tradition des choses en soit l'accomplissement. Prenons pour exemple le contract de vente; dés que les parties sont convenuës de la chose & de son prix la vente est parfaite, quoy que le vendeur n'ait pas encore livré la chose par luy venduë, ny l'acheteur le prix convenu; & ce contract produit l'effet des contracts qui est l'obligation mutuelle entre les contractans, par laquelle le vendeur peut estre contraint de livrer la chose qu'il a venduë à l'acheteur en luy payant le prix convenu, & l'acheteur peut estre contraint de payer le prix porté par le contract au vendeur, le vendeur luy livrant la chose qu'il luy a venduë : & la tradition de la chose venduë & le payement du prix, sont ce que nous appellons l'accomplissement du contract, ou l'execution d'iceluy.

Ainsi nous avons à expliquer dans ce Chapitre quatre contracts qui se forment par l'intervention de quelque chose, & six qui se forment par le seul consentement des parties, ce que nous ferons dans autant de sections. Ensuite il sera traité de l'échange, & de quelques autres conventions ou accords qui se font entre les particuliers.

SECTION I.

Du Prest mutuel & des Obligations.

LE prest mutuel est un contract par lequel on donne à quelqu'un quelque chose qui consiste en genre, à la charge qu'il le rendra dans un certain temps ou à la volonté du bailleur en même genre. Rendre en genre c'est rendre une chose de même substance, quantité & qualité, qu'estoit celle qui a esté prêtée, ainsi quand on prête de l'argent, c'est à la charge d'en rendre autant en nature, en monnoyes semblables, ou de même valeur, & non pas les mêmes, car autrement le prest se trouveroit inutile: pareillement si on prête du vin ou du bled, c'est à la charge qu'on en rendra d'autre de même quantité & qualité, & non pas le même; c'est pourquoy il n'y a que les choses qui perissent par l'usage qui tombent dans ce contract, comme le vin, l'huile, le bled, & autres semblables; l'argent est même reputé de ce genre, dautant qu'à l'égard de celuy qui l'employe, il semble qu'il soit entierement pery & aneanty.

Au contraire dans les contracts de commodat, de depost & de gage, il faut rendre en especes les choses qui ont esté livrées pour cauſe de commodat, de depoſt ou de gage.

Le preſt mutuel ſe contracte rarement pour les autres choſes que pour de l'argent, car ſi on emprunte des marchandiſes, c'eſt à la charge d'en payer le prix dans un certain temps, & ce n'eſt pas en ce cas un preſt, mais une vente, dont le prix convenu ne doit eſtre payé que dans le temps ou delay que le vendeur aura accordé à l'acheteur, & c'eſt ce que nous appellons acheter à credit.

Autrefois que l'argent eſtoit plus rare qu'il n'eſt à preſent, on empruntoit ſouvent par le preſt mutuel des choſes qui periſſoient par l'uſage, comme celles qui ſont declarées cy-deſſus, mais preſentement cela eſt aſſez rare, & en cas qu'un ſemblable contract ſe fit, l'acte qui en ſeroit paſſé, contiendroit le preſt qui ſe feroit de la choſe, ſa quantité & ſa qualité ; par exemple un muid de vin d'un tel terroir ; & le temps auquel la reſtitution en devroit eſtre faite, à moins qu'il ne fut declaré qu'elle ſe feroit à la volonté de celuy qui l'auroit prêtée.

Quand c'eſt un preſt d'argent, l'acte qui en eſt paſſé pardevant les Notaires, eſt appellé obligation, à la difference des reconnoiſſances ſous ſignatures privées, que nous appellons ſimples promeſſes, cedules ou billets.

Ces obligations ſe font ordinairement pour preſt d'argent, quelquefois elles ſe font pour autres cauſes, comme pour marchandiſes prêtées, ou pour d'autres raiſons : & c'eſt ce qu'il y a à obſerver en premier lieu. Que ſi elles ſe font pour argent prêté, ou l'argent eſt compté & nombré en preſence des Notaires, & c'eſt une obligation avec realité, ou il a eſté déja prêté en leur abſence, & c'eſt dont il faut faire mention.

En ſecond lieu il faut prendre garde aux parties qui interviennent dans le contract, quelquefois il n'y a que le creancier au profit duquel l'obligation eſt paſſée, & le debiteur, & quelquefois le creancier eſt abſent, & le Notaire peut valablement accepter pour luy l'obligation qui eſt paſſée au profit dudit creancier. Quelquefois celuy qui prête exige du debiteur un fidejuſſeur, lequel s'oblige pour le debiteur.

Quelquefois il y a pluſieurs perſonnes qui s'obligent par le contract, leſquels ſont ou étrangers ou mary & femme : & l'obligation eſt ou ſolidaire, ou chacun pour telle part & portion qu'il emprunte ou qu'il doit au creancier.

Toutes ces obligations produiſent des effets differens, ſuivant leurs differentes circonstances, & la diversité des clauses qui y sont appolées, comme nous obferverons.

En troisiéme lieu, quelquefois la caufe de l'emprunt des deniers est pour employer ou en l'achat de marchandife, ou pour faire bâtir, ou pour payer les ouvriers qui ont travaillé en un basti-ment, ou pour autre femblable employ.

Cela pofé nous obferverons quatre fortes d'obligations, fçavoir les obligations fimples, où il n'y a qu'un debiteur, les obligations de plufieurs debiteurs, les obligations où il intervient des fidejuf-feurs, & les obligations ou il y a stipulation d'employ, lefquelles nous expliquerons feparément les unes aprés les autres; & aupa-ravant nous obferverons trois chofes qui font communes pour tou-tes fortes d'obligations.

La premiere qu'elles commencent par la comparution des par-ties pardevant les Notaires, ou pardevant le Notaire s'il n'y en a qu'un, ainfi que prefque tous les autres actes; *Pardevant les No-taires, Gardenotes du Roy, &c. furent prefens, &c.*

Que fi l'obligation eft paffée pardevant un Tabellion d'un Sei-gneur, elle commence en ces termes: *Pardevant tel Tabellion à   fouffigné, furent prefens, &c.*

La deuxiéme que les Notaires doivent faire mention de l'hypo-theque que le debiteur conftituë fur tous fes biens generalement quelconques, prefent & à venir; ce qui n'eft pas neanmoins une claufe abfolument neceffaire, dautant que quand elle feroit omife, elle feroit fuppleée: la raifon eft que c'eft l'autorité du Notaire qui donne l'hypotheque fur les biens du debiteur, & non pas la con-vention des parties.

La troifiéme, que le creancier doit faire élire un domicile certain & irrevocable au debiteur pour fa feureté, & pour l'execution du contenu en l'obligation, afin que fi le debiteur manque de payer dans le temps porté par l'obligation ou par le contract, le crean-cier puiffe faire demande du principal & des interefts au debiteur, au domicile par luy éleu, veu qu'autrement il faudroit luy faire donner l'affignation en fon domicile, lequel pourroit eftre hors le lieu de la demeure du creancier.

Formule de l'obligation où il n'y a qu'un debiteur fans fidejuffeur.

Pardevant les Notaires, Gardenottes, furent prefens Jean du Bois, Marchand   demeurant

&c. lequel a confeſſé & confeſſe devoir à Jacques de la Marre Bourgeois de Paris, y demeurant rue ſaint Denis, Paroiſſe de ſaint Leu ſaint Gilles, à ce preſent & acceptant, la ſomme de deux mille cinq cens cinquante livres pour pareille ſomme que ledit Jacques de la Marre luy a prêtée, comptée & delivrée actuellement en preſence deſdits Notaires ſouſſignez, en Loüis d'or, Piſtolles d'Eſpagne, Ecus d'argent, & autres eſpeces de monnoyes ayant cours, pour employer aux affaires, beſoins & neceſſitez dudit Jean du Bois, dont il ſe tient comptant, & promet rendre ladite ſomme de deux mille cinq cens cinquante livres audit Jacques de la Marre en ſa maiſon à Paris ou au porteur de la preſente obligation, au premier jour du mois de Janvier prochain. Au payement de laquelle ſomme ledit Jean du Bois a obligé & hypothequé tous ſes biens generalement quelconques, preſens & à venir, & pour l'execution des preſentes & dépendances ledit Jean du Bois a éleu ſon domicile irrevocable dans cette Ville de Paris, en la maiſon de Maiſtre Procureur au Chaſtelet de Paris, auquel lieu il veut & conſent que tous les actes & exploits de Juſtice ſoient faits contre luy, faute de payement de ladite ſomme, & qu'ils ſoient valables comme s'ils avoient eſté faits à ſon domicile ordinaire, ou en parlant à ſa perſonne, nonobſtant toutes choſes à ce contraires. Fait & paſſé à Paris és Etudes des Notaires ſouſſignez le &c.

Nous ferons les obſervations ſuivantes ſur cette formule.

La premiere eſt que pour quelque cauſe qu'une obligation ſoit faite, il faut que le nom du creancier ſoit declaré, il y a eu une ſentence du Chaſtelet de Paris, du 12. Decembre 1615. par laquelle il a eſté fait deffenſe expreſſe à tous Notaires de recevoir & paſſer aucunes reconnoiſſances de promeſſes & autres actes, laiſſant le nom du creancier en blanc: Et depuis la Cour par pluſieurs Arreſts a deffendu aux Marchands & à tous autres de faire des billets de change ſans declarer le nom du creancier; l'Ordonnance du Commerce titre 5. art. 1. porte que les lettres de change doivent contenir ſommairement le nom de ceux auſquels le contenu doit eſtre payé, le temps du payement, le nom de celuy qui en a donné la valeur, & ſi elle a eſté receuë en deniers, marchandiſes, ou autres effets.

La deuxiéme, que quand l'obligation eſt faite pour autre cauſe que pour argent prêté, compté, & delivré actuellement, comme pour argent qui auroit esté prêté auparavant, ou pour marchandises prêtées, ou pour d'autres causes, & que le creancier au profit duquel se fait l'obligation est absent, on met, *à tel Marchand demeurant à*   *absent, les Notaires soussignez stipulans & ce acceptans pour luy.* Et telle obligation est executoire, tant contre le debiteur que contre ses heritiers, en le faisant neanmoins ordonner à l'égard des heritiers, suivant l'usage de la France & l'article 168. de la Coûtume de Paris, quoy que le creancier ne l'ait pas acceptée : la raison est que pour la validité d'une obligation pour prest d'argent ou de marchandise, il n'est pas necessaire que le creancier l'accepte, puisque la declaration de la dette faite par le debiteur, est suffisante pour le rendre obligé, & par consequent pour le rendre contraignable au payement de la somme contenuë en l'obligation, car telle obligation n'est pas un contract synallagmatique, c'est à dire obligatoire de part & d'autre, mais elle ne l'est que d'un costé, sçavoir du costé du debiteur.

La troisiéme est que quand c'est pour autre cause que pour de l'argent, il le faut declarer dans l'obligation, comme si c'est pour de la marchandise, ou pour pensions, pour enseignemens ou autres causes semblables, il le faut specifier ; par exemple si c'est pour pension, on peut dire, *pour trois mois de pension, nourriture, & logement que ledit tel a fourny au debiteur, écheus au premier du mois de*   *à raison de cinq cens livres par chacun an, suivant la convention des parties, &c.*

Si c'est pour achat d'un Cheval il en faut declarer toutes les particularitez, par exemple, *pour un Cheval blanc que ledit tel luy a vendu, avec son crain, queuë & oreilles, & garny d'une selle de velours, &c. bride & licol.*

Touchant l'obligation faite pour vente d'un Cheval, le Lecteur observera la clause qui se peut mettre dans le contract de vente, cy-aprés, où il est parlé du contract de vente.

La quatriéme est touchant la clause de l'hypotheque, que les Notaires mettent ordinairement que le debiteur a affecté & obligé tous ses biens generalement quelconques, meubles & immeubles presens & à venir : quant à ce qui est dit des meubles il est inutil, puisque les meubles en France ne sont point sujets à hypotheque de quelque prix & valeur qu'ils soient ; mais ce qui abonde ne vicie pas : Et mesme dans les païs de Droit écrit cette declaration est inutile, parce qu'en ce cas on n'y observe pas le Droit

Romain,

Romain , qui veut que les meubles ſoient ſujets à hypotheque comme les immeubles , ſuivant la loy , *cùm tabernam. ff. de pignor. & hypoth.*

Quand le debiteur a effecté quelques biens ſpecialement , & generalement tous ſes autres biens , comme en ces termes , *lequel a affecté generalement tous ſes biens , &c. & ſpecialement une maiſon ſcize à Paris ruë* , &c. on adjoûte cette clauſe , *ſans que la ſpeciale déroge à la generale , ny la generale à la ſpeciale* , laquelle eſt contenuë en l'article 100. de la Coûtume de Paris. La clauſe de l'hypotheque ſpeciale n'empeſche pas que le creancier n'ait autant de droit ſur les autres biens immeubles de ſon debiteur , que ſi l'hypotheque ſpeciale n'eſtoit point ſtipulée , de ſorte que ſi le debiteur en faiſoit l'alienation , le creancier pourroit agir contre les acquereurs par action hypothequaire , pour faire declarer la choſe venduë , affectée & hypothequée à ſa dette.

Et quoy que l'hypotheque ſpeciale ſoit ſtipulée ; neanmoins dans les Païs de diſcuſſion , la diſcuſſion peut eſtre demandée par l'acquereur de la choſe ſpecialement hypothequée , de meſme que s'il n'y avoit qu'une hypotheque generale , comme il a eſté jugé par Arreſt rapporté par Monſieur Bouguier lettre D. chapitre 6. en forte qu'aujourd'huy il n'y a aucune difference entre l'hypotheque generale & la ſpeciale.

Que s'il y a quelque choſe hypothequée ſpecialement , il eſt bon d'en declarer la ſituation , & les tenans & aboutiſſans ; & ſi c'eſt une Terre , de declarer en quoy elle conſiſte , ſi c'eſt un Fief , une roture , & de combien d'arpens.

Et pour plus grande ſeureté ſouvent les creanciers obligent leurs debiteurs d'affirmer dans l'obligation , que la choſe qu'ils affectent & obligent ſpecialement , leur appartient , & qu'elle eſt franche & quitte de toutes dettes & hypotheques , quoy qu'en effet ils ſçachent le contraire , afin que faute de payement ils faſſent condamner par corps leurs debiteurs comme ſtellionataires ; car l'Ordonnance de l'an 1667 titre 34. qui a défendu les obligations par corps pour cauſe civile , permet aux Juges de les ordonner pour cauſe de ſtellionat , en l'article 4. dudit titre.

C'eſt auſſi pour cette cauſe qu'en fraude de cette Ordonnance les creanciers font declarer à leurs debiteurs qu'ils ſont proprietaires de certaines maiſons ou terres , quoy qu'ils n'en ayent aucun droit de proprieté , & que les creanciers le ſçachent bien , afin

H

que par ce moyen , & en vertu du ſtellionat , ils puiſſent les faire
contraindre par corps au payement de la ſomme portée par l'obligation ; ce qui ne devroit pas eſtre toleré au préjudice de l'Ordonnance.

La cinquiéme eſt que ſi les parties ont conſenti à ce qu'il ſuſt
fait une minutte de l'obligation , il doit eſtre declaré à la fin de
l'acte , & qu'elle eſt demeurée entre les mains de tel Notaire.

Il faut obſerver que quelquefois celuy qui paſſe une obligation
pour preſt d'argent , donne des gages pour ſeureté à ſon creancier , ce qu'il faut declarer dans l'obligation , aprés la declaration
& confeſſion de la dette telle que deſſus , & de la promeſſe d'en
faire le payem.nt , en ces termes ou autres équivalens , leſquels ſpe-
cifient tous les gages , leur nature & qualité , & ſi c'eſt de l'argen-
terie , il faut declarer les eſpeces , ſi ce ſont des plats , aſſiettes , ou
autres , & le poids : Et pour plus grande ſeureté du payement , ledit debiteur a preſentement & en preſence deſdits Notaires ; ou
ſi c'eſt en leur abſence , il faut dire : pour plus grande ſeureté du
payement ledit creancier reconnoiſt que ledit debiteur luy a mis
entre les mains par forme de gage & de nantiſſement un baſſin
d'argent , deux plats d argens & ſix aſſiettes d'argent , le tout pe-
ſant   marcs ; lequels ledit creancier promet de rendre & reſti-
tuer audit debiteur toutefois & quantes qu'il plaira audit debiteur
en luy payant ladite ſomme de   meſme avant le
terme porté par la preſente obligation.

Quand le debiteur donne des gages au creancier , le creancier
ſtipule ordinairement qu'à faute par le debiteur de payer dans le
temps porté par l'obligation , il luy ſera permis de faire vendre à
l'encan leſdits gages , ſans formalité de Juſtice , ſans autres exploits
ou ſignifications qu'un ſeul exploit de commandement qui ſera fait
en vertu du preſent acte , au domicile éleu par le debiteur , pour
des deniers prevenans de la vente d'iceux eſtre payé de ſon deub
& juſqu'à concurrence , ou ſur & tant moins , en cas que le prix de
ladite vente ne ſoit pas ſuffiſant.

En vertu de cette clauſe , le terme eſtant écheu , & le debiteur
ne ſatisfaiſant pas à l'obligation , le creancier doit le faire ſommer
qu'il ait à payer la ſomme portée par l'obligation , à luy ou au porteur d'icelle , & qu'à faute de ce il luy ſignifie & declare qu'en execution de ladite obligation il fera vendre leſdits gages. Que ſi
c'eſtoit des meubles , il les faudroit faire vendre en la Place publi-

que aux jours & lieux accoûtumez ; & si c'estoit des bagues, joyaux & vaisselle d'argent de la valeur de trois cens livres au plus, ils ne pourroient estre vendus que selon l'Article 13. du Titre des Saisies de l'Ordonnance de 1667. qui veut qu'ils ne soient vendus qu'aprés trois expositions à trois jours de marchez differens.

Quand cette clause n'est pas apposée, il faut que le creancier fasse assigner le debiteur pour voir dire que les gages seront vendus, & le Juge ordonne, à faute de payer dans un certain jour, la vente des gages ; car le Juge donne ordinairement un certain delay de payer, quoy que celuy porté par l'obligation soit expiré, par une espece de commiseration pour les debiteurs.

Il faut encore observer, que l'Ordonnance du Commerce, Titre des interests de change article 8. ordonne que si un prest est fait sous gages, l'obligation contienne la somme prestée, & les gages qui auront esté délivrez, à peine de restitution des gages, à laquelle le préteur sera contraint par corps, sans qu'il puisse prétendre de privilege sur les gages, sauf à exercer ses autres actions.

Ainsi il est de tres-grande consequence au creancier de faire passer declaration à son debiteur, par laquelle le debiteur reconnoisse la dette, & le creancier, que les gages luy ont esté mis entre les mains.

Et ce mesme article oblige mesme de laisser une minutte de telles obligations : Ce qui a esté ainsi étably, afin d'empescher que les debiteurs prests à faire faillite, ne donnent tous leurs meubles & marchandises en gages à des creanciers supposez, pour frustrer leurs creanciers legitimes.

L'article suivant declare & ordonne ce qu'il faut faire en cas qu'on ne puisse pas exprimer dans l'obligation les gages qui sont donnez, sçavoir en les dénonçant dans un inventaire dont il doit estre fait mention dans l'obligation ; & l'inventaire contiendra la quantité, qualité, poids & mesure des marchandises, ou autres effets donnez en gage, sous les peines portées par l'article precedent.

La raison pour laquelle l'Ordonnance ne veut pas obliger les parties à mettre dans l'obligation le détail des choses données en gage, est parce que la description estant longue, l'expedition de la grosse de l'obligation coûteroit beaucoup au debiteur, c'est pourquoy il leur est permis de la faire entr'eux avant que de passer l'obligation. Car cette description, ou memoire se doit faire par le détail & par pieces : Par exemple, on fera ainsi cette description.

Description ou memoire des draps & étoffes de laine & de soye que tel donne à tel en gage, pour le prest qu'il luy fait de telle somme.

Premierement une piece de drap d'Hollande noir, contenant tant d'aulnes.

En second lieu, &c.

La description ou memoire des choses données en gage estant ainsi faite, le Notaire qui passera l'obligation doit dire : Et pour seureté du payement de ladite somme, ledit debiteur a mis és mains dudit tel son creancier les marchandises contenuës dans l'inventaire qui en a esté fait entr'eux, contenant tant d'articles, &c.

Quelquefois on ne veut pas prester de l'argent soy-mesme à celuy qui en a besoin, mais on luy fait prester par une personne interposée, & en ce cas, celuy qui paroist prester son argent fait passer par le debiteur une obligation à son profit ; mais par aprés il faut que ce creancier supposé fasse une declaration comme quoy il ne prétend rien à l'obligation, confessant qu'elle appartient à celuy qui a veritablement presté ses deniers. Et cette declaration peut estre faite suivant la formule suivante.

Formule d'une Declaration d'une Obligation au profit d'un tiers.

PArdevant les Notaires, &c. est comparu ce jourd'huy Nicolas de Lorme Marchand   demeurant à lequel a volontairement dit & declaré qu'il n'a & ne prétend rien en la somme de quatre cens trente-trois livres contenuë en l'obligation que Claude de la Grange a passée à son profit, le   jour du mois de   de la presente année pardevant tel & tel Notaire au Chastelet de Paris, par Guillaume du Clos, (*Si ce sont les mesmes Notaires, il faut dire : Pardevant les Notaires soussignez*) pour prest d'argent ; mais que ladite somme est & appartient pour le tout à Mathieu de la Chaize, à ce present & acceptant, auquel il a seulement presté son nom pour l'acceptation de ladite obligation, la verité estant que ledit Mathieu de la Chaize luy avoit mis és mains ladite somme de quatre cens trente-trois livres, en consequence de quoy ledit Nicolas de Lorme declare qu'il ne prétend rien à ladite obligation, & que ledit Mathieu de la Chaize en fasse & dispose à sa volonté comme d'une chose à luy appartenant, comme si ladite obligation avoit esté faite & passée en ſon nom, & pour cela il luy fait toutes les ceſſions & ſubrogations neceſſaires, & luy a mis preſentement és mains le brevet original de ladite obligation, dont ledit Mathieu de la Chaize ſe tient content & ſatisfait, & en décharge entierement ledit Nicolas de Lorme.

Quelquefois celuy qui a preſté de l'argent par une perſonne interpoſée, veut en cas que le debiteur ne ſatisfaſſe pas à l'obligation dans le terme qui y eſt porté, le pourſuivre & le faire condamner au payement ſous le nom de celuy au profit duquel l'obligation eſt paſſée : en ce cas ce creancier peut conſentir que celuy qui a preſté ſon argent, faſſe ſous ſon nom toutes les pourſuites neceſſaires contre le debiteur pour avoir le payement de la ſomme contenuë en l'obligation, & meſme mette à execution ſous ſon nom les Sentences de condamnation qu'il pourroit obtenir : & cette clauſe eſtant appoſée à la declaration, il faut ajoûter pour la ſeureté de celuy qui fait la declaration, que c'eſt à la charge d'eſtre indemniſé envers & contre tous, &c. Et cette clauſe peut eſtre faite ainſi :

Et ledit Nicolas de Lorme a conſenti & conſent que ledit Mathieu de la Chaize faſſe ſous ſon nom toutes les pourſuites qu'il jugera neceſſaires contre ledit Guillaume du Clos pour avoir le payement de ladite ſomme de   qui luy a eſté preſtée des deniers dudit Mathieu de la Chaize, & qu'il luy faſſe pour cet effet toutes ſignifications & contraintes deuës & raiſonnables, ainſi qu'il aviſera, juſques à l'entier payement de ladite ſomme ; à la charge que ledit Mathieu de la Chaize fera toutes leſdites pourſuites à ſes frais & dépens, & qu'il indemniſera ledit Nicolas de Lorme envers & contre tous, des dépens auſquels il pourroit ſuccomber au moyen deſdites pourſuites & procedures, à peine de tous dépens, dommages & intereſts. Fait & paſſé, &c.

Formule de l'Obligation où il y a pluſieurs debiteurs & coobligez.

Uand une obligation eſt paſſée par pluſieurs debiteurs, ſoit pour preſt d'argent, ou pour vente de marchandiſe, ou pour autres cauſes, où les debiteurs s'obligent ſolidairement un ſeul pour le tout, ou chacun pour telle portion de l'argent qu'ils ont emprunté, ou de la marchandiſe qu'ils ont achetée ; & le Notaire doit s'informer ſi les parties conſentent à l'obligation ſolidaire, car autrement il arriveroit que contre leur intention chacun seroit obligé solidairement, ce qui pourroit estre tres-préjudiciable à l'un d'eux en cas d'infolvabilité des autres.

L'obligation n'est pas folidaire lors que les coobligez par la mesme obligation ne se font pas obligez folidairement, ou quand ils se font obligez chacun pour une partie, comme s'il est porté que l'argent a esté presté à deux pour employer à leurs affaires, en ce cas ils font prefumez ne s'estre obligez chacun que pour leur part & portion, c'est à dire pour la moitié, & ce font deux obligations, ou autant d'obligations differentes qu'il y a d'obligez. C'est la difpofition de l'Authentique *hoc ita. C. de duobus reis.* La Cour avoit jugé au contraire par Arrest du 6. Aoust 1622. rapporté par Monfieur Bouguier lettre O. Chapitre 3. neanmoins nonobstant cet Arrest la commune opinion est, que l'obligation n'est pas folidaire; cependant pour oster occafion aux procez qui pourroient dans la fuite naiftre entre les parties, il est à propos que le Notaire declare que les debiteurs ne font obligez chacun que pour leur part & portion. La Novelle *de duobus reis*, dit, *fiquidem non adjecerit, oportere & unum horum in folidum teneri, omnem ex æquo conventionem fuftinere.* Henris Tome I. Livre 4. Chap. 6. Quest. 25. rapporte un Arrest de ce Parlement du 4. Février 1632. qui a jugé que mefme l'obligation paffée conjointement par deux Marchands pour marchandife à eux vendüe, n'estoit pas folidaire. Ce qu'il faut entendre neanmoins de plufieurs marchands qui ne font pas affociez enfemble; car en cas de focieté, ils feroient obligez folidairement, quoy que l'obligation ne portaft pas *l'un pour l'autre, & un feul pour le tout.*

Pardevant les Notaires, &c. furent prefens Nicolas du Clos Marchand   demeurant à   & Claude du Chefne auffi marchand   demeurant à

lefquels ont confeffé & confeffent par ces prefentes, devoir conjointement chacun pour leur part & portion, à Pierre Cambray marchand   demeurant à   à ce prefent & acceptant la fomme de fix cens foixante & quinze livres pour pareille fomme de   que ledit Pierre Cambray leur a preftée, comptée, & délivrée actuellement, en prefence defdits Notaires fouffignez, en loüis d'or &c. pour employer à leurs affaires particulieres, dont lefdits debiteurs fe trouvent contens, & ont promis & promettent payer & rendre audit Pierre Cambray chacun la moitié de ladite ſomme, ou au porteur des preſentes, d'huy en trois mois, &c. comme deſſus.

Que ſi c'eſt pour marchandiſe, il faut dire, *pour telles marchan- chaudiſes que ledit Cambray a venduës & livrées auſdits debiteurs, dont ils ſe contentent, &c.*

Quand le creancier veut que les debiteurs s'obligent ſolidaire- ment l'un pour l'autre, un ſeul pour le tout, il le faut exprimer dans le contract, autrement ils ne ſeroient obligez chacun que pour leur part & portion, comme il a eſté dit cy-deſſus.

Le lecteur obſervera, que quand un Notaire a fait une obligation ſolidaire, il ajoûte là que les obligez renonçent aux benefices de diviſion & diſcuſſion. C'eſt pourquoy il eſt neceſſaire d'enten- dre ce que c'eſt que ces eſpeces de benefices, & en ſuite nous ver- rons s'il eſt neceſſaire de les appoſer, & quels ſont leurs effets.

Le benefice de diviſion eſt celuy par lequel on peut diviſer une obligation ſolidaire, comme il arrive quand pluſieurs fidejuſſeurs ſont obligez ſolidairement pour toute la dette pour laquelle ils ont cautionné le debiteur; car ſi un des fidejuſſeurs eſt pourſuivi pour le tout, il peut ſe ſervir du benefice de diviſion, à moins qu'il n'y ait renoncé par le contract.

Le benefice de diſcuſſion eſt celuy par lequel on demande qu'un debiteur ſoit diſcuté, avant que celuy qui le demande puiſſe eſtre contraint au payement de la ſomme deuë par ledit debiteur.

Cela poſé, on demande ſi au cas qu'il y ait pluſieurs obligez ſo- lidairement, & que la clauſe de renonciation aux ſuſdits benefices, ne ſoit point appoſée, ſi un des coobligez peut eſtre contraint de payer toute la ſomme, ſauf ſon recours contre les autres; en ſorte qu'il ne puiſſe pas offrir ſa part de la dette, & demander que ſes coobligez ſoient pourſuivis pour leur part & portion, ſoutenant qu'il n'en peut pas eſtre pourſuivi. Il ne peut pas meſme deman- der qu'ils ſoient diſcutez auparavant, offrant de payer en cas d'in- ſolvabilité, comme il a eſté jugé par Arreſt du 8. Février 1642. rapporté par Henris tome 2. livre 4. queſt. 38. La raiſon eſt qu'au- trement la ſolidité ſtipulée par le creancier ne produiroit rien, ou au moins elle l'expoſeroit à une diſcuſſion qui pourroit eſtre tres- difficile.

De ce que nous venons de dire il s'enſuit que la clauſe de renon- ciation aux ſuſdits benefices eſt inutile. C'eſt le ſentiment de Monſieur Bouguier : Neanmoins il eſt tres à propos de l'appoſer à l'obligation, pour oſter à des debiteurs qui n'ont autre deſſein que de differer le payement de ce qu'ils doivent, l'occaſion de former des conteſtations : c'eſt pourquoy l'acte peut eſtre dreſſé en cette ſorte.

Pardevant les Notaires, &c. furent preſens Nicolas le Jay Marchand demeurant à

& Claude Aubert Marchand de demeurant à leſquels ont confeſſé & confeſſent devoir ſolidairement, l'un pour l'autre, & un ſeul pour le tout, renonçans aux benefices de diviſion & diſcuſſion, à Jacques Caillot Marchand demeurant à

à ce preſent & acceptant, la ſomme de quinze cens ſoixante & trois livres pour, &c. On peut mettre le reſte comme deſſus ; & à la fin : Promettant leſdits debiteurs, & renonçant, comme dit eſt, auſdits benefices de diviſion & diſcuſſion. Fait & paſſé, &c.

Il y a des Notaires qui adjoûtent la renonciation au benefice de fidejuſſion, en ces termes, *renonçant aux benefices de diviſion, diſcuſſion & fidejuſſion* ; mais ces termes *& fidejuſſion* ne ſont point à propos en ce lieu, dautant que ceux qui ſe ſont obligez ſolidairement ne peuvent pas prétendre eſtre fidejuſſeurs ; & de plus renonçant aux benefices de diviſion & diſcuſſion, ils renoncent aux benefices dont les fidejuſſeurs pourroient ſe ſervir, ſi la clauſe de renonciation à ces deux benefices n'étoit point appoſée.

Le Mary & la Femme peuvent-ils auſſi s'obliger ſolidairement, & renoncer aux ſuſdits benefices ?

Oüy, mais il faut que la femme ſoit authoriſée par le mary à l'effet de l'obligation, & en conſequence de cette obligation le creancier peut pourſuivre la femme & ſes biens pour avoir le payement de toute la ſomme contenuë en l'obligation, par ſaiſie de ſes immeubles, ſauf à la femme ſon recours ſur les biens de ſon mary avenant la diſſolution de la communauté.

Il arrive ſouvent qu'un des obligez ſolidairement n'a rien pris dans la ſomme, ou la marchandiſe qui a eſté preſtée, & qu'il n'eſt intervenu que pour faire plaiſir à ſon coobligé, parce qu'autrement le creancier n'auroit pas fait le preſt : en ce cas celuy qui a receu toute la ſomme donne une indemnité à l'autre par un acte ſeparé ; car quand c'eſt par le meſme acte, c'eſt proprement une fidejuſſion. Cette indemnité ſe fait en la maniere ſuivante.

Formule

Formule d'indemnité d'une Obligation.

PArdevant les Notaires, &c. fut preſent Guillaume de la Rocque   demeurant à   lequel a
reconnu & confeſſé qu'à ſa priere & pour luy faire plaiſir, Jean
de Laulne   demeurant à
s'eſt avec-luy conjointement & ſolidairement obligé ſans diviſion
ny diſcuſſion, envers Jacques de Laulne ſon frere, au payement
de la ſomme de ſix cens livres à eux preſtée par ledit Jacques de
Laulne, ſuivant le contract paſſé pardevant les Notaires ſous-
ſignez, le   jour de   *ſi c'eſt le meſme jour*
faut dire, ce jourd'huy, & que neanmoins la verité eſt que ledit
Jean de Laulne n'a pris ny touché aucune choſe de ladite ſomme,
mais que ledit Guillaume de la Rocque l'a priſe toute entiere pour
employer à ſes affaires particulieres; en conſequence de quoy ledit Guillaume de la Rocque promet & s'oblige par ces preſentes
envers ledit Jean de Laulne, à ce preſent & acceptant, de payer
à ſa décharge ladite ſomme de ſix cens livres audit Jacques de
Laulne, & luy en rapporter quittance valable d'huy en ſix mois,
qui eſt le terme porté par ladite Obligation, & d'en acquitter &
indemniſer ledit Jean de Laulne, & de toute perte, dépens, dommages & intereſts qu'il pourroit ſouffrir à l'occaſion de ladite Obligation ſolidaire : & en cas qu'il fuſt pourſuivi, ou contraint au
payement de ladite ſomme, promet ledit Guillaume de la Rocque
rendre & payer audit Jean de la Rocque en ſa maiſon, ou au
porteur des preſentes, tout ce qu'il auroit payé, & le rembourſer
de tous les frais qu'il auroit pû faire en vertu des pourſuites &
contraintes qui auroient eſté faites contre luy, dés la premiere requiſition & demande qu'en feroit ledit Jean de Laulne s'y obligeant de la meſme maniere & par les meſmes voyes & contraintes qu'il y pourroit eſtre contraint, avec tous dépens, dommages
& intereſts; car autrement & ſans la preſente indemnité ledit Jean
de Laulne ne feroit pas entré dans ladite obligation. Et pour l'e-
xecution des preſentes ledit Guillaume de la Rocque a éleu ſon
domicile, &c. comme deſſus.

Cette clauſe, de faire obliger celuy qui a pris toute la ſomme, envers le coobligé ſolidairement qui n'en a rien pris, n'eſt neceſſaire
que quand il peut y avoir contrainte par corps, comme ſi c'eſt pour

fait de marchandife, & en ce cas celuy qui auroit payé pour celuy qui auroit pris toute la fomme, pourroit obtenir une contrainte par-corps contre fon coobligé pour luy rendre la fomme qu'il auroit efté contraint de payer pour luy.

Formule de l'Obligation folidaire, où intervient un fidejuffeur.

QUand il intervient dans une obligation une caution, ou un fidejuffeur, aprés que l'obligation eft dreffée pour ce qui regarde le creancier & le debiteur, de la maniere qu'il eft dit cy-deffus; il faut mettre ce qui fuit concernant l'obligation du fidejuffeur, en ces termes, ou autres équivalens.

Et pour plus grande feureté du payement de ladite fomme de   eft furvenu Philippes Marchand demeurant à   lequel s'eft par ces prefentes volontairement rendu & conftitué caution, pleige & fidejuffeur pour ledit   de la fomme de envers ledit creancier, auquel il promet & s'oblige bailler & payer ladite fomme de   au lieu & terme fufdit, & par ces prefentes il fait & a fait fon propre fait de ladite obligation, & s'oblige en fon propre & privé nom pour ledit debiteur, folidairement, luy feul pour le tout, fans divifion ny difcuffion, renonçant aufdits benefices de divifion & difcuffion, & à tous autres: Promettant auffi ledit debiteur folidairement acquitter & indemnifer ledit Philippes Marchand tant du principal que dépens, dommages & interefts aufquels pourroit eftre condamné ledit Philippes Marchand à raifon de fondit cautionnement, à fa volonté & premiere demande, & par les mefmes voyes qu'il y pourroit eftre contraint. Et pour l'execution des prefentes tant de l'Obligation principale que du cautionnement & indemnité, lefdits debiteur & Philippes Marchand ont éleu leur domicile irrevocable dans les maifons où ils font actuellement demeurans, promettant & s'obligeant folidairement, fans divifion ny difcuffion, comme deffus. Fait & paffé, &c.

Touchant l'obligation du fidejuffeur, il faut obferver que, foit qu'il n'y ait qu'un fidejuffeur ou plufieurs intervenans dans une mefme obligation, il faut que le Notaire declare que les fidejuffeurs fe font obligez folidairement pour toute la dette, & qu'ils ont renoncé au benefice de divifion & de difcuffion.

Quant au benefice de divifion, il faut remarquer que ce benefice a efté introduit par l'Empereur Adrian, permettant à un de plufieurs fidejuffeurs pourfuivi pour le tout, de demander de n'eftre tenu que pour fa part & portion de la dette pour laquelle il a fervi de fidejuffeur, & que fes cofidejuffeurs fuffent pourfuivis auffi pour leur part & portion, & que ce benefice ne luy puft eftre refufé au cas qu'il le demandaft au temps que les autres fidejuffeurs feroient folvables; car autrement il ne pourroit pas joüir de ce benefice : de forte que l'infolvabilité d'un des fidejuffeurs furvenuë par aprés, ne tomberoit que fur le creancier.

A l'égard du benefice de difcuffion, appellé le benefice d'ordre, c'eft celuy par lequel le fidejuffeur pourfuivi pour le payement de la dette, peut demander qu'avant d'y eftre contraint, le creancier foit tenu de difcuter le debiteur, & de ne s'adreffer à luy qu'aprés cette difcuffion ; & ce benefice ne luy peut pas eftre refufé, dautant qu'il n'a fervi de fidejuffeur qu'afin de rendre feure la dette du creancier, & qu'en cas qu'elle ne foit pas exigible fur le debiteur, elle le foit fur le fidejuffeur : ce qui eft fans difficulté ; mais dautant que l'on ne prend ordinairement des fidejuffeurs que parce qu'on ne voit pas les debiteurs folvables, & pour n'eftre pas obligé de faire une difcuffion, laquelle eft fouvent de longue durée, & difficile à caufe des autres creanciers du debiteur, des oppofitions qui fe forment pendant la pourfuite des decrets des biens du debiteur, un creancier qui exige un fidejuffeur doit le faire renonà ce benefice; & quand il y en a plufieurs, il les doit auffi faire renoncer au benefice de divifion, & par ce moyen il peut pourfuivre folidairement celuy qu'il voudra des fidejuffeurs, fauf fon recours contre les autres, chacun pour fa part & portion.

Quand il n'y a qu'un feul fidejuffeur, il eft inutile de le faire renoncer au benefice de divifion, il fuffit s'il renonce au benefice de difcuffion, neanmoins les Notaires mettent ordinairement, *renonçant aux benefices de divifion & difcuffion ;* & en ce cas la renonciation au benefice de divifion ne fert de rien, parce qu'un fidejuffeur qui s'eft obligé folidairement pour le tout & fans divifion, ne peut pas demander divifion de la dette.

On demande fi le fidejuffeur de celuy qui n'a pû valablement s'obliger, peut eftre pourfuivi à caufe de fa fidejuffion ?

Il fuffit pour obliger un fidejuffeur, que le principal obligé ait pû s'obliger naturellement , c'eſt à dire que par la ſeule équité il ſoit obligé , quoy que par les loix il ne le ſoit pas , & qu'il ne puiſſe pas eſtre contraint au payement de la dette : Bouvot en ſes Arreſts Tome II. *in verbo* fidejuſſion. queſtion 40. remarque un Arreſt du Parlement de Dijon du 27. Avril 1573. qui a jugé que le fidejuſ-ſeur qui avoit cautionné une femme obligée ſans le conſentement de ſon mary, eſtoit valablement obligé envers le creancier : Nean-moins les Notaires ne doivent point recevoir d'obligations de fem-mes en puiſſance de leurs maris , ſi elles n'en ſont autoriſées ; & meſme ſi cette queſtion ſe preſentoit , peut-eſtre qu'elle ne ſeroit pas ſans difficulté , & que la Cour pourroit bien décharger le fide-juſſeur , à moins qu'il n'y euſt des cauſes legitimes pour leſquelles l'obligation ſeroit contractée , comme pour employer aux affaires de la femme ; car en ce cas le fidejuſſeur auroit un recours valable contre cette femme , à raiſon de ce qui auroit eſté employé utile-ment aux affaires d'icelle.

Formule d'Obligation , avec declaration d'employ des deniers.

QUand une ſomme eſt prêtée pour faire un certain employ, comme pour l'achat d'un Office ou d'une maiſon , il faut declarer par le Contract quel eſt l'Office , ou la maiſon , quels ſont les tenans & aboutiſſans d'icelle & ſa ſituation ; faire obliger le de-biteur de declarer dans la quittance qu'il recevra du payement de l'Office ou de la maiſon , que ladite ſomme en a eſté payée des deniers du creancier , pour eſtre la choſe à luy affectée & hypo-thequée ſpecialement & par privilege , avec ſubrogation au lieu & place du vendeur , & fournir dans un brief temps une quittance d'employ , & à faute d'y ſatisfaire , eſtre contraint de rembourſer ledit creancier , &c. ce qui ſe peut faire ſuivant la formule ſuivante :

Pardevant les Notaires , &c. fut preſent Michel de Lorme Mar-chand Bourgeois de Paris , demeurant
lequel a confeſſé & confeſſe par ces preſentes devoir à Maiſtre Claude Faret Advocat au Parlement demeurant à Paris.
à ce preſent & acceptant la ſomme de dix mille livres , que ledit Claude Faret luy a preſentement preſtée , comptée & délivrée réel-lement en preſence deſdits Notaires ſouſſignez , en Piſtoles d'Eſ-pagne, Loüis d'or , écus d'argent , & autre monnoye ayant cours, pour faire l'employ qui ſera declaré cy-aprés ; dont ledit de Lorme

ſe tient content & ſatisfait , & a promis & promet faire le payement de ladite ſomme de dix mille livres audit ſieur creancier en
ſa maiſon , ou au porteur des preſentes, d'huy en un an prochain,
à peine de tous dépens, dommages & intereſts ; au payement de
laquelle ſomme ledit Jean de Lorme a obligé generalement tous
ſes biens preſens & à venir , & ſpecialement une maiſon ſize à Paris ruë   où pend pour enſeigne
tenant d'un coſté à , &c. *faut mettre les tenans & aboutiſſans.* Declarant ledit debiteur que ladite ſomme de dix mille livres eſt pour
eſtre employée , avec d'autres deniers, à l'acquiſition d'une maiſon
ſiſe ruë   *il faut mettre la Paroiſſe , l'enſeigne,*
avec les tenans & aboutiſſans, dont ledit debiteur a traité pour la ſomme de vingt mille livres avec François Courtin demeurant , &c.
proprietaire d'icelle , par Contract paſſé le   jour
de   pardevant
Notaires au Chaſtelet de Paris : & pour ſeureté du payement de
ladite ſomme de dix mille livres, promet & s'oblige ledit debiteur
de retirer quittance du payement de ladite ſomme de dix mille livres dudit François Courtin , dans laquelle il ſera declaré que ledit
payement a eſté fait en partie de la ſomme de dix mille livres pré-
tée pour cet effet par ledit ſieur Faret , afin qu'il ait pour icelle hypotheque ſpeciale & privilegiée ſur ladite maiſon , & ſoit & demeure ſubrogée juſqu'à la concurrence de ladite ſomme aux droits
& place du vendeur : Pour ſeureté dequoy ledit debiteur s'oblige
de fournir audit creancier copie de ladite quittance , qui portera
la ſuſdite declaration de ſubrogation , avec copie de la preſente
Obligation , dans huit jours au plus tard & pour tout delay, à peine de tous dépens, dommages & intereſts , & d'eſtre contraint au
rembourſement de ladite ſomme de dix mille livres , ſi bon ſemble
audit ſieur Faret , nonobſtant le terme porté par les preſentes , auquel en ce cas ledit debiteur a renoncé & derogé ; car autrement
ledit ſieur Faret n'auroit preſté ladite ſomme audit Michel de Lorme. Et pour l'execution des preſentes , ledit debiteur a éleu , &c.
Fait & paſſé , &c.

SECTION II.

Du Dépost.

LE dépost est un Contract par lequel une chose est donnée en garde à quelqu'un, pour estre renduë en espece par le dépositaire, sans en exiger aucune recompense, toutefois & quantes qu'il plaira à celuy duquel il l'a receuë.

Il y a deux especes de dépost, l'un est volontaire, & l'autre forcé & necessaire.

Le volontaire est celuy qui se fait par la seule volonté du dépositaire, sans qu'il y soit obligé par aucune force majeure, comme si un homme allant aux champs donne les choses qu'il a les plus precieuses à garder à quelqu'un.

Mais le dépost necessaire est quand il ne se fait que par une espece de contrainte, comme dans un de ces quatre cas mentionnez en l'Article 3. du Titre 20. de l'Ordonnance de l'an 1667. qui sont l'incendie, la ruïne, le tumulte, & le naufrage, ou autres semblables accidens impreveus.

La reconnoissance du dépost se fait plus ordinairement sous signature privée, que pardevant Notaires, & il se peut faire en cette sorte :

Pardevant les Notaires, &c. fut present Maistre Nicolas de la Fosse Advocat au Parlement, demeurant
lequel a confessé & confesse que Claude de la Fosse son frere Marchand   demeurant, &c. à ce present, luy a mis entre les mains la somme de deux mille livres, par cause de dépost, pour les luy garder, s'obligeant & promettant de les rendre en mesmes especes que celles qu'il luy a données en garde, toutesfois & quantes qu'il voudra, à luy ou au porteur des presentes. Fait & passé, &c.

Quand c'est un dépost necessaire, le dépositaire peut estre condamné par corps à en faire la restitution, suivant l'Art. 4. du titre de la décharge des contraintes par corps de l'Ordonnance de 1667. mais pour dépost volontaire, les Juges ne peuvent pas ordonner la contrainte par corps.

Il faut observer que le dépositaire n'est point tenu de la perte de la chose déposée, à moins qu'elle ne soit arrivée par le dol du dépofitaire, ou par une faute fi lourde, qu'elle faffe prefumer de la fraude en fa perfonne. La raifon eft, que ce Contract fe fait en faveur & pour l'utilité feulement du dépofant ; ainfi il n'eft pas jufte que l'office que rend le dépofitaire au dépofant, puiffe luy eftre defavantageux. C'eft pourquoy ceux qui paffent de femblables actes, ne doivent point mettre aucunes claufes qui puiffent engager le dépofitaire par delà la nature de ce Contract : car quoy que par la nature de ce Contract le dépofitaire ne foit point tenu de la perte de la chofe dépofée, toutefois le dépofitaire en peut eftre refponfable par fa convention ; ainfi le Notaire ne doit mettre aucune claufe qui pût rendre le dépofitaire refponfable de la perte de la chofe dépofée, fi ce n'eft fon intention, & qu'il ne déclare expreffément que telle eft fa volonté.

SECTION III.

Du Commodat.

LE Commodat eft un Contract par lequel on prefte quelque chofe gratuitement pour un certain ufage & pour un certain temps, à condition qu'aprés le temps & l'ufage finy & accomply, elle fera rendue en efpece.

Ce Contract eft different du preft mutuel, en ce que le preft mutuel ne fe contracte que des chofes qui periffent par ufage, comme il a efté dit cy-deffus ; mais au contraire, il n'y a que des chofes qui ne periffent point par l'ufage, qui puiffent eftre la matiere du Commodat, comme les meubles, les chevaux, & autres femblables.

Ce Contract eft different du dépoft, en ce que le dépofitaire n'eft point refponfable de la perte de la chofe dépofée, veu qu'au contraire le commodataire eft en refponfable par quelque maniere que la perte de la chofe arrive, même par fa faute tres-legere : La raifon eft, que ce Contract fe fait ordinairement pour l'utilité feulement du commodataire ; c'eft pourquoy on peut mettre dans le Contract qu'à faute par le commodataire de rendre la chofe preftée en tel eftat qu'elle eftoit quand elle luy a efté preftée, il fera obligé envers le commodataire à tous fes dépens, dommages & interefts.

Ce Contract fe fait rarement pardevant Notaires ; & même fi nous avons égard au Droit Romain, ce que nous appellons Com-

modat n'est qu'un precaire ; c'est à dire un Contract par lequel on
preste quelque chose à quelqu'un sans définir pour quel temps &
pour quel usage ; en sorte que celuy qui l'a prestée, la peut repeter toutefois & quantes qu'il voudra, quoy que cela soit incommode au commodataire. L'Acte se peut dresser ainsi :

Pardevant les Notaires, &c. fut present Jean Favier Marchand
demeurant à   lequel a confessé & confesse
que Nicolas Gentil à ce present, luy a presté ce jourd'huy son
cheval, *faut dire de quel poil & de quelle façon il est*, pour aller à
Lyon, lequel il promet luy rendre & restituer d'huy en un mois,
sain, entier, & tel qu'il l'a reçu dudit Nicolas Gentil.

On peut stipuler qu'au cas que le commodataire ne le restituë
pas sain & entier, il sera obligé d'en payer une somme convenuë
entre les parties, ce qui sert pour éviter procés ; ce qui se peut
mettre ainsi :

Et ledit Jean Favier promet & s'oblige de rendre ledit cheval
audit Nicolas Gentil dans un mois, sain & entier, & tel qu'il
l'a reçu ; & à faute de ce, promet luy payer l'estimation d'iceluy,
dont ils sont convenus à la somme de vingt pistolles, laquelle somme ledit Jean Favier promet payer audit temps au cas qu'il soit
arrivé perte dudit cheval par quelque maniere que ce soit, ou
que ledit cheval soit diminué de prix par quelque vice ou défaut
qui en seroit survenu pendant qu'il sera és-main dudit Jean Favier :
car autrement & sans cette convention le prest dudit cheval n'auroit pas esté fait. Fait & passé, &c.

SECTION IV.

Du Gage.

LE Gage est un Contract par lequel celuy qui emprunte, met
entre les mains de son creancier certaines choses mobiliaires
pour seureté de sa dette, à la charge de le rendre au debiteur en
recevant le payement de la somme pour laquelle la chose a esté
donnée en gage. Ainsi le gage n'est qu'accessoire au prest ou à
un autre Contract ; car un gage peut estre donné pour seureté
de la convention portée par un autre Contract : ainsi l'acheteur
peut donner des gages au vendeur qui luy fait délivrance de la
chose venduë, pour seureté du payement du prix convenu par le
Contract

Contract de vente. Voyez cy-deſſus l'Acte ou l'Obligation dans laquelle le débiteur donne un gage à ſon creancier.

SECTION V.

Des Contracts de Mariage.

LE Mariage eſt un conſentement de l'homme & de la femme de paſſer leur vie enſemble dans une union perpetuelle, & qui ne ſoit ſeparable que par le decez de l'une des parties. On le définit encore en ces termes : C'eſt un conſentement de l'homme & de la femme de paſſer leur vie enſemble, & une communication de tous droits divins & humains.

Le Contract de Mariage ſe prend quelquefois pour ce conſentement preſté par le mary & la femme en face d'Egliſe, & quelquefois pour l'Acte qui contient les clauſes & conventions faites touchant ce conſentement, & c'eſt en ce ſens que nous parlerons icy du Contract de Mariage.

Pour faire un Contract de Mariage dans les regles il y a pluſieurs choſes à obſerver.

La premiere regarde les perſonnes qui ſe marient.

La deuxiéme, la communauté de biens.

La troiſiéme, les biens des contractans, ou ceux qui leur ſont donnez en faveur de mariage.

La quatriéme, les avantages que le mary fait à ſa femme, qui ſont le doüaire en païs coûtumier, & l'augment de dot en païs de Droit écrit.

La cinquiéme, le don mutuel.

La ſixiéme, concerne les ſecondes nopces qui ſe contractent, y ayant des enfans du premier lit.

I. *Des perſonnes qui contractent Mariage.*

Ceux qui contractent Mariage, ſont ou indépendans ou dépendans, c'eſt à dire ſoûmis à la puiſſance & ſous l'autorité d'autruy.

Ceux qui ſont indépendans, ſont ceux qui ſont majeurs de vingt-cinq ans, leſquels peuvent valablement contracter Mariage ſans le conſentement de leurs pere & mere, en ſorte que le Mariage eſt valablement contracté ; mais ils peuvent eſtre exheredez par leurs pere & mere ſuivant les Ordonnances, qui permettent aux peres & meres d'exhereder leurs enfans ; ſçavoir, les fils s'ils ſe marient avant trente ans ſans ledit conſentement, & même elles permet-

K

tent l'exheredation, quoy que le Mariage soit contracté par les fils aprés l'âge de trente ans, à moins qu'ils n'ayent sommé, interpellé & prié, ou fait prier leurs peres & meres de donner leur consentement à leur mariage. Et pour les filles, les mêmes Ordonnances permettent aux peres & meres de les exhereder, si elles se marient avant l'âge de vingt cinq ans sans leur consentement; & même elles peuvent aussi estre exheredées aprés cet âge, au cas qu'elles ayent contracté mariage sans avoir prié, ou fait prier leurs peres & meres de consentir à leur mariage.

Les enfans doivent se servir de Notaires pour solliciter les peres & meres à donner leur consentement à leur mariage, lesquels doivent prendre acte de leur réponse; & les enfans ne doivent pas se servir de Sergens ou Huissiers pour cét effet, parce que ce n'est pas un acte judiciaire; mais un acte de respect & de soûmission qui se doit faire dans toute l'honnesteté possible.

AUjourd'huy en la presence & compagnie des Notaires-Gardenotes du Roy au Chastelet de Paris, soussignez　　　　　fille majeure de vingt-cinq ans accomplis dés le　　　　　demeurante s'est transportée en la maison de　　　　　son pere, auquel lieu estant & parlant à sa personne, ladite Damoiselle estant en tout devoir & respect, continuant plusieurs prieres & supplications verbales qu'elle luy a cy-devant faites, a d'abondant prié & requis ledit sieur son pere de vouloir consentir à son mariage avec　　　　　qui est sortable & avantageux pour elle: lequel a dit qu'il n'empêche pas le mariage d'entre ladite Damoiselle sa fille, mais qu'il avoit des raisons particulieres qui l'empêchoient de signer le Contract; qu'au surplus elle estoit maistresse d'elle, & qu'elle pouvoit faire ce qu'il luy plairoit, estant majeure de vingt-cinq ans, dont à de ce que dessus, & ladite Damoiselle requis acte ausdits Notaires, qui luy ont octroyé ce present pour luy servir & valoir en temps & lieu ce que de raison.

Quand le pere ou la mere refuse de consentir au mariage, il faut faire trois sommations differentes, & en differens jours.

Quoy que les filles soient majeures de vingt-cinq ans, neanmoins fi elles ont leurs pere & mere, ou l'un ou l'autre, le Contract est fait au nom desdits pere & mere stipulant pour leur fille.

Quand les enfans n'ont pas encore accomply leur vingt-cinquiéme année, ils ne peuvent contracter mariage sans l'autorité de leur tuteur & curateur, & sans le consentement de leurs plus proches parens; autrement le mariage pourroit estre cassé suivant l'Ordonnance de Blois, art. 40. & 43. Que si les enfans mineurs sont sous la tutelle de leur pere ou de leur mere, en ce cas il n'est pas besoin du consentement des plus proches parens, celuy du pere ou de la mere suffit.

Il y a des Coûtumes où les enfans sont majeurs à vingt ans, dans ces Coûtumes ceux qui n'ont ny pere ny mere, peuvent se marier sans le consentement de leurs parens, quand ils sont parvenus à cét âge.

Les Notaires ne doivent point passer des Contracts de Mariage des mineurs, si ce n'est du consentement de leurs pere & mere, ou de leurs tuteurs ou curateurs, & de leurs plus proches parens.

Ils ne les peuvent point aussi passer entre ceux entre lesquels le mariage est deffendu : ce qui seroit trop long de declarer en ce lieu, voyez la Jurisprudence du Digeste sur le titre des Nopces.

Il faut encore observer que si celuy ou celle qui se marie, contracte un second mariage ayant un enfant du premier lit, il ne peut pas faire les mémes avantages à celle ou à celuy avec qui le mariage est contracté, & c'est ce qui sera expliqué dans la sixiéme circonstance.

II. De la Communauté de biens entre mary & femme.

Touchant ce point il faut observer que la Communauté de biens a esté établie entre les conjoints par mariage par la disposition du Droit coûtumier, & que cette societé de biens est inconnuë au Droit écrit. De là vient que si un Contract de Mariage est passé dans le païs coûtumier entre personnes qui y soient demeurantes, quoy que le Notaire eût obmis de faire mention de la communauté, neanmoins elle auroit lieu. Mais au contraire, quand un Contract est passé en païs de Droit écrit, la communauté n'a point de lieu, si on n'en a point fait mention ; ce qui est vray, quoy que des personnes du païs coûtumier contractassent mariage dans le païs de Droit écrit, dans le dessein de retourner à leur domicile ; c'est pourquoy en ce cas ils doivent stipuler la communauté, nonobstant l'usage à ce contraire dans le lieu où le mariage seroit contracté.

La communauté n'est contractée *vi solius consuetudinis* dans les païs coûtumiers, que quand ceux qui contractent mariage y sont demeurans: car, par exemple, si des personnes du païs de Droit écrit venoient contracter mariage à Paris, sans parler de la communauté de biens, à dessein de s'en retourner dans leur païs; ou même si un homme du païs de Droit écrit venoit prendre femme à Paris, sans qu'il fût fait mention de la communauté dans le Contract, la communauté n'auroit point de lieu, parce qu'il y auroit lieu de presumer que telle auroit esté la volonté des parties; c'est pourquoy il est de tres-grande consequence de donner des articles au Notaire qui doit passer le Contract, & prendre garde si toutes les clauses y sont exprimées, car on n'y peut plus revenir quand le mariage est celebré.

Quoy que la communauté de biens ne soit pas établie par le Droit écrit, neanmoins il est permis aux parties qui ont leur domicile dans le païs du Droit écrit, de stipuler la communauté, parce que le Droit ne le deffend pas; toutefois on ne la peut pas stipuler dans la Coûtume de Normandie, dautant que dans l'article 374. il est porté que *les personnes conjoints par mariage ne sont communs en biens, soient meubles, ou conquests immeubles, ains les femmes n'y ont rien qu'après le decez du mary.* Et tel a toûjours esté l'usage de cette Coûtume que la communauté n'y peut point estre stipulée.

La Coûtume de Rheims a une semblable disposition dans l'article 239. neanmoins l'usage est que les parties peuvent convenir dans leur Contract de mariage qu'il y aura communauté entr'eux, avec telles clauses & pactions qu'il leur plaist.

Ceux qui sont demeurans dans la Coûtume de Normandie, & qui veulent stipuler la communauté, peuvent le faire en contractant mariage dans un lieu où la communauté a lieu, comme à Paris ou ailleurs, stipulant qu'elles dérogent à la Coûtume de Normandie, & se soûmettant à celle où ils contractent mariage.

Quand ceux qui sont domiciliez dans une Coûtume, contractent mariage dans une autre, & qu'ils retournent à leur domicile, & même qu'ils y meurent, la communauté se regle suivant la Coûtume où le Contract de mariage a esté passé, à moins qu'ils n'ayent declaré qu'ils vouloient suivre celle de leur domicile; ce qu'ils doivent donner à entendre au Notaire qui dresse le contract, & le Notaire doit en instruire les parties, & connoistre leur volonté.

Quoy que la communauté ait lieu dans les Coûtumes de France, excepté celle de Normandie & de Rheims, neanmoins il est permis aux contractans de stipuler qu'il n'y aura point entr'eux de communauté, parce que c'est un avantage introduit pour les femmes, auquel elles peuvent renoncer.

Quoy que le Contract porte qu'il n'y aura point de communauté, neanmoins le mary ne laisse pas d'avoir l'administration des biens de sa femme, de faire baux à loyer de ses immeubles, & de donner des quittances des revenus à elle appartenans par luy receus, à moins qu'il ne soit stipulé qu'elle jouïra de ses biens, & qu'elle en aura l'administration : & c'est une clause qu'il faut exprimer, autrement elle ne se supplée point, & l'exclusion seule de la communauté ne donne pas ce droit à la femme.

L'effet de la communauté est que les conjoints par mariage sont communs en biens meubles & conquests immeubles faits durant & constant le mariage, suivant l'Article 220. de la Coûtume de Paris. De sorte que tous les meubles & effets mobiliaires qui appartiennent aux conjoints, soit au mary ou à la femme au jour de leurs épousailles, tombent dans la communauté, & si toute la dot de la fille estoit mobiliaire, elle feroit partie de la communauté, à moins que le contraire ne fust stipulé par le contract, comme il sera dit cy-après. Pareillement tous les meubles & effets mobiliaires qui écheent aux conjoints, soit par succession directe ou collaterale, ou autrement, tombent dans la communauté ; c'est pourquoy il est de tres-grande consequence de l'empescher par une clause particuliere.

La femme pour entrer en communauté avec son mary, doit mettre une partie de ses biens dans icelle, ce qui va ordinairement au tiers, ou au quart ; car il est juste qu'elle contribuë de ses biens dans la communauté ; mais le mary n'y met rien, parce qu'il y contribuë de son travail & de son industrie, de sorte que s'il a des meubles, ou des deniers comptans, il se les stipule propres, comme il sera dit cy-après.

Si la future Epouse n'a aucuns meubles, ou deniers pour mettre dans la communauté, & que tous ses biens soient des immeubles, le mary doit stipuler qu'elle en mettra un tiers ou un quart, & que pour cet effet cette partie sera ameublie ; c'est à dire, qu'elle sortira nature de meubles pour le mary en pouvoir disposer comme d'un bien de la communauté, dont il est le maistre, sans le consentement de sa femme. Que si la fille est mineure qui fait l'ameublissement de ses biens, ordinairement on le fait homologuer par Sentence du Juge, neanmoins cette formalité n'est pas necessaire, comme il a esté jugé par les derniers Arrests, parce qu'en ce cas la mineure use du droit commun, & elle ne fait que ce que toute autre feroit , pourveu que l'ameubliſſement ſoit fait ſelon l'ordinaire , c'eſt à dire , qu'il n'excede pas au plus le tiers des biens de la fille. Les Notaires neanmoins n'obmettent pas ordinairement cette clauſe , à cauſe que c'eſt une eſpece d'alienation , laquelle ne ſe peut valablement faire ſans l'autorité du Juge. Quoy qu'elle ne donne pas plus de droit au mary que ſi elle eſtoit omiſe , neanmoins il eſt à propos de l'appoſer au contract & de le faire homologuer par avis de parens, de peur que ſous pretexte qu'elle n'y ſeroit pas inſerée , on ne fiſt difficulté d'acquerir du mary cette partie ameublie , outre que cela pourroit donner lieu à quelque conteſtation dans la ſuite.

Quand l'ameubliſſement eſt fait des biens du ſurvivant des pere & mere, il ne faut pas le faire homologuer , & il peut eſtre fait de telle quantité & partie qu'il plaiſt à celuy qui dotte ſa fille.

Le mary en conſequence de la communauté portée par le contract de mariage, eſt obligé de payer toutes les dettes contractées par ſa femme avant le mariage ; car comme tous les effets mobiliaires de la femme font partie de la communauté, s'il n'a eſté ſtipulé au contraire , auſſi toutes les dettes par elle contractées , ou dont elle eſt chargée , doivent tomber dans la communauté.

Neanmoins ils peuvent convenir par leur Contract de mariage qu'ils payeront chacun ſeparément leurs dettes faites avant le mariage ; & en vertu de cette convention les dettes que le mary avoit acquittées provenans de ſa femme , creées avant le mariage , ſeroient repriſes ſur ſes biens aprés la diſſolution de la communauté , ou ſur ſa part dans ladite communauté.

Cette convention n'empeſche pas que le mary ne puiſſe valablement eſtre pourſuivi pour les dettes de ſa femme par les creanciers d'icelle, à moins qu'en contractant mariage il n'y ait eu un inventaire des biens d'icelle, ou l'eſtimation d'iceux portée par le contract ; car par ce moyen il ſe peut décharger des pourſuites contre luy faites, en repreſentant l'inventaire, ou l'eſtimation des biens meubles de ſa femme mis dans la communauté, juſqu'à concurrence, & non par delà. Mais s'il eſtoit ſeulement porté par le contract que les meubles de la femme ont eſté mis dans la communauté , ſans faire mention d'iceux ou de leur eſtimation, le mary ſeroit obligé à payer toutes les dettes de ſa femme , ſauf à les reprendre ſur ſes autres biens , avenant la diſſolution de la communauté. C'eſt pourquoy il eſt de tres-grande conſequence pour le mary d'appofer cette claufe au cas qu'il y euft fujet de craindre des dettes contractées par fa femme. Cette convention eft auffi avantageufe pour la femme, en ce que fi les créanciers de fon mary avoient fait faifir les meubles qu'elle auroit apportez, elle pourroit s'y oppofer, & en demander la diftraction en fe faifant feparer, & elle reprendroit par ce moyen les meubles qu'elle auroit apportez contenus en l'inventaire qui en auroit efté fait, au cas qu'ils fe trouvaffent encore en nature.

La femme aprés la mort de fon mary peut accepter la communauté, ou y renoncer; & il n'eft pas befoin de ftipulation pour avoir ce choix. En acceptant la communauté, elle partage avec les heritiers de fon mary, tous les biens communs, retirant auparavant les deniers qu'elle s'eft ftipulé propres; mais quant à ceux qu'elle a mis dans la communauté, elle ne les peut pas retirer, parce qu'ils font confus avec les autres biens qui la compofent.

Que fi elle y renonce, tous les biens qu'elle a mis dans la communauté, y demeurent, & ils doivent appartenir aux heritiers du mary, & elle ne peut reprendre que ceux qu'elle a ftipulez propres, à moins que par une ftipulation expreffe elle ne fe foit refervé la faculté de reprendre les biens qu'elle auroit mis dans la communauté en cas de renonciation à icelle. On comprend auffi ordinairement dans cette ftipulation tout ce qui eft écheu à la femme pendant le mariage par fucceffion directe ou collaterale, par donation, legs, ou autre maniere d'acquerir; & la femme n'a droit de reprendre qu'à raifon de ce qui eft compris dans la ftipulation: la raifon eft, que telle ftipulation eftant contre le Droit commun, elle ne peut operer que fuivant ce qu'elle contient, & on ne prefume point de la volonté des contractans, quand elle eft contraire au Droit commun, qui eft en ce cas que tout ce qui eft tombé dans la communauté du cofté de la femme, appartient aux heritiers de fon mary, en cas de renonciation à la communauté faite par la femme.

Mais on demande fi cette ftipulation fert aux enfans, ou aux heritiers collateraux de la femme? Il a efté jugé que telle ftipulation ne fert qu'à ceux en faveur defquels elle eft faite, parce que telles ftipulations font perfonnelles, eftant contre la regle ordinaire du Droit Coûtumier, & partant elles font éteintes par la mort de la femme au profit de laquelle elles font faites. Mais elle peut eftre faite au profit des enfans & des collateraux, & elle fert aux enfans, ou aux collateraux qui furvivent celle qui l'a faite en leur faveur.

Quand la communauté eft ftipulée, elle paffe aux heritiers de la femme, tant en ligne directe, que collaterale, à moins qu'ils n'en foient exclus, car comme c'eft un avantage prefumé fait par le futur Epoux à fa future Epoufe, il le peut reftraindre à fa perfonne, fans l'accorder ny à fes enfans, ny aux collateraux. Il peut mefme ftipuler que la fomme que la femme aura mife en la communauté, y demeurera au cas qu'il furvive fa femme.

Le mary peut auffi admettre la femme en la communauté pour un quart ou pour un tiers feulement, ou luy accorder une certaine fomme pour tout droit de communauté, & toutes ces conventions font licites.

Quels biens tombent dans la Communauté?

L'Article 220. de la Coûtume de Paris porte qu'homme & femme conjoints enfemble par mariage, font communs en biens meubles, & conquefts immeubles faits durant & conftant ledit mariage. Ainfi les heritages acquis pendant la communauté, des deniers ftipulez propres à un des conjoints, font conquefts, & communs entre les contractans, à moins qu'il n'y ait une declaration expreffe portée par le Contract de mariage, par laquelle il foit convenu que les heritages acquis appartiendront à celuy des deniers duquel l'acquifition feroit faite, comme il a efté jugé par Arreft du 17. Decembre 1627. remarqué par Brodeau fur Monfieur Loüet lette A chapitre 3.

Tous les meubles s'entendent de tous effets mobiliaires, comme meubles meublans, argent comptant, actions mobiliaires, obligations & autres, appartenans aux conjoints au jour de leur mariage, ou qui leur échéent pendant iceluy à quelque titre que ce foit, par donation, legs ou fucceffion, foit directe ou collaterale; à moins que la donation ne foit faite à la charge que les chofes mobiliaires données fortiffent nature de propre au donataire; car un chacun peut appofer telle condition qu'il luy plaift à fa liberalité.

Pareillement tous les immeubles donnez à l'un des conjoints pendant le mariage, tombent dans la communauté, à moins que la donation n'ait efté faite par un des afcendans, fuivant l'Art. 246. de la mefme Coûtume; parce que tout ce qui eft donné aux defcendans,

cendans, est presumé donné en avancement d'hoirie.

Il en est de mesme de toute autre donation qui seroit faite par un étranger à condition qu'elle seroit propre au donataire ; car telle donation est reputée propre pour la distraire de la communauté, suivant le mesme Article.

Quant aux donations faites en collaterale aux presomptifs heritiers, elles tombent dans la communauté, soit que les donations soient entre vifs, ou à cause de mort & testamentaires, comme il a esté jugé par les derniers Arrests ; c'est pourquoy quelquefois on met cette clause dans les Contracts de mariage, que les immeubles donnez, ou leguez par étrangers ou autres, sortiront nature de propre au donataire ou legataire, & qu'ils ne tomberont point dans la communauté.

III. *Des biens des Contractans.*

Après qu'il a esté dit que les futurs conjoints seront communs en biens, on parle de leurs biens, & premierement de ceux de la future épouse, & si elle est maîtresse de ses actions, elle declare dans le Contract en quoy ils consistent, leur nature & qualité, avec promesse de les apporter au futur époux la veille des épousailles, soit en deniers comptans, obligations, promesses, rentes & contracts.

Quand c'est un tuteur, ou le pere après le decez de la mere, on met que le futur époux la prendra avec ses biens & droits à elle écheus par le decez de sa mere, desquels il rendra compte au futur époux quand il en sera requis & incontinent après le mariage.

Quelquefois le survivant des conjoints mariant sa fille pour s'exempter d'estre obligé de rendre compte si-tost, ou mesme le futur époux voulant sçavoir ce qu'on donne à la future épouse, & en estre assuré & le recevoir la veille des épousailles, ledit survivant promet une somme ou autre chose precise qu'on declare estre donnée pour le droit successif, mobiliaire & immobiliaire, fruits & revenus d'iceluy, avenus à la future épouse par le decez du predecedé de ses pere & mere, au cas que ledit droit successif se monte jusques-là, sinon pour estre le surplus donné en avancement d'hoirie, ou de la future succession dudit survivant qui marie sa fille.

Ce n'est pas que cette clause empesche le futur époux de demander compte, le gendre aprés le mariage peut l'y obliger, & cela ne souffre point de difficulté, quand mesme le mariage auroit esté contracté à la charge que le survivant ne seroit point tenu de rendre compte, ny partage de la succession écheuë à la future épouse; & il y auroit lieu de se faire relever contre cette clause. Que si celle qui contracte mariage a des meubles & des effets mobiliaires, ou de l'argent comptant, on convient que le tout ou partie entrera dans la communauté : & au cas qu'il n'y en ait qu'une partie qui entre dans la communauté, à l'égard du reste, il faut faire des stipulations qui empeschent qu'il n'y entre; car autrement selon la nature des meubles, ils feroient partie de la communauté, & la femme ou ses heritiers avenant la dissolution du mariage, ne pourroient rien retirer de tous ses meubles & effets mobiliaires; Mais comme il arrive souvent que les filles qui se marient, n'apportent en dot que des meubles & de l'argent comptant, & par ce moyen elles ou leurs enfans, ou autres heritiers pourroient souffrir la perte de tous ses biens, il est à propos de faire des stipulations qui fassent changer à ces meubles leur nature, & leur fassent prendre celle des immeubles. Il y a differentes stipulations qui se peuvent faire sur ce sujet, lesquelles produisent differens effets, & il est tres-necessaire de les observer.

La premiere est que *les deniers ou choses mobiliaires que la femme apporte en mariage, ou qui luy sont donnez par ses pere & mere, luy sortiront nature de propre,* sans autre clause. L'effet de cette stipulation est que telles choses n'entrent point dans la comunauté, autrement elles y entreroient comme dit est cy-dessus. Et si la stipulante decede la premiere laissant des enfans communs, en ce cas les deniers stipulez propres leur appartiennent à l'exclusion du pere. Les collateraux succedent pareillement dans ces deniers à l'exclusion du mary, s'il n'y a point d'enfans communs, ou des enfans nez de la défunte d'un mariage precedent. Mais dés-lors que ces deniers sont parvenus aux enfans comme heritiers de leur mere, cette stipulation est consommée ayant eu son effet, de sorte que tels deniers ne sont plus considerez que comme meubles, quoy qu'ils soient encore dûs; parce que la destination ne peut s'étendre plus loin que les termes dont elle est conceuë & exprimée; ainsi le pere succede à ses enfans, quoy qu'ils decedent en minorité, à l'exclusion de ses autres enfans freres & sœurs desdits enfans.

La deuxiéme est que *les deniers ou meubles que la femme apporte *en mariage, luy sortiront nature de propre & aux siens ;* en ce cas les enfans communs, au profit desquels cette stipulation est faite, succedent à ces deniers, à l'exclusion de leur pere ; de sorte qu'ils y succedent les uns aux autres jusques au dernier, sans que le pere y puisse rien prétendre ; mais il y succede au dernier mourant de ses enfans, comme heritier mobiliaire, à l'exclusion des collateraux, parce que cette stipulation est consommée en la persfonne du dernier des enfans, quoy qu'il decede en minorité.

La troisiéme est, que *les deniers seront propres à la future épouse, & aux siens de son estoc & ligne ;* & en ce cas les collateraux succedent au dernier mourant des enfans, à l'exclusion du pere survivant. Que si les deniers ont esté donnez par les pere & mere de la fille, les collateraux paternels & maternels du dernier des enfans, y succedent egalement ; mais s'ils ont esté donnez par l'un ou l'autre, comme par le pere de la fille, lequel auroit fait cette stipulation, en ce cas les collateraux du dernier mourant des enfans du costé de leur ayeul maternel, y succederoient, supposé que leur ayeul fust decedé ; car autrement nonobstant telle stipulation il y succederoit par droit de reversion, suivant l'Article 313. de la Coûtume de Paris.

La quatriéme est, que *les deniers donnez par pere & mere à leur fille, seront employez en heritages pour luy sortir nature de propre à elle & aux siens de son estoc, costé & ligne,* ou seulement, *pour luy sortir nature de propre ancien comme écheu par succession des ascendans ;* & en ce cas cette stipulation a le mesme effet que la precedente ; Mais si la stipulation porte seulement l'employ des deniers, sans la clause *de siens, d'estoc, costé & ligne,* le pere ne laisse pas de succeder à ses enfans dans les deniers non employez, quoy qu'on put dire qu'il ne doit point profiter de sa negligence & de sa faute, & il y succede preferablement à ses autres enfans, pourveu que celuy de la succession duquel il s'agit, soit decedé en majorité ; car autrement tels deniers non employez passeroient à ses freres & sœurs, comme tenans lieu de l'immeuble en l'employ duquel ils ont esté destinez. La raison est tirée de l'Article 94. de la Coûtume de Paris, en ce que la stipulation n'est pas consommée jusques à ce que les enfans soient majeurs, les biens qui leur échéent conservant toûjours leur qualité jusqu'à leur majorité.

Nous avons expliqué ces matieres bien plus amplement dans la Jurisprudence du Digeste, le Lecteur y aura recours s'il en a besoin :

cependant il obfervera que quoy que ce foit le ftile ordinaire des Notaires de ftipuler que les deniers ou partie d'iceux fortiront nature de propre à la future époufe, aux fiens, de fon eftoc, cofté & ligne, neanmoins il n'eft pas toûjours à propos de mettre cette claufe, *de fon eftoc, cofté & ligne*, & ils ne doivent eftre mis qu'au cas que ce foit l'intention des parties de vouloir preferer leurs collateraux à l'autre des conjoints; car fouvent les contractans ignorent l'effet de ces termes, & s'ils en connoiffoient la force, & les effets qu'ils peuvent produire, ils ne voudroient pas qu'ils y fuffent, aimant quelquefois mieux que le mary jouïffe de cette bonne fortune, en cas du decez des enfans, que des collateraux, qui pourroient eftre éloignez, & pour lefquels on n'auroit pas une affection fi grande que de vouloir leur procurer quelque intereft.

Quand la fille qui eft mariée n'eft pas legitime, quoy qu'elle foit dottée par fon pere, il ne faut pas mettre ces mots, *de fon eftoc, cofté & ligne*, parce que ceux qui ne font pas nez en legitime mariage, n'ont point des parens collateraux qui leur puiffent fucceder; & cependant je vis il y a quelque temps un Contract de mariage où ils eftoient, on n'avoit rien obmis du ftile ordinaire.

Quand la fille eft mariée par le furvivant de fes pere & mere, & qu'il luy donne en mariage une fomme d'argent, il doit declarer que cette fomme luy eft donnée fur la fucceffion écheuë & fur la fienne à écheoir, afin d'ofter la conteftation qui pourroit naître dans la fuite, fçavoir s'il l'auroit voulu doter entierement de fes propres deniers à luy appartenans. Neanmoins quoy qu'il n'en foit point fait mention, la dot feroit prefumée avoir efté conftituée par le furvivant à fa fille, des biens à elle appartenans jufques à concurrence d'iceux, pour le refte eftre pris en avancement de la future fucceffion du furvivant, comme il a efté jugé par Arreft du 19. Mars 1625. rapporté par du Frefne en fon Journal.

Que fi les pere & mere marient leur fille, il eft fans difficulté que ce qui luy fera donné, fera imputé également fur les fucceffions de l'un & de l'autre, au moins dans la France Coûtumiere, où la charge de doter les filles, eft commune entre les pere & mere. Mais dans les Païs de Droit écrit, c'eft une charge qui n'appartient qu'au pere.

De ce que nous venons de dire il s'enfuit qu'après la mort du premier mourant des pere & mere, les filles qui ont efté dottées du vivant de l'un & de l'autre, doivent rapporter la moitié de leur dot à la fucceſſion du premier mourant, ou moins prendre ; & rapporter l'autre moitié en la fucceſſion du dernier mourant aprés ſon decez, avec les fruits & interefts au denier vingt, à compter du jour du decez, ſuivant l'Article 309. de la Coûtume de Paris.

Quant aux immeubles que la fille apporte en mariage, il ſuffit de les declarer, & d'où ils luy ſont écheus, ſans qu'il ſoit befoin de declarer qu'ils n'entreront point en la communauté, dautant qu'il n'y a que les meubles qui y entrent, à moins qu'il n'y ait une ſtipulation par laquelle ils en ſoient exclus.

Dans les Païs de Droit écrit la femme a deux ſortes de biens, ſçavoir la dot & les biens paraphernaux.

La dot c'eſt ce qu'elle, ou autre pour elle & en ſon nom, donne au mary pour ſoutenir les charges du mariage. Neanmoins le mary n'en eſt le maître pendant le mariage, que par fiction, car avenant la diſſolution d'iceluy, il eſt obligé de rendre ce qu'il a receu en dot pour ſa femme, à moins qu'il n'y ait une convention au contraire.

Pour ſçavoir ce que c'eſt que les biens paraphernaux, il faut obferver que par la difpofition du Droit Romain la femme n'eſt pas obligée de donner en dot à ſon mary tous ſes biens, à moins qu'il n'en ſoit convenu autrement par le contraĉt ; mais elle peut en retenir une partie pour en pouvoir difpofer à ſa volonté, & les adminiſtrer ſans le confentement de ſon mary : la Coûtume d'Auvergne en difpofe ainſi en l'Article 1. du Chapitre 14. Quelquefois la femme permet l'adminiſtration de ſes biens paraphernaux à ſon mary par ſon Contraĉt de mariage.

Il y a des conventions qui ſe font dans les Contraĉts de mariage en Païs de Droit écrit, touchant la dot, conformcment au Droit Romain ; comme celles qui ſuivent.

I. Que ſi la femme vient à deceder avant le mary ſans enfans, ſa dot appartiendra au mary.

II. Que la dot ſera reſtituée au conſtituant, ou à celuy qu'il luy plaira, avenant le decez de la femme ſans enfans.

III. Que ſi la dot confifte en argent comptant, l'employ en ſera fait pendant le mariage en acquiſition d'heritages.

IV. Que le mary ſera obligé de ſupporter les charges du mariage pour une certaine ſomme par chacun an, pour le ſurplus de la dot eſtre rendu à la femme.

V. Que les fruits du fond dotal de la derniere année pendans par les racines, appartiendront à la femme; car autrement il faudroit en faire partage entre le survivant & les heritiers du predecedé.

VI. Que la dot sera restituée au jour dont les parties conviendront, c'est à dire qu'elle sera restituée plûtost qu'elle n'a de coûtume d'estre ; car si la dot est en deniers comptans, le mary ou ses heritiers ne sont obligez d'en faire la restitution que dans un an du jour de la dissolution du mariage.

Pour ce qui est des biens du mary si ce sont des immeubles, on en fait declaration. Quant aux meubles si on veut qu'ils entrent dans la communauté , il n'en faut point parler ; mais si le futur Epoux les en veut exclure, il le doit faire par une clause portant que tels meubles , deniers comptans, obligations, cedules, droits & actions , & autres effets mobiliaires luy seront & demeureront propres. Quelquefois on convient qu'il sera fait inventaire desdits effets mobiliaires (principalemement quand c'est un Marchand qui se marie) en la presence de la future Epouse, ou de celuy qui stipule pour elle.

IV. Du Doüaire , & de l'augment de dot.

Le Doüaire est un avantage ou donation que fait le mary à sa femme par contract de Mariage , non pas, comme quelques-uns disent, pour la recompenser des biens qu'elle luy a apportez en dot, puisque le doüaire est accordé à celle qui n'a rien apporté en mariage, ou qui avoit promis, ou pour laquelle une somme avoit esté promise en dot au mary, laquelle ne luy a point esté payée. Ce n'est point aussi par cette raison qu'en rend Cujas, *ut præmium habeat defloratæ virginitatis*, puisque les femmes veuves ont un doüaire aussi-bien que celles qui contractent leur premier mariage ; mais c'est afin que celle qui contracte mariage soit seure d'avoir des alimens sur les biens de son mary , pour la recompenser des soins & des peines qu'elle prend pour élever ses enfans, pour son ménage , & pour la conservation des biens communs.

Enfin c'est un droit generalement estably dans toutes les Coûtumes de France.

Cette donation consiste en une certaine somme d'argent , en rentes ou en heritages assignez, pour joüir d'iceux par la femme aprés le deceds du mary, par forme d'usufruit, ou en pleine proprieté s'il est ainsi porté par le contract de Mariage , au cas qu'il n'y ait point d'enfans issus du mariage qui se tiennent au douaire renonçant à la succession de leur pere.

Le douaire est ou coûtumier ou prefix.

Le douaire coûtumier est l'usufruit de la moitié des heritages que le mary tient & possede au jour du mariage, & de ceux qui luy sont échus depuis & pendant le mariage en ligne directe. Cependant il faut remarquer que les biens substituez ne sont point sujets au douaire, si ce n'est en ligne directe au cas que les autres biens du substitué ne fussent pas suffisans, mais non pas en collaterale : de sorte qu'en cas que la plus grande partie des biens soient substituez, il est plus avantageux de stipuler un douaire prefix.

Le douaire prefix au contraire est d'une somme de deniers, ou d'une partie des heritages ou rente du mary pour en joüir par usufruit ou en pleine proprieté, s'il est ainsi convenu, pourveu, comme dit est cy-dessus, qu'il n'y ait point d'enfans issus du mariage, lesquels se tiennent au douaire, parce que le douaire est propre aux enfans, suivant les articles 249. 255. & 263. de la Coûtume de Paris.

Le douaire coûtumier est accordé à la femme par la seule disposition de la Coûtume, en cas que par contract de Mariage il n'en ait esté accordé aucun, ny coûtumier ny prefix, & tel douaire est dit coûtumier purement & simplement. Mais s'il est stipulé par contract de Mariage, il est dit coûtumier conventionnel.

Le douaire prefix consiste en une rente ou en une somme de deniers qui se prend sur les biens du mary, ou sur la part qui luy appartient en la communauté au jour de son decez.

Ces deux especes de douaire ne consistent que dans l'usufruit, la proprieté en estant reservée aux heritiers du mary, à moins qu'il ne soit porté par le contract que le douaire convenu sera sans retour pour la femme ; car en ce cas si elle survit son mary, elle en a la proprieté, pourveu que si elle a des enfans, ils ne renoncent point à la succession d'iceluy, se tenant au douaire : car en ce cas, comme il a esté dit cy-dessus, nonobstant cette clause, la proprieté leur en appartiendroit, dautant que le douaire est le propre heritage des enfans.

Le douaire coûtumier se regle suivant les Coûtumes des lieux où les biens sujets audit douaire sont situez, à moins que cette clause ne soit comprise dans le contract de Mariage ; sçavoir, que *les contractans se soûmettent entierement & pour l'execution dudit Con-*

tract, à la Coûtume de Paris, ou à celle où le contract est passé, dérogeant à toute autre qui y seroit contraire ; car comme les immeubles suivent les Coûtumes des lieux où ils sont situez, il pourroit y avoir des biens du mary situez dans une Coûtume où le doüaire n'est que viager, ainsi quoy que par le Contract le douaire fust stipulé coûtumier, la femme ne le pourroit pas pretendre dans les biens situez dans telle Coûtume.

Quoy que les rentes ne soient pas de veritables immeubles, neanmoins le doüaire Coûtumier se prend sur icelles, au cas qu'elles appartiennent au mary au jour de son decez ; car si elles avoient esté rachetées, elles ne subsisteroient plus, ou mesme si le mary les avoit venduës avant son decez, ainsi la femme n'y pourroit rien prétendre. Mais si les rentes estoient échangées pour d'autres rentes, ou pour d'autres immeubles, les autres rentes ou immeubles receus pour échange sortiroient mesme nature que les rentes échangées, de sorte que le doüaire Coûtumier y pourroit estre pris.

Quant aux Offices, il a esté jugé par Arrest du 12. Juin 1607. que le douaire ne s'y peut pas prendre. Il faut excepter les Offices hereditaires & domaniaux ; & lors que les Offices sont specialement obligez au douaire, ou lors que le défunt n'a laissé aucuns autres biens sur lesquels le douaire se puisse prendre, comme il a esté jugé par Arrest du 12. Aoust 1614. & par autre du 24. Juillet 1618.

La femme douée de douaire prefix, ne peut demander douaire Coûtumier, s'il ne luy est accordé par son Contract de mariage, par l'Article 261. de la Coûtume de Paris.

Dautant que le douaire soit prefix ou Coûtumier est le propre des enfans, il s'ensuit qu'il a lieu, quoy que la femme decede avant son mary, en sorte que les pere & mere ne l'ont pû vendre, engager ny aliener par quelque raison que ce soit au préjudice des enfans ; mais comme le douaire n'est constitué au profit des enfans que pour leur tenir lieu de legitime, ils ne le peuvent pas prétendre au cas qu'ils soient heritiers de leur pere, car en cette qualité ils sont tenus des faits & promesse de leur pere, ainsi ils ne peuvent pas poursuivre ceux qui se trouvent détempteurs des biens sujets au douaire.

Il y a des Coûtumes par lesquelles le douaire n'est que viager pour la femme, & n'appartient point en proprieté aux enfans issus

du

du mariage , comme par celles de Meaux Art. 10. de Vitry Art. 90. de Poitou Art. 257. & de Sens Art. 163. Du Molin trouve que cela est contraire au Droit commun , parce que par ce moyen il est loisible au survivant de se remarier , sans que les enfans du premier lit ayent aucun avantage.

Le douaire soit coûtumier ou prefix appartient aux enfans issus du mariage , franc & quitte de toutes dettes creées depuis le mariage. L'Article 250. de la même Coûtume porte, que si les enfans venant du mariage ne se portent heritiers de leur pere , & s'abstiennent de prendre sa succession , en ce cas le douaire appartient ausdits enfans purement & simplement , sans payer aucunes dettes, procedant du fait de leur pere creées depuis le mariage.

Entre les personnes de qualité outre le douaire on a de coutume d'accorder à la veuve le droit d'habitation dans une des maisons du futur Epoux, avec la jouïssance des jardins & preclostures , pour en jouïr pendant sa viduité.

Le douaire coûtumier se regle suivant la Coûtume du lieu où les heritages sont situez, à moins que les parties n'ayent stipulé qu'il se reglera suivant la Coûtume du lieu où le Contract a esté passé. C'est pourquoy il est à propos de se soûmettre à la Coûtume dans laquelle le Contract est passé, car autrement cela pourroit estre desavantageux à la femme, dautant qu'il y a plusieurs Coûtumes où le douaire n'est que viager, & par consequent moins avantageux que celuy qui est accordé par la Coûtume de Paris.

Dans les païs de Droit écrit il n'y a point de douaire, mais l'augment de dot y a esté introduit, non pas par le Droit Romain qui n'en fait point de mention , mais de l'usage de la Savoye. Faber au titre *de donation. ante nupt. definit.* 13. dit, que *Sabaudiæ moribus frequentatur , & ibi ipso jure debetur citra conventionem* ; & que *nullâ conventione deterior ejus conditio fieri potest , sicut nec dotis.*

Il consiste en ce que la femme prend sur les biens de son mary non seulement sa dot , ses donations de survie s'il y en a , mais encore la moitié de ce qu'elle avoit constitué en dot, quoy que son mary ne l'eût pas receu, pourveu que la dot ait esté constituée en deniers ; car si elle estoit constituée en droits, successions, fideicommis & autres, il n'est point deû d'augment ; & si elle est constituée en immeubles, il est deû , non pas sur le pied de la valeur du tiers, mais *arbitrio boni viri* , les dettes réelles déduites , & il

M

contient cette tacite condition, que la femme survive son mary, car si elle meurt devant luy sans enfans, il n'y a pas lieu à l'augment de dot.

Il y a une difference remarquable entre le doüaire & l'augment de dot, qui est que les fruits du doüaire commencent à courir du jour du decez, & que ceux de l'augment de dot ne sont deûs que du jour qu'ils ont esté demandez, à moins qu'il n'ait esté stipulé qu'ils seroient deûs du jour du decez.

Du Preciput.

Le Preciput est l'avantage accordé au survivant des conjoints, de prendre sur les biens meubles de la communauté jusques à une certaine somme, selon la prisée faite par le Sergent, & sans la crüe, hors part & sans confusion de la part entiere dans les biens restans de la communauté.

Cet avantage est accordé entre les parties, eu égard & à proportion des biens qu'ils apportent en mariage, & il est reciproque, puis qu'il se prend par le survivant, soit le mary ou la femme.

Il n'a lieu que quand la communauté est stipulée ; mais comme il ne se prend que sur les biens de la communauté, il s'ensuit,

Premierement que la femme qui renonce n'a point de droit de le pretendre, puis qu'elle n'a aucun droit dans la communauté, à moins qu'il ne soit porté qu'en renonçant elle le prendra ; & en ce cas si les biens de la communauté ne sont pas suffisans, il se doit prendre sur les propres du mary : & c'est une stipulation qui est tres-desavantageuse au mary, en ce qu'en ce cas cet avantage n'est pas égal ny reciproque. De plus, cet avantage estant accordé au survivant sur les biens communs, il n'y a plus de biens communs quand il y a renonciation à la communauté, & partant cet avantage ne devroit pas avoir lieu, & telle stipulation semble contraire à la nature du preciput.

En second lieu, que le mary ne le peut pas prendre quand les heritiers de sa femme ont renoncé à la communauté.

Que s'il n'est point fait mention du preciput, il n'a point lieu, parce que c'est un avantage qui n'est point de Coûtume, & qui n'est que de pure convention, ainsi il est uniquement fondé sur la convention des parties ; & il n'importe que les biens de l'un soient plus considerables que ceux de l'autre, de sorte mesme que celuy des conjoints qui n'auroit rien apporté en mariage, ne laisseroit pas de prendre le preciput qui auroit esté convenu.

Le preciput n'a point lieu dans les Païs de Droit écrit, ny dans les Coûtumes qui n'admettent point la communauté, comme dans celle de Normandie.

Du Remploy des Propres alienez.

Par l'Article 232. de la Coûtume de Paris, il est porté que si durant le mariage est vendu aucun heritage, ou rente propre appartenant à l'un ou à l'autre des conjoints par mariage, ou si la rente est rachetée, le prix de la vente, ou rachat est repris sur les biens de la communauté, au profit de celuy auquel appartenoit l'heritage ou rente ; encore qu'en vendant n'eût esté convenu du remploy ou recompense, & qu'il n'y ait eu declaration sur ce faite.

Que si les propres de la femme sont vendus & que les biens de la communauté ne soient pas suffisans pour en reprendre le prix, il se reprend sur les propres du mary, & il ne faut point pour cela qu'il y ait de stipulation portée par le Contract de mariage dans les Coûtumes qui ont une disposition semblable à celle de Paris, ny dans celles qui n'en parlent point ; car le remploy est d'équité & conforme aux regles du Droit Coûtumier, qui ne permet pas que les conjoints par mariage puissent s'avantager directement ou indirectement, & ce seroit un moyen de s'avantager en ce que les deniers provenans de la vente des propres tomberoit dans la communauté, ne pouvant par aprés estre repris par celuy dont les propres auroient esté alienez.

Mais dans les Coûtumes qui veulent que tels deniers soint reputez meubles, & qu'ils tombent dans la communauté sans pouvoir estre repris, il faut apposer dans les Contracts de mariage cette clause, afin de conserver les droits des contractans, & principalement pour les femmes, lesquelles font souvent par complaisance, ou par force ce qui cause la ruïne de leurs biens.

Quand les biens de la communauté ne sont pas suffisans, le mary ne peut pas reprendre les deniers de ses propres alienez sur les biens de sa femme, parce qu'il doit s'imputer de n'avoir pas fait profiter la communauté.

Quoy qu'il ne soit pas necessaire de stipuler le remploy dans la Coûtume de Paris & dans celles qui ont une semblable disposition, pour estre les deniers de la vente repris sur la communauté, neanmoins on l'appose ordinairement dans les Contracts de mariage ;

& parce que l'action du remploy des propres alienez durant le mariage, est mobiliaire, de sorte que si l'un des conjoints decede laissant des enfans, & que lesdits enfans predecedent le survivant de ses pere & mere, avant que le remploy soit fait, le survivant succede à cette action, laquelle comme mobiliaire demeure confuse en sa personne, de sorte que les heritiers collateraux ne luy en peuvent rien demander, & mesme qu'il succede à cette action à chacun de ses enfans qui decedera avant le remploy, à l'exclusion des autres enfans restans. Mais pour empescher que le survivant des pere & mere ne succede à cette action, & la faire passer aux enfans & faire qu'ils y succedent les uns aux autres, & la faire aussi passer aux collateraux, on appose ordinairement cette clause, que *l'action du remploy sortira mesme nature de propre du costé & ligne comme si le remploy avoit esté fait.*

De la renonciation à la Communauté.

Par l'Article 237. de la Coûtume de Paris, il est permis à toute femme Noble, ou non Noble, de renoncer, si bon luy semble, aprés le trépas de son mary, à la communauté des biens d'entr'elle & sondit mary, la chose estant entiere, & en ce faisant demeurer quitte des dettes mobiliaires deuës par sondit mary au jour de son trépas. D'où il s'ensuit qu'il n'est pas besoin de stipuler cette renonciation. Mais parce qu'en renonçant à la communauté tout ce qu'elle y auroit mis, y demeureroit, & appartiendroit au mary, avec tout ce qui luy seroit écheu, excepté les cas ausquels les choses écheuës luy sortiroient nature de propre, c'est pourquoy ordinairement elle stipule qu'en cas de renonciation, il luy sera permis de renoncer à la communauté, & en ce faisant reprendre franchement & quittement tout ce qu'elle y aura apporté, & tout ce qui luy sera écheu pendant le mariage par quelque titre que ce soit, avec son doüaire & preciput, sans estre tenuë d'aucunes dettes contractées pendant la communauté, quoy qu'elle s'y soit obligée.

Quoy que la femme soit déchargée par le Contract de mariage des dettes de la communauté ausquelles elle s'est obligée, neanmoins cette clause n'a effet qu'à l'égard de son mary, ou de ses heritiers, mais elle ne prejudicie en aucune façon aux creanciers ausquels elle s'est obligée, par lesquels elle peut estre poursuivie pour le tout, au cas qu'elle soit obligée solidairement avec son mary, sauf son recours pour son indemnité sur les biens sur lesquels elle a hypotheque. Mais d'autant

que les Arrests ont jugé que cette hypotheque n'estoit que du jour
des Obligations contractées, & non du jour du Contract de mariage, on doit mettre dans les Contracts cette clause, que la femme aura
hypotheque pour l'indemnité des Obligations qu'elle pourroit contracter sur les biens de son mary du jour du Contract.

C'est une clause qu'il ne faut pas obmettre, car autrement elle ne
viendroit, comme nous avons dit cy-dessus, que du jour des Obligations contractées : la Cour l'a ainsi jugé par Arrest du 5. Février
1661. rapporté dans le second Tome du Journal des Audiances
Livre 3. Chap. 35. Mais quand il y a clause d'indemnité portée par
le Contract de Mariage, l'hypotheque est du jour non pas des Obligations contractées, mais du jour du Contract de mariage, comme
il a esté jugé par Arrest du 7. Septembre 1656. rapporté audit lieu,
nous en avons rapporté ailleurs les raisons de la difference.

Cette faculté de renoncer est accordée aux autres heritiers de
la femme, tant en ligne directe, que collaterale, parce qu'autrement la communauté introduite en faveur de la femme, seroit
préjudiciable aux heritiers d'icelle, ce qui ne seroit pas juste; mais
la stipulation par laquelle il est porté que la femme renonçant à la
communauté, reprendra tout ce qu'elle y aura apporté, & tout ce
qui luy sera écheu, ne sert point à ses heritiers, à moins qu'ils n'y
soient compris, par ce que c'est un droit qui n'est pas personnel,
estant contre les regles du Droit Coutumier; & quand cette clause
est faite & stipulée, tant pour la future épouse, que pour les siens,
& ses heritiers collateraux, le mary stipule aussi quelquefois, & il
le doit faire pour sa seureté, que si la future épouse decede dans
les deux ou trois premieres années sans enfans, ou au cas qu'il y
eust enfans, & qu'ils decedassent dans ledit temps, à compter du
jour des épousailles & benediction nuptiale, le futur époux retiendra une certaine somme pour les frais des nopces, au cas que
les heritiers renonçassent à la communauté. Et il est de tres-grande consequence pour le mary d'apposer cette clause, principalement dans ce temps, auquel ceux qui se marient sont obligez de
dépenser dans les premieres années une bonne partie des biens que
leurs femmes leur apportent : & ces dépenses causent ordinairement la ruïne de ceux qui n'ont pas sceu prévoir au malheur qui
leur pouvois arriver. Cette somme est ordinairement un tiers ou
un quart de ce que la femme a mis dans la communauté.

Quelquefois quand ce sont des Marchands ou gens d'affaires qui

M iij

contractent mariage, le futur époux stipule qu'avenant le decez de la future épouse sans enfans, il sera à son choix ou d'admettre les heritiers d'icelle en la communauté, ou de les en exclurre en leur donnant ce qu'elle y avoit mis, avec telle autre somme qu'il sera convenu par Contract de mariage, ou mesme que la communauté n'aura lieu que pour la femme en cas de survie, le mary s'obligeant de rendre ausdits heritiers ce que la femme auroit apporté en la communauté, & ce qui luy seroit écheu pendant le mariage; car comme le mary peut stipuler, qu'il n'y aura point de communauté, il peut seulement admettre la future épouse dans la communauté, & en exclurre les heritiers collateraux d'icelle.

V. Des donations & don mutuel, qui se font par Contract de Mariage entre les Contractans.

Quoy que par la disposition du Droit Coûtumier il ne soit pas permis aux conjoints par mariage de se faire aucunes donations entre vifs, ce qui est conforme au Droit écrit, neantmoins telles donations sont valables par Contract de mariage, non seulement quant à l'usufruit au cas de survie par le donataire, mais aussi en pleine proprieté; soit que la donation soit faite seulement par un des contractans à l'autre, ou qu'elle soit reciproque, ou qu'elle soit d'acquests, ou de propres, il n'importe, pourveu qu'il n'y ait point d'enfans issus du mariage lors de la mort du donateur; car la faveur des contracts de mariage est si grande, qu'ils sont susceptibles de toutes sortes de clauses, pourveu qu'elles ne soient pas contraires aux loix ny aux bonnes mœurs, de sorte que l'un des contractans peut donner tous ses propres à l'autre sans aucune reserve.

Il y a une autre espece de donation, laquelle se peut faire par Contract de mariage, ou pendant le mariage, qu'on appelle don mutuel, par lequel les contractans conviennent, que le survivant des deux jouïra par usufruit sa vie durant, de la moitié des biens communs, ou de la communauté appartenans aux heritiers du predecedé. Mais il faut observer une difference considerable entre le don mutuel fait par Contract de mariage, & celuy qui est fait pendant le mariage, en ce que par Contract de mariage le don mutuel peut estre stipulé sans retour pour le donataire; ou que s'il est stipulé seulement pour la jouïssance, le donataire est obligé de bailler bonne & suffisante caution, de sorte qu'avant que de l'avoir presentée les fruits demeurent à l'heritier du predecedé, suivant l'Art. 285.

de la Coûtume de Paris. Mais quand le don mutuel est stipulé pour l'usufruit seulement par Contract de Mariage, les contractans peuvent convenir que le donataire sera déchargé de bailler caution. La raison est, que comme ils le peuvent stipuler sans retour, à plus forte raison & avec plus de droit peuvent-ils convenir que le survivant ne sera point obligé de bailler caution. Voyez cy-après le don mutuel qui se fait hors le Contract de Mariage.

Les Contracts de Mariage qui contiennent des donations soit reciproques ou autres, ou don mutuel, sont sujets à l'insinuation, même dans les Coûtumes où telles donations sont revocables jusqu'à la mort par l'un des conjoints, contre la volonté de l'autre, suivant la Declaration du Roy Loüis XIII. verifiée en Parlement le 5. Decembre 1622. La Coûtume de Paris Article 284. ordonne l'insinuation des donations faites par Contract de Mariage dans les quatre mois, en ces termes : *Un don mutuel pour estre valable, doit estre insinué dans les quatre mois du jour du Contract, & l'insinuation faite par l'un d'eux, vaut pour tous deux.* Aprés laquelle insinuation ledit don mutuel n'est revocable, sinon du consentement des deux conjoints.

En interpretation de cet Article nous observerons que l'insinuation peut estre faite aprés ce terme de quatre mois, pourveu que ce soit du consentement des deux parties : car puisque les conjoints par mariage peuvent faire un don mutuel, ils peuvent aussi par consequent faire insinuer pendant le mariage, quoy que ce temps soit expiré, la donation mutuelle qui auroit esté faite par le Contract de Mariage.

Il semble par les termes dont cet Article est conceu, que si le mary venoit à deceder aprés les quatre mois sans avoir fait insinuer le don mutuel, le don mutuel seroit nul à son égard : toutefois il faut dire au contraire, que pour la validité du don mutuel à l'égard de la femme, il suffit que l'insinuation soit faite dans les quatre mois, à compter du jour de la mort du mary ; parce que les heritiers du mary ne peuvent alleguer le défaut d'insinuation, laquelle a deû estre faite par le mary, la femme n'ayant pas le soin de ses affaires pendant la communauté, & il seroit injuste que la negligence du mary pût luy estre prejudiciable.

Des conventions extraordinaires qui s'apposent dans les Contracts de Mariage.

Il y a quelques clauses & conventions particulieres qui se mettent dans les Contracts de Mariage.

La premiere est, que la femme ne sera point commune avec son mary, & qu'elle aura l'administration de ses biens pour les donner à loyer ou à ferme, & en avoir la jouïssance pleine & entiere, & que pour cet effet elle demeurera autorisée pour la poursuite de ses droits & actions; de sorte que dans ce cas l'autorité du mary n'est pas requise, à moins qu'il ne s'agit de l'alienation de ses biens, ou de contracter des dettes autres que celles qui concerneroient l'administration de ses biens & de sa famille.

La deuxiéme est, que quand les pere & mere marient leur fille, ils peuvent stipuler que le survivant joüira des meubles & conquests du predecedé la vie durant dudit survivant, pourveu qu'il ne se remarie point, suivant l'Article 281. de la Coûtume de Paris. De sorte que si le survivant se remarie, les enfans qui ont consenty à cette stipulation, peuvent l'obliger de rendre compte de la communauté qui estoit entre luy & le premier decedé de leurs pere & mere.

Et s'il arrive que d'autres enfans qui n'auront pas fait cette convention obligent le survivant de rendre compte, ceux qui l'auront faite ne s'en pourront pas prévaloir, & ils ne pourront pas demander le supplément de la portion qui leur doit appartenir dans les biens de la communauté; mais aussi ceux qui auront receu une plus grande portion, seront obligez de tenir compte aux autres des fruits & interests de ladite portion du jour du decez du predecedé.

La troisiéme est, que quand le futur Epoux est pourveu de quelque Charge pour laquelle il doit des deniers privilegiez, comme au vendeur de la Charge, ou aux creanciers qui les luy ont prestez pour en faire l'acquisition, les parens de la fille, ou elle-même joüissante de ses droits, stipulent que les deniers qu'elle donne en dot à son mary, & qu'elle stipule pour estre & luy sortir nature de propres, seront employez en l'acquit des sommes que le futur Epoux doit, jusqu'à concurrence, avec stipulation de subrogation aux droits desdits creanciers, pour la seureté de la reprise des deniers dotaux.

La

La quatriéme eſt, que ſouvent parmy les perſonnes de qualité, les pere & mere qui marient leur fille en la dotant l'obligent par le contract de mariage de renoncer à leur ſucceſſion future, ſans qu'elle y puiſſe rien pretendre au moyen de la dot qui luy eſt conſtituée par ſon Contract de Mariage. Ce qui ſe fait pour avantager les enfans maſles ; & pour cet effet ils la font auſſi quelquefois renoncer aux ſucceſſions de ſes freres. Cette renonciation eſt ſi favorablement receuë dans la France, tant dans les païs de Droit écrit, que dans les Provinces qui ſe ſervent de Coûtumes, que quoy que la fille fût mineure lors de ſon Contract de Mariage, elle ne s'en peut pas faire relever, bien qu'elle n'ait pas eu ſa legitime, ainſi que nous avons expliqué plus amplement dans la Juriſprudence du Code.

La cinquiéme eſt, quand un pere marie ſon fils aîné entre Nobles, & qu'il veut l'aſſurer par Contract de Mariage qu'il luy conſervera les droits qu'il peut eſperer dans ſa ſucceſſion, en ce cas il l'inſtituë ſon heritier, & le declare tel dans ſon Contract de Mariage, & le marie comme ſon fils aîné, car pour lors il ne peut rien faire à ſon prejudice & à l'avantage de ſes autres enfans ; ce qui s'obſerve aſſez ſouvent dans les païs de Droit écrit.

La ſixiéme ſe met auſſi ſouvent entre les perſonnes de qualité, par laquelle ils ou l'un d'eux donne une terre ou maiſon aux enfans qui naiſtront du mariage, pour empêcher que tous les biens ne ſoient diſſipez ou alienez, ou hypothequez pendant le mariage, en ſorte que les enfans aprés la mort du donateur fuſſent en danger de ne rien recüeillir de ſa ſucceſſion.

La ſeptiéme eſt pour la ſeureté du doüaire. La fille ou ſes pere & mere qui la marient craignant que le futur Epoux n'ait contracté des dettes qui pourroient abſorber tous ſes biens, obligent les pere & mere du futur Epoux de certifier & declarer leur fils franc & quitte de toute dette & hypotheque juſqu'au jour des Epouſailles, obligeant pour ce tous leurs biens ; même ils les obligent d'affecter leurs biens pour la ſeureté du doüaire conſtitué à leur fille & aux enfans qui naiſtront du mariage : en ſorte que ſi les dettes abſorboient les biens de ceux qui contracteroient mariage, la femme pour ſon doüaire auroit recours ſur les biens des pere & mere de ſon mary.

N

*Contract de Mariage entre deux personnes majeurs & usans
de leurs droits.*

PARdevant, &c. furent present Claude de Lanouë, Marchand
de   Bourgeois de Paris, y demeurant
ruë ..   en la maison où pend pour Enſeigne   Paroiſſe ſaint   âgé de
trente-cinq ans ou environ, fils de deffunt
& de deffunte   ſes pere &
mere, pour luy & en ſon nom d'une part : Et Marie Giraud auſſi
majeure, âgée environ de vingt-ſix ans, jouiſſante & uſante de
ſes droits, demeurant   en la maiſon où eſt pour
Enſeigne   Paroiſſe.   fille de
deffunt   & de Marie
jadis ſa femme, ſes pere & mere, auſſi pour elle & en ſon nom
d'autre part. Leſquelles parties en la preſence & aſſiſtez de leurs
parens & amis cy-aprés nommez ; ſçavoir, de la part dudit Claude
de Lanouë, de   ſon frere, &c. & de
couſin paternel, &c. & de la part de ladite Marie Giraud, de
             oncle paternel   de
&c. ont reconnu & confeſſé volontairement & de leur bon gré,
avoir fait & accordé enſemble le Traité de Mariage & toutes les
conventions & clauſes qui y ſont portées ; c'eſt à ſçavoir, que leſdits Claude de Lanouë & Marie Giraud ont promis & promettent
reciproquement par ces preſentes de ſe prendre l'un l'autre par nom
& loy de mariage, & iceluy faire celebrer & ſolemniſer en face de
noſtre Mere ſainte Egliſe Catholique, Apoſtolique & Romaine le
plûtoſt que faire ſe pourra, & qu'il ſera aviſé & deliberé entre leſdites parties, parens & amis.

Seront les futurs uns & communs en tous biens, meubles &
conqueſts immeubles qu'ils auront & feront enſemble pendant leur
futur mariage aux Us & Coûtumes de cette Ville, Prevoſté &
Vicomté de Paris, à laquelle leſdits futurs ſe ſoûmettent pour l'execution du preſent Contract, de la communauté de biens, & de
toutes les clauſes y contenuës & mentionnées, voulant qu'elles ſoient
reglées & gouvernées ſuivant ladite Coûtume, quand même leſdits futurs Epoux transfereroient leur demeure en une autre Coûtume, & qu'ils feroient leurs acquiſitions en d'autres Provinces qui

auroient des difpofitions contraires, aufquelles ils ont expreffément dérogé & renoncé, dérogent & renoncent expreffément par ces prefentes.

Ne feront neanmoins lefdits futurs Epoux tenus des dettes ny hypotheques l'un de l'autre faites & creées avant leurs époufailles, lefquelles fi aucunes y a feront payées & acquittées fur les biens de celuy d'eux qui les aura faites, fans que l'autre en foit tenu en quelque maniere que ce foit. Et ladite future époufe a declaré que fes biens & droits confiftent en une maifon fize

à elle appartenante de fon propre par la fucceffion dudit deffunt fon pere, & dix mille livres en deniers comptans, & deux mille livres en meubles meublans, uftanciles, tapifferies, habits, linges & hardes à fon ufage, le tout révenant enfemble à la fomme de douze mille livres ; laquelle fomme de dix mille livres, & lefdits meubles & uftanciles de la valeur de deux mille livres ladite future époufe promet bailler, fournir & payer audit futur époux la veille des époufailles : De laquelle fomme de douze mille livres en entrera en ladite communauté jufqu'à la fomme de huit mille livres, pour le furplus de ladite fomme & ladite maifon demeurer propres à ladite future époufe, & aux fiens de fon eftoc, cofté & ligne.

En confequence dequoy ledit futur époux a doüé & doüé la future époufe de la fomme de cinq cens livres de rente de doüaire prefix, à prendre fur tous & chacun les biens meubles & immeubles, prefens & à venir dudit futur époux, qu'il en a des à prefent chargez, affectez, obligez & hypothequez à garantir, fournir & faire valoir ledit doüaire, pour en joüir fuivant ladite Coûtume. Le furvivant defdits futurs conjoints aura & prendra pour fon préciput, hors part & fans confufion des biens de la communauté, jufqu'à la fomme de quinze cens livres felon la prifée qui en fera faite, & fans crüe, ou ladite fomme en deniers comptans, au choix dudit furvivant. Sera loifible à la future époufe furvivant fon futur époux, de prendre & accepter ladite communauté ou y renoncer ; & en cas de renonciation à ladite communauté, elle pourra reprendre franchement & quittement tout ce qu'elle aura apporté & luy fera avenu & écheu par fucceffion, donation ou autrement, avec fes doüaire & préciput tels que deffus, fans eftre tenüe d'aucunes dettes ny hypotheques, faites & creées pendant ladite communauté, quoy qu'elle s'y fût obligée, ou qu'elle y eût efté condamnée, dont elle fera acquittée & indemnifée par ledit futur époux & fur les biens d'iceluy, ou par fes heritiers, & pour laquelle reprife & indemnité elle aura fon hypotheque de ce jour fur tous les biens prefens & à venir de, quelque nature qu'ils foient, dudit futur époux. Si pendant ledit futur mariage eftoit vendu, alicné ou racheté aucuns heritages ou rentes propres à l'un ou à l'autre defdits futurs époux, les deniers en provenant feront remployez en l'acquifition d'autres heritages ou rentes, pour fortir pareille nature de propres au profit de celuy ou celle du cofté & ligne d'où procedent lefdits heritages ou rentes alienez. Et fi lors de la diffolution dudit futur mariage le remploy n'eftoit fait, les deniers feront repris fur la communauté; & à l'égard de ladite future époufe, fi les biens de ladite communauté ne font fuffifans pour faire ladite reprife, ce qui s'en faudra fera pris fur les propres dudit futur époux, pour l'action de reprife fortir pareille nature de propre à celuy ou à celle à qui elle appartient, & aux fiens de fon eftoc, cofté & ligne.

Tout le contenu en ces prefentes a efté expreffément dit, convenu & accordé par & entre les parties comparantes & contractantes en faifant & paffant cefdites prefentes, lefquelles autrement & fans les claufes & conditions y contenuës n'euffent point efté faites ny paffées : Promettans, obligeans & renonçans, &c. Fait & paffé en la maifon de   le
jour de   & ont lefdites parties & autres comparans cy-deffus nommez, figné avec lefdits Notaires fouffignez la minute des prefentes, fuivant l'Ordonnance.

Contract de Mariage quand les pere & mere marient leur fils & leur fille.

PArdevant, &c. furent prefens noble Homme Maiftre Jacques Emond, Confeiller-Secretaire du Roy, &c. & Damoifelle Magdelaine le Febvre fa femme, &c. de luy autorifée, demeurant &c. ftipulant en cette partie pour Claude Emond leur fils aifné à ce prefent & de fon confentement, d'une part ; & noble Homme Nicolas du Bois   & Damoifelle Marie Geneft fa femme, de luy autorifée en cette partie, demeurans à Paris ruë   au nom & comme ftipulans pour Damoifelle Jeanne du Bois leur fille, d'autre : Lefquelles parties de leur bon gré & volontez, en la prefence, par l'avis & confentement de leurs parens & amis cy-aprés nommez ; ſçavoir, de la part de ladite Jeanne, &c. *comme au precedent Contract*, ont reconnu, confeſſé & confeſſent avoir fait & accordé enſemble de bonne foy, les traitez, accords, promeſſes & conventions matrimoniales contenuës en ces preſentes pour le mariage qui ſera dans peu fait & celebré entre leſdits, &c. C'eſt à ſçavoir, leſdits ſieur Nicolas du Bois & Damoiſelle Marie Geneſt ſa femme, avoir promis & promettent donner & bailler ladite Damoiſelle Jeanne du Bois leur fille à ce preſente & conſentante audit Claude Emond, qui la promet prendre pour ſa femme & legitime épouſe par nom & loy de mariage en face de noſtre Mere ſainte Egliſe le plûtoſt que faire ſe pourra, & qu'il ſera aviſé & deliberé entr'eux, leurs parens & amis. En faveur duquel mariage leſdits ſieur Nicolas du Bois & Damoiſelle Marie Geneſt ont promis & promettent donner & bailler au futur époux pour la dot de ladite Damoiſelle Jeanne du Bois leur fille la veille du jour de leurs-Epouſailles & benediction Nuptiale, la ſomme de   en avancement d'hoirie & de leurs ſucceſſions futures, qu'ils promettent ſolidairement ſans diviſion, diſcuſſion, ny fidejuſſion, renonçans auſdits benefices : de laquelle ſomme de   en entrera en la communauté la ſomme de, &c. *comme deſſus.* En contemplation duquel futur mariage leſdits Sieur & Damoiſelle pere & mere dudit futur époux ont par ces preſentes promis ſolidairement ſans diviſion, diſcuſſion, ny fidejuſſion, renonçans auſdits benefices, luy bailler, fournir & payer à iceluy futur époux leur fils en avancement d'hoirie de leurs ſucceſſions futures en deniers comptans la veille du jour de ſes Epouſailles la ſomme de pour luy ſortir nature de propre à luy & aux ſiens de ſon eſtoc, coſté & ligne. Et en outre leſdits Sieur & Damoiſelle pere & mere dudit futur époux donnent par donation pure & ſimple & irrevocable entre-vifs, & en la meilleure forme que donation peut valoir, & promettent garantir de tous troubles & empeſchemens generalement quelconques audit Claude Emond leur fils & futur époux ce acceptant, pour luy, ſes hoirs & ayans cauſe, une maiſon ſize à Paris ruë   conſiſtant, &c. provenante de leurs conqueſts & acquiſitions que leſdits Sieur & Damoiſelle pere & mere dudit Claude Emond ont faites pendant leur communauté, laquelle maiſon ils luy font valoir la ſomme de vingt mille livres pareillement en avancement d'hoirie & de leur future ſucceſſion ;

Pour de ladite maison en joüir, faire & difpofer par ledit Sieur futur épour en pleine proprieté dés à prefent & à toûjours, comme
de chofe à luy appartenant à jufte titre, à commencer ladite joüiffance au jour & terme de Saint Jean dernier paffé ; fe refervant feulement lefdits Sieur & Damoifelle donateurs, les loyers & revenus
échus de ladite maison avant ledit jour de S. Jean. Tranfportant
tous droits de proprieté, &c dont ils fe demettent & deffaififfent
pour en revétir ledit fieur futur époux leur fils. Et pour la plus
grande validité de la prefente donation, lefdits Sieur & Damoifelle pere & mere, ont confenti & accordé qu'elle foit infinuée &
regiftrée aux Greffes des infinuations du Chaftelet de Paris, & ailleurs où il appartiendra dans les quatre mois de l'Ordonnance.
Pourquoy faire & tout ce qui fera requis, lefdites parties ont fait
& conftitué leur Procureur general & fpecial l'un d'eux & le porteur des prefentes, auquel ils ont donné pouvoir & d'en requerir acte, &c.

Claufe de donation par les pere & mere à leur fille, par fon Contract
de Mariage, à la charge de renonciation à leurs fucceffions futures.

En contemplation duquel futur mariage lefdits Sieur & Damoifelle pere & mere de ladite Damoifelle future époufe ont conftitué
& conftituent en dot à ladite Damoifelle leur fille & future époufe,
la fomme de &c. pour, &c. ladite confti-
tution de dot faite moyennant & à la charge que ladite future époufe renoncera aux fucceffions futures defdits Sieur & Damoifelle fes
pere & mere, fans qu'elle y puiffe rien pretendre ny demander aucune chofe, & ce au profit & pour l'avantage de fes freres & de
fes fœurs, & de leurs enfans & defcendans, & de chacun d'eux,
pour telle part & portion qu'il plaira aufdits Sieur & Damoifelle
pere & mere, de difpofer de leurs biens entre leurs autres enfans. Et
à la charge que ledit fieur futur époux s'obligera en fon nom de garantir & faire valoir, envers & contre tous, au cas que ladite
Damoifelle mere de ladite Damoifelle future épou-
fe, pendant le prefent mariage, ou les enfans iffus d'iceluy, vou-
luffent aprés fon decez fe pourvoir contre ladite renonciation.
Toutefois le cas arrivant que ladite Damoifelle mere de ladite Damoifelle future époufe vint à deceder fans enfans mâles, lors vivans, ladite Damoifelle future époufe pourra, fi bon luy femble,
prendre & accepter lefdites fucceffions paternelle & maternelle ; ou

l'une ou l'autre, en rapportant par elle la moitié de ladite somme de   en chacune defdites fucceſſions, ou en moins prenant ; le tout ſans préjudice à ladite Damoiſelle future épouſe des droits ſucceſſifs qui luy pourroient écheoir de ſes ayeux & autres aſcendans, aprés le decez dudit Sieur & Damoiſelle ſes pere & mere.

Quand la fille qui fait la renonciation eſt mineure, il faut ajoûter cette clauſe, ſçavoir, que les futurs époux promettent & s'obligent ſolidairement de ratifier ladite renonciation dés qu'elle aura accomply ſa vingt-cinquiéme année.

Stipulation d'employ des deniers dotaux au payement des dettes du futur époux, avec ſubrogation

De laquelle ſomme de trente mille livres en entrera en la communauté la ſomme de douze mille livres, pour celle de dix-huit mille livres demeurer & tenir nature de propre à ladite   & aux ſiens de ſon eſtoc, coſté & ligne, pour laquelle ſomme de dix-huit mille livres eſtre employée par ledit ſieur futur époux au payement de ſes dettes, deſquelles les creanciers feront ceſſion & ſubrogation au nom de ladite Damoiſelle future épouſe, pour luy ſortir nature de propre, comme eſtant leſdits payemens faits de ſes deniers dotaux : dont ſera fait mention expreſſe par les Contracts & Actes deſdits payemens, qui ſeront mis avec les pieces juſtificatives deſdites dettes és mains deſdits Sieur & Damoiſelle pere & mere de ladite future épouſe, dans trois mois aprés la benediction & célebration dudit mariage.

Stipulation d'employ.

Laquelle ſomme de   ledit ſieur époux ſera tenu au plûtoſt & inceſſamment aprés le jour de la benediction nuptiale, convertir & employer en acquiſitions de terres & heritages dans la Coûtume de Paris, au nom & profit de la future épouſe, qui luy feront cenſez & reputez propres, comme dit eſt, leſquelles acquiſitions & emplois ſe feront par l'avis dudit ſieur pere de ladite future épouſe.

Conſtitution de dot tant pour les droits ſucceſſifs, que pour ceux à écheoir.

Ledit ſieur pere de la future épouſe a fait en faveur & contemplation dudit futur mariage, donation irrevocable à ladite future

époufe fa fille , ce acceptant, pour luy eftre & demeurer propre &
aux fiens , une maifon fize , &c. eftimée vingt mille livres , pour de
ladite maifon jouïr & difpofer par lefdits futurs conjoints dés l'inftant de leur mariage, à toûjours & paifiblement : ladite donation
faite tant pour le droit fucceffif mobiliaire & immobiliaire , appartenant à ladite future époufe par le decez de ladite Damoifelle
sa mere , qu'en avancement d'hoirie de la fucceffion
& droits fucceffifs à écheoir dudit fieur donateur.

Fille mariée fans dot avec fes droits.

Ledit fieur futur époux a promis & promet prendre ladite Damoifelle pour fa femme & legitime époufe avec fes biens & droits à
elle appartenans , tels qui luy font échûs par la fucceffion de Damoifelle   fa mere , & qui pourront luy avenir un jour
par le decez dudit fieur   pere de ladite Damoifelle future époufe , &c.

Claufe pour laiffer jouïr le furvivant des pere & mere qui marient leur fils ; ou leur fille , des biens de la communauté , fuivant l'Article 281. de la Coûtume de Paris.

Et en confequence de ladite fomme de
dont ledit fieur & Damoifelle pere & mere dotent ladite future
époufe leur fille , il a efté accordé & convenu entr'eux & ledit fieur
& Damoifelle futurs époux , qu'ils laifferont jouïr par ufufruit
feulement & la vie durant , le furvivant defdits pere & mere , au
cas qu'ils ne fe remarient point, des meubles & conqueſts du predecedé , fans que lefdits fieur & Damoifelle futurs époux en puiffent
demander audit furvivant aucun compte ny partage , conformément à la difpofition de la Coûtume de la Ville , Prevofté & Vicomté de Paris ; dérogeant à toutes autres à ce contraires , dans
lefquelles lefdits conqueſts pourroient eftre fituez.   A la charge
neanmoins que ladite claufe fera mife & appofée aux Contracts de
mariage des autres freres & fœurs de ladite future époufe.

Claufes de communauté pour ameubliſſement.

Lefdits Sieur & Damoifelle pere & mere de ladite future époufe
ont donné & emmeubli aufdits futurs conjoints , ce acceptans,
une maifon fize à   chargée du cens feulement
envers &c. pour d'icelle maifon & lieux y contenus jouïr & difpofer

ser par ledit futur époux, & sortir nature de conquest ; comme si ladite maison avoit esté acquise pendant leur futur mariage ; laquelle maison lesdits Sieur & Damoiselle pere & mere font valoir la somme de quinze mille livres.

Clauses d'homologation quand la future épouse est mineure.

Et dautant que tous les biens de ladite future épouse consistent esdites maisons, heritages, & rentes, declarez cy-dessus, elle a ameubly audit futur époux ladite maison sise & consistant comme dessus, &c. de l'avis & consentement dudit

Sieur   son Curateur, & de ses parens & amis : & dautant que cet ameublissement a besoin d'estre homologué en Justice, lesdits futurs époux & lesdits parens de ladite future épouse ont fait & constitué leur Procureur le porteur des presentes, auquel ils ont donné pouvoir de consentir & poursuivre l'homologation ; pour d'icelle maison & lieux y contenus jouïr & disposer par ledit Sieur futur époux à sa volonté, & sortir, &c.

Clause portant qu'il n'y aura point de communauté.

A esté accordé & convenu entre lesdites parties, qu'à l'occasion dudit futur mariage, ladite future épouse ny ses heritiers ne pourront pretendre qu'il y aura eu communauté de biens avec ledit Sieur futur époux, parce qu'ils ont accordé entr'eux qu'il n'y auroit point de communauté, soit de meubles ou immeubles pendant leur mariage. En sorte que les acquisitions qui seront faites pendant ledit futur mariage, seront & demeureront propres à celuy d'entr'eux qui les auront faites, nonobstant la disposition de la Coûtume de cette Ville, Prevosté & Vicomté de Paris à ce contraire, ou autres, ausquelles lesdits Sieur & Damoiselle futurs époux ont expressément dérogé & renoncé en contemplation dudit futur mariage ; lequel n'auroit pas esté contracté autrement sans ladite clause.

Et en consequence ne seront tenus lesdits Sieur & Damoiselle futurs époux des dettes l'un de l'autre déja creées, ou qui seront cy-aprés creées par eux, ou par l'un d'eux pendant ledit futur mariage ; mais seront payées & acquittées sur les biens de celuy, ou de celle qui s'en trouvera debiteur. Et pour cet effet lesdits futurs époux feront faire respectivement inventaire de tous leurs biens, droits, titres & contracts auparavant la celebration de leur futur mariage.

Aussi en consequence de ladite clause, ladite future épouse joüira & aura l'administration & disposition de ses biens & droits, & fera la poursuite des actions qui luy appartiennent, & le recouvrement à son profit des dettes qui luy sont deües, fera acquisitions en son nom, qui luy demeureront propres & aux siens : & pour cet effet ledit Sieur futur époux l'a dés à present autorisée & autorise irrevocablement pour ladite joüissance, disposition, vente & alienation, soit de ses meubles, ou de ses immeubles, sans que ledit futur époux y puisse mettre aucun empeschement, ny qu'il soit besoin d'autre pouvoir ou autorisation. Neanmoins en tant que besoin seroit, ledit futur époux a consenti qu'elle soit autorisée par Justice pour la poursuite desdits droits.

Quelquefois le futur époux n'accorde à sa future épouse que l'administration de ses biens, luy ostant le pouvoir de les vendre ou engager, en ces termes :

Mais afin que les biens de ladite Damoiselle future épouse soient conservez pour elle & pour ses enfans, il est convenu & arresté entre les parties, que ladite Damoiselle future épouse ne pourra les vendre, aliener, engager, ny en disposer sans l'autorité & le consentement dudit sieur futur époux, lequel l'autorisera aprés avoir esté deuëment informé de la necessité qui y obligera : comme aussi pour faire poursuite de ses droits ou actions, ou se défendre en Justice.

Quelquefois aussi le mary stipule qu'il aura l'administration des biens de sa femme, & qu'il en aura la joüissance pour soutenir les charges du mariage.

Inventaire fait en consequence de la susdite clause.

L'an   à la requeste de Damoiselle, &c. & en execution de la clause apposée au Contract de mariage d'entr'elle & M. Claude, &c. receu par les Notaires soussignez, le jour de   portant qu'il n'y aura aucune communauté de biens entr'eux, & que pour cet effet ils ne seront point tenus des dettes, &c. & qu'ils feront faire respectivement inventaire de tous leurs biens, ainsi qu'il est porté par ledit Contract, & en la presence dudit M. Claude   pour ce present & comparant, a esté par lesdits Notaires soussignez, fait inventaire de

tous les biens meubles, uftanciles d'hoftel, lettres, titres & papiers
appartenans à ladite Damoifelle, & concernant fes droits, eftant
dans la maifon où elle eft prefentement demeurante, fife comme
dit eft, &c. par elle montrez & exhibez, affirmant le tout luy appartenir, & lefquels meubles ont efté prifez par
Sergent à Verge audit Chaftelet de Paris, qui les a prifez en fa
confcience, eu égard à leur jufte valeur, aux fommes de deniers,
& ainfi qu'il s'enfuit, &c.

*Le futur époux doit auffi faire faire un Inventaire de fes biens, comme
dit eft, en prefence de fa future époufe, ou autre au nom d'icelle.*

Claufe de communauté pour des perfonnes domiciliées
en Païs de Droit écrit.

Seront lefdits futurs époux uns & communs en biens meubles
& conquefts immeubles, fuivant l'ufage de la Ville, Prevofté &
Vicomté de Paris, quoy que lefdits futurs époux ayent leur domicile ordinaire dans   Païs de Droit écrit,
dans le deffein d'y retourner, auquel il n'y a aucune communauté
entre les conjoints par mariage, ou qu'ils aillent demeurer dans un
autre lieu, où il n'y auroit point auffi de communauté de biens
entre perfonnes mariées; confentant ledit fieur futur époux de
recevoir ladite future époufe au droit de communauté, tant de
meubles, que de conquefts immeubles, pour participer elle & fes heritiers audit droit de communauté, fuivant ledit ufage de la Ville de Paris, de mefme que fi lefdits futurs époux eftoient domiciliez dans ladite Ville, & avoient deffein d'y établir leur domicile
actuel & ordinaire; & pour cet effet lefdits futurs époux ont dérogé & dérogent par ces prefentes, en tant que befoin feroit, à toutes autres Coûtumes & ufages particuliers des lieux où ils ont leur
domicile & où ils pourroient l'établir pendant leur mariage, fe
foumettant entierement à la difpofition de ladite Coûtume de Paris;
car autrement ledit prefent Contraft de mariage n'auroit point
efté fait ny accordé entre les parties.

Claufe de communauté pour des perfonnes domiciliées en Normandie.

En faveur duquel futur mariage a efté accordé entre les parties,
que lefdits futurs époux feront uns & communs en tous biens, meubles & acquefts immeubles, qui feront faits durant & conftant leur
futur mariage, en quelques lieux & Coûtumes qu'ils foient fituez,

suivant l'ufage de la Ville, Prevofté & Vicomté de Paris. Et pour feureté de ce que deffus, ledit Sieur futur époux a promis & promet de ne faire aucunes acquifitions finon dans des lieux ou par la Coûtume la future époufe aura droit de communauté. Et neanmoins en cas que ledit futur époux fift des acquifitions pendant le mariage dans des Coûtumes qui défendroient ladite communauté, & qui empefcheroient ladite future époufe de prétendre part dans ladite communauté, en ce cas ledit futur époux & fes heritiers feroient tenus fournir & payer à ladite future époufe, ou à fes heritiers, la moitié de la jufte valeur & eftimation defdites acquifitions, telle qu'elle fera lors de la diffolution dudit futur mariage, ou la moitié du prix defdites acquifitions portées par les Contracts, au choix & option de ladite future époufe, fes heritiers & ayans caufe. Et pour cet effet lefdits futurs époux ont dérogé & dérogent à la Coûtume de Normandie, où ils ont leur domicile ordinaire & actuel, où ils prétendent retourner, & en tant que befoin feroit, ont dérogé & dérogent par ces prefentes à toutes autres Coûtumes à ce contraires, où ils pourroient établir leur domicile pendant leur mariage, fe foumettant, &c.

Il faut obferver, comme il a efté dit cy-deffus, que tels Contracts ne peuvent eftre faits dans la Coûtume de Normandie, portans communauté de biens, & que pour le ftipuler il faut que les parties fe tranfportent à Paris, ou dans un lieu qui admette la communauté de biens; mais il vaut mieux venir à Paris paffer le Contract, parce que le Sceau du Chaftelet de Paris eft attributif de jurifdiction, & que telles claufes font favorables au Chaftelet & dans le Parlement de Paris, & qu'elles ne font pas receuës de mefme au Parlement de Normandie, qui juge toûjours contre les claufes de communauté.

Claufes pour le Doüaire.

Conftitution du Doüaire prefix, ou Coûtumier, au choix de la future époufe.

Ledit Sieur futur époux a doüé & doüe ladite Damoifelle fa future époufe de   de rente & doüaire prefix, ou du doüaire Coûtumier, à fon choix, pour l'avoir & le prendre fi toft que le doüaire aura lieu, fur tous & chacuns les biens meubles & immeubles, prefens & à venir dudit Sieur futur époux, avec fon habitation au Chafteau dudit Fief & Maifon Seigneuriale de　　　　　　　　　appartenant audit Sieur futur époux, & la joüiſſance de l'enclos, pourpris, jardins, garennes & preclôtures dudit Chaſteau, lequel ſera meublé une ſeule fois ſeulement aux dépens des heritiers dudit Sieur futur époux, de meubles, tapiſſeries, linges & autres choſes neceſſaires ſelon la qualité deſdits futurs époux, ſans diminution dudit doüaire, duquel, tel qu'elle aura choiſi, elle demeurera ſaiſie au jour du decez dudit ſieur futur époux, ſans qu'elle ſoit tenuë de le demander en Juſtice : dérogeant pour ce regard leſdites parties à toutes Coûtumes qui y ſeroient contraires.

Clauſes pour la ſeureté du doüaire.

Leſdits Sieur & Damoiſelle pere & mere dudit Sieur époux ont certifié & certifient ledit Sieur futur époux leur fils franc & quitte de toutes dettes & hypotheques juſques audit jour de mariage : & en cas qu'il s'en trouvaſt quelques-unes precedant ledit futur mariage, ils promettent ſolidairement de les acquitter de leurs propres deniers, ſous l'obligation & hypotheque generale de tous leurs biens ; comme auſſi ils s'obligent ſolidairement & tous leurs biens preſens & à venir au doüaire & conventions matrimoniales ſtipulées & accordées par le preſent Contract de Mariage à ladite Damoiſelle future épouſe, à laquelle & à ſes hoirs, ou ayans cauſe, ils en répondent & en font leur propre fait & dette ſolidairement comme deſſus, pour ledit Sieur futur époux leur fils.

Clauſes de donations dans les Contracts de Mariage.

Donation à la future Epouſe.

En faveur duquel futur mariage, ledit futur époux a donné & donne par ces preſentes à ladite future épouſe, en cas qu'il la precede ſans enfans, la ſomme de　　　　　　　　à prendre ſur la part des biens de la communauté appartenans audit futur époux, en cas qu'ils ne ſoient pas ſuffiſans, ſur les biens propres d'iceluy, la ſomme de　　　　　　　　qui luy appartiendra en pleine proprieté, pour en joüir par elle & les ſiens à ſa volonté.

Autre.

En faveur & contemplation duquel futur mariage ledit sieur futur Epoux a donné, cedé & transporté, donne, cede & transporte par titre de donation pure & simple & irrevocable, entre-vifs, dés à present & pour toûjours, & promet garantir à ladite Damoiselle future Epouse stipulant & acceptant pour elle, ses hoirs & ayans cause, sadite maison située
pour en joüir par ladite future Epouse, ses hoirs & ayans cause, à toûjours aprés le decez dudit sieur futur Epoux, au cas qu'il n'y ait point d'enfans provenans dudit futur mariage, & que ladite Damoiselle future Epouse survive ledit sieur futur Epoux, se constituant ledit sieur futur Epoux joüir, tenir & posseder precairement ladite maison pour, au nom & au profit de ladite Damoiselle sa future Epouse, ses hoirs & ayans cause, au cas susdit qu'il n'y ait point d'enfans, sans que ledit sieur futur Epoux puisse vendre, engager, ou aliener ladite maison pendant ledit futur mariage.

Donation reciproque en pleine proprieté entre les futurs Conjoints.

En contemplation dudit futur mariage, & pour la bonne amitié que se portent l'un pour l'autre lesdits futurs conjoints, lesdits futurs conjoints se sont fait & se font par ces presentes une donation reciproque ; sçavoir, ledit futur Epoux donne à ladite future Epouse, ce acceptant, une maison size, &c. appartenant audit futur Epoux de son propre paternel, à luy échuë par la succession de   son pere. Et ladite future Epouse a fait pareillement donation audit sieur futur Epoux, ce acceptant, d'une maison, &c. appartenante à ladite future Epouse de son propre, à elle écheuë par les successions de deffunts
ses pere & mere : Pour lesdites maisons cy-dessus données respectivement estre & appartenir au survivant en pleine proprieté dés l'instant du decez du premier mourant, sans qu'il soit besoin d'aucun Acte de Justice, & en joüir, faire & disposer par ledit survivant, ses hoirs & ayans cause, à leur volonté, & comme de chose à eux appartenant à juste titre ; ladite donation faite sans préjudice des autres conventions portées audit present Contract de mariage, pourveu neanmoins qu'il n'y ait enfans issus lors du decez du premier mourant des futurs Epoux, auquel cas ladite donation sera nulle & sans effet. Et pour la validité de ladite donation transf-

portent lefdits futurs conjoints dés à prefent tous droits de proprieté, fonds & très-fonds defdites maifons, fe deffaififfant l'un
au profit de l'autre, &c. Et pour faire infinuer la prefente donation, &c.

Claufe de don viager.

En faveur & contemplation dudit futur mariage ladite future
Epoufe a fait & fait par ces prefentes don irrevocable audit futur
Epoux, ce acceptant, de l'ufufruit & joüiffance d'une maifon,
lieux & heritages fituez à Paris   dont la
proprieté appartient à ladite future Epoufe de fon propre, &c.
pour d'icelle maifon & lieux en dépendans joüir par ledit futur
Epoux fa vie durant feulement aprés le decez de ladite future
Epoufe, pourveu qu'au temps dudit decez il n'y ait aucuns enfans iffus dudit futur mariage; car au cas qu'il y ait enfans, fera
ladite donation nulle & fans effet comme fi elle n'avoit point efté
faite, ladite donation faite à la charge d'entretenir par ledit futur
Epoux ladite maifon & lieux en dépendans de toutes reparations
viageres, & la rendre en bon eftat par fes heritiers aprés fon decez,
fans que pour raifon defdites reparations ledit futur Epoux foit tenu bailler aucune caution ny autre affurance que fa bonne foy, & le
bien qu'il pourra laiffer par fon decez. Et pour faire infinuer, &c.

Claufe de donation viagere mutuelle de tous biens, tant propres, que acquefts & conquefts, pour le furvivant.

En faveur & contemplation dudit futur mariage lefdits futurs
Epoux fe font fait & font par ces prefentes donation viagere mutuelle, égale & reciproque, & au furvivant d'eux, ce acceptant,
de tous & chacuns les biens, meubles & immeubles; tant de propres, que d'acquefts qui appartiendront au premier mourant au
jour & heure de fon decez, à quelque fomme qu'ils fe puiffent
monter, & de quelque valeur qu'ils foient, & en quelques lieux
qu'ils fe trouvent fituez, fans en retenir ou excepter aucunes chofes, pour de tous lefdits biens tant propres, qu'acquefts & conquefts
joüir par le furvivant fa vie durant, fans qu'il foit tenu bailler aucune caution, finon à fa caution juratoire : Ladite donation faite
à la charge d'entretenir les maifons & heritages de toutes reparations viageres, & qu'ils feront rendus en bon eftat quand l'ufufruit
conftitué par ladite donation finira, & pourveu que lors du decez du

premier mourant il n'y ait aucuns enfans vivans, auquel cas d'enfans ladite presente donation viagere mutuelle seroit nulle & de nul
effet, & comme non faite. Et pour faire insinuer, &c.

Clause de donation mutuelle de la proprieté de tous biens.

En contemplation dudit futur mariage & pour l'affection & l'a-
mitié que se portent lesdits futurs Epoux l'un à l'autre, ils se font
fait & font par ces presentes donation pure & simple entre-vifs &
irrevocable & au survivant d'eux, ce acceptant pour luy, ses hoirs
& ayans cause, tous & chacuns les biens, meubles & immeubles,
tant de propres, que d'acquests & conquests, & tous autres qui ap-
tiendront au premier mourant lors de son decez, en quelques lieux
qu'ils soient situez, & de quelque nature qu'ils soient, & de quelque valeur qu'ils puissent estre, sans en reserver, retenir ou excepter aucune chose : pour de tous lesdits biens joüir par ledit survivant & les siens, hoirs & ayans cause à l'instant du decez dudit premier mourant, & en faire & disposer en pleine proprieté comme
bon leur semblera & à leur volonté ; ladite donation faite au cas qu'il
n'y ait aucuns enfans dudit mariage vivans lors de la mort dudit
premier mourant ; car au cas qu'il y eût enfans, ladite donation demeurera nulle & sans effet, & comme si elle n'avoit pas esté faite,
transportant dés à present par ledit premier mourant audit survivant, ses hoirs & ayans cause, tous droits de proprieté, possession,
& tous autres generalement quelconques, qu'il a, aura, & luy
appartiendra esdits biens, meubles, propres, acquests & conquests
immeubles lors du decez du premier mourant, dont il s'est dessaisi, démis & dévestu par ces presentes, pour au nom & au profit dudit survivant, & de sesdits hoirs & ayans cause, voulant &
consentant qu'ils en soient revestus, & receus en bonne & suffisante saisine & possession par les Seigneurs de qui ils sont & seront
tenus, ainsi qu'il appartiendra, &c. Et pour faire insinuer, &c.

Ordinairement quand on fait une semblable donation mutuelle
de tous biens, on met cette clause, qu'il sera permis au premier
mourant de disposer jusqu'à une certaine somme par donation entre-vifs, ou par testament ou autrement : ce qu'il faut faire, autrement les dispositions qui seroient faites au prejudice de la donation, seroient nulles & de nul effet.

Il faut icy observer qu'une donation de tous biens se peut faire
au cas qu'il n'y ait point d'enfans vivans lors du decez, ou au cas
que

que les enfans iffus du futur mariage decedent avant l'âge de vingt-
cinq ans accomplis avant le furvivant de leur pere & mere. Cette
queition a efté jugée ainfi au Chaftelet, & la Sentence confirmée
par la Cour en l'Audiance de la Grand' Chambre le Mardy 12.
Mars 1680. plaidans Pajot & Nivelle. Cependant elle fouffroit
de grandes difficultez, comme j'ay montré ailleurs.

Donation faite aux enfans qui naiftront du mariage par la future Epoufe.

En contemplation dudit futur mariage a efté convenu, foit que ladite Damoifelle future Epoufe furvive ledit futur Epoux, ou qu'elle
le predecede, laiffant des enfans dudit mariage, ladite Damoifelle
a donné & donne par ces prefentes par donation irrevocable aufdits enfans ladite maifon fize, &c. pour eftre entr'eux partagée
fuivant la Coûtume des lieux ; pour joüir par lefdits enfans des
chofes par elle données aprés fon decez, fans qu'elle en puiffe difpofer, ny les charger, affeéter ny obliger en quelque maniere que
ce foit, du confentement de fon mary ou autrement, au prejudice defdits enfans. Neanmoins au cas que ladite Damifelle future
Epoufe furvivant fon mary paffât en fecondes ou autres nopces,
& que des fubfequens mariages elle eût d'autres enfans, lefdits enfans iffus du prefent mariage aprés le decez de ladite Damoifelle
future Epoufe, auront le choix de pouvoir fucceder avec les
autres enfans defdits fubfequens mariages, en rapportant les chofes à eux données par ladite Damoifelle future Epoufe leur mere,
ou bien fe tenir à ladite donation, laquelle a efté acceptée par lefdits Notaires ftipulant pour eux.

Inftitution du fils avec fubftitution dans le Contraét de Mariage par les pere & mere.

En contemplation dudit futur mariage lefdits Sieur & Damoifelle pere & mere dudit Sieur futur Epoux l'ont inftitué leur
heritier, le reconnoiffant pour tel, & promettant de luy conferver leurs fucceffions : & en outre lefdits Sieur & Damoifelle
pere & mere fubftituent au profit des enfans qui naiftront dudit futur mariage les biens immeubles qui écherront audit fieur
futur Epoux leur fils par le moyen de la prefente inftitution, fans
que ledit fieur futur Epoux en puiffe difpofer à leur préjudice par
vente, donation, ou autrement, & fans qu'il les puiffe affeéter ny

hypothequer, soit pendant ou aprés ledit futur mariage, pour quelque cause que ce puisse estre.

Ces institutions sont appellées contractuelles, parce qu'elles se font par contract de mariage, en faveur duquel elles sont irrevocables ; neanmoins ceux qui les ont faites peuvent disposer de leurs biens, & les aliener *ex causa necessaria*, mais non par une cause volontaire, en sorte qu'ils ne les peuvent pas donner ou les aliener par quelque titre lucratif. Cette institution ne s'entend pas de tous les biens, mais seulement de la part & portion que l'institué peut pretendre dans les biens de ses pere & mere ; c'est à dire, que s'il y a trois enfans au temps de la mort de ses pere & mere, l'institué n'est censé institué que pour un tiers ; cette institution empêchant lesdits pere & mere de disposer de leurs biens au préjudice de cette part & portion qu'ils doivent laisser à celuy qu'ils instituent, sans en pouvoir avantager leurs autres enfans à son préjudice. Que si lesdits pere & mere avoient aliené une partie de leurs biens par une cause necessaire aprés cette institution, le fils institué n'auroit aucun recours contre les acquereurs, parce que cette institution s'entend des biens qui se trouvent appartenir ausdits pere & mere au jour de leur decez. Mais quand on veut assurer un bien certain pour le fils, il faut luy faire une donation entre-vifs, pure & simple, & irrevocable, en reservant par les pere & mere l'usufruit & la joüissance d'iceluy pendant leur vie, & ils peuvent aussi substituer aux enfans qui naistront du mariage les choses données ; & quand ce sont des personnes de qualité, & qu'il y a un fief considerable dans la maison, ils le donnent ordinairement à leur fils aisné, en le chargeant de le restituer à son aisné qui naistra du mariage, pour iceluy appartenir à l'aisné de la famille, pour empêcher par ce moyen qu'il n'en sorte.

Mais il faut observer que telles substitutions, soit par contract de mariage ou par derniere volonté, ne se peuvent point faire au préjudice de la legitime de celuy qui est chargé de restituer ; c'est à dire, que les pere & mere doivent laisser sans aucune charge de restitution la legitime à celuy qu'ils veulent charger de restituer aux enfans qui naistront de luy, en sorte que la charge de restituer ne peut avoir lieu que pour ce qui excede la legitime ; ce qui a lieu ainsi tant dans la France Coûtumiere, que dans les païs de Droit écrit.

Ces institutions contractuelles, quoy que contraires à la disposition du Droit Romain, sont neanmoins receuës dans les Provinces du Droit écrit, comme nous avons dit dans la Jurisprudence du Digeste sur les institutions d'heritier.

Don mutuel.

En contemplation dudit futur mariage & pour la bonne & reciproque amitié que se portent lesdits futurs Epoux, iceux futurs Epoux ont par ces presentes fait & font don l'un à l'autre, & au survivant d'eux par donation pure & simple & irrevocable faite entre-vifs en la meilleure forme que faire se peut & doit, ce acceptant par lesdits futurs Epoux respectivement de tous & chacuns les biens, meubles & conquests immeubles qui se trouveront appartenir au premier mourant desdits futurs Epoux, & estre communs entr'eux au jour du decez dudit premier mourant, en quelques lieux qu'ils se trouvent deûs, ou situez, & à quelque somme qu'ils puissent monter sans en rien reserver, retenir ny excepter en quelque maniere que ce soit par ledit premier mourant, pour en jouir en pleine proprieté & sans retour par ledit survivant, ses hoirs ou ayans cause, pourveu qu'au jour du decez dudit premier mourant il n'y ait aucuns enfans vivans issus dudit futur mariage. Cette donation faite pour les causes susdites, & par la volonté & intention desdits futurs conjoints. Et pour faire insinuer ces presentes au Greffe des insinuations du Chastelet de Paris, & par tout ailleurs où besoin sera, lesdits futurs Epoux ont fait, &c.

Cette donation peut estre faite seulement à la vie du survivant, ainsi qu'il a esté dit cy-dessus.

Contract de Mariage au Païs de Droit écrit.

A Tous ceux qui ces presentes Lettres verront, Nous Garde du Scel commun Royal, &c. sçavoir faisons, que pardevant   Notaire au Bailliage de demeurant   soussigné, en presence des témoins aprés nommez, & aussi soussignez, furent presens & constituez en leurs personnes Maître Claude de la Noué
& avec luy de son autorité & permission Georges de la Noué son fils aîné, d'une part : Et Maître Jacques Marests, & avec luy & de son autorité & permission Damoiselle Marie Giraud sa femme, & aussi avec luy & de son autorité & per-

miſſion Damoiſelle Nicole Mareſts ſa fille , d'autre : leſquelles parties font entre-elles de l'avis & conſeil de pluſieurs de leurs parens & amis pour ce aſſemblez , pour eux & les leurs , les promeſſes , conſtitutions , donations en cas de ſurvie , & autres pactions & conventions qui s'enſuivent : Sçavoir , premierement que ledit ſieur Georges de la Nouë fils , & Damoiſelle Nicole Mareſts , ont promis & promettent ſe prendre & épouſer l'un l'autre , à mary & femme en loyal mariage , & pour cet effet ſe repreſenter en la face de noſtre Mere ſainte Egliſe , toutesfois & quantes que l'un ou l'autre en ſera requis , affirmans n'avoir fait aucunes choſes pourquoy le preſent mariage ne pût ſortir ſon plein effet. En faveur & contemplation duquel mariage , ledit ſieur Claude de la Nouë étably & conſtitué en ſa perſonne , pere dudit futur Epoux , a donné & donne audit ſieur ſon fils preſent & acceptant , par donation irrevocable , faite entre-vifs à cauſe de Nopces , à perpetuité pour préciput & avantages , en conſideration des bons & agreables ſervices qu'il a receus de luy , & qu'il eſpere en recevoir à l'avenir ; de la preuve deſquels il l'a déchargé & décharge par ces preſentes , ſa Terre & Seigneurie de   conſiſtant en Chaſteau & Maiſon forte , environné de foſſez & pont - levis , avec tous les meubles , armes & autres uſtanciles d'Hôtel qui ſont à preſent en ladite Maiſon : enſemble la haute , moyenne & baſſe Juſtice , les mains-mortes , corvées , avec les prez , terres , bois , garennes , moulin , vignes & Domaines en dépendans , ainſi que ledit ſieur donateur & ſes predeceſſeurs en ont joüy , ſans retenir , reſerver ny excepter droit ny partie quelconque , avec fonds , fruits , entrées , iſſuës , proprietez , appartenances & dépendances , aux charges deuës ſur ladite Maiſon , franche neanmoins des arrerages de tout le paſſé juſqu'à preſent , ſe deveſtant ledit ſieur donateur de ladite Maiſon , Terre & Seigneurie par luy donnée , & de toutes les dépendances & appartenances d'icelle en quoy qu'elles conſiſtent , & en quelque lieu que le tout ſoit ſitué , & en a inveſti & reveſtu , inveſtit & reveſt ledit ſieur futur Epoux ſon fils , avec tout le droit de conſtitut du nom & titre de precaire , tranſlation de tous droits & actions , & autres tranſlations de droit , conſentant qu'il en prenne & perçoive la vraye , réelle & actuelle poſſeſſion , joüiſſance & ſaiſine , pour laquelle prendre & apprehender il luy a donné & donne plein pouvoir , autorité & puiſſance par ces preſentes. Et pour joüir par ledit ſieur fils futur Epoux de la donation à luy faite, & en pouvoir difpofer à l'avenir à fa volonté comme de chofe à luy appartenante, ledit fieur   pere a declaré & declare qu'il l'a émancipé & l'émancipe ; ladite donation faite fans prejudice au fieur donataire de participer aux autres biens dudit fieur donateur fon pere, foit par fucceffion à inteftat, teftamentaire ou autrement.

En faveur & contemplation dudit futur mariage ledit fieur des Marefts & Damoifelle Marie Giraud pere & mere de ladite Damoifelle future Epoufe conftituez & établis en leurs perfonnes, de leur bon gré & volonté ont conftitué & conftituent en dot de mariage audit fieur futur Epoux, au profit toutefois de ladite Damoifelle future Epoufe leur fille, la fomme de quinze mille livres, qu'ils promettent payer le jour de la benediction Nuptiale defdits futurs Epoux, laquelle fomme fera impofée & affignée fur ladite Maifon, Terre & Seigneurie donnée audit fieur futur Epoux par ledit fieur   fon pere, pour feureté de la reftitution d'icelle le cas de la reftitution arrivant. Et au moyen du payement de ladite fomme, ladite Damoifelle future Epoufe de l'autorité dudit fieur   fon futur Epoux, a quitté & quitte aufdits Sieur & Damoifelle fes pere & mere tous droits de legitime, fupplément d'icelle, & autres quelconques reclamations qu'elle pourroit pretendre és biens & fucceffions de fefdits pere & mere, & de fes freres & fœurs, au cas neanmoins que lefdits Sieur & Damoifelle fes pere & mere laiffent des enfans mafles iffus de leur mariage, ou décendans des mafles.

Ledit fieur futur Epoux a donné & promis donner le jour de la benediction Nuptiale à ladite Demoifelle fa future Epoufe en bagues & joyaux jufqu'à la fomme de quinze cens livres, dont il luy fait donation, pour en difpofer par elle à fa volonté. Et au cas que ledit fieur futur Epoux aille de vie à trépas avant ladite Damoifelle fa future Epoufe, il luy donne de furvie fa vie durant la fomme de cinq cens livres de rente. Mais au cas que ladite Damoifelle future Epoufe predecede ledit fieur futur Epoux, en ce cas elle luy donne la fomme de trois mille livres, laquelle elle veut eftre prife & retenuë fur ladite conftitution : car ainfi l'ont voulu & accordé lefdites parties, qui ont promis le tout entretenir & accomplir de point en point felon fa forme & teneur, fur peine de part & d'autre de tous dépens, dommages & interefts. Et pour la validité des prefentes lefdites parties ont confenty & confentent qu'elles foient enregiftrées & infinuées au Greffe dudit Bailliage   constituant pour ce faire, requerir & confentir ladite infinuation, tous les Procureurs poftulans audit Bailliage, aufquels ils en donnent plein pouvoir & puiffance, les créant & conftituant pour cet effet. Fait & paffé, &c. prefens, &c. qui ont figné avec lefdites parties.

V I. *Des fecondes Nopces.*

Touchant les fecondes nopces, nous obferverons que quand ceux qui les contractent, n'ont point d'enfans vivans de leur premier mariage, & qu'il n'y en avoit aucun au jour du decez du premier decedé, les fecondes nopces ne font en aucune façon differentes des premieres, mais que quand il y a des enfans vivans, celuy ou celle qui contracte mariage avec celuy ou celle qui paffe en fecondes nopces ayant enfans, doit prendre garde à deux chofes, qui font la communauté & la tutelle des enfans du premier lit.

Quant à la communauté, il faut remarquer que la communauté contractée par un premier mariage dure jufqu'à ce que le furvivant des conjoints ait fait clorre en Juftice l'Inventaire des biens delaiffez & trouvez aprés le trépas du premier mourant, & que jufqu'à ce la communauté eft continuée entre le furvivant & les enfans iffus du mariage; & pour rompre & diffoudre cette communauté, il faut que le furvivant faffe faire cette Inventaire avec perfonne capable & legitime contradicteur defdits biens meubles, titres, dettes, obligations, conquefts immeubles, & autres droits & actions qui eftoient communs entre le furvivant & le predecedé par deux Notaires, fans y obmettre aucunes formalitez ou folemnitez qui s'obfervent felon la Coûtume du lieu : & l'Inventaire eftant fait & parfait, doit eftre clos en Juftice dans trois mois aprés la confection d'iceluy. Et à faute par le furvivant d'avoir fait faire Inventaire, l'enfant ou les enfans furvivans peuvent, fi bon leur femble, demander communauté en tous les biens meubles & conquefts immeubles du furvivant, quoy qu'il fe remarie, ainfi qu'il eft porté par l'Art. 240. & 241. de la Coûtume de Paris.

Il eft toûjours en la difpofition du furvivant de faire Inventaire, & de le faire clorre, quoy qu'il ait paffé plufieurs années fans le faire aprés la mort du predecedé, & que les enfans iffus du mariage foient encore mineurs, pourveu qu'il le faffe avec les folemnitez requifes.

Pour diſſoudre la communauté contractée à Paris par des perſonnes domiciliées en la Coûtume de Normandie, avec ſoûmiſ-
ſion à celle de Paris pour les conventions portées par le Contract
de mariage, & avec dérogation ſpeciale à toute autre Coûtume à
ce contraire, le ſurvivant eſt obligé pour diſſoudre la communauté de faire Inventaire ſelon la forme requiſe par la Coûtume de
Paris dans les Articles cy-deſſus mentionnez, autrement il y auroit continuation de communauté, nonobſtant l'Inventaire fait &
clos, comme il a eſté jugé par Arreſt du 19. Aouſt 1655. entre Meſſire Jacques Turgot Conſeiller d'Etat, & Meſſieurs ſes enfans, rapporté par du Freſne en ſon Journal des Audiances. Voyez noſtre
Commentaire de la Coûtume de Paris ſur leſdits Articles.

Par l'Article 242. de la meſme Coûtume, il eſt porté que ſi le
ſurvivant ſe remarie, ladite communauté eſt continuée entr'eux
pour un tiers, tellement que les enfans ont un tiers, le mary & la
femme chacun un autre tiers. Et ſi chacun d'eux a enfans d'autre
precedent mariage, ladite communauté ſe continuë par quart ; &
eſt ladite communauté multipliée s'il y avoit d'autres lits, & ſe par-
tit également, de ſorte que les enfans de chacun mariage ne font
qu'un chef en ladite communauté, le tout au cas qu'ils n'euſſent
fait Inventaire.

De ce que nous venons de dire, il s'enſuit qu'il eſt de tres-grande
conſequence pour celuy qui ſe marie avec une autre qui paſſe en
ſecondes nopces, d'obliger avant que contracter mariage, celuy
qui contracte un ſecond mariage, de diſſoudre la communauté contractée avec ſes enfans iſſus d'un premier lit, parce que dans cette
communauté continuée entre le ſurvivant & le ſecond mary, ou la
ſeconde femme, & les enfans du premier lit, entrent tous les meubles & fruits des heritages qui appartiennent tant au ſurvivant
qu'à celuy, ou à celle qui contracte mariage, pour eſtre partagez
en trois portions, ſuivant cet Article.

Cette continuation n'a lieu que pour les enfans mineurs au temps
du decez du premier mourant des pere & mere ; mais quoy que
la communauté ne ſoit pas continuée avec les enfans mineurs, elle
n'eſt pas diſſoute par une majorité, parce que la jouïſſance des
biens communs continuë toûjours, & meſme la continuation
de la communauté ne ceſſe pas à l'égard des enfans mineurs
qui auroient eſté mariez pendant cette continuation. Mais
quand les enfans ſont devenus majeurs, il faut leur rendre

compte, & diſſoudre par ce moyen la communauté.

Quant à la tutelle, il faut obſerver que ſi les enfans du premier lit ſont mineurs, ou en eſtat d'eſtre émancipez, il faut que celuy qui veut convoler en ſecondes nopces leur rende compte, afin que par ce moyen on voye quels ſont les biens de celuy qui ſe remarie, & s'il n'a pas diſſipé les biens des mineurs.

Il faut encore obſerver touchant les ſecondes nopces, que ceux qui ſe remarient ayant enfans d'un premier lit, ne peuvent pas faire telles donations & avantages à ceux avec leſquels ils ſe remarient, comme peuvent faire ceux qui n'ont point d'enfans; car la faveur des enfans du premier lit empeſchent telles donations. Le Roy François I. par l'Edit des ſecondes nopces de l'an 1560. ordonne que ſi les femmes veuves ayans enfans, ou enfans de leurs enfans, ſi elles paſſent à de nouvelles nopces, elles ne pourront en quelque façon que ce ſoit, donner de leurs biens, acqueſts, ou propres, à leurs nouveaux maris, pere, mere, ou enfans deſdits maris, ou autres perſonnes, &c. & que s'il ſe trouve diviſion inégale de leurs bienfaits entre leurs enfans, ou enfans de leurs enfans, les donations par elles faites à leurs nouveaux maris, ſeront reduites & meſurées à la raiſon de celuy des enfans qui en aura le moins. Et quant au regard des biens deſdites veuves, acquis par dons & liberalitez de leurs défunts maris, elles n'en pourront faire aucune part à leurs nouveaux maris, mais qu'elles ſeront tenuës les reſerver aux enfans communs d'entr'elles & leurdits défunts maris, de la liberalité deſquels iceux biens leur ſeront avenus. Que le ſemblable doit eſtre gardé pour les biens qui ſont venus aux maris par don & liberalité de leurs defuntes femmes, tellement qu'ils n'en pourront faire don à leurs ſecondes femmes, mais ſeront tenus les reſerver aux enfans de leurs premieres. L'article 279. de la Coûtume de Paris eſt conforme à cet Edit, mais il ajoûte que quant aux conqueſts faits avec les premiers maris, celle qui ſe remarie n'en peut diſpoſer aucunement au préjudice des portions dont les enfans deſdits premiers mariages pourroient amander de leur mere.

En interpretation de cet Edit & de cet Article, il faut remarquer

I. Que ce qui eſt dit de la femme, ſe doit auſſi entendre du mary, comme il a eſté jugé par pluſieurs Arreſts.

Que l'avantage fait au ſecond mary, où à la ſeconde femme ſe doit reduire au nombre des enfans, tant du premier lit, que du ſecond, c'eſt à dire des enfans communs, vivans lors du decez du donateur,

donateur, ou de la donatrice, comme il a esté jugé par Arrest du 18. Juin 1604. en la cinquiéme Chambre des Enqueftes; de forte que fi au temps du Contract de mariage la femme convolant en fecondes nopces a trois enfans d'un premier lit, & qu'elle en ait encore trois du fecond, & qu'au jour de fon decez il ne luy en refte qu'un, la donation fera reglée à raifon d'un & non de fix, comme il a efté jugé par Arreft du 7. Septembre 1584. en la troifiéme Chambre des Enqueftes.

III. Que la reduction a lieu même à l'égard du doüaire, lequel ne peut eftre plus fort que ce qui peut appartenir à l'un des enfans, comme il eft dit cy-deffus.

La Coûtume de Paris en l'Article 253. regle le doüaire Coûtumier quand il y a des enfans de plufieurs lits, en ces termes: Quand le pere a efté marié plufieurs fois, le doüaire Coûtumier des enfans du premier lit, eft la moitié des immeubles qu'il avoit lors dudit premier mariage, & qui luy font avenus pendant iceluy mariage en ligne directe; & le doüaire Coûtumier des enfans du fecond lit, eft le quart defdits immeubles; enfemble moitié tant de la portion des conquefts appartenans au mary, faits pendant ledit premier mariage, que des acquefts par luy faits depuis la diffolution dudit premier mariage, jufqu'au jour de la confommation du fecond, & la moitié des immeubles qui luy échéent en ligne directe pendant ledit fecond mariage. Et ainfi confequemment des autres.

L'Article 254. porte que fi les enfans du premier mariage meurent avant leur pere pendant le fecond mariage, la veuve & les autres enfans dudit fecond mariage les furvivans, n'ont que tel doüaire qu'ils euffent eu fi les enfans dudit premier mariage eftoient vivans. Tellement que par la mort des enfans dudit premier mariage le doüaire de la femme & enfans dudit fecond mariage n'eft point augmenté. Et ainfi des autres.

Pour faire un avantage qui foit autant fort que l'Edit des fecondes nopces & la Coûtume de Paris le peuvent permettre, il n'y a qu'à faire ainfi la donation, fçavoir que le futur époux donne à fa future époufe autant de fes biens qu'un de fes enfans furvivans au jour de fon decez, pourra avoir & prendre dans fa fucceffion; & qu'au cas qu'il vint à deceder fans enfans, il luy donne tout & generalement les biens qu'il aura pour lors à luy appartenans. Et telle donation doit valoir, car comme ce n'eft que la faveur des enfans du precedent mariage qui empéche, ou reduit les donations faites aux seconds maris, ou aux secondes femmes : cette faveur & cette cause cessant, elle ne peut produire aucun effet.

Voyez touchant les secondes nopces nôtre Commentaire sur ledit Article 279. de la Coûtune de Paris.

Formule d'un Contract de Mariage en secondes nopces y ayant enfans d'un premier lit.

FUrent presens Pierre Gallois demeurant à Paris ruë   fils de défunt, &c. veuf de feuë Marie Roussel, &c. pour luy & en son nom, d'une part : & Marguerite Pallet, demeurante aussi à Paris ruë, &c. pour elle & en son nom, d'autre part ; lesquelles parties ont fait les conventions portées par le present Contract de mariage, de leur bon gré & volonté & en presence & du consentement de leurs parens & amis cy-aprés nommez, sçavoir, &c. *comme dessus.*

Clause pour dissoudre la communauté qui estoit entre le survivant & le predecedé.

Promet ledit Pierre Gallois faire faire Inventaire des biens de la communauté qui estoit entre luy & défunte Marie Roussel sa femme, & pour cet effet le faire clorre en Justice avec partie capable, pour dissoudre ladite communauté ; & qu'à ce sujet ledit futur époux se fera nommer tuteur en Justice à ses enfans, & fera nommer un subrogé tuteur pour défendre les interests desdits enfans en la confection dudit Inventaire, & en tous les autres droits & actions appartenans ausdits enfans ; le tout avant la celebration dudit futur mariage.

Autre pour une femme veuve.

Declarant ladite future épouse que ses biens & droits consistent aux conventions portées au Contract de mariage d'entr'elle & ledit défunt son mary, passé pardevant Notaires au Châtelet de Paris, le   jour, &c. & en la moitié des meubles, & autres biens immeubles qui luy appartiennent, dépendans de la communauté d'entre elle & ledit défunt : desquels sera fait Inventaire à la requeste de ladite future épouse, tant en son nom, à cause de ladite communauté, que comme tutrice des enfans mineurs dudit défunt & d'elle, & en la pre-

fence de   oncle paternel & fubrogé
tuteur defdits enfans : & ledit Inventaire clos en Juftice felon l'u-
fage & la difpofition de la Coûtume de Paris : le tout auparavant
la celebration dudit futur mariage.

Defquels biens appartenans à ladite future époufe, en entrera en
la communauté, &c.

Autre claufe quand l'Inventaire a efté fait.

Declarant ladite future époufe qu'elle a fait faire Inventaire incontinent aprés le decez dudit défunt fon mary des effets de leur
communauté, pardevant
Notaires audit Chaftelet, le   jour
en la prefence de
                                      oncle defdits mineurs &
de leur fubrogé tuteur, & iceluy fait clorre. Et a efté convenu entre les parties, que recollement fera fait par les Notaires fouffignez
du contenu audit Inventaire, & des meubles & chofes changées,
ou diminuées, ou augmentées, en la prefence dudit futur époux,
auparavant la celebration dudit futur mariage.

Claufe concernant la nourriture des enfans du premier lit.

A efté de plus arrefté & convenu entre les parties, que les enfans de ladite future époufe & dudit défunt fon mary, feront élevez, nourris, entretenus & inftruits dans la crainte de Dieu, &
felon la Religion Catholique, Apoftolique & Romaine, aux foins
de ladite future époufe leur mere, & aux dépens de la communauté ftipulée entre lefdits futurs conjoints, fi tant dure ladite communauté, jufques à ce qu'ils ayent l'âge de
fans diminution du fond de leurs biens, pour les revenus d'iceux.

Claufe de donation fuivant l'Edit des fecondes Nopces.

En faveur duquel mariage & pour la bonne amitié que ladite
future époufe a pour ledit futur époux, elle luy a fait & fait par ces
prefentes donation pure & fimple entre vifs & irrevocable, ce acceptant par ledit futur époux, de telle part & portion de fes biens
meubles & immeubles, prefens & à venir, tant de fes propres,
que d'acquefts, que le moins prenant de fes enfans prendra en fa
fucceffion aprés fon decez, ainfi qu'il eft permis par l'Edit des fecondes Nopces & par la difpofition de la Coûtume de Paris, fuivant laquelle les conventions portées audit Contract font reglées.

Et au cas que lors du decez de ladite future épouse il n'y ait aucuns enfans vivans issus, soit dudit futur mariage, ou du precedent, ladite future épouse donne audit futur époux survivant la moitié de tous ses biens, de quelque nature qu'ils soient & en quelques lieux qu'ils soient situez, sans aucune chose en reserver, retenir, ny excepter, pour de ladite part & portion joüir, faire & disposer par ledit futur époux & les siens & ayans cause, comme de chose appartenant audit futur époux, au moyen de la presente donation : Et pour faire insinuer ladite presente donation au Greffe, &c.

Des Articles de Mariage.

Les Articles de Mariage se dressent sur toutes les clauses que nous avons expliquées cy-dessus, selon qu'il plaist à la future épouse, ou à ses parens, & ils commencent ainsi :

Articles de Mariage.

Les futurs époux seront uns & communs en tous biens meubles & conquests immeubles qu'ils feront pendant le mariage, suivant l'usage & la disposition de la Coûtume de Paris, selon laquelle leurs conventions & pactions apposées en leur Contract de mariage seront reglées, & à laquelle ils se sont soumis, dérogeant & renonçant pour cet effet à toutes Coûtumes à ce contraires.

Ne seront neanmoins tenus des dettes, &c.

En faveur duquel futur mariage, les pere & mere de la future épouse luy constitueront en dot la somme de
en avancement, &c. de laquelle somme entrera en communauté, &c.

Sera ladite future épouse doüée, &c.

Le survivant desdits futurs époux aura & prendra pour son preciput, &c.

Sera loisible à ladite future épouse & aux enfans qui naîtront du mariage, ou à ses heritiers collateraux, au défaut d'enfans issus dudit futur mariage, d'accepter ladite communauté, ou y renoncer, &c.

Si pendant ledit futur mariage estoit vendu ou aliené, &c.

Pour la bonne amitié que lesdits futurs époux se portent l'un à l'autre, ils se feront don l'un à l'autre, & au survivant d'eux, &c.

Ce sont là les Articles ordinaires qui se dressent & qui s'envoyent tout dressez par la future épouse, ou par ses pere & mere au futur époux : on y en peut ajoûter d'autres suivant les clauses mentionnées cy-dessus, ce qui dépend des circonstances, de la qualité des parties & de leur volonté.

Du Contract de Vente.

L A Vente est un Contract qui prend sa forme & sa perfection du seul consentement des parties touchant le prix certain & déterminé de quelque chose.

Le consentement des parties doit estre exempt de toute violence & de juste crainte. Il doit estre donné par ceux qui peuvent consentir, ainsi les enfans, les pupilles & les furieux ne peuvent pas faire ce Contract.

Quand il est convenu entre les parties que le Contract sera redigé par écrit, il n'est pas censé parfait que l'acte n'en ait esté fait, & qu'il ne soit signé par les parties & par les Notaires, & jusqu'à ce les parties, ou l'une contre la volonté de l'autre, peut se departir de sa convention & de l'accord verbal qui avoit esté fait entre-elles. Neanmoins si la vente avoit esté faite sous signature privée, & que les parties fussent convenuës qu'elle seroit faite pardevant Notaires, elles ne s'en pourroient pas départir sans un commun consentement.

Ce Contract peut estre fait purement & sous condition ; & la condition apposée au Contract suspend l'obligation jusqu'à son évenement.

Toutes les choses qui sont dans le commerce peuvent tomber dans le Contract de vente, à l'exception des biens des mineurs & des Eglises, lesquels ne peuvent estre vendus sans les formalitez & solemnitez requises. Il faut aussi observer que par l'Ordonnance de Loüis X I. & de François I. il est deffendu de vendre des bleds en verd, la Cour l'a ainsi jugé par Arrest de l'an 1652. rapporté par du Fresne, conformément aux susdites Ordonnances.

On peut vendre les choses qui ne sont pas encore dans la nature, mais qui y peuvent estre, comme les fruits d'un heritage : de sorte que l'acheteur est censé acheter le hazard, & vouloir bien s'exposer à la perte des fruits au cas qu'il n'en vint point ; ainsi il ne seroit pas moins obligé de payer le prix convenu, ou s'il l'avoit payé il ne le pourroit pas repeter.

On peut vendre les actions intentées, & en faire des cessions &

transports : on peut aussi vendre des choses litigieuses, quoy que le Droit Romain le deffende, qui n'est pas observé en cette partie, même dans les païs de Droit écrit. On peut aussi vendre des droits successifs échus.

Il y a plusieurs clauses & conventions qu'on appose à ce Contract, comme celles qui suivent.

La premiere, que l'acheteur payera le prix convenu dans certain temps, & que cependant il en payera les interests, & ces interests peuvent estre plus forts que ceux qui sont permis par les rentes, & ils ne sont pas pour cela reputez usuraires ; ainsi ils peuvent estre stipulez au denier dix, douze, ou autres tels qu'il plaist aux parties.

La deuxiéme, que si l'acheteur ne paye le prix convenu dans un certain temps, il payera une plus grande somme que celle dont les parties seroient convenuës.

La troisiéme, que l'acheteur sera obligé de revendre la chose au vendeur dans un certain temps, ou quand il plaira au vendeur ; & c'est ce qu'on appelle la faculté de remeré, ou le rétrait conventionnel.

L'effet de cette convention est, que le vendeur ou son héritier peut dans le temps & pour le prix convenu rentrer dans la proprieté de la chose venduë, pour le prix & suivant l'accord porté par le Contract.

Quand la faculté de racheter n'est point déterminée par aucun temps, ou qu'elle est stipulée perpetuelle, en ce cas elle ne se prescrit que par trente ans. Que si le temps est apposé dans le Contract, & que le rachat n'ait pas esté fait, le vendeur n'en est pas pour cela exclus ; mais pour l'en faire exclure il faut que l'acquereur fasse ordonner par Justice, partie presente ou deuëment appellée, que faute d'avoir par le vendeur remboursé le prix dans le temps porté par le Contract, l'heritage luy demeurera incommutablement, autrement la faculté de remeré ne se prescriroit que par trente ans, comme il a esté jugé par les derniers Arrests.

La quatriéme, que si l'acheteur ne paye le prix au vendeur dans un certain temps, aprés le temps passé le vendeur rentrera dans la proprieté de la chose par luy venduë, sans qu'il soit au pouvoir de l'acheteur de purger sa demeure.

La cinquiéme, que la vente est faite à la charge du decret.

La sixiéme, est la promesse de garantir de tous troubles, dons, doüaires, subftitutions, fideicommis, ufufruit, hypotheques, évictions, & autres empêchemens generalement quelconques. Cette claufe n'a pas plus d'effet que fi elle eftoit omife, parce qu'elle fe fupplée du Droit.

Au contraire on peut convenir que le vendeur ne feroit point tenu de l'éviction des chofes venduës, & il n'en eft point tenu, cette claufe n'eftant point contre les bonnes mœurs ny contre les Loix.

La feptiéme eft, quand un Seigneur de fief acquiert un heritage eftant en fa cenfive, dans ce cas cet heritage devient feodal, & commence de faire partie du fief, en la cenfive duquel il eftoit avant l'acquifition, à moins que le Seigneur en la faifant ne declare qu'il veut & entend qu'il demeure en roture, fuivant l'Art. 53. de la Coûtume de Paris. Voyez noftre Commentaire & noftre Traité des Fiefs fur cet Article.

La huitiéme eft, que pour la feureté de l'acquereur s'il ne fait pas decreter la chofe qu'il achete, il doit ftipuler garantie, c'eft à dire faire promettre garantie par le vendeur que la chofe luy appartient, car cette promeffe a un effet particulier de conftituer hypotheque du jour du Contract pour la reftitution du prix, & pour les dommages & interefts ; car fi au Contract de vente le vendeur n'avoit point expreffément promis la garantie, & à icelle obligé tous & chacuns fes biens, l'acheteur n'auroit contre luy qu'une fimple action, & n'auroit hypotheque que du jour de la Sentence qu'il obtiendroit. Ce n'eft pas que *ex æquo & bono* cette claufe ne doive eftre fuppleée, mais il eft à propos de ne la pas obmettre pour éviter toute conteftation.

Il y a encore d'autres claufes qui peuvent eftre appofées par les parties.

Les formules font differentes fuivant la nature des chofes venduës, comme on uerra par celles qui fuivent.

Vente de Meubles.

Fut prefent, &c. lequel a reconnu & confeffé avoir vendu, & promet garantir de toutes revendications & autres empêchemens quelconques à   demeurant, &c. à ce prefent & acceptant, les meubles qui enfuivent, que ledit vendeur a dit & affirmé luy appartenir ; fçavoir, premierement, &c. Item, &c. Tous lefquels meubles ont efté mis à prefent en la poffeffion

dudit   acheteur, dont il se contente,
pour en faire & disposer à sa volonté & comme bon luy semblera,
en vertu du present Contract de vente : ladite vente faite moyennant la somme de   laquelle le vendeur confesse
avoir presentement receuë dudit acheteur en presence des Notaires soussignez en Loüis d'or & autre monnoye ayant cours, dont
il se tient content & satisfait, & quitte à present & pour toûjours
ledit   acquereur. Fait & passé, &c.

Vente de droits successifs.

Fut present Claude Girard, demeurant   heritier
pour une moitié de deffunt Claude Girard son pere, lequel a reconnu & confessé avoir vendu, cedé, quitté, transporté & delaissé
dés à present & à toûjours sans garantie, en quelque sorte & maniere que ce soit, sinon de ses faits, promesses & obligations seulement, à François Girard son frere, demeurant
à ce present & acceptant, acquereur pour luy, ses hoirs & ayans
cause à l'avenir, tous les droits successifs, mobiliaires & immobiliaires, fruits & revenus d'iceux, droits, noms, raisons &
actions, rescindans & rescissoires, appartenant audit Claude Girard,
& qui luy sont avenus & échûs par le decez dudit Claude Girard
son pere, en quelques lieux & endroits que lesdits biens & droits
se trouvent deûs & situez, à quelque somme & nature qu'ils puissent monter, sans aucune chose reserver, retenir ny accepter par
ledit Claude Girard, encore qu'ils ne soient point exprimez ny declarez specialement & par détail dans le present Contract ; disant
lesdites parties avoir entiere & parfaite connoissance desdits droits
& choses appartenans & estans de ladite succession, pour en joüir,
faire & disposer par ledit acquereur, ses hoirs & ayans cause,
comme de choses à eux appartenantes au moyen dudit present
Contract. Cette vente, cession & transport & delaissement ainsi
faits, à la charge des cens, droits Seigneuriaux, dont peuvent estre
chargez les heritages compris dans lesdits droits successifs, & des
autres charges réelles dont ils pourroient estre redevables envers
les Seigneurs ou autres particuliers, que les parties n'ont pû déclarer & désigner, de ce interpellez par les Notaires soussignez ; à
la charge par ledit acquereur d'acquiter ledit vendeur son frere de
toutes les dettes passives qui pourroient estre pretenduës ou de-
mandées en consequence de ladite succession audit Claude Girard,
                                          ensemble

enfemble des frais funeraires dudit deffunt Claude Girard pere defdites parties, & faire en forte qu'il n'en foit recherché ny inquieté en aucune maniere, à caufe de la qualité d'heritier qu'il avoit prife dudit deffunt fon pere, à peine de tous dépens, dommages & interefts contre ledit François Girard acquereur ; cette vente, ceffion & tranfport defdits droits fucceffifs faits moyennant la fomme de   que ledit Claude Girard a reconnu & confeffé, reconnoift & confeffe avoir prefentement receu dudit François Girard en prefence defdits Notaires fouffignez en Loüis d'or, & autres efpeces de monnoye ayant cours, dont ledit Claude Girard fe tient content & fatisfait ; lequel a par ce moyen & par ces prefentes tranfporté tous droits de proprieté, fonds, tres-fonds, noms, raifons, actions, poffeffion, & autres chofes generalement quelconques qu'il avoit & pouvoit avoir & pretendre fur tous lefdits droits fucceffifs qu'il a vendus audit François Girard par le prefent Contract, dont il s'eft defaifi, démis & déveftu pour & au profit dudit François Girard, voulant, confentant & accordant que ledit François Girard en foit & demeure faifi, veftu, mis & reçû en bonne & fuffifante poffeffion & faifine, par qui & ainfi qu'il appartiendroit en vertu des prefentes, conftituant pour cet effet pour Procureur fpecial & general le porteur d'icelles, luy en donnant tout pouvoir : car ainfi a efté arrefté & convenu entre lefdites parties. Et pour l'execution des prefentes & leurs dépendances lefdites parties ont élû leurs domiciles irrevocables en cette Ville de Paris dans les maifons où elles font demeurantes cy-deffus declarées, aufquels lieux, &c. promettant, &c. Fait & paffé, &c.

Vente d'une Terre à la charge du decret, & d'une rente, &c.

Fut prefent Meffire Jacques de la Fond   Seigneur de la Terre de Vic, en fon nom, d'une part, & Meffire Georges des Landes, Seigneur   auffi en fon nom, d'autre ; lefquels ont volontairement reconnu, confeffé, reconnoiffent & confeffent avoir fait & accordé enfemble de bonne foy les ventes, ceffions, tranfports, promeffes & conventions qui enfuivent ; c'eft à fçavoir, que ledit Meffire Jacques de la Fond a vendu, cedé, quitté, tranfporté & délaiffé du tout dés à prefent & à toûjours, & a promis & promet garantir de tous troubles, donations, doüaires, fubftitutions, fideicommis, ufufruit, hypo-

theques, évictions , & autres empéchemens generalement quel
conques, audit Meffire Georges des Landes , ce acceptant , acquereur pour luy , fes hoirs & ayans caufe , la Terre & Seigneurie
de   confiftant au Chafteau, &c. avec
la mouvance des fiefs de, &c. & la haute , moyenne & baffe Juftice, cens, rentes, tant en grains, volailles, que deniers, droit
de chaffe & de riviere, terres labourables, prez, bois, &c. & tous
autres droits & appartenances de ladite Terre & Seigneurie, ainfi
qu'elle fe comporte, fans aucune chofe en excepter, referver, ny
retenir ; ladite Terre & Seigneurie fituée prés, &c. appartenant au
Meffire Jacques de la Fond, comme il a dit & affirmé, luy eftant
échuë par la fucceffion de, &c. affirmant ledit fieur que depuis
que ladite Terre luy appartient, il n'a ny vendu, aliené ny engagé
aucune chofe de ladite Terre & Seigneurie ; & a declaré que ladite Terre eft mouvante & releve en foy & hommage du Seigneur de, &c. aux charges & profits feodaux ordinaires deûs
par la Coûtume de, &c. en laquelle eft fituée ladite Terre & Seigneurie, defquels elle eft quitte & déchargée pour avoir efté payez
& acquitée par le paffé jufqu'à prefent. Pour de ladite Terre &
Seigneurie de   & de fes appartenances &
dépendances, joüir, faire & difpofer par ledit Meffire Georges des
Landes, fes hoirs & ayans caufe à toûjours, pleinement & paifiblement à commencer de ce jourd'huy, datte du prefent Contract,
de la même maniere que ledit fieur vendeur en a joüy jufqu'à prefent ; cette vente, ceffion & tranfport faits aux charges fufdites,
& en outre moyennant la fomme de trente mille livres, fur laquelle ledit fieur Meffire Jacques de la Fond a confeffé avoir eu
& reçû comptant dudit fieur Meffire Georges des Landes, qui luy
a prefentement baillé, coimpté, nombré & delivré en la prefence
des Notaires fouffignez , en Loüis d'or, piftoles d'Efpagne , écus
d'or & écus blancs, & autres efpeces de monnoye bonnes & ayans
cours, la fomme de quinze mille livres, dont il fe tient content
& fatisfait ; cinq mille livres que ledit fieur des Landes a promis
& promet bailler & payer audit Meffire de la Fond , ou au porteur
des prefentes pour luy en cette Ville de Paris , d'huy en un an
prochain fans intereft , pendant lequel temps ledit fieur acquereur
pourra faite decreter ladite Terre & Seigneurie fi bon luy femble,
ainfi qu'il fera cy-aprés ftipulé , fans neanmoins que le decret fait,
ou non fait, puiffe retarder ny differer le payement defdits cinq

mille livres, à moins que ce ne fût que dans ledit temps d'un an
& en procedant audit decret, il y eût des oppositions formées,
afin de distraire, conserver ou autrement. Et pour le regard des
autres dix mille livres restant à payer de ladite somme de trente
mille livres pour le prix de ladite vente, ledit sieur Georges des
Landes en a par ces presentes vendu, cedé, creé, constitué & as-
figné dés à present à toûjours, & promet garantir de tous troubles & empêchemens generalement quelconques, fournir & faire
valoir, tant en son principal, que cours d'arrerages, audit sieur
de la Fond, ce acceptant pour luy, ses hoirs & ayans cause, cinq
cens livres de rente annuelle & perpetuelle, que ledit sieur acquereur a promis, promet bailler, payer & continuer audit sieur
vendeur, ses hoirs & ayans cause, ou au porteur pour eux en cette
Ville de Paris, &c. d'oresnavant par chacun an aux quatre quartiers, dont le premier écherra le dernier jour du mois de Mars
prochain, & ainsi des autres en continuant. Et pour seureté du
payement desdits arrerages de son principal de ladite rente de cinq
cens livres, ledit sieur Jacques de la Fond a stipulé que ladite Terre
& Seigneurie demeureroit specialement & par privilege & preference dés à present chargée, affectée, obligée & hypothequée, avec
tous & chacuns les autres biens immeubles, presens & à venir dudit acquereur, sans que lesdites obligations speciales & generales
dérogent l'une à l'autre : Pour de ladite rente joüir, faire & dif-
poser par ledit sieur vendeur, ses hoirs & ayans cause, laquelle
rente sera à toûjours rachetable à la volonté dudit sieur des Landes
pour ladite somme de dix mille livres payable en un seul payement,
sinon de la volonté & consentement dudit sieur de la Fond, &
non autrement. Et ausdites charges, conditions & conventions
susdites, ledit sieur vendeur a transporté tous & tels droits de proprieté, fonds, tres-fonds, noms, raisons, actions, saisines, pos-
sessions, & autres choses generalement quelconques qu'il pourroit avoir & pretendre sur ladite Terre & Seigneurie, venduë par
le present Contract, dont il s'est par ces presentes défaisi, démis
& dévestu, pour & au profit dudit acquereur, voulant & consentant qu'il en soit & demeure saisi, vestu & receu en bonne & suffisante possession & saisine, par qui & ainsi qu'il appartiendra en vertu desdites presentes, constituant pour cet effet son Procureur special & general le porteur d'icelles, luy en donnant tout pouvoir.
Plus, ledit sieur vendeur a presentement baillé & mis és mains

dudit fieur acquereur les Contracts, decrets & pieces contenus dans un bref Inventaire qui en a efté fait par les parties, & annexé à la prefente minute pour y avoir recours, concernans la proprieté & joüiffance de ladite Terre, avec fes appartenances & dépendances. Et pour purger les hypotheques qui pourroient eftre conftituées fur ladite Terre & Seigneurie, a efté convenu entre lefdites parties, que ledit fieur acquereur pourra la faire faifir, vendre & adjuger fur luy, à fes frais & dépens, pourfuites & diligences dans l'efpace d'un an, ou toutes & quantes fois que bon luy femblera, foit audit Chaftelet de Paris, ou ailleurs ; & fi en procedant audit decret il furvenoit quelques empêchemens ou oppofitions de la part du vendeur ou de fes auteurs, foit afin de diftraire, conferver, de charge ou autrement, ledit fieur vendeur feroit tenu & s'oblige de les faire ceffer & vuider dans un mois aprés qu'elles auront efté fignifiées à la perfonne ou au domicile cy-aprés élû, en forte que ledit decret n'en foit aucunement retardé ; & fi en confequence defdites oppofitions ledit acquereur eftoit obligé de configner le prix de l'adjudication, l'acquereur confignera feulement ladite fomme de cinq mille livres qu'il s'eft obligé de payer dans ledit temps d'un an, & ledit fieur vendeur confignera le furplus, à quelque fomme que ladite adjudication puiffe monter à la décharge dudit fieur acquereur, & acquittera & indemnifera ledit fieur acquereur à fa premiere demande de tous les frais extraordinaires de criées dudit decret. Et en outre a efté accordé entre les parties que fi à ladite adjudication il fe faifoit des encheres plus hautes que ladite fomme de trente mille livres, ledit fieur acquereur pourra furencherir, de forte qu'il en demeure adjudicataire, fans neanmoins qu'il foit tenu en payer plus que ladite fomme de trente mille livres, ny configner davantage que celle de cinq mille livres, ledit fieur vendeur s'obligera de l'acquiter du furplus : Et pareillement fi ladite Terre & Seigneurie eftoit adjugée à moindre prix que ladite fomme de trente mille livres, ledit fieur acquereur ne payera pas moins que ladite fomme de trente mille livres fans aucune diminution d'icelle, ladite adjudication par decret & le prefent Contract ne valant qu'une même acquifition, qui eft celle qui fe fait en vertu du prefent Contract, &c.

Ratification de la vente par la femme du vendeur.

Pour la seureté de l'acquereur est intervenuë Damoiselle   femme dudit sieur vendeur, par luy authorisée en cette partie, laquelle a volontairement declaré & déclare qu'elle approuvoit & par ces presentes approuve, ratifie & confirme, & consent à la presente vente de ladite Terre & Seigneurie & des droits qui en dependent, & autres cy-dessus plus amplement mentionnez, & veut & entend qu'elle sorte son plein & entier effét; & en consequence du present consentement ladite Damoiselle   a renoncé & renonce à toutes demandes & pretentions qu'elle a & pourroit avoir & prétendre à l'avenir sur ladite Terre & Seigneurie, tant pour son dot, doüaire, & conventions matrimoniales à elle accordées par le Contract de mariage d'entre ledit   son mary & elle, qu'autres droits & hypotheques generalement quelconques, en quelque sorte & maniere que ce soit, ou puisse estre, dont & du tout elle a par ces presentes quitté & déchargé dés à present entierement ladite Terre & Seigneurie, & ledit sieur acquereur, & promet de n'en inquieter directement ou indirectement, presentement ny à l'avenir ledit sieur acquereur, ny ses hoirs, ou ayans cause, mais de les laisser joüir pleinement & paisiblement de ladite Terre & Seigneurie venduë, & des appartenances & dépendances d'icelle, au moyen de la presente acquisition, car ainsi, &c.

Clause de faire par le vendeur ratifier sa femme.

Et pour plus grande seureté de l'acquereur, ledit vendeur a promis, promet & s'oblige de faire ratifier & agréer le present Contract par ladite Damoiselle   sa femme, quand elle sera parvenuë à sa majorité & qu'elle aura accomply sa vingt-cinquiéme année, & la faire obliger solidairement avec luy aux renonciations requises & à la garantie de ladite maison venduë, entretenement & accomplissement du contenu au present Contract, d'en fournir lettres valables en bonne forme, à peine de tous dépens, dommages & interests contre ledit vendeur

Ratification dudit Contract.

Le   jour de   est comparuë pardevant les Notaires soussignez ladite Damoiselle, &c. femme dudit   nommé au Contract de vente cy-devant écrit, laquelle en presence dudit   son mary, pour ce comparant, par qui elle a d'abondance esté autorisée en cette partie, aprés lecture à elle presentement faite mot à mot par l'un desdits Notaires soussignez, l'autre present, du susdit Contract de vente, qu'elle a declaré avoir bien entendu, de son bon gré, pleine & libre volonté, a dit & declaré qu'elle avoit & a ledit Contract de vente pour agreable, & par ces presentes l'a ratifié, approuvé & confirmé, veut, consent, & accorde qu'il vaille, & qu'il sorte son plein & entier effet selon sa forme & teneur. Promet l'entretenir & accomplir : & pour la garantie de ladite maison venduë par ledit Contract, charges, clauses & conditions y contenuës, ladite Damoiselle s'est d'abondant obligée & oblige solidairement avec ledit   son mary, sans division, discussion, ny fidejussion, renonçant ausdits benefices envers ledit acquereur, dénommé audit Contract, à ce present & acceptant, &c.

Clause de solidité quand plusieurs acquierent pour le pajement du restant du prix.

Et quant au surplus de ladite somme se montant à celle de cinq mille livres, lesquels sieurs acquereurs ont promis, promettent & s'obligent solidairement l'un pour l'autre, & chacun d'eux seul pour le tout, sans division ny discussion, renonçant aux benefices de division, ordre, & discussion, la bailler & payer audit Sieur vendeur ou au porteur des presentes pour luy, en sa maison à Paris, à peine de tous dépens, dommages & interests. Et cependant & jusqu'à l'actuel payement, lesdits Sieurs acquereurs ont promis, promettent & s'obligent d'en payer les interests à raison du denier vingt par les quatre quartiers de l'année, à commencer le premier terme au premier jour de l'année prochaine   dautant qu'ils entrent en la possession & jouïssance de ladite maison dés ce jour de la passation des presentes. Et pour la seureté duquel payement ladite maison cy-dessus venduë, sera & demeurera par privilege, hypotheque & preference speciale, &c.

Declaration de l'acquereur, que le payement est fait des deniers d'un autre.

Et ledit acquereur a declaré que de ladite somme de vingt mille livres qu'il a payée, nombrée, comptée & delivrée audit sieur vendeur sur & tant moins & en deduction de celle de trente mille livres, il n'en a payé de ses propres deniers que celle de douze mille livres, & qu'il a emprunté celle de huit mille livres à Jean de la Chaux Marchand   pour laquelle somme il luy a constitué une rente de quatre cens livres par Contract de constitution passé pardevant

Notaires audit Chastelet de Paris le   jour
              & dautant que par ledit Contract de constitution ledit acquereur a promis audit Jean de la Chaux d'employer ladite somme de huit mille livres, & de luy fournir quittance d'employ dans six mois, & le faire subroger aux droits des vendeurs : Ledit acquereur fait la presente declaration à ce que ledit Jean de la Chaux soit & demeure subrogé au lieu, droits, privileges, & hypotheques dudit vendeur, comme par ces presentes ledit acquereur l'y subroge dés à present, en tant que faire le peut. A quoy par ledit sieur vendeur a esté declaré & protesté que ladite declaration faite par l'acquereur, & la subrogation susdite ne leur pourra nuire ny préjudicier, & que ledit Jean de la Chaux ne s'en pourra servir ny prévaloir contre luy, & ne pourra déroger ny préjudicier à ses droits, privileges, prérogatives & préference speciale qu'il a sur ladite maison pour raison de la somme de dix mille livres restante à payer par ledit acquereur du prix de ladite maison audit vendeur, laquelle somme de dix mille livres luy doit estre payée sur ladite maison préferablement audit Jean de la Chaux & à toutes autres personnes, sans que ledit Jean de la Chaux puisse prétendre aucune concurrence avec ledit vendeur. Car ainsi le tout a esté dit, accordé, arresté & convenu entre les parties. Et pour l'execution des presentes, &c.

Clause que l'acquereur employera au payement des anciens creanciers du vendeur.

Cette vente faite moyennant la somme de quinze mille livres, laquelle ledit acquereur a promis & promet employer en l'acquit du vendeur dans deux mois de la datte des presentes, au payement & rachat de telles rentes constituées au profit de
que ledit vendeur a dit & affirmé estre des plus anciennes dettes dont ladite maison peut estre chargée, montant en principal à dix mille livres, & des cinq mille livres restant, il promet en payer les arrerages deûs, écheus & qui échéeront jusques audit

temps de deux mois prochains , frais defdits rachats , & autres dépens & loyaux coufts ; & rendre audit vendeur le refte , fi aucun y a , dans ledit temps de deux mois. Faifant lefquels rachats & payemens , ledit fieur acquereur declarera que les deniers d'iceux proviennent de la prefente acquifition , & fe fera fubroger aux droits & hypotheques defdits creanciers , du jour & datte de leurs Contracts de conftitution defdites rentes , pour fa plus grande feureté & garantie de ladite maifon , laquelle fubrogation ledit vendeur a dés à prefent confentie & accordée. Et pour cet effet ledit acquereur retiendra lefdits Contracts de création , & titres nouvels defdites rentes , & fournira feulement audit vendeur à fes dépens des copies collationnées defdites quittances de rachat dans ledit temps de deux mois. Et au cas que ledit fieur acquereur ne fit ou ne pût faire lefdits rachats dans ledit temps , foit pour l'abfence des creanciers , ou autre caufe , ledit acquereur s'eft chargé & fe charge par ces prefentes des arrerages defdites rentes qui échéeront , à commencer dudit temps de deux mois expiré. Et neanmoins fera tenu ledit acquereur faire lefdits rachats , faire apparoir des quittances d'iceux , & en fournir copies collationnées , comme deffus eft dit , audit vendeur au plus tard d'huy en un an , afin que ledit vendeur foit & demeure purement & abfolument quitte & déchargé defdites rentes & arrerages d'icelles , à peine de tous dépens , dommages & interefts.

Claufe en confequence d'un doüaire conftitué fur la chofe venduë.

De laquelle fomme de douze mille livres ledit acquereur a retenu par fes mains celle de fix mille livres , pour feureté du doüaire prefix conftitué par ledit fieur vendeur pour Damoifelle fa femme , par leur Contract de mariage en datte du d'une rente de trois cens livres , en faifant & payant par ledit acquereur audit vendeur les interefts de ladite fomme à raifon du denier vingt : ce qu'il a promis faire aux quatre quartiers de l'année. Et pour la feureté defdits arrerages & du principal , fera & demeurera ladite maifon fpecialement affectée & hypothequée, &c.

Claufe de garantie.

Et en outre promet ledit vendeur garantir l'acquereur de tous troubles & empefchemens , & pour cet effet a obligé , affecté & hypothequé tous & chacuns les biens , tant prefens qu'à venir,

declarant

declarant que ladite maison luy appartient , &c.

Clause qu'en cas d'éviction , le vendeur ne sera tenu que de rendre à
l'acquereur le prix payé , sans dommages & interests.

Et où ledit acquereur sera évincé de ladite maison venduë , en
ce cas ledit vendeur nonobstant la promesse de garantie specifiée
cy-dessus , ne sera tenu d'aucuns dépens , dommages ny interests,
& sera quitte & déchargé du present Contract , promesses & dépendances d'iceluy , en rendant par luy lors de ladite éviction avenuë,
ladite somme de   qu'il a presentement receuë
pour le prix de ladite vente.

Vente par une mere tutrice , tant en son nom que comme tutrice
de ses enfans mineurs.

Furent presens Damoiselle Marie Gillet veuve de
                              &c. tant en son nom que comme tutrice de
ses enfans mineurs , issus d'elle & dudit défunt
par lesquels & chacun d'eux , elle promet faire ratifier & avoir
agreable le present Contract , & à la garantie de la moitié d'une
maison cy-aprés declarée , les faire obliger avec elle , & chacun
d'eux seul & pour le tout , sans division ny discussion , & en fournir lettres de ratification & obligation en bonne forme au sieur acquereur cy-aprés nommé , incontinent & à mesure qu'ils & chacun d'eux atteindront l'âge de vingt-cinq ans , d'une part : Et Jacques Joly   d'autre. Disant ladite Damoiselle   que la moitié d'une Terre size
consistant , &c. appartenoit à sesdits enfans de leur propre à eux
écheuë   que ladite moitié est chargée de
plusieurs charges , tant foncieres qu'hypothequaires , sçavoir de
trois muids de bled , quatre muids de vin , de , &c. Item , de cent livres de rente constituée au profit dudit sieur acquereur , à cause
desquelles rentes sont dûs plusieurs arrerages , ensemble les frais
& dépens & poursuites faites jusques à present , dont ledit sieur
acquereur vouloit & entendoit estre payé , & à faute de payement
poursuivre les criées & decret de ladite moitié d'icelle Terre,qui étoit
déja saisie réellement avec établissement de Commissaires à sa re-
queste:Et prévoyant ladite Damoiselle qu'elle ne pouroit pas empescher le cours desdites criées,n'ayant aucuns deniers côptans pour satisfaire au payement desdits arrerages , frais & dépens qui mon-

montoient à plus de douze cent livres : que d'ailleurs ladite Damoiselle & ses enfans devoient encore trois cent livres de rente constituée à , &c. & n'ayant aucuns moyens d'acquitter lesdits rentes & arrerages , sans vendre ladite moitié d'icelle Terre qui est de fort peu de revenu , & en laquelle il n'y a aucuns logis ny bâtimens. Outre que ladite moitié ne pourroit suffire au payement desdites rentes & charges estans sur icelle moitié ; considerant d'ailleurs que si ladite moitié estoit adjugée par decret, il y auroit de grands frais , & qu'elle ne seroit pas venduë un si haut prix, comme elle pourroit estre volontairement & de gré à gré , ce qui causeroit une perte considerable ausdits mineurs ses enfans , elle se feroit resoluë , de l'avis & consentement des plus proches parens desdits enfans , d'exposer en vente ladite moitié d'icelle Terre , & la bailler à celuy qui feroit la condition meilleure desdits mineurs : sur quoy se seroient presentées plusieurs personnes , mais nul n'en auroit tant offert que ledit sieur Jacques Joly, qui en auroit offert jusques à la somme de dix mille livres , outre & pardessus lesdites rentes foncieres de grain & vin : Ausquelles offres comme avantageuses ausdits mineurs , ladite Damoiselle les auroit volontairement acceptées , & sur ce ont lesdites parties fait & accordé, &c.

Acquereur déchargé envers le vendeur , en s'obligeant envers le creancier du vendeur.

Furent presens Nicolas de Lorme & Marie Gaillard sa femme, de luy authorisée ; disans que par Contract passé pardevant   Notaires soussignez , le
jour   le sieur Guillaume
& Marguerite   sa femme , leur ont vendu, transporté & delaissé une Maison size à Paris, ruë
à la charge entr'autres de payer à la Damoiselle Anne Henry la somme de trois mille quatre cent livres, pour le rachat & remboursement de cent soixante & dix livres de rente constituée au profit de ladite Damoiselle par lesdits Guillaume
& Marguerite sa femme , par Contract passé pardevant   Notaires, le   jour
Et sur ce que lesdits Nicolas de Lorme & Marie Gaillard sa femme auroient fait entendre à ladite Damoiselle , que si elle vouloit recevoir ledit rachat , ils estoient prests de luy payer comptant ladite somme de   si mieux elle n'aimoit décharger

lesdits Guillaume & sa femme & leurs biens de ladite rente, quoy faisant lesdits Nicolas de Lorme & sa femme s'obligeroient solidairement en leurs propres & privez noms de payer & continuer ladite rente sur tous leurs biens, specialement sur ladite maison, sans neanmoins rien innover à l'hypotheque qu'elle a sur icelle maison du jour & datte du susdit Contract de constitution : Laquelle Damoiselle, pour ce presente & acceptante, auroit declaré qu'elle estoit preste à décharger lesdits Guillaume & sa femme de ladite rente, & se contenter de l'obligation solidaire desdits Nicolas de Lorme & sa femme, & de fait ladite Damoiselle a déchargé & décharge presentement, par acte separé, lesdits Guillaume & sa femme, tant du fort principal, que des arrerages échûs & à écheoir, à cause de ladite rente de   à la reserve de l'hypotheque que ladite Damoiselle se reserve sur ladite maison du jour & datte dudit Contract de constitution, en consequence de quoy ladite Damoiselle a retenu copie collationnée d'iceluy, sur laquelle a esté fait mention en substance de ladite décharge & reserve d'hypotheque : Moyennant laquelle décharge lesdits Nicolas de Lorme & sa femme ont promis, promettent & s'obligent en leurs privez noms l'un pour l'autre, & l'un d'eux seul, &c. renonçant, &c. de bailler, payer & continuer ladite rente de à ladite Damoiselle, ses hoirs & ayans cause, doresnavant par chacun an, aux termes & suivant la creation de ladite rente, tant sur ladite maison cy-dessus declarée, qui en est & demeure par privilege special affectée & hypotequée du jour & datte dudit Contract de la creation de ladite rente, laquelle hypotheque ladite Damoiselle s'est reservée, comme dit est. Item sur une autre maison, &c. & generalement sur tous les autres biens, tant presens qu'à venir desdits Nicolas de Lorme & sa femme, sans que les hypotheques generale & speciale dérogent l'une à l'autre, &c.

Vente faite par un homme, tant en son nom, que comme
Procureur de sa femme.

Fut present Gervais Rozé   demeurant, &c. tant en son nom que comme Procureur de Nicole Gentil sa femme, fondé de sa Procuration passée pardevant Notaires, &c. le   jour   cy-attachée, lequel Gervais Rozé promet de faire ratifier ces presentes par ladite Nicole Gentil : Et pour l'entretenement & accomplissement d'icelles, & garantie de la presente vente, il promet la faire d'abondant solidairement obliger avec luy aux renonciations cy-aprés declarées, & de ladite ratification & obligation en fournir lettres en bonne forme à l'acquereur cy-aprés nommé, dans un mois prochain pour tout delay, à peine de tous dépens, dommages & interests en son nom, sans préjudice neanmoins de la validité des presentes : Et pour faire ladite ratification, ledit Gervais Rozé a dés à present autorisé & autorise par ces presentes ladite Nicole Gentil sa femme ; lequel esdits noms & en vertu de ladite Procuration, a reconnu & confessé avoir vendu, &c.

Clause de faculté de rachat.

Ladite vente faite à la charge de par le vendeur de pouvoir exercer la faculté de remeré, & avoir & retirer ladite maison venduë aux charges & conditions contenuës au present Contract, en rendant & payant par ledit vendeur audit acquereur d'huy en trois ans prochains & non aprés, en un seul payement, pareille somme de   que ledit vendeur a receuë dudit acquereur, avec tous ses frais, mises & loyaux cousts, &c.

Remboursement fait en consequence du remeré.

Fut present Claude Guillois   demeurant à, &c. lequel pour satisfaire aux offres que Jacques Nicot luy a ce jour-d'huy faites par exploit de Jean Bonjour Sergent, &c. contrôllé par, &c. a volontairement reconnu & confessé avoir eu & receu comptant dudit Jacques Nicot, qui luy a baillé, payé, compté & réellement delivré en presence des Notaires soussignez, en loüis d'or, & autres monnoyes ayans cours, la somme de
pour le remboursement de pareille somme de
que ledit Jacques Nicot avoit receuë de luy pour le prix de la vente à faculté de rachat qu'il avoit faite audit Claude Guillois d'une maison size, &c. appartenant audit Guillois, ainsi qu'il est plus au long contenu audit Contract de vente passé pardevant   Notaires, le   jour & deux cens cinquante livres pour les frais de ladite vente, mises & loyaux cousts, revenant lesdites deux sommes ensemble à celle de   que ledit Guillois a presentement receuë, & dont il se tient content & satisfait, & en a quitté & quitte ledit Jacques Nicot & tous autres ; & en consequence ledit

Guillois a en tant que befoin feroit, retrocedé & delaiffé, fans aucune garantie ny reftitution de deniers, ladite maifon pour en
jouïr, faire & difpofer par ledit Guillois, ainfi qu'il euft fait ou
pû faire avant ladite vente par luy faite. Et pour cet effet ledit Jacques Nicot luy a prefentement rendu l'original dudit Contract de
vente, fur lequel & fa minute il confent que par tous Notaires
pour ce requis, foit fait mention du prefent remboursement, fans
que fa prefence y foit neceffaire : ce qui avec les prefentes ne fervira que d'une mefme chofe. Promettant, &c.

Declaration d'un Seigneur qui veut & entend que l'heritage qu'il acquiert, demeure en roture.

Et a ledit Meffire Jacques de Lange, dit & declaré qu'il ne veut
& n'entend pas réünir ledit heritage à fon Fief & Seigneurie de
                          mais qu'il veut le poffeder par luy
& par les fiens & ayans caufe, comme terres roturieres, pour eftre
partagées entre fes heritiers comme telles, en cas qu'il fe trouve
dans fes biens au jour de fon decez, & pour ledit heritage eftre
& demeurer en la cenfive dudit Fief & Seigneurie de
& eftre chargé de la mefme cenfive envers ledit Fief, dont il a
efté jufques à prefent avant la prefente acquifition, fans que ladite
prefente acquifition puiffe à l'avenir en décharger ledit heritage entre les mains de qui ledit heritage puiffe tomber aprés le decez dudit fieur acquereur.

Vente des biens d'Eglife.

Faut obferver que les ventes des biens des Eglifes requierent
quelques folemnitez, fans lefquelles elles font nulles ; & même quoy
que lefdites folemnitez y ayent efté gardées, les alienations peuvent eftre caffées, s'il y a vilité de prix, parce que l'Eglife ufe du
privilege des mineurs.

La premiere folemnité ou formalité, eft qu'il foit conftant de la
neceffité de faire l'alienation, ou de l'utilité qui en peut provenir à
l'Eglife.

La deuxiéme, eft l'autorité & le confentement du Superieur &
du Patron, s'il y en a ; ainfi il faut l'autorité de l'Evefque ou de
l'Abbé ou Prieur, requis par le Chapitre affemblé pour cet effet
au fon de la cloche.

La troifiéme, qu'il y ait eu des publications faites & des affiches mises contenant l'alienation desdits biens, ce qui est tiré de l'Authentique *hoc jus porrectum. C. de sacros. Eccles.*

De ce que nous venons de dire il s'ensuit que les Religieux ne peuvent aliener leurs biens, sans le consentement de leur Abbé, ny l'Abbé sans celuy des Religieux. Ny les Commandeurs des Chevaliers de S. Jean de Jerusalem aliener les biens de leurs Commanderies, sans le consentement du Chapitre de l'Ordre, qui est pour la France à Paris, & l'autorité & approbation du Grand Maistre & Chef de l'Ordre.

Au cas que l'alienation eust esté faite sans l'autorité du Superieur immediat, son successeur ne seroit pas obligé de maintenir les Contracts & accords qui auroient esté faits, comme estant reputez purs personnels. Et mesme quoy que les biens de l'Eglise se prescrivent par l'espace de quarante ans, neanmoins cette prescription ne commence point à courir du vivant du Prelat ou Superieur qui a aliené sans les solemnitez requises, mais elle ne commence qu'aprés sa mort, & depuis qu'il y a un autre successeur. Mais si l'alienation est bien faite, la prescription commence de son vivant & du jour du Contract.

Pareillement quand une Fabrique vend un immeuble, il faut le consentement du Curé & des Marguilliers & anciens Marguilliers & celuy de l'Evesque, & faire publier l'alienation au Prône de la Paroisse.

Formule de ladite vente.

Pardevant, &c. furent presens & comparurent personnellement Venerables & Religieuses personnes, &c. tous Religieux profez du Convent de   deuëment assemblez dans leur Chapitre au son de la cloche, jour, lieu & heure accoûtumez pour traiter des affaires dudit Convent, faisans & representans la plus grande partie des Religieux d'iceluy, d'une part: Et honorable homme Jean Girost Marchand Bourgeois de Paris, d'autre. Disans lesdits Religieux que leurdit Convent estant chargé de plusieurs rentes, dettes & hypotheques creées cy-devant, tant pour le rétablissement de leur Eglise, que pour les bâtimens & reparations qu'ils ont esté obligez de faire dans les maisons appartenantes audit Convent, situées l'une,&c. & que pour lesdites dettes ils estoient fort poursuivis par leurs creanciers, & se trouvans dans l'impuissance d'acquitter lesdites dettes, sans aliener une partie de

leurs biens temporels, ils auroient presenté Requeste au Reverend
Pere General de leur Ordre, tendante à ce qu'il leur fût permis
de vendre & aliener une partie de leur Temporel jusqu'à la somme de quinze mille livres : Et ledit Reverend Pere ayant veu,
consideré & examiné la susdite Requeste, il leur auroit octroyé &
accordé d'aliener de leursdits biens à present jusqu'à la somme de
douze mille livres, à la charge que les deniers provenans des alienations seroient entierement employez au rachat & acquit des
rentes & dettes qui leur seront les plus onereuses, le tout par l'avis
de leur Pere Visiteur de, &c. ainsi qu'il est deuëment apparu ausdits Notaires par ladite permission en datte du, &c. estant au bas
de ladite Requeste, le tout inseré au bas du present Contract. En
vertu de laquelle permission lesdits Religieux auroient déja fait
quelques alienations jusqu'à la somme de cinq mille livres, qu'ils
auroient employée en l'acquit de quelques dettes se montant à pareille somme. Et pour parvenir à l'acquit des autres dettes, & à
l'effet de ladite Requeste & permission, ils auroient entr'autres biens
fait publier & exposer en vente une Ferme appartenante audit
Convent, size, &c. consistante, &c. Et quoy qu'il se soit
presenté plusieurs personnes pour l'acquerir, neanmoins n'y auroit
eu aucun qui en ait tant offert, ny fait la condition dudit Convent
meilleure que ledit Jean Girost, auquel ils auroient déliberé de
luy en passer le Contract de vente, & sur ce pris l'avis de leursdit
Pere Visiteur, & dudit Reverend Prieur, ont lesdites parties de
bonne foy passé & accordé volontairement les vente, cession,
promesses & conventions qui ensuivent. C'est à sçavoir, que lesdits
Religieux pour l'interest & l'utilité de leur Convent, & pour acquiter partie de leursdites dettes, de leurs bons grez & volontez,
& en vertu & suivant ladite permission dudit Reverend Pere General de leur Ordre, auquel d'abondant & au Chapitre General
qui se tiendra le premier, ils ont promis faire omologuer le present
Contract, ont reconnu & confessé avoir vendu, cedé, quitté,
transporté & délaissé, & par ces presentes vendent, cedent, quittent, transportent & délaissent du tout dés à present & à toûjours ;
ont promis & promettent garantir envers & contre tous de tous
troubles, évictions, dettes, hypotheques, & autres empéchemens
generalement quelconques, audit Jean Girost, ce acceptant pour
luy, ses hoirs & ayans cause, ladite Ferme, avec les lieux & terres
qui en dépendent mentionnez cy-dessus, estant en la censive de

Seigneur, &c. & chargée de vingt deniers de cens par chacun
arpent, pour toutes & sans autres charges quelconques, franche
& quitte ladite Ferme & Terre des arrerages dudit cens de tout
le temps passé jusqu'à present, pour en joüir, &c. à commencer
ladite joüissance, &c.; ces ventes, cession & transport faits à la
charge dudit cens & des droits Seigneuriaux, & moyennant la
somme de sept mille trois cens livres, que lesdits sieurs Religieux
ont receuë dudit Jean Girost, qui leur a icelle somme baillée,
payée, comptée & délivrée réellement en presence desdits Notaires soussignez en Loüis d'or, & autres monnoyes ayant cours,
dont ils se contentent; & moyennant ladite somme lesdits Religieux ont transferé audit Jean Girost tous droits de proprieté,
fonds, tres-fonds, saisine, possession, noms, raisons & actions
qu'ils avoient en ladite Ferme & Terre, de laquelle ils se sont
entierement démis, dessaisis & devestus, pour & au profit dudit
acquereur, ses hoirs & ayans cause, voulans qu'il en joüisse de la
même maniere qu'ils en ont joüy jusqu'à present : laquelle somme
de sept mille trois cens livres lesdits Religieux promettent employer
d'huy en un mois au rachat d'une rente de trois cens livres qu'ils
doivent à   & dudit rachat en fournir
dans ledit temps une copie deüëment collationnée audit Jean
Girost, lequel ils consentent estre subrogé en l'hypotheque & droits
dudit   pour sa plus grande sureté. Et en
outre lesdits Religieux ont promis fournir audit Jean Girost tous
les titres qu'ils ont en leur possession concernans la proprieté de
ladite Ferme & Terre cy-dessus déclarée, dont ledit acquereur se
chargera par Inventaire, pour en aider ausdits Religieux en cas
de recours de garantie. Et les trois cens livres restans lesdits sieurs
Religieux ont promis de les employer en l'acquit d'autres dettes,
dont ils fourniront quittance valable audit Jean Girost d'huy en
deux mois. Car ainsi, &c. promettant, &c.

Ensuit la teneur de ladite Requeste & permission, &c.

De la vente des Offices.

LA venalité des Offices estoit autrefois inconnuë en France,
Le Roy Loüis XII. fut le premier, ainsi que remarquent
les Historiens, qui pour acquiter les dettes faites par Charles VIII.
son

fon predeceffeur, prit de l'argent des Offices. Enfuite François I·
fucceffeur de Loüis XII. introduifit publiquement la venalité des
Charges par l'établiffement des Parties cafuelles l'an 1522. Elles
ne furent établies neanmoins dans le commencement que pour
les Offices de Finance, mais celles de Judicature y furent mifes
auffi en taxe quelque temps aprés.

Il faut obferver qu'il y a trois efpeces principales de Charges ou
Offices ; les uns font hereditaires, les autres font venaux, & les
troifiémes font non venaux.

Entre les Offices hereditaires il y en a qui font domaniaux, lefquels fe vendent toûjours à faculté de rachat perpetuel, comme
font les Greffes, les Notariats, les Sceaux, les Receptes des Confignations, & quelques autres. L'exercice de ces Charges eftoit autrefois baillé à ferme au profit du Domaine avant l'érection des
Parties cafuelles, mais depuis les Offices ont efté vendus à faculté
de rachat perpetuel.

Ces Offices ont deux qualitez, l'une qu'ils font des Offices,
l'autre qu'ils font un Domaine aliené ; c'eft pourquoy la proprieté
d'iceux peut refider en une perfonne, & l'exercice dans une autre :
ainfi celuy qui a la proprieté d'un Greffe peut commettre quelqu'un pour l'exercer, lequel eft obligé de fe faire recevoir, & faire
folemnellement le ferment en Juftice, aprés information de vie &
mœurs, ainfi que tout Officier doit faire. C'eft pourquoy tout
acquereur d'un Greffe n'eft pas Greffier, comme au contraire tout
Greffier n'eft point proprietaire du Greffe. De là vient qu'un
Greffe peut eftre poffedé par femmes & par mineurs. C'eft auffi
pour cette raifon qu'il n'eft pas befoin de Lettres de Provifion
pour ces Offices, ny pour les proprietaires, ny pour ceux qui s'y
font recevoir pour les exercer, parce que pour les premiers les titres de leur acquifition fuffit ; ny pour les Commis, parce qu'ils
n'ont aucun droit de proprieté.

Ces Offices peuvent eftre valablement obligez & hypothequez,
& ils ont fuite par hypothéque jufqu'à l'actuel remboursement
fait par le Roy, foit contre le tiers acquereur, quoy qu'il foit
pourveu, foit pour l'ordre d'hypotheque fur les deniers du decret, dautant que les Offices domaniaux font reglez comme les
autres immeubles, à caufe du Domaine aliené, lequel appartient
aux acquereurs, lequel par confequent ne peut eftre purgé ny
éteint que par le remboursement actuel fait par le Roy.

T

Il y a des Offices hereditaires par privilege , comme font ceux des Gruyers , Verdiers, Foreftiers, Chaftelains, Gardes-Marteaux, Maiftres , Sergens des Eaux & Forefts , & autres.

Les Lettres de Provifion font neceffaires à chaque mutation , de même que pour les Offices qui font à vie.

Il y a d'autres Charges qui font hereditaires en payant par le titulaire le droit annuel, qu'on appelle vulgairement la Paulette.

Les Offices venaux font ceux qui fe vendent licitement, & dont la vente ne repugne pas à la Juftice & à la droite raifon , comme dit Loyfeau , tels que font les Offices de Finance.

Les Offices non venaux font de trois efpeces ; les uns font tout à fait non venaux , c'eft à dire tant à l'égard du Prince , que des particuliers , comme font les Offices de la Couronne ; d'autres font non venaux à l'égard du Prince feulement , comme font tous ceux qui n'entrent point dans les Parties cafuelles, dont neanmoins on permet la vente entre lés particuliers, comme font la plus grande partie des Offices de la Maifon du Roy : & les troifiémes font non venaux à l'égard des particuliers feulement, lefquels fe vendent par le Roy publiquement, lefquels tombent dans les Parties cafuelles ; cependant la vente publique & par decret n'eft point autorifée en Juftice, comme font les Offices de Judicature.

La vente des Offices eft proprement appellée compofition. La raifon eft , qu'avant que la vente en fût publique les parties en traitoient & compofoient fecrettement pour quelque legere remuneration ou gratification.

La compofition eftant faite & le prix eftant payé ou configné, il faut la refignation ou la démiffion de la part du Refignataire, & la provifion de la part du Collateur. La raifon eft, felon Loyfeau, que l Office ne peut pas par un commerce entierement libre , eftre transferé directement ou immediatement d'une perfonne en une autre par vente ou tranfport , fuivy de tradition ou d'acte équipollent , ainfi que les autres biens corporels ou incorporels , mais qu'il faut qu'il paffe par les mains du Collateur , fans la provifion duquel l'Office ne peut eftre poffedé.

De là vient que la compofition d'un Office ne produit pas droit en l'Office, mais feulement droit à l'Office ; & même que celuy qui a retiré de fon vendeur une procuration irrevocable pour le refigner en fa faveur , même un acte exprés de refignation , n'a point

encore de droit en l'Office , jufqu'à ce que la refignation foit admife par le Collateur, & la provifion expediée à fon profit : de
forte que jufques là l'Office eft *in bonis* du Refignant , & par confequent il peut eftre faifi par fes creanciers , & peut même eftre
par luy refigné à un autre , s'il prévient par effet fon premier
Refignataire.

Mais la provifion pure & fimple donne droit en l'Office au Refignataire, en forte qu'il ne le peut plus perdre par le fait & par les
dettes du Refignant, & il ne peut plus eftre conferé à un autre ,
dautant que le Refignataire en eftant pourveu, le Collateur n'a
plus droit d'en pourvoir un autre jufqu'à une autre vacation.

La refignation qu'on appelle plus ordinairement démiffion, doit
eftre faite entre les mains du Collateur , parce que la démiffion
doit eftre faite à celuy qui a droit d'y pourvoir, autrement l'Office demeureroit toûjours au Refignant.

La refignation fe fait par acte feparé pardevant Notaires & par
procuration fpeciale : la raifon eft , que telle refignation emporte
l'alienation de l'Office.

Dautant que la provifion tranfmet en la perfonne du Refignataire tous droits de proprieté, il s'enfuit que le Refignataire ne
peut point eftre évincé ny par hypotheque ou dettes creées par
fon vendeur, ny autrement , parce que le fceau des Provifions
purge toutes les hypotheques & tous les privileges qui pourroient
eftre pretendus fur l'Office ; mais on demande fi dans les Offices
le vendeur eft fujet à garantie ainfi que dans les autres chofes venduës? Loyfeau Traité des Offices Liv. 3. Chap. 2. nombre 33. dit
que quoy que dans les chofes corporelles il n'y ait que deux caufes
de garantie, fçavoir que la chofe appartienne au vendeur , &
qu'elle foit franche & quitte d'hypotheques , neanmoins dans les
Offices il y a une autre caufe de garantie, qui eft que la chofe qui
ne fe void point, foit & fubfifte. Ainfi dans l'Office il y a ces trois
caufes de garantie, qu'il foit & qu'il fubfifte, qu'il appartienne au
vendeur , & qu'il ne foit point faifi pour fes dettes. Et ces trois
caufes ont lieu quoy que les parties n'en ayent point parlé dans le
Traité.

En confequence de la premiere caufe, fi lors de la compofition
l'Office ne fubfiftoit point, foit qu'il n'eut point efté erigé du tout,
ou qu'il ne l'eut point efté valablement , ou qu'il eut efté fupprimé
auparavant , ou autrement éteint, il y a lieu à la garantie. Nean-

moins si le vendeur avoit vendu, & promis resigner le même droit qu'il avoit en l'Office, ou que l'Office ait esté vendu tel qu'il estoit, ou que l'acheteur l'ait acheté à ses risques & fortunes ou sans garantie, dans tous ces cas la vente est valable, & même l'acheteur ne seroit pas obligé à la restitution des deniers, ce qu'il faut entendre avec deux limitations : La premiere est, s'il n'y avoit point d'esperance probable en l'Office acheté, que l'Office pût estre étably ou rétably, parce que la vente ne se peut faire s'il n'y a quelque chose qui en soit le sujet, ou au moins qu'il n'y ait esperance qu'elle soit ; car on vend l'esperance qu'on peut avoir quand elle est bien fondée, comme quand on vend le jet des filets, pourveu que cette esperance soit dans le commerce, car autrement la vente en seroit nulle : ainsi on ne peut point vendre l'esperance de la succession d'un homme vivant. L'autre est, s'il y avoit quelque dol ou reticence de la part du vendeur, qui auroit pû vray-semblablement empêcher que l'acheteur n'eût traité de l'Office : comme si celuy qui a appris que son Office alloit estre supprimé, le vend à toutes risques & fortunes à celuy qui n'en sçavoit rien.

A l'égard des deux autres causes il y echet garantie, quand l'acheteur est troublé dans l'Office par le fait du Resignant. Mais s'il y estoit troublé à l'occasion de l'Office, comme parce qu'il seroit surnumeraire & incommode au peuple, en ce cas il n'y auroit point de garantie, suivant le sentiment de Loyseau, parce que c'est à l'acheteur à prendre garde à la qualité de l'Office qu'il achete : car s'il estoit supprimé, ce seroit plûtost par le fait du Prince, que par la faute du vendeur.

Le vendeur pour se mettre en seureté dans les cas cy-dessus declarez, doit non seulement stipuler au Contract une décharge de garantie, mais aussi de la restitution des deniers.

Il faut observer, comme il a esté dit cy-dessus, que hors les Offices domaniaux les Charges ne sont point susceptibles d'hypotheque, & qu'en cas qu'elles soient venduës & decretées par les creanciers, le prix se distribuë entr'eux à contribution, si ce n'est à l'égard des creanciers privilegiez, sçavoir ceux qui ont vendu lesdites Charges, ou qui ont prété leurs deniers pour les acquerir, lesquels sont preferez à tous autres creanciers, soit qu'ils soient saisissans ou opposans, pourveu qu'ils y viennent avant la resignation admise, & les Provisions expediées au profit d'un tiers ; c'est pourquoy il est de tres-grande consequence de declarer dans ce Contract que le vendeur se reserve ce privilege ; ou que les deniers ont esté prestez par tel pour l'acquisition de la Charge sur laquelle il stipule une hypotheque privilegiée. Ce qui n'a pas lieu neanmoins pour les Offices de la Maison du Roy, lesquels sont hors le commerce, si ce n'est entre les particuliers, de sorte qu'ils ne peuvent estre ny saisis ny decretez, & ceux qui en sont pourveus ne craignent point d'oppositions au Sceau.

Et dautant que les Offices qui sont sujets à la Paulette, tombent dans les Parties casuelles par la mort du Titulaire, faute par luy d'avoir payé le droit annuel, au cas que le vendeur n'ait receu qu'une partie du prix convenu, ou que des particuliers ayent presté leurs deniers pour l'acquisition de l'Office, ils doivent stipuler que l'acquereur sera obligé de payer le droit annuel chaque année, & leur en fournir la quittance dans la huictaine aprés le Bureau ouvert, afin que l'Office soit conservé. Et au cas que le Pourveu de l'Office soit negligent de payer ledit droit annuel, le vendeur, ou un de ses creanciers privilegiez sur l'Office, peuvent le payer dans la quinzaine de l'ouverture du Bureau, ayant préalablement sommé le Titulaire de l'Office de le payer : & le Tresorier ou le Commis à la Recette du droit annuel, ne peut sur la sommation faite audit Titulaire, refuser d'en recevoir le payement & d'en donner quittance. Et celuy qui a fait le payement, est preferé pour iceluy à tous autres creanciers, quelque privilege qu'ils ayent sur l'Office, jusqu'à concurrence des deniers payez pour ledit droit.

Il y a encore cela de particulier pour les Offices de la Maison du Roy, qu'il faut avoir l'agrément du Roy, ou du Grand Maistre de la Maison du Roy pour les sept Offices, & parce qu'il arrive quelquefois que le Roy, ou le Grand Maistre de sa Maison refusent l'agrément, le vendeur donne sa demission, à la charge que si celuy qui la prend est agreé, il payera dans certain temps; ou plûtost pour entiere sureté, qu'en donnant la démission, il consignera chez un Notaire le prix convenu, & qu'il se fera pourvoir dans un certain temps. Et parce que cet agrément ne dépend pas de celuy qui a traité de l'Office, il s'ensuit que s'il luy est refusé, il ne peut estre poursuivi pour dommages & interests.

Procuration ad resignandum.

Pardevant les Notaires, &c. fut present en sa personne noble homme Conseiller du Roy

demeurant   lequel a fait & conftitué fon
Procureur general & fpecial Maiftre
auquel il a donné pouvoir & puiffance de pour luy & en fon nom,
refigner & remettre entre les mains du Roy noftre Sire , Monfeigneur le Chancelier , Garde des Sceaux , & autres ayant ce pouvoir , fondit Office de Confeiller
pour au nom & en faveur toutefois de
& non d'autre , ny autrement , & à cette fin confentir & accorder
que toutes Lettres de provifion & autres neceffaires luy en foient
expediées & delivrées , & generalement faire pour raifon de ce tout
ce qui fera requis & neceffaire. Promettant , &c. Fait & paffé és
études , &c.

Compofition d'Office de Confeiller , &c.

Furent prefens noble Homme Maiftre Claude du Puis
Confeiller du Roy.   demeurant   d'une part : Et Maiftre Jean Lefcat
Advocat au Parlement , demeurant
d'autre : lefquels ont volontairement reconnu & confeffé avoir fait
le traité & conventions qui enfuivent pour raifon dudit Office de
Confeiller de   c'eft à fçavoir , que ledit Maiftre
Claude du Puis a prefentement baillé & mis és mains dudit Jean
Lefcat fa Procuration *ad refignandum* , qu'il a paffée le
jour   pardevant les Notaires fouffighez,
pour refigner és mains du Roy noftre Sire & de Monfeigneur le
Chancelier ledit Office de Confeiller de
au nom & en faveur dudit Jean Lefcat ; plus les Lettres qui enfuivent , fçavoir les Lettres de Provifion dudit Office obtenuës de
Sa Majefté par ledit Claude du Puis , fur la refignation faite en fa
faveur par Maiftre Jacques du Bois
cy-devant pourveu dudit Office , données à Verfailles le
jour de   fignées LOUIS , & fur le reply,
par le Roy , DE POMPONE , & fcellées du grand Sceau de cire jaune fur double queuë ; l'Acte du ferment & reception dudit Claude du Puis audit Office de   plufieurs Quittances du droit annuel dudit Office , fçavoir des années , &c. la derniere eftant pour la prefente année , en datte
fignées & contrôllées ; & autres Provifions , Lettres & Quittances des precedens poffeffeurs dudit Office : pour en vertu de la Pro-

curation *ad. resignandum* , Lettres & Quittances se faire pourvoir &
recevoir audit Office par ledit Jean Lescat à ses frais. & dépens d'huy
en deux mois , joüir & succeder par ledit Jean Lescat aux honneurs, prerogatives, préeminences, autoritez, privileges , fran-
chises , libertez, gages , droits, fruits, profits , revenus & émolumens y attribuez & appartenans dudit jour de ladite reception :
se reservant neanmoins ledit Claude du Puis les gages attribuez
audit Office jusques au jour de la reception dudit Office. Ce present traité & resignation faite moyennant la somme de
                que ledit Claude du Puis reconnoist luy
avoir esté comptée , nombrée & delivrée presentement par ledit
Jean Lescat, en la presence desdits Notaires soussignez, en Loüis
d'or & d'argent & autres monnoyes ayans cours par tout le Royaume, de laquelle il se tient pour content & satisfait. Et a esté accordé & convenu entre les parties , que s'il intervenoit des empeschemens ou oppositions aux provisions & reception dudit Jean Lescat, de la part & du fait dudit Claude du Puis, iceluy Claude du
Puis a promis & promet, s'oblige & sera tenu les faire lever & oster
incontinent & sans delay , aprés qu'elles luy auront esté signifiées
au domicile cy aprés par luy éleu , desorte qu'il n'y ait aucun re-
tardement , à peine de tous dépens , dommages & interests : car
ainsi a esté convenu & arresté entre les parties. Et pour l'execution des presentes & dependances , les parties ont éleu leurs domiciles irrevocables en cette Ville de Paris, sçavoir ledit Maistre Claude du Puis, & ledit Jean Lescat, &c. nonobstant &c. changement &
mutation de domicile, &c.

Clause quand l'acquereur ne paye qu'une partie du prix.

Ledit traité & composition dudit Office moyennant la somme
de trente trois mille cinq cent livres, sur laquelle ledit Claude du
Puis reconnoist avoir receu dudit Jean Lescat la somme de
quinze mille cinq cent livres , baillée , comptée & délivrée en
Loüis d'or & d'argent, & autres monnoyes ayans cours par tout le
Royaume, en presence desdits Notaires soussignez , & le surplus
montant à la somme de vingt mille livres, iedit Jean Lescat promet , s'oblige & sera tenu les bailler & payer audit Claude du
Puis , ou au porteur des presentes , &c. en ladite Ville de Paris au
domicille cy-aprés éleu par ledit Claude du Puis, sçavoir dix mille
livres si-tost qu'il sera pourveu & receu audit Office , sans aucune

oppofition de la part & du fait dudit Claude du Puis, & les dix
autres mille livres reftant à payer, dans un an à compter du jour
de ladite reception ; cependant & jufqu'à l'actuel & entier payement
de ladite fomme reftante, en payer l'intereft à raifon du denier
vingt, pour la feureté de laquelle fomme de vingt mille livres &
des interefts qui pourroient en eftre dûs, ledit Office de
eft & demeure, fera & demeurera par privilege & hypotheque
fpeciale & par preference, affecté & hypothequé, &c. ainfi que
ledit Jean Lefcat y a obligé & hypothequé generalement tous &
uns chacuns fes biens prefens & à venir, & fpecialement une maifon fize, &c. fans que l'obligation generale déroge à la fpeciale,
& la fpeciale à la generale. Tous lefquels biens ledit Jean Lefcat a
declaré & affirmé eftre francs & quittes de toutes dettes & hypotheques quelconques, &c.

*Claufe pour le payement du Droit annuel, & au cas
de revocation d'iceluy.*

Pour plus grande feureté du payement de ladite fomme de
reftante à payer par ledit Jean Lefcat, &
continuation de ladite rente, garantie & du contenu audit prefent
traité & confervation dudit Office, ledit Jean Lefcat a promis, promet & fera tenu payer le Droit annuel dudit Office par chacun an,
& en tirer quittance du Threforier des Parties Cafuelles, ou autre
qui fera commis par le Roy, & de fournir copie de ladite quittance bonne & valable contrôllée dudit Jean Lefcat, par chacun an,
huit jours aprés l'ouverture du Bureau de la reception du droit, aura efté clos & fermé, à peine d'eftre contraint au rachat de ladite
rente. Et en outre a efté accordé entre les parties qu'en cas de revocation, ou difcontinuation du Droit annuel en quelque temps
que ce foit, audit cas ledit Jean Lefcat a promis & s'eft obligé
& s'oblige par ces prefentes, de fournir bonne & fuffifante
caution & folvable audit Claude du Puis, qui s'obligera envers
ledit Claude du Puis à la garantie, payement & continuation de
ladite rente & du fort principal, &c. ainfi que ledit Jean Lefcat y
eft cy-deffus obligé, dont ladite caution fera fon propre fait &
dette feul pour le tout folidairement, fans divifion ny difcution ;
renoncera ladite caution aux benefices de divifion, ordre, difcution & fidejuffion, & élira fon domicile irrevocable en cette Ville
de Paris. Et à faute de fournir ladite caution, ainfi que dit eft,
dans

dans trois mois pour tout delay , à compter du jour de la revoca-
cation dudit Droit annuel , ledit Jean Lescat consent & accorde
estre contraint au rachat de ladite rente & payement des arrerages qui en seront dûs , par saisie , vente & execution de ses biens
meubles & immeubles, en vertu de la presente clause ; car ainsi a
esté convenu & arresté entre les parties , autrement ledit present
traité n'auroit point esté fait. Et pour l'execution des presentes &
du contenu en icelles, les parties ont éleu , & c. auquel lieu ils veulent & consentent respectivement que tous exploits de commandemens , sommations , significations , & autres actes de Justice , qui
y seront faits de part & d'autre , & l'un contre l'autre , vallent &
soient de tel effet , force & vertu , que s'ils estoient faits parlant à
leurs propres personnes & en leurs veritables & actuels domiciles,
nonobstant mutation , &c.

Contract de vente de l'Office de Correcteur des Comptes.

Pardevant , &c. fut presente Nicole femme & procuratrice de
Maistre Jacques   pourveu par Sa Majesté
de l'Office de Conseiller du Roy ordinaire de sa Chambre des
Comptes à Paris , & non receu en iceluy , de luy fondée de Procuration passée pardevant
Notaires au Chastelet de Paris , le   jour
annexée à la minute des presentes , demeurante à Paris , ruë
Paroisse   disant que pour accelerer les
affaires de sondit mary , & l'acquitter envers ses creanciers , elle
leur auroit proposé d'accepter le delaissement volontaire de son
Office de Correcteur des Comptes , & autres biens d'iceluy , pour
& jusques à concurrence de leur deub , afin d'éviter à frais : A quoy
n'ayant voulu entendre , elle les auroit exposez en vente , & se seroit presenté le sieur Claude   cy-aprés nommé
pour ledit Office , & offert pour iceluy la somme de quarante-six
mille livres , & non autres pardessus ; ce qui l'a fait resoudre de
l'accepter. A cette cause , elle a sous le bon plaisir de Sa Majesté,
reconnu & confessé avoir vendu & delaissé par ces presentes à
Maistre Claude   Advocat au Parlement,
demeurant ruë   à ce present & acceptant,
l'Office de Conseiller du Roy Correcteur ordinaire en la Chambre
des Comptes a Paris , du semestre de Juillet , dont ledit sieur Jacques   est pourveu seulement par lettres

du 22. Juillet 1677. sur la resignation de Maistre Charles
aux gages de sept cent cinquante-huit livres
quatorze sols six deniers, dont ne se paye à present que cinq cens
quatre-vingt onze livres onze sols trois deniers par an, auquel
Office ledit sieur Claude se fera incessamment
agréer, pourvoir & recevoir à ses frais & diligences ; & à cette
fin luy a esté par ladite Damoiselle presentement délivrée la Procuration de demission dudit sieur Jacques
dudit Office le nom en blanc ; passée pardevant
le troisiéme Avril dernier, lesdites
Lettres de provision au nom dudit sieur Jacques
dudit jour 22. Juillet 1677. signées sur le reply, par le Roy, No-
BLET, & scellées du grand Sceau de cire jaune, sous le contre-scel
desquelles est la copie collationnée aussi signée NOBLET, tant
de la quittance de l'annuel payé par ledit sieur Charles
pour l'année 1677. que des quittances de Finances & de Marc d'or
au nom dudit sieur Jacques.
la Procuration *ad resignandum* dudit sieur Charles
remplie dudit sieur Jacques, & l'expedition du Contract de vente
dudit Office par ledit sieur Charles en presence
de ses creanciers audit sieur Jacques, passée pardevant
Notaires audit Chastelet, le premier
Juin 1677. avec trois quittances de l'annuel par ledit sieur Jacques
payé pour les années 1678. 1679. & la presente
1680. Et si au Sceau des Provisions dudit sieur Claude
il se trouve des oppositions de la part des creanciers desdits sieurs
Charles & Jacques
ladite Damoiselle audit nom, même en son propre & privé nom,
& en iceluy solidairement promet & s'oblige de les faire lever &
en fournir les main-levées audit sieur Claude un mois aprés la dénonciation d'icelles, au domicile par elle cy-aprés éleu, sinon demeureront converties en saisies sur le prix dudit Office, à peine
de tous dépens, dommages & interests, pour par ledit sieur Claude joüir dudit Office aux honneurs, gages,
susdits, franc-salé, profits & autres émolumens y attribuez, & en
disposer à sa volonté, à commencer ladite joüissance, sçavoir desdits gages du premier Janvier prochain, des épices du jour de sa
reception, & du franc-salé de la premiere délivrance qui en sera
faite à la Chambre. Cette vente faite moyennant ladite somme de

quarante-fix mille livres offerte & acceptée comme dit eft pour le
prix dudit Office , laquelle fomme de quarante-fix mille livres a
efté depofée réellement en efpeces de Loüis d'argent, piftoles
d'Efpagne , & monnoye ayant cours , par ledit fieur Claude
és mains de
l'un des Notaires fouffignez , pour auffi-toft l'obtention defdites
Provifions , comme deffus dit eft , eftre payé d'icelle fomme celle
de vingt-fix mille livres reftant deuë du principal par ledit fieur
Jacques du prix dudit Office aux creanciers dudit fieur Charles,
qui reftent à payer fur ledit prix , dénommez audit traité du premier Iuillet 1677. & fuivant iceluy avec les interefts depuis échus
& à écheoir , & le furplus aux creanciers dudit fieur Iacques , fuivant la declaration par diftribution qui fera faite à l'amiable entre
eux , & en eftant du tout ledit fieur Claude
bien & valablement déchargé. Declarant ledit fieur Claude qu'en
la fufdite fomme de quarante-fix mille livres dépofée és mains dudit   Notaire pour le prix dudit Office , eft entrée celle de dix-fept mille livres procedans de deux Contraéts de
conftitution par luy paffez pardevant les Notaires fouffignez ce jour-
d'huy , l'un de fix cens cinquante livres de rente , au principal de
la fomme de treize mille livres , au profit de Pierre
fon frere   & l'autre de deux cens livres de rente,
au principal de la fomme de quatre mille livres au profit de Maiftre Cefar   au defir defquels il fait la prefente
declaration d'employ , afin que fuivant iceux lefdits fieurs Pierre
& Cefar   ayent fpeciale hypotheque & privilege
fur ledit Office de Correéteur des Comptes. Car ainfi le tout a
efté accordé entre lefdites parties, lefquelles pour l'execution des
prefentes ont éleu leurs domiciles irrevocables és maifons où chacune d'elles eft demeurante fus declarez , aufquels lieux promettant , obligeant chacun endroit foy , renonçant. Fait & paffé , &c.

Procuration pour un Office de l'Hoftel de Ville.

Fut prefent Nicolas du Jonc Juré Mefureur de Charbon és ports
& places de cette Ville & Faux-bourgs de Paris , y demeurant
ruë   lequel volontairement
fous le bon plaifir du Roy , de Monfeigneur le Chancelier Garde
des Sceaux de France , & de Meffieurs les Prevoft des Marchands
& Echevins de cette Ville de Paris , s'eft démis & demet par ces

prefentes de fondit Office de Mefureur de Charbon, &c. pour, au nom
& en faveur toutefois de Claude Forefts demeurant
& non d'autre , ny autrement, confentant & accordant que toutes
Lettres de Provifion & autres à ce requifes & neceffaires luy en
foient expediées & delivrées en bonne forme : & pour l'execution de ladite Procuration , ledit Nicolas du Jonc a fait & conftitué fon Procureur general & fpecial le porteur des prefentes , auquel il a donné pouvoir de ce faire , & tout ce qu'il appartiendra
& fera requis , & en requiert acte. Promettant , &c.

Traité & compofition dudit Office.

Furent prefens Nicolas du Jonc , &c. Juré , &c. d'une part : &
Claude Forefts , &c.   d'autre ; lefquels ont fait les
accords , traitez & conventions qui s'enfuivent , pour raifon dudit
Office ; fçavoir que ledit Nicolas du Jonc a prefentement baillé &
mis és mains dudit Claude Forefts fa Procuration *ad refignandum*
qu'il a ce jourd'huy paffée pardevant les Notaires fouffignez , dudit
Office , &c. au nom & en faveur dudit Claude Forefts : & luy a
auffi baillé & mis és mains prefentement
Quittances du droit annuel dudit Office des années
dattées des   fignées & contrôllées , &c. avec
les Lettres de Provifion & de Reception par iuy obtenuës dudit
Office , fur la demiffion & nomination de François Boudet , &c.
en datte du   fignée & fcellée , avec le traité &
compofition dudit Office fait entre luy & ledit François Boudet , &c. paffée pardevant
Notaires audit Chaftelet de Paris , le   jour
pour en vertu de ladite Procuration *ad refignandum* , Lettres &
pieces fufdites fe faire par ledit Claude Forefts pourvoir dudit Office par le Roy & Monfeigneur le Chancelier , ou autrement ainfi
qu'il appartiendra , & fe faire recevoir en icelux par Meffieurs
les Prevoft des Marchands & Echevins de cette Ville de Paris , le
tout aux frais & depens dudit Claude Forefts , & faire en forte
par ledit Claude Forefts qu'il foit pourveu & receu audit Office
dans un mois prochain , pourveu qu'il n'y ait aucune oppofition , &c. Pour dudit Office , &c. jouïr par ledit Claude Forefts
en tous droits , profits , revenus & émolumens attribuez à iceluy ,
& ainfi qu'il eft accoûtumé , & en faire & difpofer par luy comme
de chofe à luy appartenante , fous le bon plaifir du Roy & def-

dits fieurs les Prevoft des Marchands & Echevins , à commencer la joüiffance du jour de la reception dudit , &c. Ce prefent traité & compofition fait moyennant la fomme , &c.

Claufe de payer par l'acquereur une partie du prix de l'Office à un creancier du vendeur qui auroit fait oppofition.

De laquelle fomme de   du confentement dudit Nicolas du Jonc , ledit Claude Forefts en a prefentement baillé & payé audit François Boudet la fomme de cinq cens livres , comptée , nombrée & delivrée , &c. dont ledit François Boudet s'eft tenu & tient content & fatisfait, & quitte lefdit , &c. & tous autres : laquelle fomme de cinq cens livres luy eftoit deuë par ledit Nicolas du Jonc en confequence de la vente & compofition dudit Office faite au profit dudit Nicolas du Jonc pour la fomme de de laquelle ledit Nicolas du Jonc n'avoit payé , &c. pour laquelle dite fomme de cinq cens livres ledit François Boudet s'eftoit refervé une hypotheque privilegiée & preference à tous autres creanciers fur ledit Office , ainfi qu'il eft plus au long contenu audit traité , & pour laquelle ledit François Boudet avoit formé oppofition au Greffe de l'Hoftel de cette Ville , & de laquelle oppofition ledit Claude Boudet au moyen du payement de ladite fomme de cinq cens livres qu'il reconnoift luy avoir efté prefentement payée , a baillé & baille pleine & entiere main-levée aufdits Nicolas du Jonc & Claude Forefts dont a efté fait acte feparé cedit jour pardevant les Notaires fouffignez , lequel ne fervira avec la prefente que d'une mefme quittance ; à la charge neanmoins que ledit François Boudet demeurera & fe conftituë par ces prefentes, dépofitaire de ladite fomme de cinq cens livres , comme de deniers de Juftice , jufqu'à ce que ledit Claude Forefts foit pourveu & receu audit Office de   bien & deuëment & fans oppofition fubfiftante, comme auffi les droits , privileges & preference fubfifteront & conferveront leur force & vertu pour ledit François Boudet fur ledit Office jufques à ladite reception dudit Claude Forrefts , fans qu'il foit prefumé ny cenfé y avoir renoncé, veu qu'au contraire lefdits droits , privilege & preference demeureront , quoy qu'il intervienne d'autres oppofitions de la part des creanciers dudit Nicolas du Jonc jufques à la reception dudit Claude Forefts. Et au cas que ledit Claude Forefts foit pourveu & receu au fufdit Office bien & deuëment , fans aucune oppofition ny

V iij

autre charge, ladite somme de cinq cens livres demeurera audit François Boudet simplement & déchargé dudit dépost. Et pour le surplus de ladite somme de

ledit Claude Forests a promis & promet par ces presentes la payer audit Nicolas du Ionc dés & incessamment qu'il sera pourveu & receu audit Office purement & simplement, sans aucunes oppositions, ny empeschemens, ny charges quelconques provenans du fait dudit Nicolas du Ionc, sur peine de dépens, dommages & interests : pour la seureté de laquelle somme de

& des interests, faute de payement d'icelle, lesdites parties sont convenuës que ledit Office est & demeure, sera & demeurera par privilege, &c. *comme dessus.* Car ainsi a esté accordé & convenu entre les parties. Et pour l'execution des presentes, &c.

Main-levée en consequence de la clause cy-dessus.

Fut present en sa personne François Boudet lequel a fait, baillé & accordé pleine & entiere main-levée à Nicolas du Jonc   de l'opposition à sa requeste au Sceau & expedition des Lettres de l'Office de

entre les mains de Monseigneur le Chancelier, Garde des Rôlles des Offices, & de Messieurs les Prevost des Marchands & Echevins de cette Ville de Paris, consentant & accordant que ladite opposition soit & demeure nulle comme non faite ny avenuë, & que les Lettres de Provision dudit Office & autres à ce necessaires, soient expediées & delivrées au nom & en faveur de Claude Forests   au profit duquel ledit Nicolas du Ionc en a fait sa demission, suivant & en consequence du Contract fait entre lesdits Nicolas du Ionc & Claude Forests & François Boudet pardevant les Notaires soussignez ce jourd'huy, &c. sans préjudicier à iceluy, lequel demeurera en sa force & vertu. Ce qui a esté stipulé & accepté par ledit Nicolas du Ionc à ce present, dont acte, &c. Promettant, &c.

Accord fait entre les parties en vertu de la provision & de la reception en l'Office dudit, &c.

Furent presens en leurs personnes Nicolas du Jonc, Claude Forests & François Boudet, cy-dessus nommez au traité & composition de l'Office de   ont fait, convenu & accordé ce qui ensuit : Sçavoir, que ledit Claude Forests a declaré

& reconnu avoir esté bien & deuëment receu & installé audit Office
de   dont luy a esté delivré Lettres & Actes.
en bonne & deuë forme le   jour de
tant du Roy nostre Sire, que de Messieurs les Prevost & Eschevins
de cette Ville de Paris, sans aucunes oppositions ny charges quelconques : au moyen dequoy la somme de cinq cens livres baillée &
payée audit François Boudet du consentement dudit Nicolas du
Jonc par ledit Claude Forests, comme il est porté par ledit Traité,
demeurera purement & simplement audit François Boudet en l'acquit dudit Nicolas du Jonc, & ledit François Boudet déchargé du
depost dont il s'estoit chargé par ledit Traité. Ce faisant ledit
François Boudet a presentement déchargé & quitté, décharge &
quitte ledit Nicolas du Jonc de ladite somme qu'il luy devoit en consequence de la vente & composition dudit Office qu'il avoit faite à
son profit, comme aussi décharge tous les biens dudit Nicolas du
Jonc de l'hypotheque stipulée sur iceux par ledit François Boudet
pour seureté du payement de ladite somme de cinq cens livres :
de laquelle somme de cinq cens livres & de toutes autres choses qui
pourroient luy estre deuës en consequence de ladite composition
& vente dudit Office, ledit François Boudet décharge & quitte
ledit Nicolas du Jonc & tous autres ; consentant ledit François
Boudet que sur la minute de ladite vente dudit Office faite par luy
audit Nicolas du Jonc, il soit fait mention en substance du contenu cy-dessus, sans que sa presence y soit requise à la seule exhibition des presentes, le tout ne servant que d'une seule & même
quittance. Et en outre ledit Nicolas du Jonc a confessé & reconnu,
confesse & reconnoist que ledit Claude Forests luy a presentement payé, nombré & delivré, &c.

Vente d'un Office de Marchand privilegié suivant la Cour.

Fut present en sa personne Georges de la Croix, demeurant
à   lequel confesse & reconnoist avoir vendu,
cedé & transporté à Pierre Caillard à ce present & acceptant, ledit Office de l'un des   privilegiez suivans
la Cour & Conseil du Roy, dont ledit Georges de la Croix est
pourveu & joüissant en vertu des Lettres de Provision qui luy ont
esté expediées par Monsieur le Grand Prevost de France le
jour de.   signées de Souches, & plus bas par mon-

dit Seigneur, & fcellées en placart de cire rouge des armes dudit fieur Grand Prevoft. Et ledit Georges de la Croix a prefentement délivré lefdites Lettres de Provifion avec fa démiffion dudit Office audit Pierre Caillard, ladite démiffion paffée pardevant les Notaires fouffignez ce jourd'huy remplie du nom dudit Pierre Caillard, pour en vertu defdites Lettres fe faire par ledit Pierre Caillard pourvoir & recevoir à fes frais & dépens audit Office, & en joüir aux honneurs, franchifes, privileges & droits y attribuez & accordez, ainfi que ledit Georges de la Croix en a joüy ou deû joüir jufqu'à prefent. Et fi à l'impetration des Provifions & reception dudit Pierre Caillard audit Office il intervenoit quelques oppofitions ou empefchemens procedans du fait dudit Georges de la Croix, iceluy Georges de la Croix promet & s'oblige de les faire ceffer, lever & ofter fi-toft qu'elles luy auront efté fignifiées & faites à fçavoir à fon domicile cy-aprés éleu, & faire en forte que lefdites Provifions & reception dudit Pierre Caillard audit Office ne foient retardées. Cette vente faite, &c.

Vente d'un Office de la Maifon du Roy, dépendant de Monfeigneur le Grand Maiftre, le vendeur fe chargeant de mettre les Provifions en main.

Fut prefent Jacques Syon, pourveu de l'Office de l'un des Chefs de la Panneterie de la Maifon du Roy, fervant au Quartier de Janvier, demeurant à Paris ruë
lequel fous le bon plaifir du Roy & de Monfeigneur le Duc d'Anguien Grand Maiftre de la Maifon de fa Majefté, a par ces prefentes vendu, cedé & tranfporté à Jean du Faure, demeurant à Paris ruë   à ce prefent & acceptant ledit Office & état de   pour lequel lefdites parties pourfuivront refpectivement l'agrément pour ledit Jean du Faure. A la charge neanmoins que ledit Jacques Syon y fera à fes frais & dépens pourvoir & recevoir ledit Jean Faure dans la fin du prefent mois, & luy mettra és mains les Lettres de Provifions dudit Office, pour ledit Jean Faure exercer, joüir & difpofer dudit Office ainfi que ledit Jacques Syon a fait jufqu'à prefent, & que les autres pourveus des mémes Charges joüiffent, à commencer la joüiffance & l'exercice dudit Office au premier jour du mois de Janvier prochain. Cette vente & compofition faite moyennant la fomme de   que ledit Jean Faure a promis & s'oblige de
bailler

bailler & payer fans aucun intereft audit Jacques Syon, ou au porteur des prefentes pour luy, fi-toft qu'il luy aura fourny & délivré
lefdites Provifions, & acte de reception & inftallation dudit Jean
Faure audit Office franchement & quittement de tous frais & droits
quelconques : Et pour plus grande feureté du payement de ladite
fomme audit Jacques Syon, ledit Jean Faure a de fon confentement & en fa prefence dépofé & mis és mains prefentement
de   l'un des Notaires fouffignez, ladite
fomme de   en Loüis d'or & d'argent, & autres
monnoyes ayant cours par tout le Royaume, pour ladite fomme
garder jufqu'au dernier jour du prefent mois d'Octobre, & ledit
temps paffé, faute par ledit Jacques Syon d'avoir fourny lefdites
Lettres de Provifion & acte de reception audit Jean Faure dans le
dernier jour dudit prefent mois d'Octobre, ledit Jacques Syon confent par ces prefentes que ladite fomme de   foit
renduë par ledit   Notaire audit Jean Faure,
fans qu'il foit befoin de fa prefence ny de fon confentement, auquel
pour fes dommages & interefts ledit Jacques Syon promet payer
la fomme de mille livres, à quoy ledit Jacques Syon s'eft volontairement obligé & s'oblige par ces prefentes ; fi ce n'eft que les
Provifions ne fuffent refufées par la faute & par le fait dudit Jean
Faure, auquel cas le prefent Traité fera & demeurera nul & comme non fait entre les parties : & au cas que ledit Jacques Syon ait
obtenu lefdites Provifions dans ledit temps pour ledit Jean Faure,
iceluy Jean Faure confent que ledit   Notaire
mette és mains dudit Jacques Syon ladite fomme de
qu'il luy a depofée & donnée en garde aux claufes portées par ce
prefent Traité, pour l'execution duquel ledit Iacques Syon a éleu
fon domicile en cette Ville de Paris, &c.

Démiffion d'un Office chez le Roy.

Aujourd'huy eft comparu pardevant les Notaires fouffignez
Claude   Confeiller du Roy, Contrôlleur de
fa Maifon ; lequel s'eft purement & fimplement démis & démet
par ces prefentes de fondit Etat & Office de Contrôlleur de la
Maifon du Roy, pour au nom & au profit de Iacques, &c. confentant & accordant fous le bon plaifir de Monfeigneur le Grand
Maiftre de France, & autres ayant à ce pouvoir, que ledit Iacques
foit receu & admis audit Etat & Office. Et à cette fin que toutes

X

Lettres de Provision, & autres à ce neceſſaires, luy en ſoient expediées & délivrées, pour quoy faire & requerir ledit Claud ea
conſtitué ſon Procureur ſpecial & general le porteur des preſentes, luy en donnant tout pouvoir, & generalement, &c.

Du Retrait.

APRES avoir parlé de la Vente, il faut paſſer au Retrait qui
en eſt une ſuite & dépendance, & c'eſt un moyen par lequel une vente reveſtue de toutes les formalitez requiſes pour ſa
validité peut eſtre caſſée. Il y a trois eſpeces de Retrait ; ſçavoir,
le conventionnel, le feodal & le lignager.

Le Retrait conventionnel eſt une faculté accordée par l'acheteur
au vendeur de retirer l'heritage par luy vendu à toûjours ou dans
un certain temps, & c'eſt ce qu'on appelle grace ou faculté de rachat ou de remeré ; & ordinairement il fait une clauſe du Contract : quelquefois neanmoins l'acheteur l'accorde au vendeur par
un acte ſeparé du Contract de vente. Voyez cy-deſſus page. 126.

Le Retrait feodal, ou retenuë du fief par puiſſance de fief, eſt
un droit par lequel un Seigneur peut retraire des mains de l'acquereur un fief mouvant de luy, qui a eſté vendu par ſon vaſſal,
pourveu que ce Seigneur du fief dominant exerce ce retrait dans
quarante jours, à compter, non pas du jour de la vente, mais du
jour que la vente a eſté notifiée par le vaſſal au Seigneur, par copie du Contract de vente à luy baillée le vaſſal, ſuivant l'art. 20.
de la Coûtume de Paris.

Ce retrait n'eſt accordé qu'au Seigneur feodal ſur le fief vendu
par ſon vaſſal, & non pas au Seigneur cenſier pour retirer l'heritage vendu eſtant en ſa cenſive, ſi ce n'eſt dans quelques Coûtumes, comme nous avons montré dans noſtre Traité des Fiefs.

Dans les quarante jours, à compter du jour de la notification du
Contract volontaire ou du decret forcé, le Seigneur eſt tenu de ſommer & interpeller & aſſigner pardevant le Iuge l'acquereur pour le
faire contraindre de luy délaiſſer le fief qu'il a acquis, mouvant de
luy en plein fief, luy faiſant offre en ce faiſant de le rembourſer du
prix qu'il en auroit payé, & de ſes loyaux couſts. Ce retrait n'eſt
point ſujet à aucunes formalitez du Retrait lignager, il n'eſt point
neceſſaire de faire offre de bourſe, de deniers & à parfaire ainſi

qu'au Retrait lignager, nos Coûtumes n'y obligent point les Seigneurs. L'Article 20. de la Coûtume de Paris dit seulement que le Seigneur feodal peut prendre, &c. en payant le prix que l'acquereur en a baillé & payé, & les loyaux coutemens dans quarante jours aprés qu'on luy a notifié ladite vente, & baillé copie.

Le Retrait lignager est celuy par lequel un parent du costé & ligne duquel provient l'heritage vendu, peut retirer ledit heritage des mains de l'acquereur pour le conserver dans la famille. Ce retrait n'a lieu qu'en cas de vente d'un heritage propre au vendeur, ou d'acte équipollent à la vente. Un heritage est propre à quelqu'un, quand il luy est écheu par succession, soit directe ou collaterale, ou qu'il a esté échangé contre un autre heritage, lequel estoit propre à celuy qui a fait l'échange, & qui a depuis vendu l'heritage qu'il avoit receu par échange, suivant l'Art. 143. de la Coûtume de Paris.

Afin que ce Retrait ait lieu, plusieurs choses sont requises.

I. Que la chose sujette à retrait soit venduë ou alienée par acte équipollent à la vente,

II. Que la chose soit propre au vendeur.

III. Que le Retrayant soit parent lignager du vendeur, c'est à dire du costé & ligne dont la chose sujette à retrait luy est écheuë, suivant les Articles 129. 133. 142. 155. & 159. de la Coûtume de Paris, sans qu'il soit necessaire d'estre décendu de celuy qui a mis le premier l'heritage dans la famille, suivant l'Article 329. de la même Coûtume.

IV. Que le Retrayant fasse sa demande en retrait dans le temps prescrit par la Coûtume.

V. Que le Retrayant fasse le remboursement à l'acquereur de la chose qu'il retire avec les frais & loyaux cousts, ou qu'il consigne au refus de l'acquereur dans le temps porté par la Coûtume.

VI. Que les formalitez & solennitez requises par la Coutume dans la poursuite du retrait, soient observées par le Retrayant.

Par la Coûtume de Paris le parent lignager du vendeur a un an & jour pour intenter sa demande en retrait contre l'acquereur d'un heritage sujet au retrait, aprés lequel il n'est plus recevable.

Ce temps prescrit par nostre Coûtume commence à courir

1. En vente d'heritages tenus en censive, du jour de l'ensaisinement du Contract de vente, ou prise de possession par l'acquereur.

II. En vente d'heritages tenus en fief, du jour de l'investiture, ou que l'acquereur a esté receu en foy & hommage, suivant l'art. 130. de la même Coûtume. Ce qui a lieu, quoy que l'heritage ait esté adjugé par decret volontaire, comme il a esté jugé par Arrest rapporté par Monsieur Loüet lettre D. Chap. 26. Mais en vente d'heritage adjugé par decret forcé & necessaire, l'an du retrait ne court que du jour de l'ensaisinement du decret.

III. En vente d'heritage possedé en franc-aleu noble ou roturier, du jour que l'acquisition a esté publiée & insinuée au plus prochain Siege Royal, suivant l'art. 142.

Il en faut dire de même de l'heritage tenu en fief ou en censive, acquis par le Seigneur duquel il est mouvant, suivant l'art. 135. *Idem* du fief retiré ou retenu par le Seigneur par retenuë feodale, suivant l'art. 159.

IV. En vente d'heritage tenu en fief, en censive ou en franc-aleu, faite sous faculté de remeré, du jour du remeré finy en cas de l'investiture, ensaisinement ou publication faite.

V En vente d'heritage appartenant à la femme, faite par le mary sans le consentement d'icelle, du jour de la ratification, au cas de l'investiture, ensaisinement ou publication faite.

VI. En vente frauduleusement faite, du jour de la fraude découverte, & non du jour de l'investiture.

VII. En vente de la proprieté d'un heritage faite à l'usufruitier, du jour du decez dudit usufruitier, par Arrest du 7. Septembre 1577.

L'espace d'an & jour est fatal pour intenter l'action en retrait contre les retrayans, & il court contre toutes sortes de personnes, privilegiées ou non, & il n'y a aucune excuse par laquelle la restitution puisse estre accordée, non pas même la minorité, suivant l'art. 131. excepté lorsque le tuteur est acquereur ; car en ce cas l'an & jour du retrait ne court point contre le mineur tant que dure la tutelle, comme il a esté jugé par plusieurs Arrests.

L'action en retrait intentée & non contestée se prescrit par ce temps ; mais si elle est contestée elle est prorogée jusqu'à trois ans par le moyen de la contestation, comme il a esté jugé par plusieurs Arrests.

Il faut remarquer touchant l'action du retrait

I. Que le retrayant débouté du retrait par Sentence, doit en interjetter appel dans l'an & jour.

II. Que le demandeur en retrait ayant obtenu gain de cause, ou l'acquereur ayant acquiefcé à fa demande, ne peut plus s'en départir.

III. Que fi l'acquereur eft abfent, & qu'il ne fe trouve perfonne de fa famille, ny aucuns domeftiques, l'affignation doit eftre attachée à la porte de fon domicile, ou à l'heritage tombé en retrait.

Cette affignation peut eftre donnée un jour de Fefte, mais de jour & non nuitamment, & elle doit écheoir dans l'an & jour.

Dans l'exploit d'ajournement, on doit faire offre de bouries, deniers & loyaux coufts & à parfaire; & ces offres font tellement neceffaires qu'il a efté jugé,

I. Que l'omiffion de bourfe faifoit décheoir le demandeur en retrait de fa demande: cependant il a efté jugé qu'on pouvoit fe fervir de termes équivalans, & qu'une offre de bourfe, d'argent, de pieces de feize fols à découvert, &c. eftoit valable, fans parler de deniers, & qu'un fac équipolloit à une bourfe. Neanmoins dans une matiere de rigueur, comme le retrait, je ne confeillerois pas de changer les termes.

II. Que les offres des loyaux coufts fe doivent faire dans l'exploit, fur peine de décheance du retrait.

III. Qu'il doit eftre fait mention du mot *à parfaire*.

Le demandeur en retrait ayant commencé fon inftance par une fignification revêtuë de toutes les formalitez neceffaires, doit encore à chaque journée de la caufe principale, jufqu'à conteftation en caufe inclufivement & conclufion fur l'appel auffi inclufivement, reïterer lefdites offres, à peine de décheance.

Le retrayant, aprés la Sentence adjudicative du retrait, doit rembourfer à l'acquereur le prix de l'heritage qu'il a payé au vendeur, dans vingt quatre heures, à compter du moment que l'acquereur a mis fes Lettres ou Contract au Greffe, pour connoiftre le vray prix de la chofe, & qu'il aura affirmé le prix contenu en iceluy eftre veritable, s'il en eft requis par le retrayant, fuivant l'Art. 136. toutefois l'affirmation ne doit pas retarder le rembourfement.

Le rembourfement doit eftre fait actuellement & réellement, fans qu'on puiffe eftre receu à demander compenfation de toute la fomme & prix principal de la chofe, & fans fraude, c'eft à dire que le retrayant ne doit pas prefter fon nom au profit d'un tiers. Toutefois le retrayant peut ceder fon droit à un autre lignager. Au contraire, le retrait feodal eft ceffible à un étranger, parce que ce retrait eſt un droit de Fief, & non pas de famille, lequel par conſequent ſe peut tranſporter par celuy à qui il eſt deu.

Il n'eſt pas neceſſaire que le rembourſement ſoit fait en mêmes eſpeces que celles qui ont eſté payées, il ſuffit qu'il ſoit fait en pieces & monnoyes ayant cours, valant autant que celles qui ont eſté payées par l'acquereur.

Si l'acquereur refuſe de recevoir le rembourſement, le retrayant eſt tenu de conſigner le prix de la choſe adjugée par retrait dans ledit temps de vingt-quatre heures, l'acquereur deuëment appellé pour voir faire la conſignation, aux frais, dépens & perils de l'acquereur.

Ce temps de vingt-quatre heures pour faire la conſignation, eſt fatal au retrayant; c'eſt pourquoy ſi les deniers conſignez eſtoient ſaiſis à la requeſte de ſes creanciers, cette conſignation ſeroit nulle, & par conſequent le retrayant ſeroit décheu du retrait, excepté dans les cas ſuivans.

Le premier eſt quand l'inſtance du retrait eſt jugée hors la Iuriſdiction du lieu où les parties ſont demeurantes; car en ce cas le Iuge doit octroyer un delay pour faire le rembourſement, ou conſignation, ſuivant la diſtance des lieux où les parties ſont demeurantes,

Le deuxiéme eſt quand l'acquereur a acquis par un meſme Contract & meſme prix, un heritage propre au vendeur & un acqueſt, car pour lors les vingt-quatre heures ne courent que du jour que les heritages ont eſté eſtimez.

Le troiſiéme eſt lors que dans les vingt-quatre heures il y a quelque ſolemnité ou réjouïſſance extraordinaire, car en ce cas la conſignation peut eſtre faite incontinent aprés.

La conſignation doit eſtre faite de tout le prix, autrement elle eſt nulle, & par conſequent ſi le demandeur avoit conſigné quelques pieces qui ne fuſſent pas bonnes, ou de poids, & non recevables, le prix n'eſtant pas entier, il ſeroit décheu du retrait, & il ne ſeroit pas recevable d'en mettre d'autres.

Que ſi l'heritage a eſté baillé à rente rachetable, le rembourſement, ou la conſignation du ſort principal de cette rente & des arrerages échus depuis le jour de l'ajournement, doit eſtre faite dans les vingt-quatre heures, ſuivant l'Art. 137. à moins que la rente n'ait eſté rachetée, ou que le bailleur de l'heritage à rente n'aime mieux innover le bail au retrayant à la charge de la meſme rente, & en décharger le premier ; ce qui eſt au choix du bailleur.

Il ne suffit pas au retrayant d'avoir remboursé à l'acquereur le prix de la chose ajugée pour retrait, ou d'en avoir fait la consignation dans le temps, il faut encore qu'il rembourse l'acquereur des loyaux cousts, ou qu'il en fasse la consignation à son refus, non pas dans les vingt-quatre heures, avec le prix de la chose ajugée par retrait, mais vingt-quatre heures aprés leur liquidation ; parce qu'auparavant le retrayant n'est pas certain de la somme à laquelle ils montent. L'usage du Chastelet & des Requestes est qu'on consigne une certaine somme pour les loyaux cousts.

Les loyaux cousts sont frais & dépens faits en bonne foy pour l'acquisition de l'heritage ajugé par retrait, comme sont les droits Seigneuriaux, les frais du Contract & autres. *Item*, en cas d'heritage baillé à rente, les arrerages de la rente échus depuis l'ajournement, que le preneur peut mettre & employer en sa declaration des loyaux cousts, en rendant par luy les fruits qu'il a perceus dudit heritage depuis le jour de la vente, jusqu'au jour de l'ajournement, suivant l'Art. 138. & en ce cas le retrayant est tenu de rendre les labours, semences & frais faits pour la culture de l'heritage & pour la dépoüille des fruits, quoy qu'ils excedent la valeur desdits fruits.

Les impenses necessaires se couchent encore en loyaux cousts, suivant l'Art. 146.

Les impenses necessaires sont celles sans lesquelles l'heritage periroit, ou souffriroit un notable dommage, & par consequent l'acquereur peut retirer les impenses faites dans le temps du retrait, pour ne pas détourner les lignagers d'intenter l'action de retrait, par le moyen des dépenses que feroit l'acquereur dans l'heritage sujet au retrait.

Les reparations necessaires se remboursent suivant l'estimation qui en est faite par les Experts nommez d'office, ou desquels les parties conviennent.

Les heritages, les rentes foncieres non rachetables, les loges, boutiques, étaux, & les places publiques achetées du Roy, sont sujetes à retrait par l'Art. 148. *Item*, les baux à longues années, par l'Art. 149. de mesme que le bois de haute futaye vendu conjointement avec le fond, pourveu qu'il soit sur le pied lors du retrait. Au contraire, les ventes des choses mobiliaires, de l'usufruit d'un propre heritage, suivant l'Art. 147. le rachat des rentes rachetables, Offices venaux, dixmes infeodées retournantes à l'Eglise par rachat , & rentes volantes conſtituées à prix d'argent , ne ſont ſujetes à retrait,

Le retrait lignager a lieu dans les cas ſuivans.

I. En vente d'heritage propre au vendeur , de quelque nature qu'il ſoit, ſuivant l'Art. 129. & la vente s'entend , quoy qu'elle ſoi faite par decret forcé , par l'Art. 150.

II. En cas d'heritage propre donné à rente rachetable , ſuivant l'Art. 137.

III. Quand un heritage propre eſt ajugé par decret ſur un Curateur aux biens vacans, ou à une ſucceſſion vacante, ou ſur un Executeur teſtamentaire, ſuivant l'Art. 150.

IV. Quand un heritage propre eſt vendu ſur un heritier par benefice d'inventaire , ſuivant l Article 151. ce qui a lieu, quoy que l'heritage vendu ſur l'heritier beneficiaire ne ſuit propre au defunt, parce qu'il eſt fait propre en la perſonne de l'heritier à qui il eſt avenu à titre de ſucceſſion. Ce qui n'a pas lieu en la perſonne du Curateur aux biens vacans , ſur lequel des acqueſts eſtans vendus ne ſont point ſujets au retrait, par l'Art. 152.

V. Quand un propre eſt ajugé ſur un Curateur aux biens de celuy qui a fait abandonnement de ſes biens.

VI. Lors qu'un heritage, qui ne ſe peut partager , eſt ajugé par licitation , ſuivant l'Art. 154.

VII. Lors qu'un heritage propre a eſté acheté par un parent lignager , & qu'il a eſté depuis revendu , parce que n'eſtant pas ſorti de la famille par cette vente , il a toûjours conſervé ſa nature de propre , c'eſt pourquoy le premier vendeur eſt receu au retrait, par l'Art. 133.

VIII. En échange , lors qu'il y a ſoulte en argent excedant la moitié de la valeur de la choſe , ſuivant l'Art. 145. *Idem* , ſi l'heritage propre eſt échangé avec un meuble , de quelque prix qu'il puiſſe eſtre.

IX. Quand un heritage pris par échange pour & au lieu d'un propre , eſt par aprés vendu , parce qu'en ce cas l'heritage pris par échange tient lieu de celuy pour lequel l'échange a eſté fait , par l'Article 143.

X. En vertu de la proprieté d'un heritage propre avec retention d'uſufruit par le vendeur ; auquel cas le retrayant eſt tenu de retraire la proprieté ſeulement , & ſouffrir que le vendeur joüiſſe ſa vie durant de l'heritage aux clauſes portées & mentionnées au Contract. XI. Lors

XI. Lors qu'un heritage propre eft baillé à rente fonciere non rachetable; le preneur ayant du confentement du bailleur, fait le rachat de la rente.

XII. En Fief retiré par retrait feodal, parce que le retrait ligna-ger eft preferable au feodal, par l'Art. 159. excepté lors que le Sei-gneur s'eft refervé en baillant fon heritage en Fief, le droit de le retirer toutes fois & quantes que le vaffal le vendroit : cependant ce n'eft pas une queftion fans difficulté.

En Païs de Droit écrit, le Seigneur direct eft preferé au parent lignager retrayant.

Le retrait lignager n'a pas lieu dans les cas fuivans.

I. En vente d'heritage propre, refoluë, ou nulle.

II. En vente de propre par fiction, comme d'un heritage acquis des deniers donnez par pere & mere à leur fille, deftinez par Con-tract de mariage, pour eftre employez en achat d'heritages.

III. En vente d'acquefts.

IV. En toute autre acquifition que de vente, comme de dona-tion, d'échange, ou autre.

V. Lors que le temps du retrait eft paffé.

VI. Quand le propre eft vendu à un lignager, quoy que plus éloigné; ce qui n'a pas lieu dans les Coûtumes qui preferent au re-trait le plus proche parent.

VII. En heritage propre decreté & vendu fur un Curateur, en heritage deguerpi & abandonné; parce qu'une chofe abandonnée n'a plus de maiftre, & n'eft plus cenfée eftre dans aucune famille, par l'Art. 153.

VIII. En tranfaction, fuppofé qu'il n'y ait point d'argent dé-bourfé.

IX. En heritages confifquez au Roy, ou aux Seigneurs Hauts-Jufticiers, mis en criées & ajugez par decret fur un Curateur; par-ce que par la confifcation il ont efté mis hors la ligne.

X. Lors que dans le Contract de vente le vendeur a ftipulé la faculté de rachat dans un certain temps, fi ce n'eft aprés que le temps eft expiré. A moins que le retrayant ne veuille retraire aux mefmes claufes & conditions.

XI. Lors qu'un heritage poffedé par plufieurs coproprietaires, lequel ne fe peut partager, eft licité & ajugé à l'un d'eux, en ce cas le retrait n'a lieu pour les portions dudit heritage, par Arreft du 3. Mars 1650. La raifon eft que fi on admettoit chaque coproprietaire

Y

au retrait lignager pour une portion venduë avec le tout contre l'adjudicataire, il faudroit proceder en suite à une nouvelle licitation, laquelle seroit suivie d'une autre, & ainsi à l'infini, le retrait lignager & la licitation ne pouvant finir.

En vente de ce qui a esté réüni par le Seigneur Feodal à un propre, parce que c'est un acquest & non un propre.

Il faut icy observer ceux qui peuvent user du retrait.

I. Le parent lignager du costé & ligne duquel l'heritage sujet au retrait est écheu au vendeur, peut user de retrait ; dautant qu'il n'est pas necessaire d'estre descendu en ligne directe de celuy lequel premierement & originairement l'a acquis, mis & apporté dans la famille, suivant l'Art. 141. Et par consequent celuy qui fait assigner le premier en retrait, est preferé à tous les autres, quoy que plus proches parens du vendeur, suivant ledit Article. Ce qui se doit entendre, quoy qu'il ne fût pas né ny conceu au temps de la vente de l'heritage sujet au retrait, pourveu qu'il soit né au temps que l'action doit estre intentée.

II. L'heritier du vendeur aprés son trépas, pourveu qu'il soit du costé & ligne, par l'Article 142.

III. Le Juge qui a fait & prononcé l'adjudication, s'il est lignager de celuy sur lequel l'adjudication a esté faite.

IV. Le fils peut retirer l'heritage vendu par son pere, quoy que par luy desherité.

V. Le fidejusseur du vendeur.

VI. Le creancier qui s'est opposé aux criées de l'heritage vendu par decret, & qui a receu la somme à luy deuë sur le prix de l'adjudication.

VII. Si deux ont acheté un mesme heritage propre du vendeur, dont ils estoient parens lignagers, & qu'un des deux revende la part dudit heritage, l'autre est recevable au retrait, s'il est lignager.

VIII. Le vendeur peut retraire l'heritage vendu par l'acheteur, en cas que le premier vendeur ne l'eût pas mis hors la ligne, suivant l'Art. 133.

IX. Le Tuteur ou Curateur est recevable au retrait des choses venduës sur son pupille, ou sur le mineur.

X. Le mary, quand sa femme est lignagere du vendeur, peut intenter l'action du retrait, sans pouvoir ny procuration de sa femme ; mais l'offre & l'ajournement doit estre fait au nom de ladite femme, sur peine de décheance du retrait.

XI. Le mineur peut intenter l'action de retrait sans l'autorité de son tuteur.

XII. L'action en retrait intentée par la mere en qualité de tutrice de ses enfans, est valable.

XIII. Les enfans peuvent exercer le retrait lignager contre leur pere ou leur mere, comme il a esté jugé par Arrest du 22. Decembre 1639. rapporté par les Commentateurs de nostre Coûtume sur l'Art. 156. Par cet Arrest un pere fut condamné à délaisser par retrait aux enfans de son premier lit, une maison acquise pendant son second mariage, propre aux enfans de sa premiere femme.

Ceux qui ne peuvent user de retrait sont,

I. Les parens & lignagers de l'autre costé & ligne, quoy qu'il n'y en ait aucun du costé & ligne dont est venu & écheu l'heritage au vendeur.

II. L'heritier par benefice d'inventaire sur lequel un heritage propre a esté vendu, parce qu'il agiroit contre son propre fait.

III. Ceux qui sont inhabiles à succeder, ne peuvent user du retrait, comme les Bastards, suivant l'Art. 158. à moins qu'ils ne soient legitimez, de sorte qu'ils soient capables de succession, comme par le subsequent mariage de leurs pere & mere. *Idem*, de ceux qui sont morts civilement, comme les condamnez à mort, les bannis hors le Royaume, les condamnez aux galeres perpetuelles, & les Etrangers, ou Aubains.

IV. Les lignagers qui ont renoncé au retrait.

V. Le pere ne peut retraire un heritage propre maternel vendu par son fils.

Les principaux effets du retrait sont,

I. Que les fruits de l'heritage adjugé par retrait lignager, sont faits propres au retrayant, & appartiennent aprés son decez à l'heritiere des propres du costé & ligne dont il est venu, & non à l'heritier des acquests, en rendant toutefois dans l'an & jour du decez aux heritiers des acquests le prix dudit heritage, suivant l'Art. 139. mais au contraire, ce qui est retiré par retrait feodal, est acquest, au cas que le Seigneur retrayant ne fût pas parent lignager du vendeur.

III. Que le retrayant n'est point tenu d'entretenir le bail fait par l'acquereur, parce que le droit de l'acquereur estant resolu par le retrait, le droit du locataire l'est aussi. Le retrait de my-denier est compris sous le retrait lignager. Ce retrait a lieu lorsque deux conjoints par mariage achetent un heritage, & que l'un d'eux est parent lignager du vendeur du costé & ligne dont l'heritage estoit écheu au vendeur; & qu'aprés la dissolution de la communauté par la mort de l'un ou de l'autre, l'heritage est partagé comme acquest de la communauté entre le survivant & les heritiers du predecedé; car en ce cas la moitié de cet heritage est sujette au retrait contre le survivant qui n'est parent lignager du vendeur, ou contre les heritiers du predecedé qui n'estoit point parent lignager du vendeur, dans l'an & jour du decez du premier mourant des conjoints, pourveu que l'heritage eust esté infeodé, ou ensaisiné, ou publié, comme il a esté dit cy-dessus, en rendant & payant par le retrayant la moitié du sort principal, frais & loyaux cousts; c'est pourquoy il est appellé retrait de my-denier, à cause qu'il faut rendre la moitié des deniers, ou du prix de la chose retirée, frais & loyaux cousts, suivant l'Art. 155.

Que si les heritiers du predecedé n'intentent l'action dans l'an & jour contre le survivant n'estant en ligne; il est loisible en ce cas aux autres lignagers non heritiers du predecedé, d'user du retrait contre le survivant, supposé qu'il n'y ait enfans communs des conjoints par mariage, pourveu que lesdits lignagers ayent fait protestation & declaration dans l'an & jour dudit decez qu'ils veulent & entendent user du retrait, au cas que le retrait ne soit executé par les heritiers du predecedé, suivant l'Art. 157.

Afin que ce retrait ait lieu, plusieurs conditions sont requises.

La premiere est, que l'heritage sujet au retrait ait esté acheté par les conjoints pendant leur communauté, suivant l'Art. 155.

La deuxiéme, que l'heritage soit propre à l'un des conjoints, & non à tous deux.

La troisiéme, que l'heritage ait esté ensaisiné, infeodé, ou insinué en la Jurisdiction Royale du lieu pendant le mariage, autrement l'action en retrait dureroit trente ans, à compter du jour du decez de l'un des conjoints.

La quatriéme, que l'un des conjoints soit decedé; car du vivant des deux, quoy que separez de corps & de biens, & qu'il n'y ait aucuns enfans issus de leur mariage, ce retrait ne peut pas avoir lieu, parce qu'ils peuvent se reconcilier.

La cinquiéme, qu'aprés le decez de l'un des conjoints, l'heritage soit partagé par moitié; car autrement il n'y auroit pas lieu au retrait, ou il y auroit lieu pour la totalité.

La sixiéme, qu'il n'y ait point d'enfans communs du mariage ; car tant que le survivant des pere & mere, qui n'est en ligne, a des enfans issus du mariage, le retrait de my-denier n'a lieu contre le survivant par l'art. 156.

Il n'en seroit pas de même des enfans nez d'un premier lit de l'un des conjoints, lesquels estant en ligne pourroient exercer contre leur pere ou leur mere n'estant pas en ligne, le retrait d'un heritage acquis par leur pere ou leur mere en second mariage.

De ce que nous venons de dire il s'ensuit.

I. Que l'an du retrait de my-denier ne court à l'égard des heritiers collateraux du predecedé des conjoints, que du jour du decez des enfans communs contre le survivant qui n'est en ligne ; parce que la prescription ne peut commencer à courir que du jour que l'action est ouverte au profit du retrayant.

II. Que sous le mot *d'enfans* dont il est parlé dans l'art. 156. il faut entendre les petits enfans & descendans en ligne directe des deux conjoints.

III. Que si le survivant achete un heritage propre des parens du predecedé, quoy qu'il ait des enfans vivans de luy & du predecedé, il peut neanmoins estre évincé par retrait lignager.

Aprés avoir expliqué sommairement ce qui regarde le retrait feodal & le retrait lignager, il faut donner les formules qui concernent cette matiere.

Formule du Retrait feodal.

Furent presens Messire Jacques de Longüeil, &c. d'une part, & noble Homme Claude de Lisle, &c. d'autre. Disant les parties, sçavoir Messire Jacques de Longüeil qu'à cause de sadite Terre & Seigneurie de, &c. il a droit de retenir & retirer par puissance de fief les heritages qui se vendent, situez & mouvans de sadite Seigneurie, en remboursant le prix, frais & loyaux cousts : au moyen duquel droit estant averty que ledit Maistre Claude de Lisle avoit acquis par Contract de vente, ou par decret fait au Chastelet de Paris du, &c. une maison, terre & heritages, situez & enclavez dans ladite Terre & Seigneurie, qui appartenoient à deffunt Jean Germain il l'auroit fait interpeller de luy delaisser ladite maison, terre & heritages, en le remboursant, pour les réünir à sa Seigneurie : Et par ledit Claude de Lisle estoit dit qu'il reconnoissoit ledit Messire Jacques de Longüeil estre fondé

audit droit de retenuë, lequel il ne vouloit & ne pouvoit contefter. Et en confequence a ledit Claude de Lifle par ces prefentes
volontairement quitté, delaiffé & tranfporté dés maintenant à toûjours, fans aucune garantie que de fes faits & promeffes feulement, audit Meffire Jacques de Longüeil à ce prefent & acceptant pour luy, fes hoirs & ayans caufe, pour réünir à fadite Terre
& Seigneurie de   ladite maifon, terre &
heritages en dépendans cy-deffus declarez, fituez dans ladite Seigneurie, que ledit Claude de Lifle a acquis de
en vertu dudit Contract, fans en rien retenir ny referver, aux
charges y portées, pour en joüir, faire & difpofer par ledit Meffire
Jacques de Longüeil comme bon luy femblera au moyen des prefentes. Et pour cet effet ledit Claude de Lifle l'a mis & fubrogé
par ces prefentes, fans autre garantie que deffus, en fon lieu &
place, droits & actions ; & luy a prefentement delivré l'original
dudit Contract d'acquifition fus-datté, en parchemin, portant quittance du payement entier de ladite maifon, terre &
heritages. Plus toutes les pieces & anciens titres concernans la
proprieté defdites maifon, terres & heritages que ledit Jean
Germain avoit baillez audit Claude de Lifle par ledit Contract,
dont ledit Meffire Iacques de Longüeil le décharge ; ce délaiffement & tranfport fait pour les claufes & aux charges cy-deffus
declarées, & outre moyennant la fomme de cinq mille trois cent
trente livres, que ledit Claude de Lifle a confeffé avoir euë & receuë comptant dudit Meffire Iacques de Longueil, qui luy a baillé,
payé, compté & delivré ladite fomme en prefence defdits Notaires fouffignez, en Loüis d'or, piftolles d'Efpagne, & autres monnoyes ayans cours par tout le Royaume, fçavoir quatre mille fept
cent livres pour fon rembourfement de pareille fomme qu'il a
payée audit Iean Germain pour le prix principal de ladite acquifition, dont il luy a baillé quittance par ledit Contract d'acquifition ;
& fix cent trente livres, dont les parties font convenuës entre-
elles pour les frais & loyaux coufts de ladite acquifition : & partant de ladite fomme de cinq mille trois cent trente livres ledit
Claude de Lifle s'eft contenté, & en a acquitté & quitte ledit Meffire Jacques de Longüeil & tous autres. Et quant aux interefts
que ledit Claude de Lifle pouvoit demander & pretendre depuis
le jour dudit Contract d'acquifition jufqu'à prefent, les parties en
ont fait compenfation avec les fruits, revenus & loyers que ledit

Claude de Lisle a touchez & receus, à cause desdites maison, terres & heritages cy-dessus declarez & delaissez, dont les parties se quittent pareillement l'une l'autre ; & moyennant tout ce que dessus sur ladite assignation, lesdites parties ont consenti estre hors de Cour & de procez sans dépens. Car ainsi, &c.

Il faut icy remarquer que si plusieurs fiefs ont esté vendus par un même Contract & pour un même prix, un Seigneur n'est pas obligé de les retirer tous, il peut seulement retirer ceux qui sont mouvans de luy. La raison est, que les ayant retirez les autres Seigneurs pourroient exercer sur luy le Retrait feodal pour les fiefs qui releveroient d'eux ; c'est pourquoy il est plus à propos qu'il ne soit pas obligé de les retirer : de plus ce seroit un moyen pour empescher un Seigneur qui n'auroit pas le moyen de retirer tous les heritages vendus, de se servir du droit qui luy appartiendroit en vertu de son fief. Et cela est sans difficulté, quoy que d'autres qui ont écrit sur cette matiere ayent avancé le contraire. Neanmoins le Seigneur peut retirer le tout s'il y consent, & si l'acquereur y donne son consentement, & il faut en faire une clause particuliere.

Ceux qui ont traité cette matiere avant moy, disent que si l'intention du Seigneur retrayant n'est pas de réünir à son fief lesdits heritages qu'il retire & qui en sont mouvans, il en doit faire mention dans le Contract du Retrait en ces termes : *Declarant ledit sieur qu'il ne veut & n'entend réünir à sondit fief lesdits heritages, au contraire les posseder à toûjours comme terres roturieres.* Ceux qui ont apposé cette clause ne l'entendoient pas ; car comme nous avons dit cy-devant, le Retrait feodal n'a point lieu pour les heritages roturiers, ainsi cette declaration ne se fait point dans ce cas, mais est necessaire au cas de l'art. 53. de la Coûtume de Paris, qui veut que les heritages acquis par un Seigneur de fief en sa censive, soient réünis à son fief & censez feodaux, si par exprés le Seigneur ne declare qu'il veut que lesdits heritages demeurent en roture; c'est à dire, que si un Seigneur acquiert par quelque maniere d'acquisition que ce soit un heritage estant en sa censive, tel heritage devient feodal, & commence à faire partie de son fief, ainsi que nous avons montré plus amplement dans nostre Traité des Fiefs, à moins que le Seigneur ne fasse une declaration dans le Contract d'acquisition qu'il veut & entend que tel heritage demeure en roture, comme il a esté dit cy-devant.

Formule d'un Retrait lignager.

Aujourd'huy en la presence & compagnie des Notaires, &c.
souffignez Maiſtre Charles Gillot　　　　　　s'eſt tranſporté
en la maiſon du ſieur Claude Heros　　　　　　　ſize
à Paris ruë　　　　　　　où eſtant il a offert audit Claude
Heros en parlant à ſa perſonne, en execution de la Sentence du
Chaſtelet de Paris renduë ce jourd'huy, en deniers à découvert
en Loüis d'or & d'argent, & autres monnoyes ayant cours par tout
le Royaume, la ſomme de douze mille trois cent livres, exhibez
réellement en preſence deſdits Notaires, à laquelle monte le prix
d'une maiſon ſize ruë　　　　　　　où pend pour
Enſeigne　　　　　　　cy-devant ſaiſie ſur Jean
& venduë par decret du Chaſtelet de Paris, & adjugée audit
Claude Heros du, &c. A l'inſtant de laquelle adjudication ledit
Maiſtre Charles Gillot auroit fait adjourner ledit Claude Heros
en retrait lignager de ladite maiſon, comme lignager du coſté
　　　　　　　ſur laquelle aſſignation ſeroit intervenu Sentence
ce jourd'huy audit Chaſtelet, par laquelle ladite maiſon auroit eſté
adjugée par retrait audit Maiſtre Charles Gillot ; & pour ſatisfaire
à ladite Sentence ledit Maiſtre Charles Gillot a offert bailler & délaiſſer preſentement audit Claude Heros ladite ſomme de douze
mille trois cent livres dans leſdites eſpeces, en juſtifiant par ledit
Claude Heros du payement & conſignation ſi aucune il a faite pour
raiſon de ladite adjudication par decret de ladite maiſon. De plus
il luy a offert preſentement en pareilles eſpeces exhibées en preſence
deſdits Notaires, de luy bailler & payer la ſomme de douze cent
livres pour ſes frais & loyaux couſts, ſauf à repeter ou à parfaire
le plus ou le moins aprés la liquidation faite d'iceux. Et ledit Maîtr
Charles Gillot ſomme & interpelle ledit Claude Heros de recevoir
leſdites deux ſommes offertes à deniers à découvert, luy en bailler
quittance & décharge, luy délaiſſer la libre poſſeſſion & joüiſſance
de ladite maiſon comme lignager dudit Jean
conformément à ladite Sentence, & luy délivrer ledit Contract
d'acquiſition avec les anciens titres de la proprieté de ladite maiſon qui luy ont eſté mis entre les mains par
de ſatisfaire & faire réponſe de ce que deſſus ; & à faute de ce faire
proteſte ledit Maiſtre Charles Gillot qu'il ira preſentement conſigner leſdits deniers aux dépens, perils & fortunes dudit Claude
　　　　　　　　　　　　　　　　　　　　　Heros

Heros entre les mains du Receveur des Confignations dudit Châtelet, & même fe pourvoir en Juftice contre luy pour les dépens,
dommages & interefts qu'il pourroit fouffrir à cette occafion, &
de tout ce qui en pourroit arriver. Et pour l'execution & validité
des prefentes offres ledit Maiftre Charles Gillot a efleu fon domicile irrevocable, &c. A quoy ledit Claude Heros a répondu qu'il
eftoit preft de fa part à fatisfaire à la fommation qui luy eftoit faite,
pour éviter à procés, frais & dépens, & que pour cet effet il dé-
claroit qu'il n'a configné aucune chofe du prix de ladite adjudication à l'occafion dudit adjournement en retrait, & qu'il ne veut
point empefcher que ledit Charles Gillot ne configne fi bon luy
femble ladite fomme, & qu'il n'a rien payé des droits Seigneuriaux, & qu'il demandoit feulement audit Maiftre Charles Gillot
la fomme de cent cinquante-trois livres pour tous frais &
loyaux coufts qu'il avoit faits en confequence de ladite acquifition ; & fur ladite declaration ledit Maiftre Charles Gillot a baillé,
payé, nombré & délivré réellement en prefence defdits Notaires
ladite fomme de cent cinquante-trois livres audit Claude Heros,
dont & de laquelle dite fomme de cent cinquante-trois livres ledit
Claude Heros s'eft contenté, en a quitté & quitte ledit Maître
Charles Gillot & tous autres. Ce faifant a confenty & accordé,
confent & accorde par ces prefentes que ledit Maître Charles Gillot
joüiffe & difpofe pleinement & paifiblement de ladite maifon comme bon luy femblera au moyen de ladite Sentence & des prefentes,
le tout aux charges, claufes & conditions portées par l'adjudication, En confequence de ladite declaration ledit Maître Charles
Gillot a notifié & déclaré audit Claude Heros qu'il ait à comparoir & fe tranfporter prefentement en la maifon de Maître .
    Receveur des Confignations dudit Chaftelet, fize
ruë   pour voir faire ladite confignation.
A quoy ledit Claude Heros a répondu qu'il n'y vouloit point af-
fifter, eftant fatisfait de ladite fomme de cent cinquante trois livres qu'il a reçuë pour fes loyaux coufts, dont & de ce que deffus
il a requis acte defdits Notaires fouffignez. Et au même inftant
ledit Maître Charles Gillot s'eft tranfporté avec lefdits Notaires en
la maifon dudit fieur   Receveur des Confi-
gnations, auquel il a configné & delivré & mis és mains de fes
propres deniers la fomme de douze mille trois cent livres efdites
efpeces, pour fatisfaire à ladite Sentence, dont ledit fieur

Z

Receveur des Confignations a baillé fa quittance pour le prix de l'adjudication de ladite maifon , de laquelle quittance la teneur enfuit.

Laquelle quittance a efté mife és mains dudit Maître Charles Gillot , qui a requis acte de ce que deffus aufdits Notaires à luyoctroyé, lefdits jour & an , dix heures du matin. Enfuite & à l'inftant Maître Charles Gillot fe feroit en la compagnie & affifté defdits Notaires tranfporté au logis dudit Claude Heros , où eftant parlant à fa perfonne , il auroit baillé , delivré & mis és mains l'original de ladite quittance de confignation cy-deffus inferée , laquelle ledit Claude Heros a volontairement prife , & dont il s'eft contenté, dont acte. Fait comme deffus lefdits jour & an , onze heures du matin , &c.

Il faut obferver que quand les offres fe font dans les vingt-quatre heures aprés le Retrait adjugé , de rembourfer l'acquereur de fon principal , ou de le voir configner au refus d'iceluy entre les mains du Receveur des Confignations , iceluy deuëment appellé , fuivant l'Art. 136. de la Coûtume de Paris, il n'eft pas neceffaire de faire offre de bourfe de deniers & à parfaire, quoy que les Notaires le faffent ordinairement , cela n'eft point requis par ledit Art. 136. & l'art. 140. ordonne feulement que le retrayant faffe adjourner l'acquereur , & luy faffe offre de bourfe , deniers , loyaux coufts , & à parfaire , tant par l'adjournemement , qu'à chacune journée de la caufe principale jufqu'à conteftation en caufe inclufivement , fur peine d'eftre décheu du Retrait. D'où il s'enfuit que telles offres ne fe font pas aprés la Sentence adjudicative du Retrait, il y a encore une raifon , qui eft que la Coûtume veut que le retrayant faffe offre de bourfe , deniers , loyaux coufts , & à parfaire , tant par l'adjournement , &c. parce que le retrayant ignore le prix que la chofe tombée en retrait a coufté à l'acquereur ; ce qu'il ne peut pas ignorer aprés que l'acquereur a mis fon Contract d'acquifition au Greffe en prefence du retrayant , ou luy deuëment appellé. Outre qu'il feroit inutile au retrayant de faire offre de bourfe , deniers , & à parfaire , puifqu'il eft obligé de luy faire offre du prix entier de la chofe , ou de le configner à fon refus dans les vingt-quatre heures , & il n'y a plus rien à parfaire quand tout le prix eft payé ou configné. Ainfi ces termes font inutiles dans les offres qui fe font du prix dans les vingt-quatre heures.

Autre Formule du Retrait lignager, avec offres & quittance.

Aujourd'huy quinziéme jour de Janvier   sur
les deux heures de relevée en la presence & assisté des Notaires
soussignez Maître Jean Nicot   s'est transporté en la maison de Maître Nicolas le Leu
où estant parlant à sa personne , ledit Maître Jean Nicot pour executer le retrait à luy adjugé comme parent lignager de Pierre le
Fevre   par Sentence du Châtelet de Paris donnée ce
jourd'huy, de la maison cy-aprés declarée, a offert & offre réellement & à découvert en la presence desdits Notaires soussignez en
Loüis d'or , &c. audit Nicolas le Leu de luy bailler , payer & délivrer presentement la somme de douze mille trois cent livres, pour
son remboursement de pareille somme par luy payée audit Pierre
le Fevre, pour laquelle ledit Pierre le Fevre luy a vendu & delaissé une maison size à Paris ruë   par Contract
passé pardevant   Notaires audit Chastelet
de Paris, le   jour   Plus la
somme de mille tant de livres, que ledit Maistre Nicolas le Leu
a declaré avoir payée à Monsieur   Seigneur
pour le droit de lots & ventes dûs pour ladite acquisition, & cent
tant de livres pour ses frais & loyaux cousts si tant se montent ,
sauf à repeter en cas qu'ils se montent à moins, & à parfaire en
cas qu'ils se montent à davantage aprés la liquidation faite d'iceux :
& en outre a offert & offre presentement audit Maistre Nicolas
le Leu de luy bailler & délivrer l'extrait en papiers dudit Contract
de vente fait par ledit Pierre le Fevre audit Maistre Nicolas le Leu
de ladite maison, moyennant ladite somme de douze mille trois
cent livres, datté & mentionné cy-dessus, avec une quittance estant
en la fin dudit extrait de Contract en datte du
jour   passée pardevant lesdits Notaires, par laquelle
ledit Pierre le Fevre a confessé avoir receu dudit sieur Nicolas le
Leu ladite somme de douze mille trois cens livres. Et en outre
ledit Maistre Jean Nicot a offert audit Nicolas le Leu la somme
de   pour ses loyaux cousts, sauf à parfaire
en cas que lesdits loyaux cousts se montassent à davantage, ou à
repeter s'ils se montoient à moins ; requerant, sommant & interpellant ledit Maistre Nicolas le Leu de prendre & recevoir lesdits
deniers, contracts & quittances offerts, en bailler décharge vala-

ble , & délaisser audit Jean Nicot ladite maison comme parent lignager dudit Pierre le Fevre suivant ladite Sentence du Châtelet, protestant ledit Jean Nicot au refus d'accepter lesdites offres , & recevoir lesdits deniers & pieces , d'aller presentement consigner iceux aux dépens, perils & fortunes dudit Maistre Nicolas le Leu, de se pourvoir pour son recours pour ses dépens , dommages & interests, aprés que ledit Maistre Jean Nicot a esleu domicile en la maison de   Procureur

Sur quoy ledit Maistre Nicolas le Leu a fait réponse qu'il requiert delay pour communiquer les presentes offres & protestations à son conseil : sur laquelle réponse ledit Jean Nicot a persisté en sesdites offres & protestations de consigner , & de se pourvoir ainsi qu'il avisera , & a fait remporter lesdits deniers offerts, pour iceux consigner à la recepte des Consignations ; & pour cet effet ledit Jean Nicot a notifié audit Nicolas le Leu qu'il ait à comparoir & presentement se transporter chez   Receveur des Consignations, demeurant   pour voir faire ladite consignation, à ce qu'il n'en pretende cause d'ignorance, dont acte , &c.

Et ledit jour cinq heures de relevée ledit Maistre Nicolas le Leu est venu & comparu en l'Etude de   l'un desdits Notaires soussignez, lequel a declaré que suivant l'avis de son conseil, & pour éviter la consignation desdits deniers, il a fait donner assignation audit Jean Nicot à cedit jour , lieu & heure, pour luy compter & delivrer ses deniers : comme aussi seroit comparu ledit Jean Nicot, lequel suivant ladite assignation a fait apporter sesdits deniers en ladite Etude , & a presentement compté , nombré & delivré audit Nicolas le Leu , qui a pris & receu de luy en la presence desdits Notaires soussignez ladite somme de douze mille trois cent livres, avec ledit extrait & quittance dudit Pierre le Fevre, dont ledit Maistre Nicolas le Leu se tient content & satisfait , & en a quitté & déchargé ledit Maistre Jean Nicot & tous autres ; & en ce faisant a ledit Maistre Nicolas le Leu consenti & accordé que ledit Maistre Jean Nicot joüisse & dispose pleinement & paisiblement de ladite maison , sans prejudice aux parties de parfaire ou repeter le plus ou moins des loyaux cousts aprés la liquidation d'iceux , &c.

Quand le retrayant a emprunté des deniers pour faire le remboursement ou la consignation , il le doit declarer dans l'acte, confentant que celuy des deniers duquel il s'eft fervi, ait privilege & hypotheque fpeciale fur la chofe retirée. Voyez cy-deffus cette declaration.

Offres & quittance en confequence d'une vente faite à la charge d'une fomme d'argent & d'une rente de bail d'heritage.

Il faut obferver fuivant l'Article 137. de la Coûtume de Paris, que fi le retrait eft adjugé à un parent lignager d'un heritage baillé à rente rachetable, le retrayant eft obligé de rembourfer celuy à qui la rente eft deuë, ou configner à fon refus dedans les vingt-quatre heures le fort principal de la rente & arrerages échus depuis l'ajournement, aprés que l'acquereur a mis fon Contraĉt d'acquifition au Greffe, & affirmé le prix, comme il eft dit dans l'Article precedent. Suivant cet Article le retrayant doit dans les vingt-quatre heures de la Sentence adjudicative du retrait fe tranfporter en la maifon du creancier de la rente, & luy faire les offres conformes à cet Article, ou configner à fon refus, ou en cas d'abfence fuivant la formule fuivante.

Aujourd'huy en la prefence & compagnie des Notaires, &c. François Firmin   demeurant, &c. s'eft tranfporté pardevers & en la maifon de Martin Favier demeurant, &c. où eftant & parlant à fa perfonne, ledit François Firmin luy a prefentement & en la prefence defdits Notaires, offert à deniers découverts en Loüis d'or, &c. bailler & payer la fomme de quatre mille deux cent livres, fçavoir quatre mille livres pour le rachat, fon principal & amortiffement de deux cent livres de rente de bail d'heritage, à la charge de laquelle entr'autres, ledit Martin Favier a baillé & delaiffé, tant à titre de vente, que de ladite rente à Claude Germain, une maifon fife à Paris ainfi qu'il eft plus au long declaré dans le Contraĉt qui en a efté paffé pardevant Notaires audit Chaftelet, le   jour   & deux cent livres pour une année d'arrerages de ladite rente écheant le quinziéme du prefent mois, le fommant & interpellant de recevoir ladite fomme offerte de quatre mille deux cent livres pour les caufes fufdites, luy en bailler quittance valable, fi mieux n'aime ledit Martin Favier décharger dés à prefent Claude Germain de ladite rente, tant en principal qu'arrerages, frais, mifes & loyaux coufts, & leur en bailler prefentement quittance & décharge, rendre le-

dit Contract , & confentir que fa minutte & groiffe en foient déchargées, aux offres que fait ledit François Firmin de s'obliger à
la garantie du fort principal & payement des arrarages de ladite
rente , au lieu & place'dudit Claude Germain, pour par ledit
François Firmin luy fournir l'une ou l'autre defdites deux quittances , à l'effet de parvenir au retrait qu'il entend faire de ladite maifon , comme lignag r dudit Martin Favier , fuivant & au defir de
la Sentence ce jourd'huy renduë , portant adjudication dudit retrait au profit dudit François Firmin: Autrement & à faute par ledit
Martin Favier d'accepter l'une ou l'autre defdites offres, ledit François Firmin a declaré & protefté , declare & protefte qu'il confignera lefdits deniers offerts aux rifques, perils & fortunes , dépens , dommages & interefts , entre les mains de
Receveur des Confignations , & en outre de tout ce qu'il peut &
doit protefter en cette partie. Lequel Martin Favier a fait réponfe
qu'il eftoit preft & confentoit recevoir lefdits deniers offerts pour
les caufes fufdites , en baillant quittance & décharge valable audit François Firmin , en luy faifant par luy apparoir de ladite Sentence & adjudication de ladite maifon à fon profit , comme fon
lignager , & non autrement : Faute de quoy ledit Martin Favier a
par ces prefentes protefté & protefte contre ledit François Firmin,
que lefdites offres & fommations ne luy pourront nuire ny préjudicier ny audit Claude Germain. Sur quoy & aprés que ledit François Firmin a montré & exhibé l'original de ladite Sentence fignée
& fcellée , & d'icelle baillé copie collationnée par lefdits Notaires
fouffignez audit Martin Favier; & que par ladite Sentence il a reconnu que ladite adjudication a efté faite au profit dudit François Firmin , ledit François Firmin lui a fourni , baillé & payé en
prefence defdits Notaires fouffignez , en efpeces telles que deffus,
ladite fomme de quatre mille deux cent livres , pour le rachat du
fort principal & arrerages qui eftoient dûs de ladite rente de bail
d'heritage jufques à huy , dont & de laquelle fomme de quatre mille deux cens livres pour les caufes que deffus receuë, ledit Martin
Favier s'eft contenté, & en ont quitté & quittent ledit François Firmin & Claude Germain , & tous autres. Ce faifant a prefentement
rendu & mis és mains dudit François Firmin la groffe originale dudit Contract de vente, fur laquelle & fur fa minutte , & fur l'autre
expedition dudit Contract , qui eft és mains dudit Martin Favier,
ledit Martin Favier confent que par tous Notaires pour ce requis,

ſoit fait ſommaire mention du preſent rachat , ſans que la preſence dudit Martin Favier y ſoit requiſe , ce qui ne ſervira avec les
preſentes que d'une même choſe. Promettant , &c.

Clauſe en cas que la rente ſoit continuée par le retrayant du conſênte-
ment du creancier d'icelle , avec la décharge de l'acquereur.

Sur leſdites offres , ledit Martin Favier a fait réponſe qu'il accepte
l'obligation dudit François Firmin , & qu'en conſequence d'icelle
il conſent décharger ledit Claude Germain acquereur , de ladite
rente en principal & arrerages pour l'avenir. Et par ce moyen ledit Martin Favier a par ces preſentes volontairement quitté & déchargé purement & ſimplement dés à preſent & à toujours ledit
Claude Germain acquereur abſent , leſdits Notaires ſouſſignez acceptans pour luy , tant du ſort principal , que des arrerages d'i-
ceux, écheus & à écheoir, frais, miſes & loyaux couſts, & promet de
ne l'inquieter jamais à l'avenir , par quelque raiſon & ſous quelque
pretexte que ce ſoit en vertu de ladite rente & des arrerages d'i-
celle. Et pour cet effet il a preſentement baillé & délivré audit
François Firmin la groſſe originale qu'il avoit dudit Contract de
vente & bail à rente de ladite maiſon , dudit jour , &c. & conſent
que ſur iceluy ſa minutte & autres actes qu'il appartiendra , ſoit en
vertu des preſentes fait ſommaire mention de la preſente quittance & décharge par tous Notaires pour ce requis , ſans que la preſence dudit Martin Favier ſoit neceſſaire. Au moyen de quoy ledit
François Firmin s'eſt par leſdites preſentes chargé de ladite rente
de deux cent livres , tant en principal qu'arrerages , a promis &
promet ladite rente garentir , fournir & faire valoir , payer & continuer par chacun an à toûjours & en un ſeul payement par chaque
année , dont le premier payement échera d'huy en un an ou huitaine du mois de Janvier datte des preſentes , ſans que ledit François Firmin puiſſe pretendre diminution de ladite rente , pour quelque cauſe ou pretexte que ce ſoit , audit Martin Favier en ſa maiſon , & à ſes hoirs ou ayans cauſe , ou au porteur des preſentes , ſelon & ainſi que ledit Claude Germain y a eſté obligé juſques à preſent par ledit Contract. Et pour ſeureté de ladite rente & des arrerages d'icelle , a ledit François Firmin conſenti que ladite maiſon dont il eſt acquereur au moyen du retrait lignager , & de la
Sentence adjudicative d'iceluy , ſoit & demeure à toûjours ſpecialement & par privilege & preference chargée, affectée, obligée &

hypothequée , comme elle l'est par le susdit Contract , sans que par ces presentes il y soit dérogé en aucune façon ; & de plus consent que generalement tous & chacuns ses autres biens presens & à venir , soient à cet effet chargez , affectez & hypothequez , comme il les affecte , oblige & hypotheque par ces presentes , sans que l'hypotheque generale & speciale déroge l'une à l'autre : ledit Martin Favier reconnoissant & confessant avoir receu comptant dudit François Firmin , qui luy a baillé & baillé en presence desdits Notaires soussignez , en Loüis d'or , &c. la somme de deux cent livres pour une année d'arrerages écheuë ce jourd'huy , dont il se contente & en quitte ledit François Firmin , & tous autres. Promettant , &c.

Des Rentes constituées.

LEs Rentes constituées sont celles qui sont deuës par la personne & non par les heritages affectez & hypothequez pour la sureté d'icelles ; c'est pour cette raison qu'elles sont appellées rentes personnelles , à la difference des rentes foncieres qui sont attachées au fonds , rentes volantes ou courantes , & rentes hypotequaires. La necessité du commerce a esté cause qu'elles ont esté introduites en France , à la charge neanmoins que le creancier ne peut point contraindre son debiteur de faire le rachat de la rente qu'il auroit constituée à son profit , sous quelque cause & pretexte que ce soit , si ce n'est par le fait du debiteur : On n'a pas mesme voulu que le debiteur s'obligeast par le Contract de faire le rachat de la rente dans un certain temps , & on a voulu que l'argent prêté à interest fust une veritable alienation , ayant du rapport avec la vente , en ce que le sort principal est le prix qui est donné pour l'acquisition de la rente. C'est ce que nous appellons constitution de rente , ou argent donné à constitution de rente ; mais aussi celuy qui le reçoit & qui constituë une rente au profit de son creancier , s'obligeant à luy en payer les interests par chacun an , s'il cesse de les luy payer , il peut estre contraint de luy faire le remboursement du sort principal avec les arrerages écheus ; Mais quoy que le creancier hors ce cas ne puisse pas contraindre son débiteur de faire le rachat d'une rente qu'il auroit constituée à son profit , neanmoins le debiteur se peut décharger de l'obligation

tion qu'il auroit contractée, quand il voudroit, à moins que par le contract il ne fust porté que le debiteur ne pourroit pas faire le rachat avant certain temps, ce qui est permis.

En permettant ces rentes, on a borné les interests qu'on en pouvoit stipuler, pour arrester l'avarice des hommes, qui ne songent qu'à s'enrichir par la perte & la ruïne des autres, autrement la necessité des uns, & l'envie déreglée des autres de faire profiter leur argent, auroient monté ces interests si haut, que ces constitutions qui n'auroient esté introduites que pour l'interest des débiteurs, en auroient infailliblement causé la ruïne.

Dans les premiers temps ces interests ne pouvoient estre stipulez qu'à raison du denier dix, de sorte que le creancier ne pouvoit pas stipuler un denier plus fort, pour quelque cause que ce fût, autrement ce qui auroit esté payé de plus que les interests ordinaires & permis, estoit imputé sur le sort principal.

Mais comme il s'est trouvé par la suite des temps, que ces interests estoient trop forts, & qu'ils reduisoient souvent les debiteurs à n'en pouvoir faire le payement, l'argent ne pouvant pas ordinairement procurer des profits si considerables, ces interests ont esté reduits à raison du denier douze par les Edits de Charles I X. l'an 1567. & 1576. Cette reduction a duré jusqu'en l'an 1602. Par l'Edit du Roy Henry IV. du mois de Juillet 1601. verifié en la Cour le 18. Février 1602. les rentes ont esté reduites au denier seize. Depuis par autre Edit du Roy Loüis XIII. elles ont esté mises au denier dix-huit, le 16. Juin 1634. Et enfin par autre Edit du Roy à present regnant, du 22. Decembre 1665. il a esté expressement défendu de faire aucune constitution de rente excedant le denier vingt.

Pour oster toute occasion d'usure, on n'a pas permis que ces constitutions se fissent pour autre cause que pour argent payé, nombré & délivré en la presence des Notaires lors du Contract, avec declaration des especes dont le payement en a esté fait, ou pour demeurer quitte d'une somme que le debiteur devoit au creancier par Cedule ou Obligation, Contract ou Jugement, & non pour fait de marchandises venduës & livrées lors de la constitution, ou auparavant, de peur que sous l'incertitude du prix & de la valeur d'icelle, on n'en fist des constitutions plus fortes qu'il ne seroit permis; & c'est pour cette raison que ces rentes sont appellées rentes constituées à prix d'argent.

On ne peut pas aussi faire un Contract de constitution pour estre déchargé du payement des arrerages d'une rente, ou des interests adjugez par Justice, parce qu'il n'est pas permis de constituer une rente d'une somme deuë pour des interests, l'anatocisme estant défendu, qui est tirer interest des interests, conformément à la disposition du Droit Romain.

Et dautant que les arrerages de rentes constituées pourroient causer la ruïne des debiteurs, si les creanciers pouvoient laisser passer plusieurs années sans les demander, & les obliger ensuite de payer tous ceux qui seroient deûs, le Roy Louis XII. a voulu par son Ordonnance de l'an 1512. Art. 17. qu'on n'en pust demander que cinq années, les autres precedentes estant prescrites; de sorte qu'au prejudice de cette Ordonnance le creancier ne peut pas deferer le serment à son debiteur, sçavoir s'il les a payées ou non, devant s'imputer d'estre contrevenu à une Ordonnance qui n'a esté establie que pour l'interest public, & pour empescher que les debiteurs ne tombassent par ce moyen dans la perte de leurs biens. Pour empescher la prescription des arrerages établis par la susdite Ordonnance, le creancier doit de cinq ans en cinq ans obtenir des condamnations contre son debiteur, & par ce moyen on ne luy peut point objecter la prescription de ladite Ordonnance, dautant que les actions fondées sur les condamnations durent trente ans.

Les rentes constituées à prix d'argent, quoy que sur des maisons & heritages, de quelque nature qu'elles soient, sont rachetables à toûjours, en payant le sort principal & arrerages, de sorte que la faculté du rachat de ces rentes est imprescriptible, ainsi qu'il est porté par l'Art. 111. de la Coûtume de Paris. La raison est, que la faculté de racheter lesdites rentes est de la nature & de l'essence de tels contracts.

Cette faculté perpetuelle de rachat, & l'alienation du sort principal, font que les rentes sont reputées meubles & immeubles: elles sont reputées meubles à l'égard du debiteur, parce que l'obligation qui provient de telles rentes, est pure personnelle, ainsi il s'en peut liberer toutes fois & quantes qu'il voudra faire le remboursement; c'est aussi pour cela que telle rente est une dette personnelle, laquelle aprés la mort du debiteur, doit estre acquittée par ses heritiers, chacun à raison de la portion dont il est heritier; veu qu'au contraire les rentes foncieres non rachetables, & autres charges réelles, doivent estre acquittées par les heritiers des immeubles qui en sont chargez: car l'hypotheque quoy que speciale sur certains biens du debiteur, n'oblige pas ceux qui y ſuccedent en qualité d'heritiers, d'acquitter ces rentes, parce que l'action hypothequaire n'eſt qu'acceſſoire à la perſonnelle, laquelle eſt principale : ainſi on ne conſidere que la perſonalité & non pas la réalité, veu que la réalité n'eſt qu'accidentelle & ſeulement pour la ſeureté du creancier.

Mais à l'égard du creancier les rentes conſtituées à prix d'argent, quoy qu'elles puiſſent eſtre rachetées, & que les deniers du rachat ſoient meubles eſtant entre les mains du creancier, ſont reputées immeubles ; par cequ'il ne luy eſt pas permis de contraindre ſon debiteur d'en faire le rachat, & que les deniers ainſi alienez à perpetuité, au moins quant au creancier, produiſent un revenu annuel, de meſme que les maiſons, heritages & autres immeubles. De là vient qu'on les decrete comme les veritables immeubles, ſuivant l'Article 348. de la Coûtume de Paris. Neanmoins il y a des Couſtumes qui les reputent meubles, tant à l'égard du creancier, que du debiteur. Et elles ſont reputées meubles ou immeubles eu égard au domicile du creancier & non pas du debiteur.

Nous obſerverons icy quelques cas auſquels le creancier peut contraindre ſon debiteur au rachat d'une rente conſtituée.

Le premier eſt pour cauſé de ſtellionat : ce qui arrive quand celuy qui conſtituë une rente, affecte & hypotheque une choſe dont il n'eſt pas proprietaire, pour la ſeureté de la rente : & meſme en ce cas il eſt contraignable par corps, parce que c'eſt une eſpece de crime.

Le crime de ſtellionat eſt encore quand le debiteur affirme, que la choſe dont il eſt en effet proprietaire, & qu'il affecte & hypotheque pour la ſeureté de la rente qu'il conſtituë au profit de ſon creancier, n'eſt chargée d'aucune autre hypotheque, & que neanmoins dans la ſuite on reconnoiſt le contraire.

Il en ſeroit de meſme au cas que le debiteur obligeaſt une terre qui ſeroit ſubſtituée ou à ſes enfans, ou à d'autres, parce qu'en ce cas il n'en auroit à proprement parler que l'uſufruit ſa vie durant.

Le deuxiéme, ſi un Office eſt affecté ſpecialement à une rente, & que le debiteur le vend à l'inſceu de ſon creancier ; comme quand un particulier emprunte de l'argent en rente pour l'acquiſition d'un Office, lequel il a obligé ſpecialement & par une hypotheque privilegiée pour la ſeureté de la rente, & que neanmoins il le vend

& en reçoit le prix , ſans que le creancier privilegié en ſoit averti; en ce cas le debiteur peut eſtre contraint au rembourſement de ſort principal de la rente , dautant que le creancier n'a plus la ſeureté qu'il avoit au moyen du privilege qu'il avoit ſur l'Office acheté de ſes deniers.

Le troiſiéme eſt , quand celuy qui emprunte de l'argent , promet d'en faire l'employ , & d'en fournir acte au creancier dans un certain temps , & declarer dans le Contract d'acquiſition , que c'eſt des deniers du creancier , conſentant qu'il ait une hypotheque privilegiée ſur la choſe , s'il ne le fait , il eſt contraignable au rembourſement.

Le quatriéme eſt pour les deniers donnez à intereſt par les Tuteurs , appartenans aux mineurs , à la charge du rembourſement quand les mineurs ſeront parvenus à leur majorité ; ce qui a lieu en faveur des mineurs contre la regle ordinaire qui ne permet pas qu'on puiſſe donner de l'argent à intereſt pour un certain temps, en ſorte que ce temps eſtant expiré , on puiſſe contraindre le debiteur au rembourſement ; comme il a eſté jugé par Arreſt du 15. Janvier 1622. en la cinquiéme Chambre des Enqueſtes. Comme au contraire , la faveur des mineurs a introduit que les deniers pupillaires puiſſent eſtre baillez à rente , à la charge que le preneur ne pourra l'amortir pendant leur minorité.

Le cinquiéme eſt , quand quelqu'un achete une maiſon chargée d'un doüaire prefix d'une ſomme de deniers, à la charge d'iceluy, & d'en faire la rente juſqu'à ce que le doüaire ait lieu ; car le doüaire ayant lieu , cet acquereur eſt obligé d'en faire le rembourſement.

Le ſixiéme eſt au cas d'une vente faite à la charge que l'acquereur payera la rente du prix convenu juſques à un certain temps, & qu'il ne pourra eſtre contraint au payement d'iceluy , juſqu'à ce qu'il ſoit expiré , mais qu'aprés il le payera au vendeur ; c'eſt une convention licite & qui fait partie du contract ; & par conſequent, quoy que le vendeur ait perçeu les intereſts de cette ſomme pendant quelques années , il peut neanmoins obliger l'acheteur à rembourſer le prix convenu , le temps d'en faire le payement eſtant venu ; car cette clauſe eſt appoſée plûtoſt en faveur de l'acheteur, que du vendeur , puiſque le vendeur pouvoit ne vendre qu'à la charge de deniers comptans.

Il arrive ordinairement que l'argent eſt donné en conſtitution de rente pour l'employer en acquisition d'heritage ou d'Office, & en ce cas le creancier doit stipuler que son debiteur en faisant l'employ, declarera qu'il est fait de ses deniers, & qu'il consentira dans le Contract d'acquisition que la chose sera & demeurera obligée audit creancier par privilege & hypotheque speciale.

Que si les deniers sont prêtez en constitution pour meliorer & reparer un heritage, pour la seureté du creancier, le debiteur le doit declarer que ç'a esté des deniers du creancier, & le creancier doit stipuler dans le Contract que son debiteur fera cette declaration en payant les ouvriers, pour luy acquerir une hypotheque privilegiée ; & en ce faisant ce creancier seroit mesme preferé sur la vente de l'heritage au vendeur d'iceluy.

Quand une rente est constituée, il arrive souvent qu'elle est constituée par plusieurs debiteurs, que nous appellons coobligez, lesquelles ordinairement s'obligent solidairement à la rente & aux arrerages d'icelle, quoy qu'il n'y en ait qu'un qui prenne tout l'argent pour s'en servir, les autres n'intervenans dans l'obligation que pour la seureté du creancier, de sorte qu'il peut poursuivre un de ses coobligez pour le tout, sauf son recours contre ses coobligez & contre le principal debiteur, & en ce cas celuy qui a pris l'argent donné en constitution, donne indemnité à ceux qui ont bien voulu s'obliger avec luy solidairement pour luy faire plaisir.

Mais on demande si un de plusieurs coobligez poursuivi pour le tout par le creancier, ayant payé le tout, peut poursuivre un des coobligez aussi pour le tout, sa part neanmoins confuse, en prenant cession du creancier. Par l'ancienne Jurisprudence des Arrests il avoit esté jugé pour l'affirmative, mais la Cour s'en est départie, jugeant que ce coobligé ne pouvoit poursuivre les autres que chacun pour sa part & portion, nous avons deux Arrests qui l'ont jugé ainsi ; le premier est du 22. Février 1650. rapporté par du Fresne dans son Journal, & l'autre du 5. Septembre 1674. rapporté dans la cinquiéme partie du Journal du Palais, page 377. à la charge neanmoins de porter également entre tous les coobligez la perte qui arriveroit par l'insolvabilité de quelqu'un d'entr'eux.

Les debiteurs donnent aussi souvent des fidejusseurs pour la seureté des creanciers, lesquels s'obligent solidairement avec le debiteur, renonçant comme dit est cy-dessus aux benefices de division, &c. Mais on demande au cas que le principal debiteur eust

A a iij

promis au fidejusseur de racheter la rente dans un certain temps, & que ce temps expiré, le fidejusseur la rachetât avec cession d'action & subrogation, le fidejusseur pourroit valablement contraindre le debiteur au rachat de ladite rente? Je crois que le debiteur peut estre contraint au rachat, parce que c'est une clause sous laquelle le fidejusseur est intervenu dans l'obligation, sans quoy il y ait lieu de presumer qu'il ne l'auroit pas fait; car quoy que le fidejusseur soit devenu le creancier du debiteur au moyen du rachat qu'il a fait, on ne doit pas avoir moins d'égard à la clause & à la charge à laquelle il a servi de caution.

Il a mesme esté jugé que si un de deux fidejusseurs obligez solidairement, a racheté la rente aprés l'insolvabilité du debiteur, il peut contraindre son fidejusseur à contribuer pour la moitié du rachat, sans qu'il soit recevable à continuer audit fidejusseur qui auroit payé la moitié de la rente & luy en payer les arrerages.

Dans les Contracts constitution, le creancier stipule ordinairement une hypotheque generale sur tous les biens du debiteur, presens & à venir, & specialement sur ceux qu'il possede, cependant il faut observer que si les heritages affectez pour la seureté de la rente sont situez dans les païs de nantissement, le debiteur doit expressement consentir que le creancier soit nanti & realizé sur les heritages affectez, & pour cet effet constituer Procureur.

Quelquefois le creancier ne se contente pas de l'hypotheque constituée sur les biens du debiteur, mais il stipule que la rente soit prise & perceuë annuellement sur tel heritage appartenant au debiteur, ce qu'on appelle assignat. On ajoûte aussi dans les Contracts de constitution, que le creancier de la rente recevra par chacun an les arrerages d'icelle par les mains du Fermier & Receveur de la terre assignée, comme une charge d'icelle. Que dés à present le vendeur & constituant de la rente, c'est à dire le debiteur, s'est demis & devêtu de sa terre, & en a saisi & vêtu son creancier, & s'est constitué prossesseur par precaire, au nom de sondit creancier, & luy permet en cas de cessation de payement aprés chacun terme, d'en prendre possession réelle & actuelle, & pour cet effet il constituë son Procureur special & irrevocable le porteur du Contract. Ce sont trois clauses differentes, sçavoir l'assignat, la cession d'actions contre le Fermier, & le constitut ou precaire.

Quant à l'assignat, il ne produit point d'autre effet selon nostre usage, que l'hypotheque speciale constituée sur l'heritage assigné pour la perception des arrerages de la rente ; mais seulement le creancier declare sur quel heritage les arrerages de la rente doivent eltre pris & perceus.

Pour ce qui est de la seconde clause, *que le creancier de la rente prendra les arrerages par les mains du Fermier*, elle emporte tacitement cession d'action contre luy ; cependant telle cession ne peut avoir effet, sinon pour exercer les actions qui peuvent competer au proprietaire contre le Fermier de la terre : en sorte que s'il n'y a point de Fermier, ou si le Fermier avoit payé au proprietaire avant que d'estre poursuivi par le creancier de la rente, ou si les deniers deûs par le Fermier estoient saisis & arreftez par d'autres creanciers du debiteur proprietaire de la terre, telles cessions le trouveroient inutiles & sans effet. Mais si le creancier a denoncé son droit au Fermier, il est preferable à tous autres creanciers posterieurs à son Contract, & tel est l'usage du Chastelet de Paris, & a esté ainsi jugé l'année derniere dans une affaire pour laquelle j'ay esté consulté.

A l'égard de la clause de constitut & precaire, elle exclud la discussion, laquelle autrement auroit lieu hors la Coûtume de Paris : en sorte que le tiers detempteur hors ladite Coûtume où la discussion a lieu, ne pourroit valablement opposer la discussion, supposé que cette clause eût esté apposée au Contract de constitution.

Les rentes déja constituées se vendent, se cedent & se transportent, & pour la seureté de ceux au profit desquels la cession s'en fait, on y appose quelques clauses.

La premiere est, *de garantir de tous troubles & empeschemens.*

La deuxiéme, *de fournir & faire valoir tant en principal, qu'arrerages.*

La troisiéme, *qu'en defaut de payement par le debiteur de la rente des arrerages d'icelle, aprés un simple commandement à luy fait, & refus sur iceluy, de payer soy-mesme.*

Avant que d'expliquer ces trois clauses, il faut sçavoir que quiconque vend une dette ou une rente, est tenu de garantir qu'elle est deuë & legitimement constituée, quoy qu'il n'y ait aucune stipulation d'éviction ou promesse de garantie dans le Contract. Et enfin tout vendeur est tenu de trois choses par la nature du Contract de vente : premierement, que la chose est & subsiste : en second lieu, qu'elle appartient au vendeur : en troisiéme lieu, qu'elle n'est engagée ny hypothequée à personne ; & si une de ces trois manque, le vendeur en est garant envers l'acheteur. Et partant si la rente venduë n'est point deuë en effet, si elle n'appartient point au vendeur, ou si elle est hypothequée aux creanciers du vendeur, il en est tenu, quoy qu'il ne soit pas expressément obligé à la garantie de la rente. Mais on demande si le vendeur d'une rente ou d'une dette est tenu de garantir la solvabilité du debiteur d'icelle ? Il faut distinguer trois especes de cessions de dettes, sçavoir la simple assignation, quand le debiteur assigne son creancier sur une dette ou une rente qui luy est deuë par un autre ; la vente d'une dette, quand on achete ou qu'on prend en payement une dette ; & la delegation, quand le creancier accepte & prend la dette de son debiteur pour la sienne, & se fait obliger le debiteur de son debiteur en déchargeant par ce moyen son debiteur.

Quand il n'y a que simple assignation de dette, le cedant demeure chargé de l'insuffisance du debiteur, & de la perte de la rente, soit pour le temps present, ou pour le temps à venir. La raison est, qu'il demeure toûjours maistre & proprietaire de la dette, laquelle n'est point acceptée par le cessionnaire, sinon en tant qu'il pourra en estre payé.

Dans la vente d'une dette ou d'une rente qui se fait sans novation en l'absence du debiteur, & sans qu'il soit déchargé expressément envers le vendeur, ny obligé envers l'acheteur, l'insolvabilité du debiteur au temps de la vente regarde l'acquereur, parce qu'il suffit que le vendeur garantisse son fait, qui est que la dette ou la rente luy soit deuë ; c'est la décision de la Loy *Si nomen ff. de hered. & act. vend.* Il faut dire la même chose, & à plus forte raison dans la delegation, car parce qu'il y a novation expresse de la premiere obligation qui est transfuse en la seconde du consentement des parties, qui sont le cedant, le cessionnaire & le debiteur ; tout le peril de la dette ou de la rente retombe necessairement sur le cessionnaire, même pour le temps precedent la cession ou transport de la rente ; c'est ce qui est expressément decidé par la Loy 3. *ff. de novation.*

Cela posé, il faut voir quel est l'effet de la clause *de garantir de tous troubles & empeschemens* ; il est sans doute que telle clause oblige le cedant de garantir la solvabilité avant la vente ou cession de la dette, mais non pas de l'insolvabilité qui arrive aprés. La raison est, que

par

par la nature du Contract de vente la perte de la chose arrivée avant
la vente d'icelle regarde le vendeur, & la perte arrivée aprés appartient à l'acheteur, & cette clause fait présumer que l'acheteur a pretendu avoir une dette exigible, & la prendre à ses perils & fortunes
pour l'avenir, mais qu'elle estoit bonne au temps du Contract ; & on
ne peut pas dire que telle clause ne produiroit pas plus que la nature du Contract de vente, puisque par la nature de ce Contract
il suffit que la dette soit deuë au vendeur : Mais quand l'acquereur
ajoûte que le vendeur sera obligé de le garantir de tous troubles
& empeschemens, c'est à dire qu'il pretend que le debiteur soit solvable au temps de la cession, & qu'il n'y aura point de causes ou
d'empeschemens qui puissent empêcher qu'il n'en soit payé. Car,
comme dit Loyseau, quand on promet garantir de tous troubles
& empêchemens quelconques, il s'ensuit qu'on promet garantir,
tant des empêchemens de fait, que de droit, & consequemment
de pauvreté, & qui est le plus grand empêchement qui puisse
estre.

Touchant la seconde clause, sçavoir *fournir & faire valoir*, il
faut observer que *promettre fournir une rente*, c'est promettre de la
payer au défaut du debiteur d'icelle, & suppléer & achever ce qu'il
ne pourra pas payer : & *promettre faire valoir*, c'est se charger de
rendre la rente bonne & valable, ou prendre sur soy qu'une rente
soit bonne, exigible & perceptible. Cependant, suivant le sentiment de Loyseau, le cedant qui a promis fournir & faire valoir
une rente, n'est qu'un fidejusseur subsidiaire, lequel par consequent n'est tenu qu'aprés la discussion d'icelle. Mais aussi il est
tenu de l'insolvabilité du debiteur qui arrive aprés la cession &
transport de la rente, car ces termes *fournir & faire valoir* ne se
peuvent rapporter qu'au temps à venir, & on ne les peut pas re-
straindre au temps present ; outre que quand on ajoûte ces termes,
tant en principal, qu'arrerages, ils ne se peuvent entendre que du
temps futur. Mais on demande si une dette ou une rente avoit esté
venduë sur un Prince ou sur le Roy, faite avec la clause de fournir
& faire valoir, l'acquereur seroit tenu à la discussion ? Loyseau dit
qu'à l'égard des Princes cela est sans difficulté, parce qu'ils peuvent
estre discutez, & que le cessionnaire de la rente a pû & dû prévoir
cette difficulté lors qu'il a accepté la cession qui luy a esté faite ; mais
qu'à l'égard du Roy il n'en est pas de même, parce que promettre,
fournir & faire valoir, c'est promettre que le debiteur est solvable,

B b

& que la dette eſt exigible, ce ſont deux choſes differentes. Il eſt vray que le Roy eſt toûjours ſolvable ; mais quand il ne veut pas payer, la dette n'eſt pas exigible, d'où il s'enſuit que cette clauſe donne recours contre le cedant quand le Roy ne veut pas payer : autrement cette clauſe *fournir & faire valoir*, & celle de payer ſoy-même, ſeroient inutiles ſi elles n'avoient lieu qu'aprés diſcuſſion, parce que la diſcuſſion ne s'en peut jamais faire. Cependant pour plus grande ſureté, & pour obvier à une conteſtation qui n'eſt pas ſans difficulté, il faut exprimer ainſi cette clauſe, *fournir & faire valoir, nonobſtant le fait du Prince, cas d'hoſtilitez, & generalement tous cas fortuits & inopinez, exprimez & non exprimez.*

La troiſiéme clauſe, *qu'en défaut de payement le cedant payera ſoy-même, &c.* exclud la diſcuſſion : en ſorte qu'aprés un commande-ment fait au debiteur de la rente, & faute par luy de payer, le ceſſionnaire de la rente peut s'adreſſer directement au cedant.

Pour achever ce Traité ſommaire des rentes conſtituées nous obſerverons que le creancier d'une rente peut faire paſſer titre nouvel de ladite rente à celuy qui en eſt le debiteur, afin qu'il puiſſe juſtifier du payement des arrerages d'icelle, de peur que la preſcription de trente ans ne luy fût oppoſée par le debiteur ou par ſes heritiers, faute par luy de pouvoir juſtifier des paye-mens qui luy auroient eſté faits de ladite rente ; car toute action perſonnelle ſe preſcrit par trente ans, telle qu'eſt celle qui pro-vient du Contract de conſtitution. Il eſt vray que pour l'action hy-pothequaire qui peut eſtre exercée ſur les biens du debiteur affe-ctez & hypothequez pour la ſureté de la rente & des arrerages d'icelle, elle dure quarante ans en France, conformément au Droit Romain ; mais comme il pourroit arriver que le debiteur n'auroit point d'immeubles, ou que ceux qu'il avoit au temps du Contract ſeroient hors ſa poſſeſſion, & qu'un tiers detenteur auroit preſcrit contre l'action hypothequaire, il eſt de grande con-ſequence pour le creancier de faire paſſer des titres nouvels à ſon debiteur de la rente qu'il a creée à ſon profit, & de la reconnoiſ-ſance qu'il fait qu'il en a payé les arrerages juſqu'à preſent, & qu'il promet les payer & continuer à perpetuité juſqu'au rachat de ladite rente.

Pareillement quand le debiteur eſt decedé, le creancier de la rente doit obliger ſes heritiers de luy paſſer un titre nouvel de la rente, ou celuy lequel ſe trouvera par le partage poſſeſſeur & pro-

prietaire des heritages affeétez & hypothequez pour la feureté du
fort principal de la rente & des arrerages d'icelle , comme il fe
verra dans les Formules cy-aprés.

Formule d'un Contraét de conftitution de rente.

Fut prefent Guillaume Gentil , &c. lequel
a volontairement & de fon bon gré reconnu & confeffé avoir par
ces prefentes vendu , creé & conftitué dés à prefent & à toûjours
[*promettant garantir de tous troubles & empefchemens generalement*
quelconques] à Damoifelle Catherine Mallet , veuve de
  demeurant , &c. à ce prefente & acquerante
pour elle , fes enfans ou fes hoirs & ayans caufe , trois cent livres
de rente annuelle & perpetuelle , à les avoir & prendre , lever ,
recevoir &.percevoir par ladite Damoifelle , fes enfans ou fes hoirs
& ayans caufe , aufquels ledit conftituant les a promis, promet &
s'oblige bailler , payer & continuer d'orefnavant par chacun an à
toûjours en fa maifon fize à Paris , ou au porteur des prefentes
pour elles aux quatre Quartiers de l'an également , dont le premier quartier de payement écherra avec la portion du prefent mois
de Janvier au dernier jour du mois de Mars prochain venant , &
continuer de là en avant par chacun an à perpetuité aufdits quatre quartiers , fur une maifon fize en cette Ville de Paris ruë
  Paroiffe & fur une
Ferme & Métairie appellée fize
confiftante le tout appartenant audit
Guillaume Gentil , à luy écheu par la fucceffion de
& generalement fur tous & chacuns les autres biens , meubles &
immeubles , prefens & à venir , en quelque lieu qu'ils foient fituez & qu'ils fe trouvent , lefquels ledit conftituant a chargé , af-
feété , obligé à fournir & faire valoir ladite rente , bonne & payable aufdits quatre quartiers , fans aucun déchet ny diminution , nonobftant toutes chofes quelconques à ce contraire , fans que les
obligations & hypotheques fpeciales & generales puiffent déroger
l'une à l'autre ; declarant & affirmant ledit Guillaume Gentil que
tous lefdits biens cy-deffus declarez luy appartiennent , & qu'ils
font francs & quittes , & ne font chargez d'aucunes dettes , hypotheques , fubftitutions , ny d'autres charges quelconques : Pour de
ladite rente de trois cent livres cy - deffus conftituée jouïr , faire &
difpofer par ladite Damoifelle Catherine Mallet acquereure & fes.

enfans, leurs hoirs & ayans cause à leur volonté comme à eux appartenante. Cette vente & constitution faite moyennant la somme
de six mille livres, qui est à raison du denier vingt, laquelle somme
ledit vendeur constituant a reconnu & confessé, reconnoist &
confesse avoir euë & receuë de ladite Damoiselle Catherine Mallet,
qui luy a ladite somme baillée, comptée, nombrée & délivrée
réellement & comptant en la presence des Notaires soussignez en
Loüis d'or, &c. dont ledit constituant s'est tenu & se tient content,
& en a quitté & quitte ladite Damoiselle acquereure & tous autres ; declarant ledit constituant que ladite somme de six mille
livres est pour employer & convertir avec autres deniers que ledit
constituant a, pour le payement du prix de l'Office de
           dont ledit constituant est pourveu par le Roy sur la
resignation faite d'iceluy à son profit par Maistre François
           suivant le Traité fait entr'eux le
jour   pardevant   Notaires,
&c. lequel employ ledit constituant promet & s'oblige faire dans
un mois prochain, & par la quittance que ledit constituant en retirera déclarer par luy qu'en la somme qui y sera portée ladite
somme de six mille livres cy-dessus fournie y sera entrée, & de
faire subroger par ledit Maistre François   ou en Justice à
son refus, ladite Damoiselle acquereure au lieu & droits, privileges
& hypotheqnes dudit Maistre François   & promet
ledit constituant de fournir à ladite Damoiselle acquereure copies
valables deuëment collationnées dudit Traité fait entre ledit constituant & Maistre François   dudit Office de
quittance du prix d'iceluy, portant l'employ de ladite somme, déclaration & subrogation dans ledit temps d'un mois, à compter
du present jour, le tout pour la plus grande sureté de ladite Damoiselle acquereure & garantie de ladite rente cy-dessus à elle
constituée. Et en ce faisant ledit constituant s'est désaisi, démis
& dévétu de tous & chacuns sesdits biens, meubles & immeubles,
presens & à venir, jusqu'à la valeur & concurrence desdits trois
cent livres de rente & arrerages d'icelle, pour & au profit de ladite Damoiselle acquereure, ses enfans, leurs hoirs ou ayans cause,
voulant & consentant qu'ils en soient saisis & vestus, mis & receus
en bonne & suffisante saisine & possession, par qui, selon & ainsi
qu'il appartiendra, constituant à cette fin leur Procureur general
& special le porteur des presentes, luy en donnant pouvoir, &

d'en requerir acte. Ladite rente de trois cent livres rachetable à toûjours, en rendant, baillant & payant une fois & en un seul payement pareille somme de six mille livres, avec les arrerages qui en seront dûs & échûs pour lors, avec tous frais & loyaux cousts, franchement, & quittement de tous droits, taxes & autres charges quelconques. Et pour l'execution des presentes & dépendances, ledit constituant a éleu & declaré son domicile perpetuel & irrevocable en cette Ville de Paris, en la maison de Maistre   Procureur
ruë   auquel lieu il veut & consent que tous exploits & commandemens, sommations, significations, & autres actes de Justice, qui y seront contre luy faits, tant en cause principale, que d'appel, soient de tel effet, force & vertu que s'ils estoient faits parlant à sa personne & vray domicile, nonobstant mutation de demeure, ou de proprietaires & locataires de ladite maison éleuë pour ledit domicile. Car ainsi le tout a esté convenu & accordé entre les parties. Promettant, &c.

Clause & cession des arrerages d'une autre rente.

Et pour plus grande sureté & facilité du payement des arrerages de ladite rente de trois cent livres, ledit constituant a cedé, transporté & delaissé par ces presentes à ladite Damoiselle acquereure, pareille somme de trois cent livres par chacun an, à prendre sur les arrerages de rente à luy deuë & appartenante, à prendre sur les Greniers à sel constituez par Messieurs les Prevost des Marchands & Echevins de cette Ville de Paris, laquelle dite rente est de quatre cent livres de rente, constituée sur les Greniers à sel, le   jour
à Claude   duquel ledit constituant a le droit, par transport passé pardevant
                         Notaires, le
jour, &c. Pour commencer à recevoir les arrerages de ladite rente sur la Ville au   jour, &c.
& continuer à recevoir le total desdits arrerages, tant & si longuement que ladite rente cy dessus constituée aura cours. Et en tant que besoin seroit, ledit constituant a fait & constitué sa Procuratrice generale, speciale & irrevocable ladite Damoiselle acquereure, pour recevoir le total de ladite rente sur le sel, & en bailler toutes quittances & décharges, à la charge par ladite Da-

moiselle de tenir compte du surplus des arrerages qu'elle aura receus, audit constituant, & d'en compter avec luy tous les deux ans ; sans neanmoins que le present transport puisse empécher l'execution du present Contract de constitution pour le payement des arrerages de ladite rente de trois cent livres, constituées sur les autres biens du constituant toutes fois & quantes qu'il plaira à ladite Damoiselle acquereure, qui n'a accepté ledit transport qu'à la priere & requisition dudit constituant, & pour faciliter le payement des arrerages de ladite rente, & parce qu'ainsi a esté accordé entre lesdites parties.

Clause portant promesse de faire intervenir le Fermier du debiteur.

Et pour plus grande sureté & facilité du payement des arrerages de ladite rente de trois cent livres, ledit constituant a promis de faire intervenir Charles du Clos à present Fermier de la Mestairie & ferme de   lequel s'obligera payer & continuer ladite rente à ladite Damoiselle acquereure en sa maison à Paris par chacun an, sur & en deduction du prix de son bail, tant & si longuement qu'il sera fermier de ladite terre, tant en consequence du bail courant à present, que de ceux qui pourront luy estre faits à l'avenir, & aprés ledit Charles du Clos y faire obliger les autres subsequens fermiers qui luy succederont, ainsi que dessus est dit, & en fournir lettres obligatoires en bonne forme, sçavoir dudit Charles du Clos, dans un mois prochain, & des autres à chaque mutation de fermier, lesquels fermiers éliront domicile irrevocable en cette Ville de Paris en lieu certain.

Clause de fournir caution solvable.

Et pour plus grande sureté ladite Damoiselle acquereure, & garantie de ladite rente cy-dessus constituée, ledit constituant a promis & s'oblige fournir bonne & suffisante caution, resseante & solvable, & à ladite Damoiselle agreable, qui s'obligera solidairement avec luy à la garantie, payement & continuation de ladite rente & entretenement du present Contract, & en fournir lettres valables & en bonne forme à icelle Damoiselle acquereure, en ladite maison à Paris d'huy en deux mois prochains, à peine d'estre contraint au rachat de ladite rente, & de tous dépens, dommages & interests.

Ratification d'un Contract de conſtitution par ceux qui y ſont dénommez.

Leſdits Jacques Langlois & Damoiſelle Antoinette ſa femme   qu'il autoriſe à l'effet des preſentes, nommez au Contract de conſtitution de rente cy-deſſus écrit, aprés qu'ils ont declaré qu'ils ont eu communication dudit Contract, & que lecture leur en a encore eſté faite preſentement mot à mot par

l'un des Notaires ſouſſignez, & qu'ils ont dit l'avoir bien entendu, & ſçavoir tout le contenu en iceluy, de leur bon gré, & volontairement ont dit & declaré qu'ils avoient & ont pour agreable ledit Contract de conſtitution, & l'ont pour cet effet ratifié, & par ces preſentes le ratifient, & confirment, conſentent & accordent qu'il vaille & aye lieu, & ſorte ſon plein & entier effet ſelon ſa forme & teneur, & promettent & s'obligent ſolidairement aux renonciations cy-aprés declarées, l'entretenir & accomplir comme s'ils avoient eſté preſens lors de la paſſation d'iceluy, comme ayant eſté fait ſelon leur deſir & intention. Et en conſequence, à la garantie du ſort principal, payement & continuation des arrerages de ladite rente de

creée & conſtituée par ledit Contract, leſquels Jacques Langlois & Damoiſelle Antoinette ſa femme s'y ſont obligez avec ledit Claude Picard conſtituant, & tous leurs biens, ſans diviſion, diſcuſſion, ny fidejuſſion, renonçans auſdits benefices envers ledit Nicolas Gillet acquereur de ladite rente, y dénommé abſent, les Notaires ſouſſignez ſtipulant & acceptant pour luy, & à tout le contenu dans ledit Contract deſdits Jacques Langlois & Damoiſelle ſa femme promettent ſolidairement, comme deſſus, ſatisfaire de meſme que ledit Claude Picard : & aprés qu'ils ont declaré & affirmé pardevant leſdits Notaires ſouſſignez que la maiſon ſiſe à Paris   à eux appartenant, obligée à ladite rente, eſt franche & quitte de toutes dettes & hypotheques quelconques ; ainſi que ledit Claude Picard l'a declaré pour leſdits Jacques Langlois & Damoiſelle ſa femme par ledit Contract de conſtitution : Pour l'execution duquel & des preſentes & leurs dépendances, leſdits Sieur Jacques Langlois & Damoiſelle ſa femme, ont éleu leur domicile perpetuel & irrevocable en la maiſon de, &c.

Promesse d'indemnité.

Furent prefens en leurs perfonnes Jean de la Haye
& Marie   fa femme de luy autorifée
pour l'effet & la validité des prefentes , demeurant à Paris ruë
à l'enfeigne de
où ils ont éleu leur domicile perpetuel & irrevocable pour l'execution des prefentes : lefquels ont volontairement reconnu & confeffé de bonne foy, que quoy que Claude Germain ait avec eux
vendu & conftitué , affis & affigné fur tous & chacuns leurs biens
à Maiftre Nicolas de Lorme Confeiller
trois cent livres de rente , moyennant la fomme de fix mille livres,
qu'ils auroient confeffé conjointement en avoir eu & receu dudit
M. Nicolas de Lorme , és efpeces felon & ainfi qu'il eft porté par
le Contract qui en a efté fait & paffé pardevant les Notaires fouffignez ce jourd'huy, neanmoins la verité feroit & eft telle , que ladite fomme de fix mille livres a efté entierement prife & retenuë
par lefdits Jean de la Haye & fa femme , pour appliquer à leurs affaires particulieres , fans que ledit Claude Germain en ait receu ny
touché aucune chofe , ny rien tourné à fon profit , & que ce qu'ils
en ont fait , n'a efté qu'à l'inftante priere defdits Jean de la Haye
& fa femme , pour leur faire plaifir , & pour emprunter plus facilement de l'argent : A cette caufe lefdit Jean de la Haye & fa femme ont promis , feront tenus & s'obligent par ces prefentes l'un
pour l'autre , chacun d'eux feul pour le tout , fans divifion , ny difcuffion , renonçans aux benefices & exceptions defdits droits, audit Claude Germain , à ce prefent & acceptant , de l'acquitter , garantir & indemnifer de ladite rente de trois cent livres , tant en
principal , qu'arrerages , & de tout le contenu & évenement dudit
Contract de conftitution , enfemble de toutes pertes , frais & depens , dommages & interefts qu'ils en pourroient encourir ; mefme
leur rendre & payer tout ce qu'ils pourroient avoir payé & qu'ils
feroient contraints de payer pour raifon de ce , incontinent & fans
delay. Promettant &c.

Autre Indemnité.

Lefdits Jean de la Haye & fa femme de luy autorifée pour l'effet
des prefentes , demeurant , &c. lefquels ont volontairement promis , feront tenus & s'obligent par ces prefentes folidairement l'un
pour

pour l'autre, & chacun d'eux feul pour le tout, fans divifion ny difcuffion, renonçans aux benefices de divifion, difcuffion & fidejuffion, audit Claude Germain à ce prefent & acceptant, de l'acquiter, garantir, dédommager, rendre & indemnifer leurs biens,
hoirs & ayans caufe, de la rente de trois cent livres par eux folidairement & conjointement conftituée audit Maiftre Nicolas de
Lorme, par Contract paffé pardevant les Notaires fouffignez ce
jourd'huy, & ce tant en principal qu'arrerages; enfemble de toutes pertes, dépens, dommages & interefts qu'il en pourroit encourir; dautant que de ladite fomme de fix mille livres ledit Claude
Germain n'en a pris ny receu aucune chofe, ny rien tourné à fon
profit, mais que ladite fomme a efté entierement prife & retenuë
par lefdits Jean de la Haye & fa femme, & que de ce que ledit
Claude Germain s'eft folidairement obligé avec eux à ladite rente, ce n'a efté qu'à l'inftante priere & requifition defdits de la
Haye & fa femme, & pour leur faire plaifir, & plus facilement
emprunter ladite fomme pour employer à leurs affaires; laquelle
dite fomme de fix mille livres, lefdits Jean de la Haye & fa femme
ont declaré avoir prife pour employer, avec autres deniers qu'ils
ont, en l'acquifition qu'ils efperent faire dans peu de temps d'une
maifon fife à Paris, appartenant à Pierre
fuivant l'accord qu'ils en ont fait avec ledit Pierre
par acte paffé pardevant
Notaires, le   jour   fur les peines
y portées; & par le Contract qui en fera fait qui portera quittance
du prix de ladite maifon, lefdits Jean de la Haye & fa femme de-
clareront qu'audit prix ladite fomme de fix mille livres y fera entré, avec fubrogation dudit Claude Germain aux droits, privileges & hypotheques dudit Pierre, & dudit Contract & quittance portant ladite declaration & fubrogation, fournir copie bonne & valable audit Claude Germain huit jours aprés ledit Contract & employ fait, qui fera au plus tard dans un mois, le tout pour la plus
grande feureté dudit Claude Germain, & garantie de la prefente
indemnité; & à faute de ce faire dans ledit temps, ledit Jean de
la Haye & fa femme feront tenus & ont promis folidairement rendre audit M. Nicolas de Lorme ladite fomme de fix mille livres,
arrerages, frais & loyaux coufts, & en faire décharger ledit Claude Germain. Et outre lefdits Jean de la Haye & fa femme ont promis, feront tenus & s'obligent folidairement, comme deffus, de

C c

racheter & amortir ladite rente de trois cens livres, en rembourfant le fort principal d'icelle audit M. Nicolas de Lorme, & payer
les arrerages qui en feront dûs, frais & loyaux coufts, ou en faire
décharger ledit Claude Germain, & leur en fournir quittance &
décharge valable dans quatre ans prochains, à peine de tous dépens, dommages & interefts. Et pour l'execution des prefentes,
lefdits Jean de la Haye & fa femme ont élû leur domicile, &c.
Promettant, &c.

Contract de conftitution de rente fait en vertu d'une Procuration.

Furent prefens en leurs perfonnes Jacques
Marchand   demeurant en la Ville de   .
eftant de prefent en cette Ville de Paris, ruë
à l'enfeigne de   Paroiffe
tant en fon nom, que comme Procureur fondé de Procuration
de Marie   fa femme, de luy autorifée par icelle,
& de Jean   fon frere, auffi Marchand demeurant en ladite Ville, & de Catherine fa femme, auffi autorifée par ledit Jean   fon mary, ladite Procuration paffée pardevant
Tabellion audit lieu, le   jour
dernier paffé, ayant pouvoir & puiffance par icelle de faire & paffer ce qui enfuit, ainfi qu'il eft contenu en ladite Procuration, de
laquelle eft apparu aux Notaires fouffignez, tranfcrite en la fin
des prefentes, & annexée à la prefente minute, pour y avoir recours, aprés qu'elle a efté paraphée par ledit Jacques
& par l'acquereur cy-aprés nommé, & les Notaires fouffignez *ne
varietur.* Et encore ledit Jacques   fe faifant &
portant fort de ladite Marie fa femme, & defdits Jean & fa femme, par lefquels il promet faire ratifier & avcir agreable le contenu en ces prefentes ; ce faifant les faire obliger avec luy à la garantie, payement & continuation de trois cent livres de rente cy-
aprés declarées, & à tout l'entretenement des prefentes l'un pour
l'autre, & chacun d'eux feul pour le tout, fans divifion ny difcuffion, aux renonciations requifes. Ce faifant les faire obliger
avec luy l'un pour l'autre & chacun d'eux feul pour le tout, fans divifion ny difcuffion aux renonciations requifes, à la garantie de
tous troubles, dettes, hypotheques, evictions, fubftitutions, &
autres troubles & empefchemens generalement quelconques de

la maison & heritages cy-aprés declarez, & à tout l'entretenement
& accomplissement du contenu en ces presentes , & en fournir
lettres valables & en bonne forme à l'acquereur cy-aprés nommé,
en sa maison à Paris, dans un mois prochain ; & pour cet effet il
autorise sadite femme dés à present : Lequel Jacques esdits noms a
reconnu , &c.

Le paraphe *ne varietur* se fait ainsi

La presente Procuration a esté signée & paraphée *ne varietur*
par ledit Jacques Procureur y nommé , & par

Notaires soussignez, suivant le Con-
tract de vente ou constitution de rente fait au profit de
par ledit Jacques, tant en son nom, que comme Procureur de ladite Marie sa femme , & desdits Jean & sa femme, passé pardevant
lesdits Notaires soussignez ce jourd'huy , &c.

Ratification du susdit Contract.

Furent presens en leurs personnes Jean
Marchand demeurant en la Ville de   & Catherine   sa femme, de luy suffisamment
autorisée pour faire & passer ce qui ensuit : Et Marie femme de
Jacques, aussi Marchand demeurant en ladite Ville , autorisée par
ledit Jacques son mary , par le Contract cy-aprés mentionné , &
d'abondant de sondit mary autorisée pour ce present pour l'effet
qui ensuit, tous estans de present en cette Ville de Paris, logez
ruë   &c. lesquels Jean & Catherine sa femme,
& Marie femme de Jacques   aprés avoir eu
communication , & que lecture leur a esté d'abondant faite par l'un
des Notaires soussignez, l'autre present , du Contract de vente ou
constitution de rente , faite par ledit Jacques , tant en son nom que
comme Procureur desdits Marie & sa femme, & Jean & sa femme,
& encore se faisant & portant fort d'eux , au profit de Maistre Claude   &c. d'une maison , lieux & heritages,
sis à , &c. tenans & aboutissans , &c. ausdites Marie & Catherine
sœurs , appartenans de leur propre , ou de trois cens livres de rente, vendus & constituez par ledit Jacques esdits noms au profit dudit Maistre Claude   sur leurs heritages & biens,
moyennant ladite somme de six mille livres , que ledit Jacques esdits noms en auroit receuë dudit M. Claude , reéllement comptant,
pour employer à l'effet porté par ledit Contract , sous la faculté

de rachat, le tout selon & ainsi qu'il est porté audit Contract fait & passé pardevant　　　　　　　　　　　Notaires, le　　　　　　　　jour, &c. & que lesdits Jean & Catherine sa femme & Marie ont dit avoir bien entendu & entendent ledit Contract, de leurs bons grés & volontez, ont volontairement reconnu & confessé avoir, & ont ledit Contract de vendition ou constitution de rente, ratifié, agreé, confirmé & approuvé par ces presentes, l'ont eu & l'ont pour agreable, veulent, consentent & accordent qu'il vaille, tienne, & sorte son plein & entier effet, force & vertu de point en point selon sa forme & teneur, comme ayant esté fait selon leur intention. Ce faisant ont promis, seront tenus, & s'obligent par cesdites presentes avec ledit Jacques, l'un pour l'autre, & chacun d'eux seul pour le tout, sans division ny discussion, renonçans aux benefices de division, ordre de discussion & de fidejussion, garantir de tous troubles & actions, substitutions, dettes, hypotheques, doüaires, & autres troubles & empeschemens generalement quelconques audit M. Claude à ce present & acceptant, ladite maison, lieux & heritages declarez & vendus par ledit Contract, & à tout l'entretenement & accomplissement du contenu en iceluy; & moyennant ce lesdits Jacques & Jean & leurs femmes ont reconnu & confessé avoir eu & receu dudit Claude　　　　　　qui leur a baillé, compté, nombré & délivré en la presence desdits Notaires soussignez la somme de trois mille livres en Loüis d'or & d'argent & autres monnoyes ayant cours dans le Royaume, faisant le reste & parfait payement des six mille livres, qui est le prix convenu pour ladite vente & porté par ledit Contract, dont lesdits Jacques & Jean & leurs femmes se sont tenus & tiennent contens, & en ont quitte & quittent ledit M. Claude　　　　　　& autres.

Ce faisant à la garantie, payement & continuation de ladite rente de trois cent livres y declarée, & à fournir & faire valoir ladite rente, tant en principal qu'arrerages & continuation d'iceux, & à tout l'entretenement & accomplissement du contenu audit Contract de constitution, lesdits Jean & sa femme & ladite Marie se sont obligez & obligent par ces presentes avec ledit Jacques l'un pour l'autre, & chacun d'eux seul pour le tout, sans division ny discussion, renonçant, &c. Et ont élû leur domicile irrevocable & perpetuel en cette Ville de Paris, en la maison, &c. Promettant, &c.

Conſtitution de rente viagere à perte de fonds.

Fut preſent Claude , &c. lequel voulant s'aſſurer d'une rente certaine pour ſurvenir à ſa nourriture & entretenement le reſte de ſes jours , auroit cherché tous les moyens les plus convenables à cet effet , & n'en ayant point trouvé de meilleur , que celuy de mettre ſes deniers à quelque Hoſpital , il auroit choiſi l'Hoſpital du Saint Eſprit de Paris : & pour cet effet s'eſtant adreſſé à Meſſieurs les Directeurs & Adminiſtrateurs d'iceluy , il leur auroit declaré ſon intention & le deſir qu'il avoit de faire du bien audit Hoſpital : & pour cet effet leur bailler & fournir la ſomme de dix mille livres en deniers comptans , à la charge de luy payer huit cent livres de rente & penſion viagere par chacun an aux quatre quartiers accoûtumez , & à la charge qu'elle demeureroit éteinte & amortie au profit dudit Hoſpital du jour du decez dudit Claude moyennant quoy le jour de ſon decez ſeroit dit & chanté en l'Egliſe dudit Hoſpital les Véſpres des Morts , Vigiles , Recommandaces ; & le jour de ſon enterrement ſeroit dit , chanté & celebré une Meſſe haute de *Requiem* , avec les Proſes *Dies iræ* , &c. & *Languentibus in Purgatorio* , les Oraiſons accoûtumées , & un Annuel , pour le repos de l'Ame dudit Claude , & de ſes parens & amis trépaſſez , le tout aux frais & dépens dudit Hoſpital. Laquelle propoſition leſdits Sieurs Directeurs & Adminiſtrateurs auroient trouvée juſte & avantageuſe audit Hoſpital , & l'auroient acceptée. Et pour cet effet auroient accordé & conſenti le preſent Contract : A ces cauſes , & en effectuant ladite propoſition , ledit Claude a preſentement baillé , payé , compté , nombré & réellement délivré , preſens les Notaires ſouſſignez , en Loüis d'or , écus d'argent & autres monnoyes ayans cours , auſdits Sieurs Adminiſtrateurs dudit Hoſpital à ce preſens , leſquels audit nom ont receu ladite ſomme de dix mille livres , dont , &c. quittant , &c. ont par ces preſentes creé , conſtitué , aſſis & aſſigné dés à preſent , & promettent pour & au nom dudit Hoſpital garantir audit Claude , &c. ce acceptant huit cens livres de rente & penſion viagere annuelle , que leſdits Sieurs audit nom , promettent bailler & payer audit Claude ſur ſes ſimples quittances , ou au porteur d'icelle & des preſentes aux quatre quartiers de l'an à Paris accoûtumez également en la maiſon dudit Claude. Le premier quartier de payement écheant , &c. & continuer de là en avant le payement de ladite rente & penſion viagere par chacun an de quartier en quartier aprés enſuivant, durant la vie dudit Claude ſeulement, en & ſur ſpecialement deux grandes maiſons appartenant audit Hôpital, ſizes, &c. & generalement ſur tous & chacuns les autres biens & revenus temporels, preſens & à venir dudit Hôpital, que leſdits Sieurs audit nom ont par ces preſentes chargez, affectez, obligez & hypothequez à garantir, fournir & faire valoir ladite rente & penſion viagere bonne, ſolvable & bien payable par chacun an, ſans aucune diminution auſdits quatre quartiers ladite vie durant dudit Claude, comme dit eſt, & ſans que leſdites obligations generale & ſpeciale dérogent l'une à l'autre ; laquelle rente & penſion viagere en ſera & demeurera éteinte & amortie à toûjours au profit dudit Hôpital du jour du decez dudit Claude, &c. ſans que ſes heritiers ny autres perſonnes quelles qu'elles ſoient, y puiſſent rien pretendre, ny repeter aucune choſe deſdits dix mille livres cy-deſſus payez pour le prix d'içelle, dautant que ledit Claude, &c. en fait par ces preſentes don irrevocable entre-vifs audit Hôpital, ce acceptant par leſdits Sieurs Adminiſtrateurs, pour en faire par ledit Hôpital comme bon luy ſemblera ; à la charge toutefois que ledit Hôpital ſera tenu, & ainſi le promettent leſdits ſieurs Adminiſtrateurs de faire dire & chanter &, c. A la charge auſſi que s'il y avoit faute de payement de ladite rente & penſion viagere à chacun deſdits quartiers, il ſera loiſible audit Claude　　　　　　de diſpoſer de ladite ſomme de dix mille livres que bon luy ſemblera, nonobſtant ladite donation, laquelle en ce cas ſera & demeurera nulle & revoquée. Car ainſi, &c. Et pour ſi beſoin eſt faire inſinuer ceſdites preſentes au Greffe des Inſinuations du Chaſtelet de Paris, leſdites parties audit nom ont fait & conſtitué leur Procureur ſpecial & general le porteur, &c.

Titre nouvel d'une Rente conſtituée.

Furent preſens en leurs perſonnes Claude Marchand　　　　　　　　　à Paris, & Nicolle ſa femme, de luy autoriſée pour l'effet des preſentes, demeurans à Paris ruë, &c. tant en leurs noms à cauſe de ſadite femme, que comme ledit Claude tuteur de Nicolas & encore ſe faiſant & portant fort de Martin auſſi Marchand　　　　　　　　à Paris, & de Jeanne ſa femme, par leſquels ils ont promis faire ratifier & avoir agreable le preſent

Titre nouvel ; ce faifant les faire obliger avec luy & fadite femme folidairement aux renonciations requifes , & en fournir Lettres valables au creancier cy-aprés nommé dans deux mois prochains; lefdits Nicolle , Nicolas & Jeanne frere & fœurs , enfans & heritiers chacun pour un tiers de deffunts Michel, vivant auffi Marchand à Paris, & de Marguerite fa femme , leurs pere & mere : Lefquels Claude & Nicolle fa femme efdits noms , ont declaré & reconnu que lefdits deffunts Michel & fa femme ont emprunté de Georges   Bourgeois de Paris, la fomme de fix mille livres, pour employer avec autres deniers qu'ils avoient en l'acquifition d'une Place & Terre & bâtiment fur icelle fize à Paris ruë   laquelle Place ils avoient acquife de Pierre & fa femme , & pour laquelle fomme de fix mille livres lefdits Michel & fa femme ont vendu & conftitué audit Georges trois cens livres de rente , payable aux quatre quartiers de l'année , rachetable de pareille fomme , par Contract paffé pardevant   Notaires audit Chaftelet , le   jour   depuis lequel temps lefdits Michel & fa femme feroient decedez , & ont laiffé leurs heritiers lefdites Nicolle , Jeanne & Nicolas leurs enfans, qui font à prefent debiteurs de ladite rente. A cette caufe lefdits Claude & fa femme efdits noms ont promis, feront tenus & s'obligent en chacuns efdits noms l'un pour l'autre , & chacun d'eux feul pour le tout, fans divifion ny difcuffion , renonçans, &c. audit Georges , à ce prefent & acceptant, de luy bailler , payer & continuer lefdits trois cens livres de rente aux quatre quartiers de l'année également, en fa maifon à Paris, ou au porteur des prefentes , dont le premier quartier de payement écherra le dernier jour du mois de   & continuer de là en avant par chacun an aufdits quatre quartiers, tant & fi long temps que ladite rente aura cours ; à la garantie de laquelle , payement & continuation d'icelle , ladite maifon bâtie fur ladite Place eft & demeurera fpecialement & par privilege , preference & hypotheque fpeciale , chargée , affectée & hypothequée. *Item* , une autre maifon fize à Paris ruë   où pend pour Enfeigne que lefdits deffunts Michel & fa femme avoient affectée & hypothequée par ledit Contract de conftitution , defquelles deux maifons lefdits Claude & fa femme efdits noms ont declaré eftre à prefent detenteurs & proprietaires. Plus y ont lefdits Claude &

sa femme esdits noms obligé, affecté & hypothequé tous & chacuns leurs autres biens & eux desdits Martin & sa femme, &
dudit Nicolas, meubles & immeubles, presens & à venir, pour
fournir & faire valoir ladite rente de trois cent livres bonne & valable, & payable par chacun an ausdits quatre termes à toûjours &
sans aucun déchet ny diminution, nonobstant toutes choses à ce
contraires, sans que les obligations generale & speciale dérogent
l'une à l'autre en aucune maniere, le tout suivant & conformément audit Contract de constitution, & sans déroger ny préjudicier à iceluy en quelque maniere que ce soit, ny ausdites hypotheques & privileges portez par iceluy. Et pour l'execution des presentes, &c. *election de domicile*; & ledit Georges reconnoissant avoir
esté payé & satisfait de tous les arrerages de ladite rente par lesdits
deffunts Michel & sa femme jusqu'au dernier jour du mois de
            passé, dont il se contente, & quitte lesdits, &c. pro-
mettant, &c.

Titre nouvel passé par un acquereur d'un heritage, à la charge d'une rente.

Fut present Jean   Marchand   à Paris,
y demeurant ruë   lequel a declaré & reconnu
qu'au moyen de l'acquisition par luy faite de Claude & sa femme
                  d'une maison, court & jardin, & lieux
sis à Paris ruë   &c. par Contract passé pardevant
            Notaires au Chastelet, le
jour   &c. il est debiteur, & s'est chargé par ledit
Contract de trois cent livres de rente envers Jacques
auquel lesdits Claude & sa femme ont constitué ladite rente par
Contract passé pardevant   Notaires audit Châtelet, le   jour   Et en consequence
ledit Jean a promis, sera tenu, promet & s'oblige par ces presentes audit Jacques, à ce present & acceptant, de luy bailler, payer
& continuer à l'avenir & à toûjours par chacun an aux quatre
quartiers également en cette Ville de Paris lesdites trois cent livres
de rente, dont le premier quartier de payement écherra le
& continuer de là en avant par chacun an ausdits quatre quartiers
tant que ladite rente aura cours, & ce sur ladite maison, court &
jardin cy-dessus declarez, qui en sont & demeureront chargez,
affectez & hypothequez, à fournir & faire valoir ladite rente,
& que ledit Jean a promis, sera tenu maintenir & entretenir en
                                                bon

bon état & valeur, tellement que ladite rente y puisse estre facilement prise & perçûë. Auquel entretenement ledit Jean a obligé & hypothequé tous & chacuns ses biens, meubles & immeubles, presens & à venir, sans par ledit Jacques déroger ny préjudicier audit Contract de constitution sur les autres biens, meubles & immeubles, presens & à venir desdits Claude & sa femme declarez & obligez par ledit Contract, tant specialement, que generalement, suivant & conformément à iceluy, qui demeure en sa force, vertu & hypotheque. Et pour l'execution des presentes, &c. *élection de domicile.* Car ainsi, &c. promettant, &c.

Grosse d'un Contract de constitution.

A tous ceux qui ces presentes Lettres verront, Achilles de Harlay, Conseiller du Roy en ses Conseils, son Procureur General en sa Cour de Parlement, & Garde de la Prevosté & Vicomté de Paris, le Siege vacant : Salut, sçavoir faisons, que pardevant Conseillers du Roy, Notaires-Gardenottes audit Chastelet, soussignez, furent presens Claude, &c. & Jacques, lesquels ont volontairement reconnu, &c. *faut mettre le contenu au Contract, & à la fin :* En témoin de ce, Nous à la relation desdits Notaires avons fait mettre le scel de la Prevosté à cesdites presentes, qui ont esté faites & passées és Etudes desdits Notaires soussignez l'an, &c. & ont lesdits &c. signé le Brevet des presentes avec lesdits Notaires, qui est demeuré pardevers ledit, &c. l'un d'iceux. *Voyez cy-dessus touchant les Obligations.*

Quand le débiteur d'une rente en veut faire le rachat, il doit faire donner assignation au creancier d'icelle à comparoir en l'Etude d'un Notaire pour recevoir le rachat de la rente qu'il luy doit, à certain jour & heure ; & en cas que le creancier soit défaillant, le debiteur doit prendre acte de sa comparution avec protestation, suivant la Formule suivante.

Formule d'acte de comparution, d'offres & protestation pour raison d'un rachat de rente.

Aujourd'huy Samedy premier jour de Mars 1681. deux heures aprés midy, est comparu pardevant les Notaires-Gardenotes du Roy au Chastelet de Paris soussignez en l'Etude de l'un d'iceux, Maistre Pierre du Chesne Avocat en la Cour, demeurant à Paris ruë   lequel a dit & déclaré qu'il a fait donner aſſignation à Maiſtre Claude du Freſnoy auſſi Avocat en ladite Cour, à comparoir cedit jour & heure en ladite Etude, pour recevoir le rachat & rembourſement de quatre cent livres de rente, montant en principal à la ſomme de huit mille livres, & à ſix cent livres d'arrerages de ladite rente pour une année & demie de ladite rente, échûs cedit jour premier jour de Mars; laquelle rente & arrerages ledit Maiſtre Pierre du Cheſne s'eſt chargé de racheter & payer en l'acquit de Nicolas Fevrier, & Marie Gervais ſa femme, ſuivant & en conſequence du Contract de vente à luy faite par leſdits Nicolas Fevrier & Marie Gervais ſa femme d'un maiſon, jardin & heritages ſis

paſſé pardevant　　　　　　　　　　Notaires audit Châtelet, le 15. Janvier 1675. en luy baillant quittance & décharge valable, avec le Contract de conſtitution de ladite rente & pieces que ledit Maiſtre Claude du-Freſnoy a entre ſes mains concernans ladite rente & conſentement des décharges des minuttes & groſſes, ſubrogeant auſſi ledit Maiſtre Pierre du Cheſne en ſon lieu & droits, privilege & hypotheque. Et à l'effet duquel rachat & payement de ladite rente & arrerages, ledit Maiſtre Pierre du Cheſne a fait apporter en ladite Etude, & a montré & exhibé auſdits Notaires ſept ſacs pleins d'or & d'argent, qui ont eſté déliez, & l'argent découvert. Et aprés avoir attendu en ladite Etude depuis deux heures aprés midy juſqu'à quatre heures ſonnées à l'horloge de l'Egliſe de　　　　　　　　& que ledit Maiſtre Claude du Freſnoy n'y ſeroit point venu ny comparu, ny autres pour luy, ledit Maiſtre Pierre du Cheſne a requis acte de ſa comparution, & du défaut de comparoir & de venir recevoir ledit rachat & arrerages par ledit Maiſtre Pierre du Cheſne, & de la proteſtation qu'il fait que ladite rente ceſſera & n'aura plus cours, de ce jourd'huy à l'avenir; & pour cét effet qu'il conſignera ſes deniers en Juſtice aux dépens & riſques dudit Maiſtre Pierre du Freſnoy, & de recouvrer tous dépens, dommages & intereſts. Ce qui luy a eſté octroyé par leſdits Notaires en l'Etude dudit l'un d'iceux, ledit jour premier Mars 1681. quatre heures aprés midy. Et a ledit Maiſtre Pierre du Cheſne ſigné la preſente avec leſdits Notaires.

Autre Acte de comparution.

Aujourd'huy Samedy premier jour de Mars 1681. deux heures

aprés midy, est comparu pardevant les Notaires-Gardenotes, &c. en l'Etude, &c. Maistre Claude du Fresnoy, &c. demeurant, &c. lequel a dit & declaré que le jour d'hyer aprés midy Maistre Pierre du Chesne, &c. acquereur d'une maison size, &c. l'a sommé & interpellé de se trouver ce jourd'huy deux heures de relevée précisément en l'Etude dudit Notaire, pour recevoir le rachat & arrerages de, &c. qui luy sont dûs par, &c. & qu'il eût à apporter ses Contracts de ladite rente ; suivant laquelle sommation il est venu en ladite Etude, & y a apporté ses Contracts, qu'il a exhibez ausdits Notaires. Et aprés avoir attendu jusqu'à quatre heures aprés midy, & que ledit Maistre Pierre du Chesne n'est venu ny comparu, ny autre pour luy en ladite Etude, il a demandé & requis acte de sa comparution, à luy octroyé par lesdits Notaires en ladite Etude ledit jour & an, quatre heures de relevée, & a signé.

Rachat fait les parties comparantes.

Suivant laquelle assignation ou sommation ledit Maistre Pierre du Chesne est comparu en ladite Etude, comme aussi y est comparu ledit Maistre Claude du Fresnoy, auquel ledit Maistre Pierre du Chesne a offert en deniers à découvert en Loüis d'or & d'argent, le tout bon & ayant cours par tout le Royaume, en presence desdits Notaires, & de luy bailler & payer presentement la somme de   sçavoir la somme de   pour le rachat, sort principal, acquit & amortissement de   livres de rente ; & celle de   pour une année & demie des arrerages de ladite rente ; de laquelle somme de   ledit Maistre Claude du Fresnoy s'est chargé de faire le rachat & payement en l'acquit de Nicolas Fevrier & Marie Gervais sa femme, par le Contract de vente qu'ils luy ont fait de ladite maison cy-dessus déclarée, passé, &c. le   jour, &c. duquel Contract il a presentement fait apparoir audit Maistre Claude du Fresnoy, lequel il a sommé & interpellé de recevoir presentement ladite somme cy-dessus à luy offerte, luy en bailler & consentir quittance & décharge valable, luy rendre le Contract de constitution de ladite rente, le transport à luy fait d'icelle, & le titre nouvel que lesdits Nicolas Fevrier & sa femme luy en ont fait, & autres pieces qu'il a concernans ladite rente, & le subroger en ses droits & hypotheques, protestant à faute de recevoir ledit rachat & arrerages,

& de satisfaire à de que dessus, que le cours de ladite rente cessera, & de consigner ladite somme offerte en Justice aux frais, risques & perils dudit Maistre Claude du Fresnoy, & de recouvrer contre luy tous dépens, dommages & interests. A quoy ledit M. Pierre du Fresnoy, aprés avoir eu communication dudit Contract de vente fait audit Nicolas Fevrier & sa femme de ladite maison cy-dessus datté, portant que ledit Nicolas Fevrier s'est chargé de ladite rente, & d'en faire le rachat, a fait réponse qu'il est prest & offre de recevoir ledit rachat & arrerages, d'en bailler bonne & valable quittance & décharge, & de rendre lesdits Contracts & pieces qu'il en a, & le subroger en ses droits, privileges & hypotheques : Sur quoy ledit Maistre Pierre du Chesne a presentement baillé, payé, compté, nombré & délivré audit Maistre Claude du Fresnoy, qui a receu de luy la somme de   &c. dont & de tout ledit Maistre Claude du Fresnoy se tient content, & en a quitté & quitte lesdits Maistre Pierre du Chesne, & Nicolas Fevrier & sa femme & tous autres : au moyen duquel rachat & payement ledit M. Claude du Fresnoy a baillé & mis és mains dudit Pierre du Chesne presentement les pieces qui ensuivent ; sçavoir, le Contract de constitution en parchemin de ladite rente de   fait par lesdits Nicolas Fevrier & sa femme, au profit de   passé pardevant, &c. consentant & accordant ledit Maistre Claude du Fresnoy que la minutte & grosses desdits Contracts & pieces sus dattées soient déchargées, & sur icelles fait mention en substance dudit present rachat & payement d'arrerages par tous Notaires sur ce requis à la seule exhibition des presentes, & sans que sa presence y soit requise, à lacharge que les presentes & autres ne serviront que d'un seul & même acquit. Et en outre & en consequence dudit rachat ledit Maistre Claude du Fresnoy a subrogé & subroge par ces presentes ledit Maistre Pierre du Chesne en tous droits, hypotheques & privileges qu'a & peut avoir ledit Maistre Claude du Fresnoy sur tous les biens desdits Nicolas Fevrier & sa femme, &c. Fait & passé en ladite Etude, &c.

Rachat & amortissement d'une Rente constituée.

Fut present Claude   &c. en son nom, lequel a reconnu & confessé avoir eu & receu de Jean &c. à ce present & acceptant la somme de six mille soixantte & quinze livres ; sçavoir, six mille livres pour le rachat, sort principal & amortiſſement de trois cent livres de rente conſtituée par ledit Jean audit Claude, par Contract paſſé pardevant Notaires audit Chaſtelet de Paris, le   jour, &c. pour les cauſes y contenuës ; & ſoixante & quinze livres pour un quartier de ladite rente échu ce jourd'huy datte des preſentes : de laquelle ſomme de ſix mille ſoixante & quinze livres, laquelle a eſté baillée, comptée, nombrée & délivrée par ledit Jean audit Claude en la preſence deſdits Notaires ſouſſignez en Loüis d'or, &c. ledit Claude s'eſt tenu & ſe tient content, & quitte ledit Jean, & de tous les arrerages du paſſé juſqu'à cedit jour. Ce faiſant luy a rendu preſentement la groſſe en parchemin dudit Contract de conſtitution, comme ayant eſté payée, acquittée & amortie. Promettant, &c.

Clauſe quand le rachat eſt fait par celuy qui a une indemnité.

Et quitte ledit Jean &c. de tous les arrerages juſqu'à ce jour, ſauf audit Jean ſon recours pour ſon rembourſement de ladite rente, tant en principal, qu'arrerages à pourſuivre ainſi qu'il aviſera bon eſtre contre François coobligé à ladite rente, lequel en eſt ſeul tenu & debiteur, & a promis de l'en acquitter par acte d'indemnité paſſé pardevant   Notaires audit Chaſtelet, le   jour, &c. Et pour cét effet, ce requerant ledit Jean, ledit Claude l'a par ces preſentes mis & ſubrogé en ſon lieu & place, droits, hypotheques, privileges, noms, raiſons & actions juſqu'à cette concurrence, ſans toutefois luy eſtre tenu d'aucune garantie, reſtitution de deniers, ny recours quelconque, luy ayant pour toute garantie preſentement baillé & délivré la groſſe originale en parchemin dudit Contract de conſtitution, comme payée & acquittée à ſon égard ; & conſent que ſur icelle & ſa minute quand bon ſemblera audit Jean, ſoit fait ſommaire mention des preſentes par tous Notaires pour ce requis, ſans que ſa preſence y ſoit neceſſaire. Ce qui ne ſervira avec leſdites preſentes que d'une même choſe, promettant, &c.

Quittance de rachat, pour mettre ſur la minute du Contract de conſtitution.

Ledit Claude nommé au Contract de conſtitution cy-deſſus écrit, a reconnu & confeſſé avoir eu & receu dudit Jean auſſi y nommé, à ce preſent & acceptant, qui luy a baillé & payé, compté & délivré en la preſence des Notaires ſouſſignez en Loüis d'or, &c. la

somme de   pour le rachat, sort
principal & amortissement de ladite rente de
constituée par ledit Jean audit Claude par ledit Contract de constitution cy-dessus écrit, de laquelle somme de
ledit Claude quitte ledit Jean, comme aussi il le quitte des arrerages de ladite rente, échus & restant à payer du passé jusques à cejourd'huy, moyennant le payement qu'il en a receu, dont il se
tient content. Ce faisant la grosse dudit Contract renduë nulle.
Promettant, &c.

*Pour la décharge du Notaire qui fait cette mention, il faut que la
partie qui la requiert, la signe, ou il doit retenir l'expedition de la quittance & la joindre à la minute, pour y avoir recours en cas de besoin.*

Du Contract de Loüage.

LE Contract de loüage ne requiert pour sa perfection que le
seul consentement des parties touchant la chose loüée, & la
recompense ou le prix. Toutes choses mobiliaires ou immobiliaires sont les sujets de ce Contract, soit qu'elles soient propres à celuy qui les donne pour en jouïr, ou qu'elles ne luy appartiennent
pas. Le travail des hommes & des animaux tombent aussi dans ce
Contract.

Ce Contract se peut faire pour un temps ou pour toûjours, toutefois à proprement parler, si le temps excede dix ans, la convention des parties forme un autre Contract, qui est l'emphyteose, ou
le bail à rente, dont nous avons à parler en ce lieu.

Ce Contract se fait aussi sans qu'il soit convenu du temps entre
les parties; & en ce cas le loüage est censé fait à l'égard des heritages de la campagne pour un an, parce que les fruits ne se cueil-
lent ordinairement qu'une fois pendant ce temps; mais pour les heritages des Villes, c'est à dire pour les maisons, ce Contract vaut
jusqu'à ce qu'une des parties vueille s'en départir; mais il faut que
le changement de volonté se fasse avec quelque temperament, &
quelque espace de temps, pour donner lieu aux parties de se
pourvoir.

Ce Contract se fait par écrit ou sans écrit, & quand il est convenu
qu'il sera redigé par écrit, il n'oblige point les parties jusqu'à ce qu'il
ait esté fait & signé par elles.

Quand il eſt par écrit, les parties ne ſont obligées que pour le temps qui y eſt exprimé, neanmoins il ſe continuë aprés ce temps par le tacite conſentement des parties, c'eſt à dire quand le preneur à loüage exploite les heritages qu'il avoit pris à ferme, ou qu'il demeure dans la maiſon qu'il avoit loüée, aprés le temps du bail expiré, ſans que le proprietaire l'empeſche, & c'eſt ce que nous appellons tacite reconduction ; laquelle ſe fait en ce cas pour un an pour les heritages de la campagne, & pour ſix mois pour les maiſons des Villes, ou pour trois mois pour des portions, ſous les meſmes clauſes & conditions portées par le bail. Neanmoins au cas de la tacite reconduction les parties ſont obligées de s'avertir l'un l'autre à temps pour ſe pourvoir ailleurs, s'ils veulent, ou l'un d'eux ſe départir de ce Contract renouvellé par un tacite conſentement.

On peut faire les baux des heritages & maiſons pour tel temps qu'on veut, meſme au deſſus de dix ans, pourveu que ce ſoit entre mineurs ; mais un Tuteur ne peut pas donner à ferme le bien de ſon pupille pour plus de neuf ans, parce que c'eſt une eſpece d'alienation : le mary pareillement ne peut pas bailler à loyer les maiſons appartenantes à ſa femme pour plus de ſix ans, & les heritages de la campagne au deſſus de neuf ans, par l'Article 227. de la Couſtume de Paris. Que ſi tels baux ont eſté faits par de là ce temps, ils obligent les parties entr'elles à les executer, mais non pas ceux à qui les biens appartiennent par de là ce temps : ainſi la femme aprés la mort de ſon mary, eſt obligée de garder le bail par luy fait de ſon vivant juſques au temps porté par ledit Article.

On ne peut pas auſſi faire des baux des biens d'autruy par anticipation ; ceux des Egliſes & Communautez ne ſe peuvent faire que ſix mois avant le dernier bail expiré, comme il a eſté jugé par pluſieurs Arreſts ; neanmoins ſi le bail fait par anticipation eſtoit avantageux à l'Egliſe, il ne pourroit pas eſtre caſſé, & je l'ay veu ainſi juger : la raiſon eſt, que cette prohibition n'eſt faite que pour l'utilité de l'Egliſe, d'autant qu'il arrive ſouvent que les biens de l'Egliſe ſe donnent à bail à vil prix par le moyen des pots de vin, à la charge deſquels ſe font les baux au profit des Adminiſtrateurs deſdits biens ; c'eſt pourquoy ceux qui ont pris des biens de l'Egliſe à des conditions avantageuſes, ſe font renouveller leurs baux le plûtoſt qu'ils peuvent, & ſouvent avant que le dernier bail ſoit à la moitié du temps convenu. Les Tuteurs ne peuvent point auſſi faire des baux par anticipation des biens de leurs mineurs.

Le principal effet de ce Contract est, qu'il en provient deux
actions, l'une accordée au bailleur, & l'autre au preneur.

Ces deux actions sont personnelles, passant aux heritiers & contre les heritiers. Le bailleur agit par l'action qui luy est accordée
pour les causes suivantes.

I. Pour estre payé de la pension ou recompense au temps convenu, ou selon la Coûtume des lieux, s'il n'en est point fait mention dans le Contract.

II. Pour reparation des dommages causez dans la chose loüée
par la faute legere du preneur, ou par celle de ceux qu'il a avec
luy; car ce Contract se faisant pour l'utilité des contractans, le
preneur à loüage n'est pas responsable de sa faute tres-legere, &
encore moins du cas fortuit, si ce n'est par convention.

Il faut observer que si la chose loüée est perie par la faute du
preneur à loüage, il est obligé d'en payer l'estimation telle qu'elle
estoit au temps que la chose luy a esté baillée à ce titre, suivant le
dire de gens à ce connoissans qui l'auroient veuë avant la perte
d'icelle. Ce qui souffre une exception à l'égard des Chevaux de
loüage, pour la perte desquels la faute des preneurs il n'est dû
que la somme de cinquante livres, suivant l'usage, quoy qu'il va-
lussent beaucoup plus, en sorte que le loüeur de Chevaux ne soit
admis à prouver que le Cheval qu'il auroit donné à titre de loüage valoit une somme bien plus grande. Mais comme il peut arriver qu'un Cheval meurt de sa mort naturelle, si ce cas arrivoit, le
preneur ne seroit pas obligé de le payer, en faisant visiter le Cheval par des Experts, & faisant faire leur rapport au temps de sa
mort. Et au cas que le Cheval soit mort par la faute du preneur,
il n'est obligé qu'à cinquante livres, y compris les jours du loüage.

III. Pour estre payé de la pension pour le temps porté par le
loüage, au cas même qu'il voulût abondonner la chose loüée par
un certain temps, à moins qu'il ne luy fût permis par une clause
du Contract de la quitter en avertissant un an ou six mois auparavant.

IV. Pour rentrer dans la chose loüée, le temps du loüage
estant fini. Il faut neanmoins observer quatre cas esquels le bail
d'une maison peut estre cassé, lesquels sont contenus dans l'Art. 3.
au Code sur ce Titre.

Le premier est, que si le proprietaire veut venir loger luy-même
dans sa maison; ce qui se doit entendre en payant au locataire les
dommages

dommages & interefts qui font liquidez à une demie année, ou à trois mois, plus ou moins, fuivant les circonftances des perfonnes.

Le pere ou la mere ayant la tutelle de fes enfans, peut joüir de ce privilege, & retirer une maifon appartenante à fes enfans, de celuy qui la tiendroit à loüage en vertu d'un bail. Mais le proprietaire d'une portion de maifon ne joüit pas de ce privilege, non pas mefme du confentement de fes coproprietaires.

Le proprietaire d'une maifon qu'il occupe luy-mefme ayant fait bail d'une portion d'icelle, peut en expulfer le locataire pour s'en fervir.

Que fi le proprietaire vend fa maifon, & charge l'acquereur d'entretenir le bail qu'il en auroit fait, l'acquereur peut neanmoins ufer de ce privilege, cette claufe n'eftant que pour empefcher l'acreur d'expulfer le locataire avant l'expiration de fon bail, & d'en pouvoir mettre un autre en fa place, mais non pas de ne pouvoir pas ufer de fon privilege, à moins qu'il n'y euft renoncé.

Le principal locataire ne joüit pas de ce privilege, quand mefme il luy feroit cedé par fon bail.

Le proprietaire n'en joüit pas dans les cas fuivans.

I. A l'égard d'une ferme de la campagne.

II. S'il a renoncé expreffement à fon privilege.

III. Quand le locataire a ftipulé dans le Contract que la maifon loüée feroit affectée & hypothequée fpecialement à la garantie & entretenement du bail, en ce cas fi la maifon eftoit faifie réellement & mife en criées, elle ne pourroit eftre ajugée qu'à la charge du bail.

IV. L'acquereur à faculté de rachat, par lequel il n'eft pas proprietaire incommutable pendant le temps de la grace, ne joüit pas de ce privilege.

Le deuxiéme cas auquel le locataire peut eftre expulfé avant le bail fini, eft quand le proprietaire veut rebâtir, pourveu que cette reparation foit abfolument neceffaire, & qu'elle empefche que le locataire ne la puiffe habiter.

Le troifiéme eft, fi le locataire malverfe dans la maifon, comme s'il y tient un commerce infame.

Le quatriéme eft, fi le locataire ne paye pas le prix convenu au temps porté par le bail.

Le preneur à loüage peut pourfuivre le proprietaire dans les cas fuivans.

E e

I. Pour joüir de la chose loüée pendant le temps convenu, si ce n'est aux cas cy-dessus, sinon estre ledit proprietaire condamné à ses dommages & interests, comme au cas qu'il falût reparer la maison ; mais ordinairement dans les baux les proprietaires stipulent que les preneurs à louage seront obligez de souffrir toutes les grosses reparations, sans demander diminution du prix porté par ledit bail.

Le successeur universel, comme l'heritier du proprietaire qui a fait bail de sa maison ou de son heritage, est tenu d'entretenir le bail fait par le défunt, parce que l'heritier succede aux droits, noms, raisons & actions du défunt. Mais le successeur particulier, comme l'acheteur, le donataire, ou autre, n'y est pas obligé, s'il n'y a convention expresse portée par le Contract d'acquisition ; la raison est, que l'acheteur ne represente point son vendeur, & qu'il n'a point contracté avec le locataire, & dautant que le droit du vendeur est resolu par la vente qu'il a faite de la chose qu'il avoit baillée à loüage, il faut aussi que le droit du locataire soit resolu. Ainsi le retrayant n'est point obligé à l'entretenement du bail fait par l'acquereur.

Celuy qui est pourveu d'un Benefice par resignation ou par permutation, doit entretenir les baux des heritages du Benefice faits par son predecesseur, parce qu'il est *loco heredis*, tenant les droits de son resignant ou copermutant, ainsi il est tenu de ses faits & promesses ; mais au contraire, celuy qui est pourveu par mort n'en est pas tenu, parce qu'il tient son droit du Collateur. Le successeur par mort ne peut pas neanmoins dés le jour de la prise chasser le Fermier de sa ferme, & prendre tous les fruits pendans par les racines, en remboursant les frais des semences & labours, il doit luy laisser achever l'année commencée, & recueillir les fruits en luy payant le prix de sa ferme suivant le bail & au *prorata* de l'année.

Le fils auquel le pere a donné quelque heritage en avancement d'hoirie par Contract de mariage, ou autrement, doit entretenir les baux à loüage faits par son pere.

II. Pour estre le bailleur obligé de faire refaire la maison qu'il a donnée à loüage, de sorte que le preneur en puisse avoir la joüissance, ou qu'il soit obligé de luy remettre la pension convenuë à proportion du temps qu'il n'en peut pas joüir.

III. Pour estre le bailleur condamné à remettre la pension ou partie d'icelle, ou à cause de la perte entiere de la chose arrivée sans la faute ou le fait du locataire, ou pour une sterilité extraordinaire, à moins que la fecondité d'une année precedente ou suivante, ne pût dédommager le Fermier de la perte qu'il auroit soufferte. Ce qui n'a pas lieu pour la pension qui se paye par l'émphyteote, parce que cette pension est ordinairement tres-modique, & qu'elle se paye plûtost en reconnoissance de la directe Seigneurie, que comme une recompense de l'usage & de la jouïssance de l'heritage accordé pour le bail emphyteotique.

On peut par les baux renoncer aux cas fortuits, & aux sterilitez qui arrivent, cependant telles renonciations ne s'entendent que des sterilitez ordinaires, & non de celles qui n'arrivent que tres-rarement; comme celles qui arrivent par le passage d'une armée, laquelle en passant par une terre y aura causé un tel ravage, qu'il n'y sera resté aucuns fruits; car en ce cas le Fermier, quelque renonciation qu'il ait faite aux cas fortuits, n'est pas censé avoir renoncé à la perte de tous les fruits causée en ce cas, qui est un cas qui ne se peut prevoir, à moins que l'heritage donné à ferme ne soit prés des terres ennemies, & que ce cas ne soit compris dans la renonciation, comme il a esté jugé par Arrest rapporté par Monsieur Mainard.

IV. Pour restituer les impenses & frais necessaires faits pour la chose loüée, & mesme les impenses utiles, autrement le preneur les peut emporter sans déteriorer la chose : neanmoins le fermier ne peut pas arracher les arbres qu'il a mis dans l'heritage qu'il a pris à ferme, le bail estant fini, autrement il seroit tenu des dommages & interests du bailleur. Mais ce qui s'observe ordinairement, c'est que par le bail il se fait un état des lieux, des heritages & jardins au temps de la prise, desorte que le preneur n'est obligé à les rendre que dans le mesme estat; ainsi il peut oster les ameliorations qu'il y a faites, si ce n'est que le proprietaire offre de luy en faire le remboursement suivant l'estimation des Experts.

Souvent dans les baux des heritages de la campagne les proprietaires exigent des cautions, lesquelles s'obligent au payement & à l'execution des clauses portées par le bail, au défaut de payement du preneur à loüage ; mais les cautions ne sont tenuës que pour le temps du bail, & non pour le temps des tacites reconductions aprés les baux finis.

Il est permis par l'Article 6. du Titre 3. de la nouvelle Ordonnance, de ſtipuler la contrainte par corps, pour les heritages de la campagne; d'où il s'enſuit que cette contrainte ne peut pas eſtre ſtipulée pour les maiſons. Cependant cette contrainte ſtipulée pour les fermes par les baux, ceſſe pour les tacites reconductions.

Quand il y a quelque clauſe obſcure dans un bail, qui ſe puiſſe interpreter pour ou contre le bailleur, elle ſe doit interpreter contre le bailleur au profit du preneur, de meſme que les clauſes obſcures s'interpretent contre les vendeurs, parce qu'ils doivent s'imputer de ne les avoir pas declarées aſſez clairement, c'eſt pourquoy ceux qui paſſent les actes doivent prendre garde à n'y laiſſer aucune obſcurité ou ambiguité, & faire expliquer les parties.

Le preneur à louage ou à ferme peut, s'il veut, rebailler à llouage ou à ferme la choſe qu'il a priſe à ce prix, de ſorte que ſi e bail qu'il auroit fait, eſtoit à plus haut prix, le proprietaire n'y pourroit rien pretendre; neanmoins ſouvent les proprietaires des maiſons ſtipulent que les preneurs ne pourront pas ceder leur bail à d'autres, ſans leur conſentement.

Il ſera parlé cy-aprés du bail à rente & de l'emphyteoſe.

Formule d'un Bail à loyer d'une maiſon.

Fut preſent Jacques   .   Bourgeois de Paris, demeurant, &c. lequel a reconnu & confeſſé avoir baillé & delaiſſé par ces preſentes à titre de loyer & prix d'argent, à commencer du premier jour de l'année prochaine, juſques à ſix ans aprés enſuivans & conſecutifs finis & accomplis, & promet faire jouïr pendant ledit temps à Claude   Marchand à Paris, y demeurant   à ce preſent & acceptant, preneur, pour luy audit titre durant ledit temps, une maiſon ſiſe à Paris ruë, &c. où pend pour enſeigne, &c. conſtituant, &c. audit Sieur bailleur appartenant; de laquelle maiſon & lieux cy-deſſus declarez, le preneur ſe contente, diſant la bien ſçavoir & connoître pour l'avoir veuë & viſitée, & dont il eſt content & ſatisfait. Le preſent bail fait aux charges & conditions cy-aprés declarées, & outre moyennant la ſomme de ſix cent livres de loyer pour chacune deſdites ſix années, que ledit preneur a promis, ſera tenu, promet bailler & payer audit bailleur où porteur des preſentes pour luy, aux quatre termes de l'année, à Paris, accoûtumez, dont le premier écherra au premier jour du mois d'Avril de l'année prochaine 1682. & continuer de là en avant auſdits

quatre termes pendant ledit temps. Plus, à la charge de garnir par
ledit preneur ladite maison & lieux de bons meubles exploitables
pour sureté dudit loyer ; l'entretenir de toutes menuës reparations
locatives & necessaires à y faire pendant ledit temps, & en fin d'i-
celuy la rendre & delaisser en bon & suffisant estat, payer ce à
quoy ladite maison & lieux seront taxez & cottisez pendant ledit
temps, pour les boües, chandelles, lanternes, pavé, pauvres, &
autres charges de Ville & de police, & de tout en acquiter ledit
bailleur, sans diminution du loyer. Ne pourra ledit preneur ceder
ne transporter son droit du present bail à autre personne, sans le
gré & consentement exprés dudit bailleur, lequel promet le tenir
clos & couvert dans ladite maison & lieux, selon les Us & Coûtumes de la Ville de Paris. Fournira ledit preneur à ses frais & dépens autant du present bail en bonne forme audit bailleur. Promettant, &c.

Clause pour les grosses reparations.

S'il convient faire quelques grosses reparations en ladite maison & lieux pendant ledit temps, sera tenu ledit preneur les souffrir & endurer faire, sans pour ce prétendre ny demander par ledit preneur aucune diminution dudit loyer, dommages, interests,
ny recompense, frais ny dépens ; pourveu neanmoins que lesdites
reparations soient necessaires & qu'elles ne durent que, &c.

Clause pour resoudre le Bail.

Est accordé entre les parties, qu'elles pourront respectivement se
desister & départir du present bail, en avertissant l'un l'autre six
mois auparavant, quoy faisant ledit present bail sera & demeurera
nul & resolu pour le temps qui restera lors à en expirer, sans prétendre ny demander l'un à l'autre aucuns dommages ny interests.

Clause pour des accommodemens dans la maison.

A esté convenu & accordé entre les parties, que ledit preneur
ne pourra faire aucun changement, démolition, accommodement,
ou augmentation en ladite maison & lieux, sans l'exprés consentement & par écrit dudit bailleur ; & en cas que ledit preneur en
fist aucun, il sera tenu & a promis remettre & rétablir les lieux
en tel & semblable estat qu'ils sont à present. Et pour cet effet sera
dressé un estat signé d'eux desdits lieux auquel ils sont de present,

dont chacun aura autant pardevers foy, & ce avant que d'entrer dans ladite maifon. Et neanmoins fera au choix dudit bailleur de retenir les chofes changées & augmentées fi bon luy femble, fans aucun rembourfement, recompenfe ny diminution dudit loyer; auquel cas ledit preneur fera déchargé de luy remettre dans l'eftat qu'ils font à prefent.

Autre claufe.

A efté auffi arrefté & convenu entre les parties, que ledit preneur baillera, a promis & s'eft obligé donner audit bailleur à chacun terme de l'année pendant le temps dudit bail, un pain de fucre pefant fix livres ou environ.

Claufe en cas de vente de la maifon.

A efté auffi accordé, que fi pendant ledit temps ledit bailleur vendoit ou échangeoit ladite maifon, ou la mettoit hors fes mains par toute autre maniere, en ce cas, ou l'un d'iceux arrivant, ledit prefent bail fera & demeurera nul & refolu pour le temps qui reftera à en expirer, en avertiffant le preneur fix mois auparavant, fans pouvoir par ledit preneur prétendre aucuns dommages & interefts, frais & dépens, ny diminution du loyer.

Defiftement du bail du confentement des parties.

Pardevant, &c. font comparus aujourd'huy Claude, &c. d'une part : & Nicolas, &c. d'autre, lefquels fe font par ces prefentes volontairement & de leur bon gré defifté & départis du bail à loyer que ledit Claude a cy-devant fait audit Nicolas, pardevant
Notaires, &c. le
jour, &c. de la maifon où ledit Nicolas eft à prefent demeurant, veulent, confentent & accordent refpectivement que ledit bail foit & demeure nul & refolu, fans aucuns dépens, dommages ny interefts de part ny d'autre, pour le temps qui reftera à en expirer du premier jour d'Avril prochain, auquel jour ledit Nicolas fera tenu & promet vuider ladite maifon & lieux, & la rendre nette & libre, en bon eftat de menuës reparations, audit Claude, &c, pour en difpofer par luy comme bon luy femblera, & encore de luy payer audit premier jour d'Avril, tous les loyers qui en feront dûs pour lors, conformément audit bail, qui pour ce regard demeurera en fon entier, force & vertu. Car ainfi, &c.

Formule de bail à ferme d'une Métairie.

Fut prefent Jean , &c. lequel a volontairement reconnu & confeffé avoir baillé & delaiffé par ces prefentes à titre de ferme & loyer du jour de la Touffaints prochain venant , jufques à fept ans & fept dépoüilles de tous fruits prochaines , confecutives & accomplies , & promet durant ledit temps garantir , faire joüir à Nicolas , &c. laboureur , & à Jacqueline &c. fa femme , qu'il autorife en cette partie , demeurans à , &c. à ce prefens & acceptans , preneurs & retenans pour eux audit titre , pendant ledit temps , une ferme & Métairie fife 　　　　　　　　 appellée la ferme du Buiffon , confiftant en une maifon , granges , eftables , écuries, bergerie , court , avec toutes & chacunes les terres labourables, vignes , bois taillis & chofes dépendantes de ladite ferme , fçavoir ving-cinq arpens de terres labourables , &c. De laquelle ferme & fes dépendances , tenans & aboutiffans defdites terres , lefdits preneurs fe tiennent contens & fatisfaits , difans les bien fçavoir & connoiftre , & avoir veu le tout & vifité , pour de tout ce que deffus baillé , joüir par lefdits preneurs audit titre durant ledit temps , en tous fruits , profits & revenus appartenans à ladite ferme , & felon que Pierre , &c. precedent fermier de ladite ferme en a bien & deuëment joüi ou deu joüir. Ce bail ainfi fait moyennant la quantité de 　　　　　　　 muids de bled , moitié pur froment , & l'autre moitié méteil , le tout bon grain , fec , net , loyal , mefure de 　　　　　　　 à deux fols prés du meilleur , rendu à 　　　　　　 dans les greniers dudit fieur bailleur , & de plus la fomme de 　　　　　　　 livres en argent , pour ladite ferme & loyer , que lefdits preneurs ont promis , feront tenus , promettent & s'obligent folidairement , fans divifion , difcuffion ny fidejuffion , renonçans aufdits benefices , de fournir , bailler & payer audit fieur bailleur en fa maifon à Paris , ou au porteur des prefentes pour luy , chacun an du prefent bail , fçavoir ledit bled au premier jour du mois d'Octobre , & lefdits deniers aux derniers jours des mois de Decembre de chaque année , dont la premiere année de payement defdits loyers & fermages fe fera au premier jour d'Octobre & dernier Decembre de l'année prochaine 1682. & ainfi continuer d'an en an , jufques à ladite fin dudit temps. Outre ledit loyer & ferme , & fans diminution d'iceluy , lefdits preneurs s'obligent & promettent folidairement , comme deffus , faire & accomplir les charges qui enfuivent, c'eft à fçavoir, que lefdits preneurs promettent bailler & apporter audit bailleur en fa maifon à Paris, par chacune defdites fept années au jour de S. Martin d'Hyver, fix chapons gras, &c. Plus, de labourer, fumer, & cultiver lefdites terres bien & deuëment par fols & façons convenables, fans les deffoler ny deffaifonner, convertir les feures & fourages en fumiers, & de fumer & amander lefdites terres, tenir les prez nets & en bonne nature de fauche, & en fin dudit temps le tout rendre & delaiffer en bon eftat & labour. Plus, confentent & promettent lefdits preneurs de rétablir & reparer efdits lieux ce qu'ils y feront démolir, & de garnir ladite maifon & lieux de biens meubles, exploitables & fuffifans à eux appartenans, pour fureté dudit loyer ; entretenir ladite maifon & lieux dépendans de ladite ferme de menuës reparations neceffaires à y faire durant ledit temps, jufques à la fomme de vingt livres par chacun an, fi tant fe montent. Plus, de payer les cens & droits Seigneuriaux aufquels ladite ferme & terres en dependantes comprifes dans le prefent bail, font fujettes, aux jours accoûtumez aux Seigneurs à qui ils font dûs, & en acquiter ledit bailleur durant ledit temps, & à la fin d'iceluy en fournir les quittances, pareillement fans diminution defdits loyers. Ne pourront lefdits preneurs ceder ny tranfporter leur droit du prefent bail à d'autres, fans le confentement par écrit dudit bailleur, lequel fera tenu de mettre la maifon & les couvertures qui font en ladite ferme, en bon & fuffifant eftat, ayant que lefdits preneurs y entrent. Et lefdits preneurs feront encore tenus de bailler & délivrer audit bailleur le prefent bail en forme executoire, fans diminution dudit loyer. Et pour l'execution des prefentes, lefdits preneurs ont élû leur domicile, &c. Car ainfi, &c.

Formule de bail à ferme d'une Terre Seigneuriale.

Fut prefent Maiftre Jean, &c. au nom & comme Procureur de Meffire Jacques, &c. Seigneur de, &c. fondé de Procuration generale & fpeciale, paffée pardevant
Notaires au Chaftelet de Paris, le   jour
de laquelle eft apparuë aufdits Notaires fouffignez, tranfcrite à la fin des prefentes, & à l'inftant renduë audit M. Jean. Lequel audit nom, a reconnu & confeffé avoir baillé & delaiffé par ces prefentes, à titre de ferme & prix d'argent du jour de la Fefte de la Touffaints prochain venant, jufques à neuf années & neuf dépouilles

pouïlles prochaines aprés enfuivantes , finies & acccomplies , &
promet faire joüir durant ledit temps , à Nicolas , &c. Laboureur
demeurant , &c. eftant de prefent en cette Ville de Paris , logé , &c.
à ce prefent & acceptant , tant pour luy que pour Genevjefve fa
femme , & pour Guillaume leur fils , & chacun d'eux preneurs audit titre ledit temps , la Terre & Seigneurie de la Haye , appartenant audit Meffire Jacques , confiftant en Maifon Seigneuriale ,
colombier , granges , eftables , preffoüer & autres baftimens , jardins , accint & pourpris , la quantité de cent icinquante arpens de
terres labourables ,   arpens de prez ,   arpens
de vignes ,   ·   arpens de bois , tant de haute fuftaye , que
taillis , moulins à eau , étangs , viviers à poiffon , les cens & droits
Seigneuriaux , le Greffe & Tabellionage , les droits de Grurie , &
autres appartenances & dépendances de ladite Seigneurie , fans aucune chofe en excepter ny retenir , finon ce qui fera cy-aprés declaré , dont & de plus ample declaration , confiftances , fituations ,
tenans & aboutiffans defdites chofes cy-deffus declarées , lefdits
preneurs fe tiennent contens , difant le tout bien fçavoir & connoiftre , pour l'avoir veu & vifité , eftant demeurant audit lieu , &
avoir tenu & labouré partie defdites terres. Pour de ladite Terre
& Seigneurie , terres & heritages & de tout ce que deffus dit ,
joüir par ledit Nicolas , fa femme & leur fils audit titre de ferme
durant ledit temps , comme un bon pere de famille doit & eft tenu
faire , & tout ainfi que les precedens fermiers en ont bien & deuëment jouy. Ledit prefent bail fait aux charges , claufes & conditions cy-aprés declarées ; & outre moyennant le prix & fomme
de deux mille deux cent livres en argent , fix chapons gras , &c.
le tout de ferme , pour & par chacune defdites neuf années , que
ledit preneur efdits noms , a promis , fera tenu , promet & s'oblige
en chacun defdits noms l'un pour l'autre , & chacun d'eux feul
pour le tout , fans divifion , ny difcuffion , renonçans aux benefices , &c. bailler & payer , fournir & livrer audit Sieur bailleur en fa maifon à Paris , ou au porteur des prefentes pour luy ,
par chacune defdites neuf années , fçavoir lefdites deux mille deux
cent livres en deux termes égaux , le premier à la faint Martin
d'hyver , & l'autre à Pafques , dont le premier terme de payement
écherra au jour faint Martin d'hyver prochain , & le fecond écherra au jour de Pafques enfuivant auffi prochain , & ainfi continuer
de là en avant pendant ledit temps aufdits termes , & lefdits cha-

pons, &c. au jour de saint Martin d'Hyver de chaque année, dont la premiere livraison se fera au jour de saint Martin d'Hyver prochain, & continuer de là en avant. Plus, à la charge de payer & acquitter au Curé de la Parroisse de
par chacune desdites neuf années   muids de grain, sçavoir   septiers de froment mesure de, &c. à deux sols prés du meilleur qui se vend dans le marché de, &c. que ledit Curé a droit de prendre pour son gros sur ladite Terre & Seigneurie de, &c par chacun an audit jour de saint Martin, & en rapporter quittance audit Sieur bailleur par chacun an.

Plus, de faire dire & celebrer le service qui a accoûtumé d'estre dit & celebré dans la Chapelle, & y faire prescher les Festes de & les Dimanches de Caresme.

Plus, faire catechiser les enfans de la Paroisse, &c.

Plus, de labourer, fumer & cultiver lesdites terres, & ensemencer bien & deuëment par solles & saisons deuës & convenables, sans les dessoler ny dessaisonner, convertir les feures qui en proviendront en fiens, les enfumer & amander prés & loin ; & à la fin du present bail, laisser en ladite ferme les feures & fiens, sans les pouvoir vendre ny transporter, ailleurs en quelque maniere que ce soit, tenir les prez nets & en bonne nature de fauché, faire la coupe des bois, & y garder & observer l'Ordonnance.

Entretenir les hayes qui font separation des heritages de ladite ferme d'avec ceux des voisins & particuliers. En planter de vives, où il en manquera ; les faire plisser en temps & saisons deuës, sans pouvoir arracher aucuns pieds d'arbres, curer, nettoyer & entretenir les fossez, les relever si besoin est.

Plus, entretenir par ledit preneur esdits noms, solidairement comme dessus, les maisons & édifices de ladite ferme & Seigneurie, de menuës reparations, jusques à dix livres par chacun an, qu'il employera à mesure qu'il en sera necessaire, & en rapporter quittance des Ouvriers de trois ans en trois ans.

Comme aussi entretenir le moulin & pressouer & leurs ustanciles de menuës reparations ; & à la fin dudit temps, rendre & delaisser tous lesdits heritages & choses susdites en bon & suffisant estat.

Entretenir aussi le colombier bien garni & peuplé de Pigeons, & ainsi le rendre & laisser en fin dudit bail.

Plus, que s'il estoit necessaire de faire quelques grosses repara-

rations aux bâtimens & édifices de ladite ferme & Seigneurie, ledit preneur sera tenu les souffrir & endurer. Et sera tenu de fournir les chaumes pour les couvertures. Toutes lesdites charges, clauses
& conditions sans aucune diminution du prix & redevances, re-
compenses, dommages & interests.

Ne pourra ledit preneur ceder ny transporter son droit du present bail, sans le consentement dudit Sieur bailleur, qui promet le
tenir clos & couvert dans les logemens & édifices de ladite ferme,
selon la Coûtume. Fournira ledit preneur le present bail en bonne forme audit Sieur bailleur dans quinzaine, &c.

Autres Clauses.

Plus, sera tenu ledit preneur faire faire les procez aux criminels
qui seront pris & apprehendez & mis dans les prisons de ladite Seigneurie, en cas d'appel les mener sous bonne & seure garde és
prisons du Juge superieur, & les ramener s'il est dit, & de faire executer les Sentences & Jugemens.

Plus, de payer les gages aux Officiers de la Justice de ladite Seigneurie,

Plus, de fournir dans   ans prochains un papier cueilleret
des cens, droits & redevances Seigneuriales dûs à ladite Seigneurie, & des heritages y sujets, & des noms des détempteurs d'iceux.

Plus, une declaration nouvelle desdites terres, prez & heritages, par nouveaux tenans & aboutissans, qui sera en bonne forme,
signée & certifiée par ledit preneur pardevant Notaires.

Autre Clause.

A esté convenu & accordé entre les parties, que faute de payement fait par ledit preneur du prix à chacun terme, & un mois
aprés pour tout delay, audit cas le present bail sera & demeurera
nul & resolu, si bon semble audit sieur bailleur, pour le temps
qui restera lors à en expirer, & pourra rebailler ledit present bail
& ferme à autre que bon luy semblera à la folle enchere dudit preneur, sans aucune sommation ny signification precedente, ny aucune formalité de Justice, mais en vertu de la presente clause.
Et sera ledit preneur contraint de payer ce qu'il devra lors, & restera à faire & accomplir du present bail, & les diminutions &
pertes que pourroit recevoir ledit sieur bailleur par un nouveau
bail.

Autre clause.

A esté aussi accordé expressément que ledit preneur ne pourra pretendre ny demander aucune diminution du prix & redevance de ladite Ferme, soit pour cause de guerre, prests, famine, gresle, sterilité, inondation d'eau, & autres cas fortuits & inopinez ; & en consequence ledit preneur renonce au droit qu'il pourroit avoir pour les causes susdites, & toutes autres qui pourroient survenir non preveuës, de demander aucune diminution du prix de ladite Ferme, quand ce seroit même la derniere année du present Bail.

Autre clause.

A la reserve faite par ledit sieur bailleur du corps de logis de   pour son logement & pour ses gens, écurie pour ses chevaux, &c. pour en joüir par luy pendant le temps qu'il voudra y demeurer. Et aussi a esté accordé que ledit preneur fournira audit sieur bailleur lors qu'il sera sur le lieu les volailles de sa court & du colombier, & autres vivres estans dans lesdits lieux à raison du prix du marché, dont il sera fait un memoire qui sera déduit sur le prix & Ferme du present Bail ; & que ledit preneur sera tenu recevoir ledit bailleur luy troisiéme & leurs chevaux dans ladite Ferme, & leur fournir de vivres honnestement pendant quatre jours par chacun an lors qu'il ira audit lieu, sans diminution du prix dudit Bail.

Autre clause.

Pourra ledit sieur bailleur faire contraindre même par corps ledit preneur au payement du prix de ladite Ferme, même pour un terme un mois aprés l'échéance d'iceluy pour tout delay.

Formule de Bail de Dixme.

Fut present Maistre Jacques   au nom & comme Procureur de noble Homme Jean   Prieur de   fondé de procuration, &c. lequel audit nom a reconnu & confessé avoir baillé & délaissé par ces presentes à titre de Ferme & loyer & moisson de grain du jour saint Martin prochain jusqu'à six ans aprés ensuivans, finis & accomplis, & promet faire joüir ledit temps durant à Claude

Laboureur, demeurant à   estant de present en
cette Ville de Paris, à ce present & acceptant, preneur audit titre
pendant ledit temps, les dixmes de grains, vins, novales & autres
que ledit sieur Jean   a droit de prendre &
percevoir par chacun an sur les heritages de ladite Paroisse de
                    à cause de sondit Prieuré de
sans en rien reserver ni excepter ; pour en joüir par ledit preneur
& en faire la recolte & perception à son profit pendant ledit temps,
ainsi qu'ont fait bien & deuëment les precedens Fermiers, declarant ledit preneur qu'il sçait & connoist la consistance desdites
dixmes, dont il se tient content & satisfait. Ce present Bail fait
moyennant la quantité de   muids de bled méteil,
provenant desdites dixmes, bon, loyal & marchand, mesure
de   à deux sols pour septier prés du meilleur qui
se vendra au marché audit lieu, que ledit preneur a promis, sera
tenu & s'oblige bailler, fournir & livrer, & rendre franchement
& quittement audit sieur bailleur en la maison, &c. & ce par chacun an au jour de saint Martin d'hyver, dont le premier terme &
année de payement écherra le jour de saint Martin prochain venant, & continuer de là en avant par chacun an audit jour pendant ledit temps. Outre six chapons gras par chacun an, &c. qu'il
fournira audit sieur bailleur en sadite maison audit jour de saint
Martin d'hyver, &c. Ne pourra ledit preneur ceder ni transporter, &c. Et en outre a esté convenu & accordé entre les parties
que ledit preneur sera tenu & a promis fournir dans trois ans prochains une declaration des confins & limites des terres & heritages
sur lesquels se prennent & perçoivent lesdites dixmes de grains &
vins le plus specifiquement que faire se pourra, laquelle declaration
sera en bonne forme, signée & certifiée par les anciens du lieu
pardevant Notaires.

Promesse de caution.

Et pour plus grande seureté audit bailleur du contenu au present Bail, ledit preneur a promis & s'oblige par ces presentes de
luy bailler & fournir bonne & suffisante caution solvable, resseante   & audit bailleur agreable ; qui
s'obligera avec ledit preneur solidairement par corps & biens, aux
renonciations requises, au payement & livraison de
            & à l'entretenement & satisfaction des charges,

claufes & conditions contenuës audit prefent Bail, dont ladite caution fera fon propre fait & dette, folidairement comme dit eft,
& fournir l'acte de ladite caution & obligation audit fieur bailleur
en fa maifon à   dans trois mois prochains,
&c.

Bail d'un Greffe & Tabellionnage.

Fut prefent Maiftre Georges   demeurant
à Paris, &c. lequel a reconnu & confeffé avoir baillé & delaiffé
par ces prefentes à titre de Ferme & prix d'argent du premier jour
de Janvier prochain jufqu'à fix ans prochains aprés enfuivans &
confecutifs, finis & accomplis, & promet garantir & faire joüir
durant ledit temps, excepté des faits du Roy, à Maiftre Nicolas,
&c. Procureur au Bailliage de   y demeurant, eftant
de prefent en cette Ville de Paris, logé ruë, &c. auquel lieu il a élû
fon domicile irrevocable & perpetuel pour l'execution des prefentes,
à ce prefent & acceptant, preneur audit titre pendant ledit temps,
le Greffe & Tabellionnage de la Prevofté de
fruits, revenus & émolumens y appartenans, & aux honneurs, prerogatives & droits y attribuez, tels & femblables qu'en ont joüy &
ufé bien & deuëment les precedens Greffiers & Tabellions, dépendans du Domaine de ladite Prevofté de   appartenant
au Roy noftre Sire, & dont ledit Maiftre Georges   eft
adjudicataire par Contract d'engagement à luy fait par fa Majefté.
Pour dudit Greffe & Tabellionnage, droits, fruits, revenus &
émolumens d'iceluy joüir par ledit preneur audit titre pendant ledit
temps. Ce prefent Bail fait moyennant la fomme de douze cent
livres de Ferme, pour & par chacune defdites fix années, que
ledit preneur a promis, fera tenu, promet bailler & payer audit
fieur bailleur, ou au porteur des prefentes, en fa maifon à Paris
à deux termes égaux, qui font au premier jour du mois de Juillet
prochain, & au premier jour du mois de Janvier de l'année enfui-
vante, & ainfi continuer de là en avant jufqu'à la fin dudit Bail.
Et outre à la charge de bien & deuëment exercer ledit Greffe &
Tabellionnage ; & à cette fin de faire le ferment és mains du fieur
Prevoft dudit lieu ou de fon Lieutenant, tenir bons & fideles Regiftres des Sentences, nottes & minuttes, dont ledit preneur fera
inventaire & repertoire, & à la fin dudit temps le tout bailler &
délivrer és mains du Greffier & Tabellion qui luy fuccedera, dont

il retirera décharge ; donnant ledit sieur bailleur pouvoir audit preneur, en tant qu'à luy est, de retirer du Tabellion & Greffier qui y est à present, les Registres, Sentences, nottes & minuttes, inventaire & repertoire, & autres papiers qu'il a & peut avoir concernant ledit Greffe & Tabellionnage, dont ledit preneur se chargera, & en donnera quittance & décharge audit precedent Greffier & Tabellion, pour estre le tout remis és mains du successeur en ladite Charge. Ne pourra ledit preneur ceder ny transporter son droit du present Bail à autre sans le gré & consentement exprés & par écrit dudit sieur bailleur, auquel il fournira le present Bail en bonne forme. Car ainsi, &c.

Caution intervenante au Bail.

A ce faire est interuenu & fut present en sa personne Pierre
&c. lequel volontairement s'est rendu & constitué par ces presentes pleige, caution, répondant & principal debiteur pour ledit Maistre Nicolas envers ledit Maistre Georges
dudit prix de douze cent livres de Ferme par chacun an , charges, clauses & conditions contenuës au present Bail pendant lesdites six années y portées ; a promis payer ledit prix, & satisfaire ausdites charges selon & ainsi que ledit Maistre Nicolas y est obligé par ces presentes, dont de tout ledit Pierre fait son propre fait & dette luy seul pour le tout, sans division ny discussion, renonçant aux benefices de division, ordre de droit, discussion & fidejussion ; dont & duquel cautionnement cy-dessus ledit Maistre Nicolas promet acquitter ledit Pierre, & indemniser ensemble de toutes pertes, dépens, dommages & interests qu'il pourroit en encourir , &c.

Bail d'un Etail du Domaine du Roy.

Fut present Michel, &c. lequel a reconnu & confessé avoir baillé à titre de loyer du jour de Pâques prochain jusqu'à six ans aprés ensuivans, finis & accomplis, & promet faire joüir ledit temps durant à Charles   demeurant rüe, &c.
à ce present preneur audit titre ledit temps durant un Etail dépendant du Domaine du Roy, & dont bail & adjudication a esté faite audit bailleur par Contract d'engagement de
pour dudit Etail en joüir par ledit preneur audit titre pendant ledit temps. Ce present Bail fait à la charge de payer à la Recepte du Domaine du Roy   livres de redevance, & en rapporter

les quittances audit bailleur par chacun an. Et outre moyennant
somme de trois cent livres de loyer pour & par chacune desdi-
six années, que ledit preneur a promis, sera tenu & promet baill
& payer audit bailleur, ou au porteur, &c. aux quatre termes.
l'année accoûtumée à Paris, dont le premier terme de payeme
écherra le premier jour du mois de Juillet prochain venant,
continuer de là en avant pendant ledit temps ausdits quatre te
mes. Plus à la charge de garnir ledit Etail de marchandise explo
table pour seureté dudit loyer, sortissant nature d'iceluy, l'entr
tenir de menuës reparations, & le rendre en bon état en fin du
temps, aprés que ledit preneur a reconnu qu'il est à present e
bon état, payer les charges de Ville & de Police s'il en convie
payer. Ne pourra ceder ny transporter, &c. Et ledit bailleur pr
met tenir ledit preneur clos & couvert aux Us & Coûtumes
Paris, & fournira ledit preneur autant des presentes en bonne fo
me audit bailleur, &c.

Bail à loyer d'un Moulin.

Fut present Claude　　　　　　　　　lequel a reconnu avo
baillé & délaissé à titre de loyer & prix d'argent du jour de Pâqu
prochain jusqu'à six ans aprés ensuivans, finis & accomplis,
promet garantir & faire jouïr pendant ledit temps à Jacques, &
à ce present & acceptant, preneur pour luy audit titre ledit temp
durant, un Moulin à eau, faisant de bled farine, sis sur la Rivier
de, &c. garni de ses meules, tournans & travaillans, & autre
ustancilles audit bailleur appartenant, pour en jouïr par ledit pr
neur audit titre de loyer pendant ledit temps. Le present Bail fa
moyennant la somme de　　　　　　　　　pour chacun
desdites six années, que ledit preneur en a promis, sera tenu &
s'oblige de bailler & payer audit bailleur, ou au porteur des pr
sentes, à deux termes égaux, sçavoir aux premiers jours des moi
de Janvier & Juillet, dont le premier terme de payement écherr
le premier jour du mois de Janvier prochain venant, & continue
de là en avant ausdits termes pendant ledit temps : Plus à la charg
de par ledit preneur entretenir ledit Moulin & les tournans & tra
vaillans d'iceluy bien & deuëment, & à la fin dudit temps rendr
le tout en bon & suffisant état. Ne pourra ledit preneur ceder ny
transporter, &c.

De plus sera tenu ledit preneur entretenir les vannes &
chaussées

chaufféés bien & deuëment, de forté que l'eau ne fe perde ny déperiffe.

Claufe de Moulin à vent.

Entretenir les vollans & toilles d'iceux & de l'arbre du moulin, tournans & travaillans d'iceluy, & le tout rendre, &c.

Eft accordé qu'auparavant d'entrer par ledit preneur dans la joüiffance dudit moulin à vent, fera fait prifée & eftimation des uftanciles d'iceluy par gens experts, dont les parties conviendront, pour le rendre par ledit preneur en pareil eftat & valeur à la fin dudit temps, dont fera lors fait auffi prifée & eftimation ; & en cas que ladite prifée fe trouve à plus ou moins que la premiere, les parties s'en payeront l'un à l'autre ledit plus ou moins.

Bail de Vaches.

Fut prefente Catherine   laquelle a reconnu & confeffé avoir baillé à titre de loyer du jour de Pafques prochain jufques à trois ans aprés enfuivans finis & accomplis à Marguerite   demeurant à à ce prefente & acceptante, deux Vaches laitieres, âgées de trois ans chacune, l'une fous poil rouge, & l'autre fous poil noir & blanc, lefquelles Vaches ladite Marguerite reconnoift avoir en fa poffeffion. Ce bail fait moyennant la fomme de douze livres de loyer pour lefdites deux vaches, que ladite Marguerite a promis, & fera tenuë bailler & payer à ladite Catherine, ou au porteur en fon nom à deux termes égaux, fçavoir, &c. dont le premier, &c. Plus, à la charge de par ladite Marguerite nourrir, loger, & heberger lefdites vaches, tant en Hyver, qu'en Efté, bien & deuëment, & en avoir foin pendant ledit temps, de forte qu'il n'en arrive perte ny inconvenient ; lequel cas arrivant, ou la mort defdites vaches, ou de l'une d'icelles par la faute & negligence de ladite Marguerite, ou de fes gens, ladite Marguerite s'oblige, fera tenuë & promet payer à ladite Catherine la fomme de quarante-fix livres, pour la valeur d'icelles, à l'inftant que le cas fera avenu. Et fi lefdites vaches, ou l'une d'icelles meurt de mort naturelle, elle en fera quitte & déchargée, en rapportant la peau d'icelles, avec certification valable & fuffifante de ladite mort naturelle.

Gg

Bail d'un Troupeau.

Fut prefent Martin , &c. lequel a reconnu & confeffé avoir baillé & delaiffé par ce prefent bail à titre de loyer & moitié croift & profit, de ce jourd'huy datte du prefent Contract, jufques à cinq ans prochains venans, finis & accomplis, & promet & s'oblige de faire joüir pendant ledit temps à Claude , &c. à ce prefent & acceptant preneur pour luy audit titre, un Troupeau de beftes à laine, compofé de cent cinquante Brebis & cinq Beliers, le tout appartenant au bailleur, que ledit preneur reconnoift avoir en fa poffeffion, dont il fe tient content & fatisfait, pour en joüir audit titre pendant ledit temps : Et en confequence ledit preneur a promis, fera tenu & s'oblige nourrir, loger, heberger & faire venir aux champs en temps & faifon convenable, en prendre le foin neceffaire, de forte qu'il n'en arrive aucune perte ny dommages, & à la fin dudit temps rendre ledit troupeau en bon eftat audit bailleur. Que fi par la faute & negligence dudit preneur, ou de fes domeftiques, arrivoit la mort de la totalité, ou de partie dudit troupeau, ledit preneur promet & s'oblige d'en payer la valeur audit bailleur dés la premiere demande, à raifon de tant par chacune befte, qui eft le prix dont les parties font convenuës entr'elles. Mais au contraire fi la mort ou perte d'icelle arrivoit fans la faute ou le fait dudit preneur ou de fes gens, ledit preneur en fera & demeurera déchargé envers ledit bailleur, luy en rapportant les peaux, fans que ledit preneur puiffe rien pretendre ny demander pour la nourriture dudit troupeau, fournie pendant ledit temps audit bailleur. Et de plus, ledit bail fait à la charge & condition que tous les accroiffemens qui proviendront defdites beftes à laine par chacune année dudit temps, feront partagez également & par moitié entre ledit bailleur & ledit preneur ; & à la charge que ledit preneur fera obligé de faire faire la tonture dudit troupeau à fes frais & dépens, & faire tous autres frais requis & neceffaires pour ledit troupeau, fans en rien demander ny exiger dudit bailleur, & fans aucune diminution de ladite moitié des accroiffemens, dans lefquels fera auffi compris la moitié des laines d'icelles, que ledit preneur s'oblige de faire apporter audit bailleur en fa maifon, &c. Ne pourra ledit preneur ceder ny tranfporter, &c.

Il faut icy obferver, que le bailleur d'un troupeau ne peut pas faire obliger le preneur par corps, parce que l'Ordonnance nou-

velle au Titre 34. Art. 7. ne permet de stipuler la contrainte par
corps , que pour les terres & heritages situez à la campagne ; ainsi
elle l'exclud tacitement pour tous les baux des autres choses.

Contre-lettre sur un bail à loyer.

Furent presens Claude &c. d'une part , & Nicolas , &c. d'autre,
lesquels ont declaré & reconnu , qu'en passant le bail à loyer fait
par ledit Claude audit Nicolas , cejourd'huy , pardevant les Notaires soussignez , d'une maison sise , &c.
appartenant audit Claude , il a esté convenu & accordé entr'eux,
combien que ledit bail ait esté fait moyennant la somme de six cent
livres de loyer par chacune des six années portées par ledit bail,
neanmoins la verité est que telle a esté leur convention , sçavoir
que ledit Nicolas ne payeroit que la somme de cinq cent livres de
loyer par chacune desdites six années , de sorte que ledit Nicolas
ne sera tenu ny obligé d'en payer que lesdites cinq cent livres de
loyer par an , qui est le veritable prix convenu entr'eux au lieu des
six cent portées par ledit bail , qui a esté ainsi fait à la priere & requisition dudit Claude , & pour l'accommodation de ses affaires , &
au surplus le bail sera executé selon sa forme & teneur. Car ainsi, &c.

Transport d'un bail à loyer.

Fut present en sa personne Claude , &c. lequel a reconnu &
confessé avoir cedé & transporté par ces presentes à Jacques , &c.
à ce present & acceptant , le droit de bail , dont reste à expirer
trois ans & demy , du premier jour de Janvier prochain venant , fait audit Claude par Jean , &c. d'une maison sise , &c. en
laquelle ledit Claude est à present demeurant , laquelle maison ledit Jacques a dit bien sçavoir & connoître , pour l'avoir veuë & vi-
sitée , pour en joüir par luy audit titre durant lesdits trois ans &
demy , à commencer audit premier jour de Janvier prochain venant. Ce present transport fait moyennant la somme de
qui est le prix porté par ledit bail , que ledit Jacques a promis , sera tenu & s'oblige bailler & payer audit Claude,
ou au porteur , &c. aux quatre termes de l'an à Paris , accoûtumez , dont le premier , &c. & continuer de là en avant pendant
ledit temps. Et outre à la charge de par ledit Jacques entretenir, satisfaire & accomplir toutes les charges, clauses & conditions esquelles
ledit Claude est tenu & obligé par ledit bail , qui luy a esté fait par

ledit Jean, de ladite maison, passé, &c. duquel bail ledit Jacques a eu ample communication , &c. & lecture luy en a esté d'abondant faite par lesdits Notaires soussignez , & copie d'iceluy collationnée à l'original par lesdits Notaires, presentement baillée audit Jacques. Car ainsi , &c.

Transport d'un bail judiciaire.

Fut present Charles , &c. lequel a reconnu & confessé avoir cedé & transporté par ces presentes à Michel , &c. à ce present & acceptant , le bail judiciaire qui luy a esté fait & ajugé au Chastelet de Paris, le   de la Terre & Seigneurie de   sise en la Paroisse saisie sur Messire   amplement specifiée par ledit bail judiciaire, que ledit Michel , &c. dit bien sçavoir & connoistre pour estre demeurant sur les lieux, pour en jouïr par luy , à commencer du jour de saint Martin d'hyver prochain, jusques à trois ans, si tant dure la commission ; & à cet effet ledit Charles a presentement baillé & mis és mains dudit Michel ledit bail judiciaire estant en parchemin , signé le mettant & subrogeant en son lieu & droits. Ce present transport fait moyennant le prix & somme de quinze cent livres, que ledit Michel a promis , sera tenu , promet & s'oblige par ces presentes , bailler & payer audit Charles en cette Ville de Paris en sa maison , ou au porteur des presentes à deux termes égaux , qui seront &c. dont le premier terme, &c. & continuer de là en avant audit terme, tant & si longuement que ladite commission durera. Et outre à la charge de par ledit Michel satisfaire & entretenir toutes les charges, clauses & conditions contenuës audit bail judiciaire, en acquitter & indemniser ledit Charles , à peine de tous dépens, dommages & interests, &c.

Caution intervenant.

A ce faire est intervenu & fut present Jacques, &c. demeurant à Paris , &c. lequel volontairement s'est rendu & constitué par ces presentes, pleige , caution & principal debiteur dudit prix de   par chacun an , & des charges, clauses & conditions contenuës audit bail judiciaire, qu'il a dit bien sçavoir & duquel luy a esté presentement fait lecture , a promis & promet , sera tenu , & s'oblige bailler & payer ledit prix de

par chacun an durant ledit bail, &
fatifaire à toutes ledites charges y contenuës, en l'acquit & décharge
dudit Charles, dont du tout ledit Jacques fe rend caution, & fait
fon propre fait & dette feul, pour le tout fans divifion ny difcuffion, renonçant au benefice de divifion, ordre de droit, difcuffion
& fidejuffion pour ledit Michel.

Et moyennant ce ledit Charles a promis & s'oblige acquitter &
indemnifer ledit Michel envers Maiftre   Forcadel, Commiffaire & Receveur General des deniers provenans des faifies
réelles, eftabli au regime & gouvernement de ladite Terre & Seigneurie de   du prix porté par
ledit bail judiciaire, & des charges & condi   mentionnées.
Enfemble de toutes pertes, dépens, dommages & interefts qu'il en
pourroit encourir. Car ainfi, &c. *élection de domicile*, &c.

Indemnité de la Caution.

Fut prefent Michel, &c. lequel a declaré & reconnu qu'à fa priere & requifition, & pour luy faire plaifir, Jacques, &c. eft intervenu & s'eft rendu pleige & caution, pour luy folidairement envers Charles, du prix de
par chacun an, & des charges, claufes & conditions portées au
bail judiciaire fait par ledit Charles, au Chaftelet de Paris, le
                              de la Terre & Seigneurie
de   fife en la paroiffe
de   faifie fur
lequel bail ledit Charles a cedé & tranfporté audit Michel, pardevant les Notaires fouffignez, ce jourd'huy, pour en jouïr tant que
la commiffion durera, à commencer
ainfi que le tout eft plus au long declaré audit tranfport du bail.
A cette caufe ledit Michel a promis, fera tenu, & promet par ces
prefentes audit Jacques, à ce prefent & acceptant, de l'acquiter,
garantir & indemnifer dudit cautionnement & intervention qu'il
a cedit jour faits pour ledit Michel, & de tout l'évenement, tant
en principal, que dépens, dommages & interefts qu'il en pourroit
encourir, &c. *Election de domicile*, &c. Et de plus, ledit Michel a
confenti eftre tenu envers ledit Charles, par les mefmes voyes &
contraintes que ledit Charles y pourroit eftre tenu & contraint,
mefme par corps, &c.

Declaration de l'adjudicataire d'un Bail judiciaire
au profit d'un autre.

Fut present Charles, &c. lequel a declaré & reconnu qu'il n'a & ne pretend rien au Bail judiciaire qui luy a esté fait au Châtelet de Paris le   du loyer d'une maison size à Paris ruë, &c. saisie sur Jacques, &c. moyennant la somme de cinq cent livres par chacun an, & charges portées par l'enchere, & que l'adjudication qui luy en a esté faite est pour, au nom & au profit de Claude, &c. lequel luy en a donné charge & pouvoir d'encherir ledit loyer, & s'en rendre adjudicataire pour luy, & n'a fait que luy prester son nom à sa priere & requisition ; & partant ledit Charles consenti & accordé que ledit Jacques jouïsse & fasse & dispose dudit Bail judiciaire suivant iceluy comme bon luy semblera, le mettant & subrogeant en son lieu & droits, consentant qu'il leve ledit Bail du Greffe dudit Chastelet. Ce que dessus stipulé & accepté par ledit Jacques à ce present, qui a promis & promet acquitter, garantir & indemnifer ledit Charles dudit prix de cinq cent livres de loyer par chacun an, charges & conditions dudit Bail judiciaire, de la caution qu'il est tenu fournir, & de l'effet & évenement dudit Bail, de la procuration qu'il a passée ce jourd'huy pardevant les Notaires soussignez, pour prendre possession de ladite maison, & en recevoir les loyers ; ensemble de toute perte, dépens, dommages & interests qu'il pourroit encourir pour raison de ce que dessus, & faire en sorte qu'il n'en soit jamais inquieté, dautant que tout ce que ledit Charles en a fait n'a esté que pour faire plaisir audit Jacques & à sa priere & requisition, &c.

Procuration à l'effet de ladite declaration.

Ledit Charles, &c. a fait & constitué son Procureur special Jacques, &c. auquel il a donné pouvoir de se mettre en possession d'une maison size, &c. à titre de loyer, de laquelle le Bail judiciaire luy a esté fait au Chastelet de Paris, pour en jouïr pendant trois ans suivant ledit Bail, faire sous-bail de ladite maison pour ledit temps, pour tel prix, charges & conditions que sondit Procureur avisera, & à telle personne que bon luy semblera, en recevoir les loyers pendant ledit temps, en donner quittance, mettre hors ladite maison le locataire qui l'occupe à present, faire toutes sommations, poursuites & contraintes qui seront necessaires,

plaider, oppofer, appeller, &c. élire domicile, & faire generalement toutes chofes, &c.

Du Bail dheritage à rente, & à cens.

LE Bail d'heritage à rente eſt quand on donne un heritage à
la charge d'une rente, laquelle eſt appellée fonciere à la difference de la rente laquelle eſt conſtituée à prix d'argent. Le Bail
à rente transfere entierement la Seigneurie, tant directe, qu'utile
en la perſonne du preneur.

Le Bail d'heritage fait la rente fonciere, ſoit qu'il ſoit pur & ſimple, ou qu'il ſoit meſlé du Contract de vente, comme quand
l'heritage eſt partie vendu, partie baillé à rente, & que l'acquereur en paye certaine ſomme de deniers comptans, & outre s'o-
blige & promet payer ſur iceluy certaine redevance par chacun an.
Pareillement quand le Bail à rente eſt meſlé du Contract d'échange, comme quand la rente eſt ſtipulée pour la plus valuë & au lieu
de ſoulte de l'heritage contr'échangé : comme auſſi ſi la rente eſt
creée par un partage, comme quand au lieu de ſoulte de partage
en deniers, l'un des copartageans qui a le plus fort lot, promet payer
à l'autre certaine rente par chacun an ſur l'heritage qui eſt tombé
dans ſon lot, chargeant ledit heritage de cette rente, telle rente eſt
une rente fonciere. Quelquefois le Bail à rente eſt meſlé de tranfaction & de donation.

Les Baux d'heritages à rentes pourveu qu'elles ſoient rachetables pour un certain prix, ont grand rapport avec les Contracts de vente, car ils emportent une alienation perpetuelle du
fond, comme nous venons de dire ; c'eſt pourquoy les heritages
qui ſont ainſi baillez, tombent en retrait ſuivant l'Article 137. de la
Coûtume de Paris : Mais quoy que telles rentes ſoient ſtipulées
rachetables par les preneurs à ce titre, neanmoins aprés trente ans
elles ne ſont plus rachetables, & la faculté du rachat eſt preſcrite
par ce temps ſuivant l'Art. 120. de la Coûtume de Paris La raiſon
eſt, que la rente de bail d'heritage eſt non rachetable de ſa nature, & que la faculté du rachat ſtipulée dans un Contract ne produit qu'une action perſonnelle, laquelle s'éteint par cét eſpace de
temps : en forte que l'action eſtant éteinte, il n'y a plus lieu de ſe
ſervir de la convention appoſée au Contract, laquelle devient inu-

tile pour n'en pouvoir demander l'execution.

Cét Article souffre une exception, laquelle est contenuë dans l'Article suivant, qui est que les rentes de Bail d'heritages sur maisons sizes en la Ville & Fauxbourgs de Paris sont à toûjours rachetables, si elles ne sont les premieres aprés le cens & fonds de terre. C'est à dire, que le cens ne se peut racheter, ce qui ne souffre point de difficulté, ny les rentes lesquelles sont imposées sur lesdites maisons de la Ville & Fauxbourgs de Paris aprés le cens; mais à l'égard des autres rentes foncieres qui sont aprés le cens & l'imposition des premieres rentes foncieres, elles sont rachetables, ainsi que nous avons dit dans nostre Commentaire sur la Coûtume de Paris.

Quand des rentes sont constituées à prix d'argent sur des heritages, payables soit en argent, grain, bled, ou autres especes, quoy qu'elles soient dites non rachetables, neanmoins elles sont rachetables, parce que toutes rentes constituées à prix d'argent sont à toûjours rachetables, & le rachat ne s'en peut point prescrire. C'est ce que dit l'Article 119. de la même Coutume, qui porte que *faculté de racheter une rente constituée à prix d'argent, ne se peut prescrire par quelque laps de temps que ce soit ; mais sont telles rentes rachetables à toûjours, encore qu'il y ait cent ans.*

Et l'Ordonnance de Charles IX. à Tours le 29. Novembre 1565. ordonne la reduction des rentes constituées en bled, à prix d'argent, à raison du denier douze, qui estoit le denier des rentes dans ce temps-là, voulant que telles rentes fussent rachetables, quoy que payables en bled, grain, ou autres especes.

La rente de Bail d'heritage ne peut donc estre non rachetable que quand un heritage est donné à la charge d'une rente, avec stipulation pour le bailleur que le preneur ne pourra point racheter ladite rente : cette charge est plus réelle que personnelle, car c'est proprement une charge laquelle est imposée sur la chose, en sorte que la chose ne peut estre transferée qu'à la charge de cette rente ; & c'est pour cette raison que le preneur n'est tenu de payer cette rente que tant qu'il est detempteur de l'heritage qu'il a pris à cette charge, & qu'il peut déguerpir l'heritage, quoy qu'il en soit preneur, sans estre tenu des arrerages de la rente à l'avenir. C'est ce que dit la Coûtume de Paris en l'Article 109. qui porte que *si aucun a pris un heritage à cens ou à rente à certain prix par chacun an, il y peut renoncer en jugement, partie presente ou appellée.*

pellée, en payant tous les arrerages du passé & le terme ensuivant ; quoy que par Lettres il eût promis payer ladite rente, & obligé tous ses biens. Il est donc sans difficulté en consequence de cét Article, que celuy qui a pris un heritage à cens ou à rente, le peut abandonner, déguerpir & délaisser à celuy duquel il l'a pris à cens ou à rente, quoy que par le Contract il ait promis de payer ladite rente, & que pour cét effet il ait obligé, affecté & hypothequé tous ses biens. La raison est en cét Article, sçavoir que telle promesse s'entend tant qu'il est proprietaire de l'heritage ; car cette hypotheque n'est censée constituée sur les biens du preneur que pour la seureté du payement des arrerages de la rente, pour lesquels il est personnellement obligé, ainsi qu'il est dit dans l'Article 99. de la même Coûtume.

Neanmoins le preneur déguerpissant est obligé de laisser l'heritage qu'il déguerpit en aussi bon état & valeur qu'il estoit au temps qu'il l'a pris, afin que la condition du bailleur ne soit pas renduë pire qu'elle estoit au temps de la prise. Il faut aussi que le preneur execute les clauses du Contract ausquelles il s'est obligé par le Contract pendant sa jouïssance, sinon le bailleur ne seroit pas obligé de le recevoir au déguerpissement.

Le déguerpissement seroit aussi recevable quoy que le preneur eût promis de payer le cens ou la rente à toûjours & perpetuellement ; & ces termes *à toûjours & perpetuellement*, n'excluroient pas le déguerpissement. La raison est, que la rente de sa nature est perpetuelle & non rachetable, & qu'ainsi cette clause seroit apposée inutilement, & ne produiroit aucun effet, non seulement de la part du tiers detempteur, mais aussi de la part du preneur, quoy qu'il eût obligé tous ses biens ; parce que le preneur n'est obligé que par une obligation personnelle hypothequaire, en sorte que la personnelle, n'est qu'accessoire de l'hypothequaire principale : & ainsi la personnelle n'est attachée à la personne du preneur que tant & si longuement qu'il est detempteur & possesseur de l'heritage obligé à la rente.

Cét Article propose deux exceptions aux cas ausquels le preneur d'un heritage à cens ou à rente, ou à autre charge réelle, n'est pas recevable au déguerpissement.

La premiere est, si par Lettres d'accensement ou de prise d'heritage à cens ou à rente, le preneur a promis mettre amandement, ou faire des ameliorations qu'il n'auroit point faites.

La deuxiéme est, si le preneur a promis fournir & faire valoir la rente à laquelle il a pris l'heritage, dautant que cette clause renferme l'obligation portée par le Contract, par laquelle le preneur oblige tous ses biens, quelque changement ou peril qui advienne en l'heritage, & en ce cas il est tenu de payer le cens ou la rente, & faire que le bailleur en jouïsse. A faute dequoy il peut estre poursuivi par le bailleur, sans discussion de l'heritage baillé à cens ou à rente, sur ses autres heritages, en vertu de l'obligation personnelle jointe à l'hypothequaire. Toutefois le preneur a cens ou à rente n'est pas obligé de faire rebastir à ses dépens la maison qui auroit esté ruinée par des inondations, ou par autre cas fortuit, ou force majeure.

Il faut ajoûter un troisiéme cas, qui est si le preneur a renoncé expressément par le Contract au déguerpissement, ce qu'il peut faire, un chacun pouvant renoncer à ce qui est introduit pour son utilité particuliere. Ces clauses qui empeschent le déguerpissement ne doivent point estre mises dans les Contracts, sans que les parties les entendent & les demandent, & les Notaires doivent les faire entendre aux preneurs, & leur faire connoistre l'effet qu'elles peuvent produire. Voyez sur cette matiere la Coûtume de Paris au titre des Actions personnelles & d'hypotheque, & mon Commentaire, & mon Traité des droits Seigneuriaux quand il sera imprimé. Cependant il faut observer que les heritages ne se donnent à cens que par ceux qui sont proprietaires de Fiefs, & que tout proprietaire d'heritage censuel ne le peut pas donner à cens, mais à rente fonciere; & qu'un Seigneur de fief peut donner à cens jusques aux deux tiers des terres feodales de son fief, suivant l'Article 51. de la Coûtume de Paris. J'ay traité amplement ces matieres dans mon Traité des Fiefs, & dans mon Traité des droits Seigneuriaux, où je renvoye le Lecteur, parce que je ne peux parler dans cét Ouvrage que tres-sommairement de toutes choses, autrement un volume *in folio* n'y suffiroit pas. Il faut encore observer que la rente fonciere peut estre rachetable, mais que le cens ne le peut estre, comme nous avons dit aux lieux citez cy-dessus.

Formule de Bail à rente d'une maison.

Fut present Charles, &c. lequel a volontairement reconnu & confessé, reconnoist & confesse avoir baillé, cedé, quitté, trans-

porté & delaiffé à titre de rente du tout dés maintenant & à toûjours, & promet garantir de tous troubles, évictions, & autres empefchemens generalement quelconques à Claude, &c. à ce prefent & acceptant, preneur audit titre pour luy, fes hoirs, une maifon, court & lieux appartenant audit Charles de fon propre, confiftant en, &c. fize ruë, &c. tenant d'une part, &c. eftant en la cenfive de.   & chargée du cens &
charges anciennes & accoûtumées de
pour en joüir par ledit preneur, fes hoirs & ayans caufe à toûjours. Ce prefent Bail & prife à rente faits aufdites charges, & outre moyennant la fomme de cent livres de rente annuelle & perpetuelle de nouvelle charge & de Bail d'heritage, que ledit preneur pour luy, fes hoirs & ayans caufe, en a promis, fera tenu, promet bailler & payer audit bailleur, ou au porteur pour luy des prefentes, par chacun an & à toûjours aux quatre quartiers, tant fur ladite maifon cy-deffus baillée à rente, qui en eft & demeure chargée, affectée, obligée & hypothequée; & dautant que lefdits lieux font à prefent en ruine & peril éminent, & qu'il convient rebaftir de neuf ladite maifon, & les remettre en bon état & valeur, ledit preneur a pris lefdits lieux à la charge & condition expreffe, qu'il fera tenu de faire rebaftir & réédifier ladite maifon & lieux, & les remettre en bon état & valeur d'huy en deux ans; ce fait les entretenir en bon état & valeur, & de toutes reparations: de forte que lefdites cent livres de rente y foient & puiffent eftre aifément prifes & perceuës par chacun an à toûjours aufdits quatre quartiers, comme generalement fur tous & chacuns les autres biens, heritages, meubles & immeubles, prefens & à venir dudit preneur, fes hoirs & ayans caufe fur les plus clairs, folvables & plus apparans, que ledit preneur en a chargé, affecté, obligé & hypothequé, [à fournir & faire valoir ladite rente bonne & bien payable par chacun an à toujours aufdits quartiers,] fans que les obligations & hypotheques generale & fpeciale dérogent l'une à l'autre en quelque façon que ce foit. De forte que le bailleur, fes hoirs & ayans caufe pourront d'abord s'adreffer fur telle partie & portion defdits biens generalement ou fpecialement hypotequez que bon luy femblera, foit meubles ou immeubles, fans faire difcuffion de l'autre partie, à laquelle difcuffion & autres chofes fervans à icelle ledit preneur a renoncé & renonce; à la charge de laquelle rente ledit bailleur s'eft démis, deffaifi & dévétu de la-

Hh ij

dite maison & lieux, pour & au profit dudit preneur, qui s'est aussi démis & dévétu de tous ses biens & heritages jusqu'à la valeur & concurrence de ladite rente, voulans respectivement qu'ils en soient saisis & vestus en bonne possession & saisine par les Seigneurs qu'il appartiendra. Et pour ce faire & consentir estre fait, lesdites parties ont constitué leur Procureur irrevocable le porteur des presentes, luy donnant pouvoir de ce faire, & tout ce qu'en ce cas sera necessaire : laquelle rente de cent livres, quoy qu'elle soit dite perpetuelle, sera neanmoins & demeurera rachetable à toûjours en rendant & payant par le preneur à une seule fois & payement la somme de deux mille livres, qui est à raison du denier vingt, & payant les arrerages qui se trouveront lors dûs & échus, frais & loyaux couts. Car ainsi, &c. *élection de domicile*, &c.

Bail à rente & vente.

Fut present Maistre Pierre, &c. lequel volontairement a reconnu & confessé avoir baillé, cedé, quitté, transporté & delaissé par ces presentes dés maintenant à toûjours, tant à titre de vente, que de rente, & promet garantir de tous troubles & empeschemens generalement quelconques à Nicolas, &c. demeurant à, &c. estant de present en cette Ville de Paris logé, &c. à ce present & acceptant, acquereur tant pour luy, que pour ses hoirs & ayans cause, une maison, grange & étable, le tout tenant l'un à l'autre, contenant, &c. court, jardin à arbres fruitiers, contenant ledit jardin, &c. le tout s'entretenant ensemble, situez audit Village de, &c. tenant d'une part à Claude, &c. d'autre part à, &c. aboutissant par un bout à, &c. & pardevant sur la ruë à, &c. *Item*, trois arpens tant terre labourable, que vignes, sis au terroir dudit lieu, &c. estans lesdites maison & heritages en la censive de

chargez envers luy de

cens, pour toutes & sans autres charges, dettes, hypotheques, ny redevances quelconques, franches & quittes des arrerages dudit cens & droits Seigneuriaux de tout le passé jusqu'à ce jourd'huy : Pour desdites maison & heritages cy-dessus cedez & declarez joüir, faire & disposer par ledit preneur, ses hoirs & ayans cause, à sa volonté, comme de chose à luy appartenant à juste titre au moyen des presentes, à commencer ladite joüissance du jour de

prochain venant & à toûjours. Lesdits present Bail &

délaissement faits à la charge desdits cens & droits Seigneuriaux seulement, & outre moyennant la somme de douze cent livres, tant en argent comptant; qu'à titre de rente; sur laquelle somme ledit bailleur a reconnu & confessé avoir eu & receu dudit preneur, qui luy a baillé, compté & délivré la somme de huit cens livres en presence desdits Notaires soussignez en Loüis d'or, &c. dont ledit sieur bailleur se tient content & satisfait, & en a quitté & quitte ledit preneur & tous autres. Et pour le surplus montant à la somme de quatre cent livres, ledit preneur en a créé & constitué, assis & assigné par ces presentes, dés maintenant à toûjours, & promet garantir de tous troubles & empeschemens generalement quelconques, [fournir & faire valoir audit bailleur,] ce acceptant pour luy, ses hoirs & ayans cause, vingt livres de rente, qui est à raison du denier vingt, que ledit preneur en a promis, sera tenu, & promet bailler, payer & continuer audit bailleur en sa maison à Paris, ou au porteur, par chacun an à deux termes & payemens égaux, qui seront, &c. dont le premier écherra, &c. & continuer de là en avant par chacun an ausdits termes à toûjours, en & sur ladite maison, lieux & heritages cy-dessus cedez & declarez, qui en sont & demeurent chargez, affectez & hypothequez par privilege, preference & speciale hypotheque, & generalement tous & chacuns les autres biens meubles & immeubles, presens & à venir dudit preneur, qu'il en a chargez, affectez, obligez & hypothequez, [le tout pour fournir & faire valoir ladite rente] sans que les obligations generale & speciale dérogent l'une à l'autre. Et laquelle maison & heritages ledit preneur a promis & sera tenu maintenir, & entretenir en bon état & valeur à toûjours, en sorte que ladite rente y soit aisément prise & perceuë par chacun an ausdits deux termes à toûjours, pour de ladite rente de vingt livres jouïr, faire & disposer par ledit bailleur, ses hoirs & ayans cause, à sa volonté comme à luy appartenante.

Et en ce faisant ledit bailleur a cedé, transporté & transferé audit preneur tous droits de proprieté, fonds, saisine, possession, & autres droits quelconques qu'il a & peut avoir, pretendre & demander en & sur lesdites maison & heritages cy-dessus cedez, dont il s'est dessaisi, démis & dévestu du tout pour au nom & au profit dudit preneur, ses hoirs & ayans cause : comme aussi ledit preneur s'est dessaisi, démis & dévestu de tous lesdits biens,

H h iij

meubles & immeubles, presens & à venir jusques à la valeur & concurrence de ladite rente de vingt livres, pour & au profit dudit bailleur, ses hoirs & ayans cause, &c.

Ladite rente de vingt livres rachetable à toûjours, que ledit preneur, ses hoirs & ayans cause, pourront racheter quand bon leur semblera, & à leur volonté, en rendant, baillant, payant à deux fois & deux payemens égaux, pareille somme de quatre cent livres, avec les arrerages qui en seront lors dûs & échus, & tous frais & loyaux cousts. Car ainsi, &c. *élection de domicile*, &c.

Intervention de la femme du preneur, avec renonciation, &c.

A ce faire est intervenuë Damoiselle Catherine, &c. femme dudit M. Pierre, qu'il a autorisée à l'effet des presentes, à present majeure de vingt-cinq ans, comme sondit mary & elle l'ont dit & affirmé, laquelle de l'authorité de sondit mary, & volontairement a declaré qu'elle renonçoit, comme elle renonce par ces presentes, à tout droit de doüaire, remplacement, reprises, & autres conventions portées par son Contract de mariage, & à toutes autres actions, demandes & pretentions qu'elle pourroit à l'avenir avoir, pretendre & demander sur ladite maison & heritages cy-dessus cedez, en quelque maniere que ce soit, dont de tout elle a quitté & déchargé ladite maison & heritages, promettant n'en jamais rechercher ny inquieter ledit preneur, ses hoirs ou ayans cause, &c.

Promesse de faire ratifier.

Pour plus grande sureté dudit bailleur, ledit preneur a promis & s'oblige de faire ratifier & avoir agreable le present Contract par Marguerite, &c. sa femme, ce faisant la faire obliger avec luy solidairement l'un pour l'autre & chacun d'eux seul pour le tout, sans division, &c. à la garantie, payement & continuation de ladite rente de vingt livres, & entretenement de tout le contenu dans lesdites presentes, & en fournir lettres valables & en bonne forme audit bailleur, en sa maison à Paris, dans deux mois, pourquoy faire il autorise dés à present sadite femme.

Clause faute de payement.

A esté convenu & accordé entre lesdites parties, que si ledit preneur estoit défaillant de payer ladite rente de vingt livres par trois années consecutives, en ce cas il seroit permis audit bailleur de rentrer en la poffeffion & jouïffance defdits arpens d'heritages, qui feront en bon eftat & valeur, qui luy demeureront pour la fomme de quatre cens livres de principal, & pour lefdites trois années d'arrerages ; defquels heritages il jouïra & difpofera dés-lors comme de chofe à luy appartenant en vertu de la prefente claufe, fans aucune fommation, ny fignification, ny forme de procez ; car autrement le prefent Contract n'auroit pas efté fait.

Claufe de laiffer jouïr le locataire pendant le temps de fon bail.

De plus, que ledit preneur laiffera jouïr Claude, &c. de ladite maifon & lieux d'icelle, & defdites heritages, pendant le temps qui refte à expirer du bail qui luy a efté fait par ledit bailleur, lequel fera fini & accompli au jour de faint Remy de l'année
à la charge que ledit preneur recevra à fon profit les loyers pendant ledit temps, finon en cas que ledit preneur voulût dépofieder ledit Claude dudit bail à loyer, ledit preneur acquittera & garantira ledit bailleur des dommages & interefts que ledit Claude voudroit pretendre contre luy à caufe de ladite dépoffeffion.

Claufe portant ceffion & tranfport d'une rente pour fureté.

Et pour plus grande fureté de ladite rente de vingt livres, ledit preneur a cedé, tranfporté & delaiffé par contr'échange audit bailleur, ce acceptant, vingt livres de rente à luy appartenant, vendus & conftituez à fon profit par Nicolas & Jacques folidairement, fur tous & chacuns leurs biens, fpecialement & generalement declarez au Contract de conftitution, de ce fait & paffé pardevant, &c. laquelle rente ledit preneur a promis garantir, fournir & faire valoir, mefme payer & continuer annuellement audit bailleur, à faute de payement par lefdits debiteurs, aprés un feul & fimple commandement fait à leurs perfonnes, ou à leurs domiciles, fans que ledit fieur vendeur foit tenu, fi bon ne luy femble, faire aucune pourfuite ny diligence, ny faire aucune difcuffion des biens defdits debiteurs, partie ny portion d'iceux, ny pareillement de veiller à la confervation de l'hypotheque de ladite rente, ny auffi s'oppofer pour icelle aux ventes, decrets & adjudications qui fe pourroient faire des biens defdits debiteurs, dont ledit preneur s'eft chargé & charge par ces prefentes, à fes rifques, perils & fortunes. Sera toutefois tenu ledit bailleur, fans déroger ny préjudicier à la presente convention, se faire passer titre nouvel & reconnoissance de ladite rente par lesdits Nicolas & Jacques, & à la sureté, garantie & entretenement du present Contract, demeureron les choses cy dessus cedées sujettes & obligées par privilege & hypotheque speciale, & generalement, &c.

Titre nouvel d'une rente de bail d'heritage.

Furent presens Jacques, &c. Laboureur demeurant, &c. & Marie, &c. sa femme, de luy autorisée pour l'effet des presentes, estan de present en cette Ville de Paris, logez, &c. lesquels ont declar & reconnu que défunt M. Antoine, &c. Advocat au Parlement d Paris, leur a baillé, delaissé, cedé & transporté à titre de rente, & promis solidairement garantir une masure, court & jardin & quatre arpens de terres & vignes, le tout en friche & ruïne, situez a Village dudit, &c. appartenans audit M. Antoine, moyennan trente livres de rente de bail d'heritage rachetable de la somm de six cent livres, à deux fois & deux payemens égaux, & outr à la charge de rétablir ladite masure & bâtir une maison, remettr les heritages en bon & suffisant estat, les défricher, labourer & amander, ainsi qu'il est amplement porté au Contract qui en esté fait & passé pardevant

Notaires   le   jour &c. laquelle charge, clause & condition a esté executée & acceptée par lesdit Jacques & Marie sa femme, lesquels ont fait lesdits rétablissemens, bâtimens, & defrichement, labouré & amandé, & le tout remi en bon estat, comme il appartient. Depuis ledit temps ledit Jacques est decedé laissant deux enfans de son mariage avec défunte, &c. sçavoir Claude & Nicolas, pour ses seuls & uniques heritiers; à cette cause lesdits Jacques & Marie ont promis, seront tenus, promettent & s'obligent par ces presentes l'un pour l'autre & chacun d'eux seul pour le tout, &c. ausdits Claude & Nicolas esdits noms, à ce presens & acceptans, leur bailler, payer & continuer lesdites trente livres de rente doresnavant par chacun an à toûjours en cette Ville de Paris, aux termes portez audit Contract de bail à rente, qui sont les jours de, &c. dont le premier terme de payement, &c. & continuer de là en avant par chacun an à toûjours ausdits deux termes, tant & si longuement que ladite rente aura cours, en & sur ladite maison, court, jardin & quatre arpens de terres & heritages, à present bâtis & réedifiez, défrichez, & mis

e mis en bon état, qui en feront & demeureront par privilege,
reference & hypotheque, speciale, chargez, affectez & hypothequez, & que lesdits reconnoissans ont promis & s'obligent solidai-
ement maintenir & entretenir en tel & si bon état & valeur,
que ladite rente y soit aisément prise & perceuë à toûjours ausdits
ermes par chacun an, tant & si longuement qu'elle aura cours,
& generalement sur tous & chacuns les autres biens, meubles &
immeubles, presens & à venir desdits Jacques & Marie sur les plus
clairs & plus apparens, le tout qu'ils en ont aussi chargez, affectez,
obligez & hypothequez, pour fournir & faire valoir, payer &
continuer ladite rente ainsi que dessus est dit, le tout suivant &
conformément audit Contract de bail à rente, & sans aucunement
y déroger ny prejudicier, ny au privilege & hypotheque d'iceluy.
Promettant & obligeant, &c. *Election de domicile*, &c.

Autre titre nouvel.

Fut presenté en personne Perrette Juillot, veuve de feu Pierre
Douard, vivant Laboureur demeurant à Boisleroy, laquelle tant
en son nom à cause de la communauté, que comme tutrice des enfans mineurs dudit deffunt & d'elle, a déclaré & reconnu qu'elle
& sesdits enfans mineurs comme heritiers de leur pere, sont à
present detenteurs, & proprietaires d'une maison couverte de
thuiles, estable & masure à costé & jardin derriere, le tout contenant dix arpens ou environ, dans laquelle maison ledit deffunt
Douard a fait bâtir & construire une foulerie, une bergerie, &c.
assis au Village dudit Boisleroy ruë de   tenant
d'une part, &c. Et que sur lesdits lieux, bâtimens & heritages
cy-dessus, comme generalement sur tous & chacuns les autres biens
& heritages de ladite veuve & enfans mineurs, presens & à venir,
Perrette Guillon, veuve de feu Estienne Sertin, demeurant à
          a droit de prendre & percevoir par chacun an le
jour de   la somme de
pour l'interest au denier vingt de la somme de
dûs à ladite Perrette Guillon par ladite veuve Douard & ses enfans, à cause du prix principal de la vente faite par ladite Guillon
audit feu Douard des lieux, bâtimens & heritages, par Contract
passé pardevant   Notaires au Chastelet
de Paris, en datte du   ainsi qu'il est plus
au long declaré par ledit Contract, portant la stipulation dudit

I i

intereſt juſqu'à l'actuel payement dudit principal : laquelle ſomme
de   pour ledit intereſt ladite veuve
Doüard eſdits noms & en chacun d'iceux ſolidairement & ſous les
renonciations requiſes, a promis, promet & s'oblige de payer
doreſnavant à ladite Guillon en la Ville de Paris au logis
où elle eſt demeurante, par chacun an le
jour de   dont la premiere année de payement
écherra au   jour   & ainſi continuer
d'année en année ledit jour juſqu'à l'actuel payement dudit principal. Et outre de payer par ladite Juillot à la volonté de ladite
Guillon la ſomme de ſoixante livres pour les arrerages échus
reſtans, dûs & échus dudit intereſt juſqu'au quinziéme jour
du preſent mois & an : & de plus pour plus grande ſureté ſera tenuë ladite veuve Doüard entretenir à toûjours en bon état & valeur
leſdits lieux, bâtimens & heritages cy-deſſus, le tout ſans déroger
ny innover aux hypotheques & privileges acquis par ladite Guillon du jour dudit Contract de vente & de creation de ladite rente,
ny à l'obligation dudit principal, & de la caution portée audit
Contract que la creanciere s'eſt reſervée. Fournira ladite veuve
Doüard à ſes frais ces preſentes en bonne forme executoire és
mains de ladite Guillon à volonté, &c.

Clauſe du titre nouvel quand les tenans & aboutiſſans
ſont changez.

Et d'autant que depuis le bail à rente fait par ledit Doüard & ſa
femme de ladite maiſon, lieux & heritages cy-deſſus declarez les
tenans & aboutiſſans ſont changez, & pour plus ample & facile
connoiſſance deſdits heritages afin de perception de ladite rente
de   ladite veuve Doüard eſdits noms
a promis & ſera tenuë & ſeſdits enfans chacun à ſon égard, bailler & fournir à ladite Perrette Guillon dans ſix mois prochains une
nouvelle declaration deſdites maiſon, lieux & heritages par nouveaux tenans & aboutiſſans de chacune piece, qui ſera par elle
certifiée veritable par acte valable paſſé pardevant Notaires.

Bail à cens.

Fut preſent Maiſtre Jacques   Seigneur
de   demeurant à Paris
lequel volontairement a reconnu & confeſſé avoir bâillé, cedé,

quitté, transporté & délaissé par ces presentes à titre de cens,
profit de lots & ventes, saisines, défauts & amendes quand le cas
y écherra, dés maintenant & à toûjours, promis & promet garantir de tous troubles & empeschemens generalement quelconques, à Claude   demeurant à
à ce present & acceptant, preneur audit titre pour luy, ses hoirs
& ayans cause à l'avenir, deux arpens de terre, &c. audit lieu,
&c. tenant d'une part, &c. lesdits heritages tenus & mouvans en
la censive de ladite Seigneurie de   & chargez
envers elle par ces presentes de trois livres & un chapon pour chaque arpent, le tout de cens, payable par chacun an au jour saint
Martin, ledit cens portant droit de lots & ventes, saisines & amendes quand le cas y écherra, avec droit de retenuë & sujet au Moulin de ladite Seigneurie de, &c. pour desdits deux arpens de terre
jouir & user pleinement & paisiblement audit titre par ledit preneur, sesdits hoirs & ayans cause, comme bon leur semblera au
moyen des presentes. Ce Bail ainsi fait à la charge dudit cens & droits
de bannalité; & aussi que ledit preneur sera tenu, promet & s'o-
blige faire bâtir & construire sur lesdits heritages dans un an & demy
prochain de ce jourd'huy une maison manable, & icelle entretenir & maintenir par chacun an & à toûjours en bon état & valeur,
tellement que sur icelle & sur le reste desdits heritages ledit cens
& droits s'y puissent aisément prendre & percevoir par chacun an,
audit jour comme dit est. A quoy ledit preneur, tant pour luy,
que pour ses hoirs & ayans cause, s'oblige, & promet faire &
payer ledit cens audit Seigneur de ·   ou à son
Receveur, ou au porteur, & audit lieu de
audit jour saint Martin par chacun an, dont la premiere année de
payement écherra au jour de saint Martin prochain venant, ou au
jour que ledit Seigneur bailleur fera sa Recepte en sadite Seigneurie de   & continuer de là en avant
ledit payement à pareil jour tant & si longuement qu'il sera detenteur & possesseur desdits heritages, ou de partie & portion d'i-
ceux : auquel payement ledit preneur a aussi obligé & hypothequé
tous & chacuns ses biens, meubles & immeubles, presens & à venir, sans que lesdites obligations speciale & generale dérogent
l'une à l'autre. Et si ledit preneur avoit manqué de faire bâtir &
construire ladite maison dans ledit temps d'un an & demy prochain,
ainsi que dit est, en ce cas pourra ledit sieur bailleur si bon luy

semble, rentrer dans ledit heritage, sans pour ce y observer ny garder aucune forme ny figure de procés, demeurant neanmoins ces presentes en leur forme & vertu pour les arrerages qui en seront dûs à raison dudit cens, lequel preneur sera tenu en outre de fournir à ses dépens autant des presentes en bonne & deuë forme audit bailleur dans huit jours : car ainsi, &c.

Du Bail emphyteotique.

LE Bail emphyteotique est un Contract par lequel on prend à longues années, comme à quatre-vingt dix-neuf ans, un heritage à la charge de le cultiver, ou un fonds à la charge d'en faire un bâtiment, ou par lequel on prend une maison à condition de la rebâtir, où l'on prend quelque droit, comme le droit de bannalité pour en tirer les profits, moyennant une certaine pension, laquelle est ordinairement modique, payable par chacun an par le preneur ; & quelquefois aussi à la charge de bailler au temps du Contract par le preneur une certaine somme pour une fois payer.

La pension annuelle est necessaire dans ce Contract, autrement ce ne seroit pas une emphyteose, ce seroit un veritable Contract de vente. Le temps du Contract estant fini, le fonds ou maison, ou droit donné à ce titre, retourne au bailleur en consequence de la directe Seigneurie, qui demeure pardevers luy pendant le temps du Bail.

Ce Contract se peut faire aussi pour la vie du preneur seulement, ou aussi pour celle de ses enfans & de ses petits enfans.

Quoy que par le Contract il soit porté que faute par le preneur de cultiver l'heritage, & le maintenir en bon état, ou faute d'avoir fait par luy les ameliorations portées par le Contract, le bailleur pourra rentrer dans ledit heritage, sans pour ce observer aucunes formalitez de procez : neanmoins il ne le peut faire sans l'autorité du Juge, & s'il ne l'a fait ordonner par Jugement ; autrement ce seroit donner lieu à se faire justice à soy-même, & permettre les voyes de fait & de violence.

Pareillement quoy que par le Contract il soit porté que le preneur défaillant de payer la rente emphyteotique par deux ou trois années consecutives, le bailleur pourra reprendre & rentrer dans la

chofe baillée à ce titre fans aucune formalité de Juftice, & fans l'autorité du Juge, toutefois il faut le faire ordonner par le Juge.

Quoy que le preneur fe foit obligé à entretenir les chofes qu'il
prend à emphyteofe en bon état, neanmoins il n'eft pas obligé
de rebâtir les édifices compris dans fon bail qui auroient efté ren-
verfez, brûlez ou ruinez par quelque cas fortuit ou force majeure
fans fa faute ou fon fait.

Pareillement quoy que le preneur à emphyteofe fe foit obligé
d'entretenir en bon état les maifons & heritages qu'il prend à ce
titre, & les rendre auffi en bon état à la fin du bail, en forte
que la penfion convenuë y puiffe eftre prife & perceuë, neanmoins il n'eft pas obligé de rendre auffi en bon état de menuës
reparations les édifices qu'il auroit bâtis de nouveau, aufquels il
ne s'étoit point obligé, lefquels il eft cenfé avoir donnez au fonds
baillé à emphyteofe.

Celuy qui prend à emphyteofe eft déchargé de la penfion qu'il
s'eft obligé de payer par la perte entiere de la chofe pour laquelle
il l'a conftituée; mais fi elle ne perit qu'en partie, il n'eft pas
moins obligé au payement de toute la penfion annuelle. Que s'il
arrivoit une fterilité de plufieurs années, le preneur ne feroit pas
moins obligé de payer toute la penfion, en forte qu'il ne feroit pas
recevable d'en demander diminution. La raifon eft, que dans les
Contracts emphyteotiques le preneur ne s'oblige ordinairement qu'à
une penfion mediocre, eu égard aux fruits des chofes baillées à ce
titre; c'eft pourquoy il feroit injufte d'accorder une remife ou diminution de la penfion convenuë. Il en faut dire de même du cens,
à la charge duquel un heritage a efté baillé.

Bail à cens & à rente emphyteotique.

Fut prefent Maiftre Jacques du Bois, &c. Seigneur de
          demeurant à Paris   lequel
a volontairement reconnu & confeffé avoir baillé, cedé, quitté,
tranfporté & délaiffé par ces prefentes à titre de cens, rente &
penfion emphyteotique, dés maintenant & pour le temps cy-aprés
declaré, ledit cens portant lots & ventes, faifines, défauts & amendes
quand le cas y écherra, & promet garantir de tous troubles & empefchemens generalement quelconques, à Nicolas, &c. à ce prefent
& acceptant, preneur & retenant pour luy, fes hoirs & ayans caufe,
jufques à quatre-vingt-dix-neuf ans accomplis du jour des prefen-

I i iij

tes, aprés enfuivantes, confecutives l'une aprés l'autre, finies &
accomplies : C'eft à fçavoir dix arpens de terre, &c. [*Il faut mettre
les chofes comprifes dans le bail avec leurs tenans & aboutiffans.*] pour
en joüir, ufer & poffeder par ledit preneur, fes hoirs & ayans
caufe, jufques à quatre-vingt-dix-neuf ans prochains & confecutives, à compter comme dit eft, du jour & datte des prefentes,
ainfi que bon leur femblera. Ce prefent bail & prife fait moyennant cinq fols de cens pour chaque arpent, ledit cens portant lots,
ventes, faifines, défauts & amandes, quand le cas y écherra ; &
trois livres de rente emphyteotique pareillement pour chaque arpent, ladite rente amortie & non rachetable, le tout payable au
lieu de ladite Seigneurie, &c. Et outre moyennant la fomme de
deux cent livres une fois payée, que ledit preneur s'eft obligé de
payer contant, laquelledite fomme de deux cent livres ledit preneur a payée, comptée & nombrée audit bailleur, en prefence
defdits Notaires fouffignez, en Loüis d'or & d'argent, le tout bon
& ayant cours par tout le Royaume, de laquelle fomme de deux
cent livres, ledit bailleur s'eft tenu pour content & fatisfait, & en
quitte & décharge ledit preneur. Lefquels cens & rente emphyteotique, ledit preneur tant pour luy, que pour fefdits hoirs & ayans
caufe, à promis, promet, s'oblige & fera tenu de porter & payer
par chacun an pendant ledit temps de quatre-vingt-dix-neuf ans audit bailleur & à fes fucceffeurs en ladite Seigneurie de
à leur Procureur, Receveur, ou au porteur, audit jour & lieu de, &c.
la premiere année & terme de payement échéant audit jour de
     de l'année prochaine 1682. & ainfi continuer de là en avant,
le payement defdits cens & rente emphyteotique, par chacun an
audit jour de   jufqu'aufdites quatre-vingt-dix-
neuf années expirées, fur lefdits lieux & heritages cy-deffus baillez & declarez, lefquels en demeurent dés à prefent chargez, affectez, obligez & hypotequez ; lefquels ledit preneur pour luy,
fefdits hoirs & ayans caufe, ainfi que dit eft, fera tenu, promet
& s'oblige entretenir & maintenir en bon eftat & valeur, enfemble
de toutes reparations groffes & menuës, de forte que ledit cens & ladite rente emphyteotique, y puiffent eftre aifément pris & perçus
par chacun an audit jour, &c. Et auffi à la charge que lefdits heritiers ou ayans caufe feront tenus, ainfi que ledit preneur promet
& s'oblige pour luy & fefdits hoirs & ayans caufe, rendre lefdits
lieux à la fin dudit temps en bonnes & fuffifantes reparations, tant

groſſes que menuës, & de pareille valeur qu'ils ſont à preſent, ſelon la priſée & eſtimation qui en ſera faite par Experts & gens à ce connoiſſans, dont les parties conviendront; leſquels lieux & heritages ledit ſieur bailleur & ſes heritiers ou ayans cauſe, pourront faire voir & viſiter de dix ans en dix ans, pour ſçavoir & connoiſtre s'ils ſont bien entretenus & deuëment reparez, & contraindre les detenteurs à les entretenir en bon & ſuffiſant eſtat : Et outre à la charge que ſi ledit preneur, ſes hoirs & ayans cauſe eſtoient défaillans de payer leſdits cens & rente emphyteotique, par trois ans conſecutifs, en ce cas le preſent Contract ſera & demeurera nul, ſi bon ſemble audit ſieur bailleur, ou à ſes heritiers & ayans cauſe, ſans aucune ſommation, ny pour ce obſerver aucune formalité de procez ny de Juſtice. Sans neanmoins pour cela préjudicier au droit que ledit bailleur ou ſes heritiers & ayans cauſe, ont de pouvoir contraindre ledit preneur, ſes hoirs ou ayans cauſe, à payer les arrerages qui en ſeront lors dûs, & à ſatisfaire & accomplir toutes leſdites charges, &c.

Clauſe pour faire homologuer le Contract quand il eſt fait des biens d'Egliſe.

Et pour plus grande ſureté, validité, effet & execution des preſentes, ledit ſieur preneur Prieur de
ſera tenu, promet & s'oblige de faire approuver & homologuer ledit preſent Contract de bail à cens & rente emphyteotique, tant par les Religieux & Convent de   capitulairement aſſemblez au ſon de la cloche, que par leurs Superieurs, ſelon & ainſi qu'il appartiendra, dans trois mois, aux dépens & frais toutefois dudit preneur : & pour faire & conſentir ladite homologation, leſdites parties ont reſpectivement fait & conſtitué leur Procureur ſpecial & irrevocable, le porteur des preſentes, luy en donnant tout pouvoir ; car ainſi &c. promettant, &c.

Bail à emphyteoſe de la bannalité d'un Moulin.

Fut preſent Maiſtre Jean de la Lande, &c. Seigneur de
                       diſant qu'à cauſe de ſadite Seigneurie
de   lequel a volontairement reconnu & confeſſé avoir baillé, cedé, quitté, tranſporté & delaiſſé par ces preſentes dés maintenant à titre de cens & rente emphyteotique, ledit cens portant lots, ventes, ſaiſines, défauts & amandes,

quand le cas y écherra , & promet garantir de tous troubles & empeschemens generalement quelconques , à Jacques &c.
à ce present & acceptant, qu'il a pris & retenu, prend & retient pour
luy , pour sa femme & ses enfans nais & à naistre , & leurs hoirs &
ayans cause, tenans & possedans pendant & jusques à quatre-vingt-
dix-neuf années prochaines aprés ensuivantes & consecutives, finies
& accomplies , sans intervalle de temps , ledit droit de Moulin ban-
nal, tel qu'il est & appartient audit sieur bailleur en ladite Seigneurie , à cause d'icelle Seigneurie , pour en jouïr par ledit Jacques,
sesdits enfans , leurs hoirs & ayans cause , pleinement , & paisiblement pendant ledit temps de quatre-vingt-dix-neuf ans , à pareils
& semblables droits que ledit sieur bailleur & ses heritiers ou ayans
cause & successeurs en ladite Seigneurie , pourroient jouïr & user
sur lesdits sujets & habitans dudit lieu. Ce present bail & prise
faits , moyennant cinq sols & deux chapons de cens , portans lots
& ventes , saisines & amandes, quand le cas y écherra , & trente
livres de rente annuelle de bail d'heritage & pension emphyteotique amortie & non rachetable , le tout payable au
jour , &c. & lieu , &c. par ledit Jacques , sa femme, ses enfans
& leurs hoirs & ayans cause , tenans & possedans, comme dit
est , pendant ledit temps de quatre-vingt-dix-neuf ans : & outre à
la charge que ledit Jacques sera tenu, a promis, promet & s'oblige construire & faire bâtir dans deux ans prochains venans, bien
& deuëment un moulin à eau sur ladite Terre & Seigneurie de
& sur le ruisseau
à l'endroit le plus commode que faire se pourra , pour la commodité & chasse de tous les sujets & habitans de ladite Seigneurie,
& pour le logement du Meusnier, lequel Moulin sera & demeurera specialement affecté , obligé & hypothequé au payement &
continuation desdits cens & rente emphyteotique : que ledit Jacques a promis maintenir & entretenir en bon estat & valeur , &
de toutes reparations grosses & menuës à toûjours, de sorte que
lesdits cens & rente emphyteotique y soient aisément pris & perçus
par chacun an ; mesme a promis & sera tenu rendre , ou ses heritiers , leurs hoirs ou ayans cause, ledit moulin & lieux en fin desdites quatre-vingt-dix-neuf années , en bon & suffisant estat , &
reparations , tant grosses que menuës, laquelle restitution se fera
en fin dudit temps , & entretenement pendant iceluy , ledit Jacques a dés à present obligé & hypothequé tous & chacuns ses biens
meubles

meubles & immeubles, prefens & à venir, &c. ainfi que deffus.

Du Contract de Societé.

LA Societé eft un Contract par lequel deux ou plufieurs perfonnes entrent en communication de tous leurs biens, ou de
partie d'iceux, pour eftre participans du gain & de la perte qui en
peuvent provenir.

La focieté eft ou univerfelle, ou particuliere : celle-là eft de tous
les biens que les affociez ont, ou qui leur peuvent écheoir tant par
fucceffion qu'autrement : celle-cy ne fe fait que de quelque chofe
ou partie des biens, comme d'une negotiation, ou de quelque marchandife.

Il y a encore deux fortes de compagnies ou focietez entre Marchands, l'une appellée compagnie libre, & l'autre en commandite.

La compagnie libre oblige non feulement ceux qui en portent le
nom, mais auffi les affociez en icelle, tant pour le fonds ou capital qu'ils y ont mis, que pour le furplus qu'ils pourroient y avoir
de perte, de mefme que fi tous eftoient nommez & folidairement
obligez.

La compagnie en commandite ou conditionnée, oblige tous les
affociez pour le fonds & capital qui eft en icelle, & non davantage ;
de forte que s'il arrive qu'ils perdent plus grande fomme que leur
fonds, il n'y a que ceux qui portent le nom de la focieté qui foient
obligez pour le furplus.

C'eft pourquoy il faut que les focietez foient redigées par écrit,
contenant le capital qu'il y a, le temps qu'elles doivent durer, la diftribution des profits, ou pertes, la défenfe de pouvoir negocier
hors d'icelle, la fin ou continuation en cas de mort, & autres particularitez.

La focieté en commandite eft ainfi appellée, parce que fouvent
celuy qui eft le maiftre de la focieté n'y apporte que fon travail &
fon induftrie, & les autres y donnent leur argent pour le faire
valoir.

Quand une focieté eft generale ou en commandite, elle doit eftre
redigée par écrit, ou pardevant Notaires, ou fous fignatures privées, & on n'admettroit point la preuve par témoins pour la prouver, par l'Article 1. du Titre 4. du Code Marchand. La plus

grande partie des focietez fe font fous fignatures privées entre les Marchands & Banquiers , à caufe des conventions ou claufes portant des interefts plus forts que ceux de l'Ordonnance , qu'ils y appofent.

Les focietez entre Marchands & Negocians , tant en gros qu'en détail, doivent eftre enregiftrées par extrait au Greffe de la Jurifdiction Confulaire , s'il y en a , finon en celuy de l'Hoftel commun de la Ville , & s'il n'y en a point , au Greffe des Juges Royaux des lieux , ou de ceux des Seigneurs : & l'extrait en doit eftre inferré dans un tableau expofé en lieu public , fur peine de nullité , par l'Article 2. du mefme Titre.

L'extrait en doit eftre figné par les affociez , ou ceux qui ont fouffert la focieté , il doit contenir les noms, furnoms, qualitez & demeures des affociez , & les claufes extraordinaires , s'il y en a , le temps auquel elles doivent commencer & finir ; & elles ne peuvent eftre recontinuées s'il n'y en a un acte par écrit , qui foit pareillement enregiftré & affiché , par l'Article 3. du mefme Titre

Tous affociez font obligez folidairement aux dettes de la focieté, quoy qu'il n'y en ait qu'un qui y ait figné, au cas qu'il ait figné pour la compagnie , & non autrement , par l'Article 7. C'eft pourquoy les affociez ne peuvent pas convenir par le Contract de focieté, qu'ils ne feront obligez pour les dettes de la focieté , que chacun pour la part qu'il eft dans la focieté , dautant qu'il eft de l'intereft public que les obligations foient folidaires , ainfi les contractans ne peuvent point contrevenir à cette Ordonnance , qui n'eft pas faite pour leur avantage.

Il faut neanmoins excepter les affociez en commandite , lefquels ne font obligez que jufques à la concurrence de la part pour laquelle ils font en la focieté , & pour la fomme qu'ils ont promis d'y apporter ; fuivant l'Art. 8.

Dans les focietez ordinaires le gain & la perte fe communiquent également entre les affociez , eü égard à la proportion geometrique , c'eft à dire que chacun des affociez reçoit le gain ou la perte, à raifon de la part qu'il a dans la focieté ; mais fouvent il fe fait des conventions particulieres entre les affociez , lefquelles empéchent cette égalité.

La convention touchant le gain & la perte doit eftre gardée, foit que par icelle il foit arrefté qu'un des affociez remportera une plus grande portion de gain , & ne fouffrira pas une plus grande

grande partie de la perte que les autres.

On peut auſſi convenir que l'un des contractans apportera dans la ſocieté de l'argent ou des marchandiſes, & que l'autre y contribuera ſeulement de ſon travail ou induſtrie, & que neanmoins le gain ſe partagera également: parce qu'il arrive ſouvent que l'induſtrie de l'un des aſſociez contribuë beaucoup plus au profit de la ſocieté, que l'argent ou les marchandiſes, par leſquelles les autres y ſeroient entrez. Mais s'il eſtoit convenu que l'un emporteroit tout le gain, & l'autre ſupporteroit toute la perte, cette convention ne ſeroit pas valable, eſtant contraire à la nature de la ſocieté & à l'équité.

Que ſi on eſtoit convenu du gain, & qu'on n'euſt point parlé de la perte, la convention eſtablie pour le gain, auroit lieu pour la perte, ou au contraire.

La ſocieté ſe diſſout par quatre manieres, à moins que les parties n'en ſoient convenuës autrement par le Contract.

I. Par la renonciation faite par un des aſſociez, ou de leur commun conſentement.

II. Par la mort d'un des aſſociez; car les heritiers ſuccedent bien aux droits des aſſociez dans la part qu'ils avoient dans la ſocieté, & pour obliger les autres d'en faire le partage avec eux, mais ils ne ſuccedent pas en leur place dans la ſocieté, à moins qu'il ne ſoit convenu autrement entr'eux. La raiſon eſt qu'on ne ſçait pas ſi les heritiers ſeront propres pour les affaires de la ſocieté, comme ceux qui l'ont contractée.

Quant aux ſocietez qui ſe contractent entre les gens d'affaires, ſouvent ils conviennent que les veuves & les heritiers n'auront aucun droit dans la ſocieté, afin par ce moyen que les affaires de la ſocieté ſoient ſecrettes, & ne ſoient point découvertes par des comptes & des partages qu'il faudroit faire du gain ou de la perte, leſquels ne ſe pourroient pas faire ſans de tres-grandes difficultez avant que la ſocieté fuſt finie. Ces ſocietez ne finiſſent point par la mort d'un ou de quelques-uns des aſſociez, mais elles ſe continuent entre les autres.

III. Par la fin de la ſocieté, c'eſt à dire quand l'affaire pour laquelle la ſocieté a eſté contractée eſt achevée.

IV. Par la ſaiſie, vente publique & confiſcation des biens d'un des aſſociez, parce que celuy qui n'a plus de biens ne peut plus demeurer en ſocieté.

Cette clause qu'il ne fera jamais permis aux contractans de fe départir de la societé, eft nulle dans les focietez ordinaires, eftant contre les bonnes mœurs, en ce qu'elle peut caufer des difcordes & des conteftations entre les affociez, lefquels ne pourroient point finir. Neanmoins on peut convenir que la focieté ne fe pourra diffoudre que dans un certain temps, & qu'auparavant il ne fera pas loifible à aucun des affociez de s'en départir.

Toute focieté doit contenir la claufe de fe foumettre à des arbitres, pour les conteftations qui pourront furvenir entre les affociez; mais quoy que cette claufe fût omife, elle eft fuppleée par la difpofition de l'Article 9. de la mefme Ordonnance, qui permet à un des affociez d'en pouvoir nommer, ce que les autres feroient tenus de faire, autrement le Juge en nommeroit d'office pour ceux qui en feroient refus.

Formule de Societé.

Furent prefens Jacques du Bois Marchand Mercier, Bourgeois de Paris, & Jeanne, &c. de luy authorifée à l'effet des prefentes, demeurant, &c. d'une part : Et François & Claude du Bois freres, leurs enfans, auffi Marchands Merciers demeurant en ladite maifon, & avec leurfdits pere & mere, d'autre part : lefquelles parties comparans ont fait & accordé enfemble de bonne foy les traitez, conventions, affociation & promeffes qui enfuivent : c'eft à fçavoir lefdits Jacques du Bois & fa femme, defirans procurer l'avancement de leurfdits enfans, pour leur bien, commodité & facilité la focieté d'entr'eux-deux, avoir & ont volontairement accordé & accordent aufdits François & Claude, ce acceptans, le bail à loyer, de ladite maifon & lieux où les parties font demeurantes, pour le temps de fix années entieres, commençant au premier jour de Janvier prochain, & qui finiront à pareil jour de l'année

pour en jouïr par eux audit titre, à la referve faite par lefdits bailleurs, de ce qu'ils occupent à prefent en ladite maifon, & ce moyennant la fomme de   de loyer, payable, &c. & aux charges qui enfuivent : fçavoir de la garnir de biens meubles, &c. & quand il plaira aufdits bailleurs de fortir & de fe retirer hors de ladite maifon, & de laiffer ce qu'ils y occupent aufdits François & Claude du Bois, en ce cas feront tenus d'augmenter ledit loyer de la fomme de   & par ces mefmes prefentes lefdits bailleurs ont delaiffé & delaiffent au profit defdits François & Claude leurs enfans , qui ont reconnu avoir eu en leur poffeffion toute la marchandife de mercerie eftant en la boutique & autres lieux de ladite maifon , contenuë par un Inventaire qui en a efté figné par les parties ce jourd'huy , & paraphé par les Notaires fouffignez *ne varietur* , annexé à la prefente minutte , montant & revenant au prix conftant & affuré a la fomme de vingt mille livres , dans laquelle font compris la valeur & eftimation des armoires , boëtes , comptoirs & autres uftancilles eftans dans ladite boutique & autres lieux de la maifon fervans à ladite marchandife de mercerie , de laquelle fomme lefdits bailleurs pere & mere , en ont accordé & accordent aufdits François & Claude leurs enfans , en avancement d'hoirie , la fomme de douze mille livres , qui feroit & eft pour chacun d'eux la fomme de fix mille livres , qu'ils feront tenus rapporter ou moins prendre en venant aux fucceffions futures de leurfdits pere & mere , & le furplus montant à la fomme de huit mille livres , lefdits François & Claude du Bois ont promis folidairement , &c. les bailler & payer à leurfdits pere & mere , & fans aucun profit , dans quatre années & en quatre payemens , le premier , &c. Et par ces mefmes prefentes , pour accommoder les affaires defdits François & Claude du Bois freres , & faire profiter lefdites marchandifes , ils fe font , par l'avis de leurfdits pere & mere , affociez & affocient enfemble , & l'un avec l'autre au fait , negoce & trafic de ladite marchandife , qu'ils exerceront en ladite maifon & lieux , à perte & à gain , pour le temps & efpace defdites fix années , commençant & finiffant à pareils jours que deffus , au fonds de laquelle focieté ils ont dés à prefent delaiffé & mis toute la fufdite marchandife contenuë audit inventaire , montant à ladite fomme de vingt mille livres , & fe partira le gain & profit par moitié , comme auffi également la perte , s'il en arrivoit , auquel fonds & focieté n'entreront , mais leur demeurera chacun en particulier les meubles qu'ils ont & auront en leurs chambres refpectivement , dont fera fait inventaire , qu'ils figneront & bailleront l'un à l'autre , pour eftre repris avec leurs habits , joyaux & autres meubles à leur ufage & de leurs femmes & enfans , quand il plaira à Dieu leur en donner , & ce outre leurdit fonds cy-deffus declaré : & fi lefdits affociez , ou l'un d'eux apporte & met audit fonds quelques autres fommes de deniers , fera tiré profit de ladite augmentation , à raifon de au profit de celuy qui aura mis lefdits deniers : Et n'entreront en cette communauté les heritages, rentes, revenus & autres biens & droits que lesdits associez ont ou auront cy-aprés en mariage, ou par successions ou autrement, qui leur pourroient ou à leurs femmes futures, écheoir & avenir, dont ils jouïront chacun en leur particulier. Seront les loyers de ladite maison, ensemble la dépense de bouche, tant desdits associez que de leurs femmes, enfans, nourrices, serviteurs & servantes, pris sur leurs profits, s'ils y peuvent satisfaire & suffire, sinon ce qui s'en défaudra sera pris sur ledit fonds. Mais pour ce qui leur conviendra debourser pour leurs affaires particulieres, soit pour habits, achats de meubles, gages de nourrices, frais & dépenses de maladies, & autres affaires & charges, n'estans de leur communauté, chacun d'eux sera tenu de les supporter, sans que ladite societé en soit tenuë. Promettant les parties, par eux garder & faire par leurs femmes garder toute foy & fidelité en ladite societé : & enfin de chacune année sera fait & arresté un bref inventaire de tout ce qui leur appartiendra en commun à cause de ladite societé, pour voir & reconnoistre l'estat d'icelle, partir ou porter respectivement le gain ou la perte, afin de les rendre égaux. Ne pourront lesdits associez pendant le temps de ladite societé faire aucun trafic à part & en son particulier, ny se separer & départir de ladite societé sans le consentement exprés & par écrit l'un de l'autre, à peine de   livres en pure perte contre le contrevenant, qui seront préalablement prises sur sa part & portion dudit fonds, sans aucun debat ny procez. Les dettes qui seront creées pour le fait de ladite marchandise pendant la societé, seront payées & acquittées sur le profit d'icelle, & s'il ne suffit, sur le fonds, encore que les cedules ne soient faites que par l'un d'eux, dont ils seront tenus de faire mention sur le livre d'achat qu'ils feront, lequel livre en fin de chaque page ou chaque achat, iceux associez signeront de leur main, afin qu'il ne s'y commette aucune fraude. Est traité & convenu que si en fin de la dissolution de ladite societé survient quelque differend à cause d'icelle, seront tenus lesdits associez de s'en rapporter à quatre notables Marchands, ausquels ils se soumettront, & qui pourront prendre un cinquiéme, tel qu'ils aviseront, pour juger & terminer ensemble ledit differend, lequel jugement ils seront tenus garder, entretenir & y satisfaire, à peine de   livres, payables par le contrevenant à l'acquiesçant, avant que de pouvoir estre receu appellant, & qui tourneront en pure perte audit contrevenant, &c.

Dissolution de societé.

Furent presens en leurs personnes Pierre de la Croix & Jacques du Clos, Marchands Drappiers, Bourgeois de Paris, demeurans, &c. d'une part ; & Nicolas Favier & Jean Caillot, aussi Marchands Drapiers & Bourgeois de Paris, demeurans en ladite maison, d'autre part : Disans lesdits comparans, que dés le   jour de Decembre 1675. ils auroient contracté societé & compagnie de negotiation de Marchandise de Drapperie pour le temps de six années finies au dernier jour du mois de Decembre dernier passé, aux clauses & conditions portées & contenuës audit Traité ; au fonds de laquelle societé & compagnie auroient lesdits Pierre de la Croix & Jacques du Clos mis & fourni de leurs deniers la somme de vingt-quatre mille livres pour les égaler à pareille somme, à laquelle montoient les Marchandises, deniers & effets aussi mis en ladite societé par lesdits Nicolas Favier & Jean Caillot. Et outré auroient lesdits Pierre de la Croix & Jacques du Clos encore mis & fourni la somme de neuf mille livres, dont ils auroient fait prest à ladite compagnie, comme il appert par obligation du   1677. toutes lesquelles sommes, deniers, Marchandises & effets de ladite societé & compagnie seroient demeurez, comme ils sont encore, entre les mains & puissance desdits Nicolas Favier & Jean Caillot, & estant ladite societé finie, comme dit est, le dernier jour du mois de Decembre dernier, & desirans les parties en faire la dissolution, compte & partage des effets, dettes actives & Marchandises d'icelle ; & considerans lesdits Pierre de la Croix & Jacques du Clos, que lesdits Nicolas Favier & Jean Caillot avoient une plus ample & assurée connoissance qu'eux desdites dettes & effets par le negoce, maniement & disposition, soin & correspondance qu'ils en auroient euë & prise plus particulierement, & ainsi le recouvrement & éclaircissement leur en seroit d'autant plus facile qu'à eux, qui ne s'y estoient pas employez si exactement ny si soigneusement, & s'en estoient confiez & rapportez pendant ladite societé pour la plufpart à la bonne foy, soin & diligence desdits Nicolas Favier & Jean Caillot, en forte que ledit partage leur feroit plus onereux que profitable. Ces raisons ont meu lesdits Pierre de la Croix & Jacques du Clos à délaisser & quitter ausdits Nicolas Favier & Jean Caillot le total fonds de ladite societé, & sur ce les parties ont fait le traité & accord qui ensuit.

C'eſt à ſçavoir, que auſdits Nicolas Favier & Jean Caillot ſeuls
demeureront & appartiendront pour le total tous les effets, Marchandiſes, dettes, creances, & autres droits & profits que leſdits
Pierre de la Croix & Jacques du Clos pouvoient pretendre, & leur
appartenoient en ladite ſocieté, intereſt de ladite ſomme de neuf
mille livres, & autres choſes generalement quelconques d'icelle
ſocieté & compagnie d'entr'eux, à quelque ſomme que le tout
puiſſe monter, & en quelque part qu'ils puiſſent eſtre, tant dedans que hors du Royaume, ſans en rien reſerver ny excepter
par leſdits Pierre de la Croix & Jacques du Clos ; & en tant que
beſoin eſt ou ſeroit, pour les parts & portions que leſdits Pierre
de la Croix & Jacques du Clos pourroient avoir & pretendre
auſdits effets, Marchandiſes, dettes & autres droits, profits &
intereſts, & choſes de ladite ſocieté, ils en ont fait ceſſion & tranſport auſdits Nicolas Favier & Jean Caillot, ſans toutefois aucune
garantie, mais à leurs riſques, perils & fortunes, ſe contentant
leſdits Nicolas Favier & Jean Caillot deſdits effets & facultez
eſtant en l'état qu'ils ſont, & de la ſolvabilité des debiteurs, pour
avoir par eux adminiſtré & exercé pour la pluſpart ladite compagnie depuis le commencement d'icelle, juſqu'à preſent qu'elle
demeure diſſoluë & finie, pour de tout joüir & diſpoſer, &c. &
en ce faiſant, leſdits Pierre de la Croix & Jacques du Clos ont
remis & quitté auſdits Nicolas Favier & Jean Caillot ladite ſomme
de vingt-quatre mille livres par eux miſe & fournie au fonds de
ladite ſocieté, même ladite ſomme de neuf mille livres dont ils
auroient fait preſt à icelle ſocieté, & portée par ladite obligation
du, &c. conſentant que les minutes & groſſes deſdits Traité & Obligation ſoient nulles & déchargées, à la charge & reſerve toutefois
de l'hypotheque. Cette remiſe, ceſſion & tranſport faits moyennant la ſomme de quarante-cinq mille livres, qui eſt pour leſdits
profits & intereſts la ſomme de vingt-quatre mille livres, dont
leſdits Pierre de la Croix & Jacques du Clos ſe ſont contentez, encore que pour leſdits profits de ladite ſocieté il leur en pourroit appartenir davantage, ladite ſomme totale payable ſolidairement ſur
tous les biens deſdits Nicolas Favier & Jean Caillot en trois payemens, ſçavoir quinze mille livres dans, &c. ſans forme ny figure
de procés, ſommation ny interpellation, aux dépens, perils & fortunes deſdits Nicolas Favier & Jean Caillot, franchement & quittement de toutes dettes de ladite ſocieté & compagnie, le tout à
peine

peine de tous dépens, dommages & interefts, fans préjudice aufdits Pierre de la Croix & Jacques du Clos de tout ce que lefdits
Nicolas Favier & Jean Caillot leur doivent & ont manié d'ailleurs des affaires particulieres defdits Pierre de la Croix & Jacques
du Clos, dont les comparans ont ce jourd'huy arrefté compte à
l'amiable, par un eftat figné d'eux, dont ils ont retenu chacun autant, & qui ont efté paraphez par les Notaires fouffignez *ne varietur*, par lequel compte lefdits Nicolas Favier & Jean Caillot fe font
trouvez reliquataires & redevables envers lefdits Pierre de la Croix
& Jacques du Clos de la fomme de
laquelle fomme de   ils ont auffi promis folidairement payer, &c. Promettant en outre lefdits Nicolas
Favier & Jean Caillot, garantir, fournir & faire valoir aufdits
Pierre de la Croix & Jacques du Clos, les parties couchées par ledit eftat de compte, & par eux baillées à recouvrer au profit defdits Pierre de la Croix & Jacques du Clos, fur les particuliers y
dénommez, au cas qu'ils n'en foient bien & deuëment fatisfaits,
& fans que pour ledit recouvrement ils foient tenus faire aucune
pourfuite ou diligence, finon une fimple fommation, & ayans lefdits Nicolas Favier & Jean Caillot payé entierement lefdites quarante-cinq mille livres d'une part, & lefdits vingt mille livres, d'autre, ils feront & demeureront quittes & déchargez à toûjours de
tout le maniement qu'ils ont eu, tant pour la fufdite focieté, que
pour les autres affaires particulieres defdits Pierre de la Croix &
Jacques du Clos, jufques à ce jour, & en confequence demeureront nuls tous papiers, miffives & refcriptions que les parties pourroient avoir les uns des autres, concernans ladite focieté & nego-
ciation fufdite, &c. Car ainfi, &c.

De la Procuration.

L A Procuration eft un Contract qui fe fait lorfque quelqu'un
entreprend de gerer & adminiftrer gratuitement les affaires
d'autruy, de fon confentement.

La Procuration eft generale ou fpeciale : la generale eft un pouvoir de faire generalement tout ce qui concerne les affaires de celuy qui la donne, ou au moins une certaine affaire. La fpeciale eft
un pouvoir fpecial de faire ce que le mandataire ne pourroit pas

faire par une Procuration generale : Par exemple , celuy qui a une Procuration generale d'adminiftrer une terre appartenante à celuy qui luy a donné cette Procuration , & de la pouvoir donner à ferme ; & enfin de pouvoir faire tout ce qu'il trouvera à propos pour cette Terre , n'a pas la faculté de l'aliener , de l'hypoteqüer, de tranfiger pour quelques droits prétendus fur icelle , ny enfin de faire d'autres actes qui pourroient diminuer les droits du proprietaire , & pour cet effet il a befoin d'une Procuration fpeciale. Et nous ne recevons point en France les Procurations qui donnent tout pouvoir, qu'on appelle Procuration *cum libera* ; parce qu'elles pourroient caufer de grandes pertes à ceux qui les donneroient, fans en connoiftre les effets.

La Procuration fe fait ou *ad lites* , ou pour d'autres affaires.

La Procuration finit par trois manieres : la premiere eft la revocation de la Procuration , ce qui a lieu auffi pour la Procuration *ad lites*. La deuxiéme eft, la mort d'une des parties : Et la troifiéme eft la renonciation à la Procuration faite par le mandataire, pourveu qu'elle fe faffe en temps & lieu , & fans qu'elle puiffe caufer préjudice à celuy qui l'a donnée.

On peut faire & donner des Procurations pour toutes fortes d'affaires , pour faire & paffer des Contracts, pour l'execution d'iceux, & enfin on en peut faire prefque d'autant de fortes qu'on peut faire d'affaires differentes ; car ce qu'on peut faire foy mefme , on le peut faire par un autre en vertu d'une Procuration. Nous rapporterons icy plufieurs exemples de Procurations , foit *ad lites* , ou d'autres.

Procuration ad lites.

Aujourd'huy eft comparu pardevant les Notaires , &c. Maiftre Claude Favre , &c. demeurant, &c. lequel a fait & conftitué fon Procureur Maiftre , &c. Procureur au Parlement, pour occuper en toutes les caufes dudit conftituant meuës & à mouvoir , tant en demandant qu'en deffendant , foit pardevant Noffeigneurs de Parlement , Requeftes du Palais, ou autres Jurifdictions de l'enclos dudit Palais, contre toutes perfonnes & pour quelques caufes que ce foit , fournir exceptions , défenfes , écrire , produire & contredire, & generalement , &c. Fait & paffé , &c.

Autre.

Fut prefent en fa perfonne Claude , &c. demeurant , &c. lequel
a fait & conftitué fon Procureur Maiftre , &c. Procureur au Parlement , pour plaider , fournir défenfes , exceptions , écrire , produire , contredire en la caufe , &c. appeller , élire domicile , &c.

Peocuration fur une inftance de feparation de biens.

Fut prefent Jacques Michel , &c. lequel a fait & conftitué Maiftre , &c. Procureur au Chaftelet , pour plaider , &c. oppofer , &c.
appeller , élire domicile , fubftituer , &c. & par pouvoir fpecial
comparoir pardevant Monfieur le Prevoft de Paris , ou fon Lieutenant Civil au Chaftelet , à l'affignation qui luy a efté donnée en
feparation de biens à la requefte de Damoifelle Marie , &c. fa femme , & pardevant tous autres Juges & Commiffaires qu'il appartiendra , & là dénier les faits expofez par ladite Damoifelle Marie,
par fa Requefte du   jour   contefter , défendre contre lefdits faits , demander que ladite Damoifelle foit
deboutée de fes conclufions , avec dépens , dommages & interefts,
& generalement , &c. Promettant.

Procuration pour s'oppofer aux Criées & adjudication par decret.

Fut prefent Maiftre Jacques , &c. lequel a fait & conftitué fon
Procureur Maiftre   Procureur au Chaftelet de Paris , auquel il a donné pouvoir & puiffance de s'oppofer
au nom du conftituant , aux criées , vente & adjudication par decret , qui fe pourfuivent audit Chaftelet de la Terre , &c. fife , &c.
à la requefte de Maiftre Jean , &c. pour les caufes & raifons qu'il
deduira en temps & lieu , & eftre confervé en fes droits de priorité
d'hypotheque , & autres droits qu'il a fur ladite , &c.

Pour fureté , confervation & payement de la fomme de
              deuë audit Maiftre Jacques , &c.
pour argent prefté , contenu en la promeffe dudit , &c. interefts
de ladite fomme , frais & dépens , de tout en quoy ledit , &c. a efté
condamné envers ledit Maiftre Jacques , par Sentence , &c. & outre pour eftre confervé en fes droits d'hypotheques & autres raifons & actions.

Procuration pour intervenir en une instance.

Fut present Maistre Pierre , &c. lequel a fait & constitué son Procureur general & special Maistre , &c. Procureur en la Cour de Parlement, auquel il a donné pouvoir de pour luy & en son nom intervenir en l'instance pendante en ladite Cour en la premiere Chambre des Enquestes, entre M. Jacques , &c. d'une part : & Claude & Jean , &c. d'autre, pour raison de , &c. & là déduire & fournir ses moyens d'intervention , suivant les pieces & memoires que ledit sieur constituant en a baillez à sondit Procureur, demander communication de ladite instance , écrire , produire , contredire , plaider , &c. opposer , &c. élire domicile , &c. substituer , &c. & generalement , &c.

Promesse d'indemnité de ladite Procuration , comme ce n'est que pour faire plaisir.

Fut present Maistre Claude le Bel , &c. où il a élû son domicile irrevocable pour l'execution des presentes , lequel a reconnu & confessé qu'à sa priere & requeste & pour luy faire plaisir, Maistre Pierre , &c. a ce jourd'huy passé Procuration pardevant les Notaires soussignez, le nom du Procureur en blanc , pour intervenir en certaine instance pendante en la Cour de Parlement en la premiere Chambre des Enquestes , entre M. Jacques , &c. d'une part : & Claude & Jean , &c. d'autre, pour raison , &c. & pour demander communication de ladite instance , y déduire & fournir ses moyens d'intervention , ainsi qu'il est plus au long porté par ladite Procuration : A cette cause ledit Claude , &c. a promis , sera tenu & obligé, promet & s'oblige par ces presentes audit M. Pierre , &c. à ce present & acceptant, de l'acquiter , garantir & indemniser de l'effet & évenement de ladite Procuration, & de toutes pertes , dépens , dommages & interests qu'il en pourroit encourir , mesme de luy rendre & payer tout ce qu'il en auroit payé & déboursé , incontinent le cas avenant , &c.

Procuration pour s'inscrire en faux.

Fut present , &c. lequel a fait & constitué son Procureur Maistre , &c. Procureur au Parlement, auquel il a donné pouvoir & puissance de pour luy & en son nom s'inscrire en faux au Greffe de ladite Cour , & par tout où il appartiendra , contre certaine pretenduë quittance qu'on prétend avoir esté passée par défunt Jean de Laval, &c. pere dudit constituant, au profit de Jacques, &c. de la somme de   pardevant les Notaires de la Ville de   le   jour   de laquelle prétenduë quittance produite par Claude au procez d'entre luy & ledit constituant, en son inventaire de production sous la cotte F. troisiéme piece de ladite cotte, fournir moyens de faux, les faire recevoir & admettre, reproches, témoins & Experts, écrire, produire & contredire, plaider, &c. opposer &c. élire domicile, &c. substituer, &c. & generalement faire en ladite instance & poursuite tout ce qui sera requis & necessaire jusques au jugement de ladite instance, & tout ainsi que ledit sieur constituant feroit s'il estoit present en personne, &c. Promettant, &c. avoir agreable, &c. & de tout indemniser ledit Procureur & ses substituez sous l'obligation de ses biens, &c.

Procuration pour transiger d'un procez.

Fut present Claude, Jean, Marie & Nicole, &c. tous freres & sœurs, enfans & heritiers de défunt Maistre Jacques, &c. lesquels ont fait & constitué, &c. auquel ils ont donné pouvoir de pour eux & en leurs noms, comme heritiers susdits, transiger, traiter & accorder du procez pendant entr'eux, esdits noms, en la Cour de Parlement, au rapport de Monsieur   Conseiller en icelle en ladite Grand' Chambre, & Claude & Marie, &c. pour raison des heritages contentieux entr'eux, charges & servitudes qu'ils prétendent l'un sur l'autre, convenir d'Esperts pour la visitation des lieux, & rapport de l'estat d'iceux, convenir & nommer Arbitres pour juger & terminer à l'amiable ledit procez, écrire, produire & contredire, le tout selon & ainsi que ledit Procureur avisera bon estre, recevoir, payer ou promettre payer s'il y échet, les sommes de deniers ausquelles aura esté convenu & accordé, passer tous contracts, transactions, promesses, quittances, remises, & autres actes que besoin sera, & à l'entretenement d'iceux, & de tout ce qui sera fait, y obliger lesdits constituans solidairement ou separément, faire toutes sommations, protestations, offres, poursuites, & autres actes de Justice qui seront requis, promettre faire ratifier lesdits constituans tout ce qui sera fait, élire domicile, &c. & generalement faire en ce que dessus & ce qui en dépend tout ce qui sera necessaire, & comme eux constituans feroient s'ils y estoient presens en personnes , &c.

Procuration pour vendre.

Furent presens Jean , &c. & Marie , &c. sa femme , de luy authorisée pour faire & passer ce qui ensuit; demeurans à Paris , &c. lesquels ont fait & constitué leur Procureur general & special Nicolas , &c. auquel ils ont donné pouvoir & puissance de , pour eux , & en leurs noms & avec ledit Nicolas , ensemblement & solidairement ou separément , vendre , ceder & transporter , & promettre pour lesdits constituans à leur égard l'un pour l'autre , chacun d'eux seul pour le tout , sans division ny discussion , renoncer aux benefices & exceptions desdits droits , garantir de tous troubles & autres empeschemens generalement quelconques , à telles personnes , pour tel prix , charges , clauses & conditions que ledit Nicolas trouvera bon estre , une maison , court , jardin , & lieux joignans & entretenans ensemble , avec vingt arpens de terres labourables en plusieurs pieces , le tout situé au Village & terroüer de   qui seront designez plus particulierement , & par tenans & aboutissans , & suivant les anciens & nouveaux titres , partages & baux , ausdits constituans du propre de ladite Marie , & audit Nicolas appartenans , chacun par moitié , comme seuls enfans & heritiers de défunt tel leur pere ; recevoir le prix de ladite vente , en faire & passer contract & bailler quittances pardevant Notaires , & à la garantie & entretenement , y obliger lesdits constituans solidairement comme dessus , mesme avec ledit Nicolas leur frere & Procureur , aussi solidairement ou separément , ainsi qu'il avisera , avec tous & chacuns leurs biens meubles & immeubles , presens & à venir , élire domicile , &c, & generalement faire en ce que dessus & qui en dépend tout ce qui sera requis & necessaire , & comme lesdits constituans feroient , &c.

Autres clauses.

Vendre , &c. moyennant la somme de
de prix principal , francs deniers aux vendeurs , plus à la charge de dix livres de rente & fondation deuës à l'Eglise & Fabrique dudit lieu , & des droits de cens , & autres droits Seigneuriaux que lesdites maison & heritages peuvent devoir au Seigneur dudit lieu ; & encore à la charge du bail à loyer fait desdits lieux à Jacques , &c. dont reste , &c.

Procuration pour vendre droits successifs.

Fut present , &c. lequel a fait & constitué son Procureur general & special ; &c. auquel il a donné pouvoir & puissance de, pour luy & en son nom vendre, ceder, & delaisser à un tel son pere ou autre personne, pour telle somme , charges , clauses & conditions que ledit Procureur avisera ; tous & tels droits successifs , mobiliaires & immobiliaires , frais & loyers dûs & échûs du passé jusques au jour du contract , consistant en portions de maisons & heritages assis au Village & terroüer de , &c. & en tous autres biens quelconques , de quelque valeur, estimation & situation qu'ils puissent estre , sans aucune chose en retenir ny reserver par ledit constituant , à luy appartenant, du propre de , &c. & à luy avenu & écheu par le decez de   pere dudit constituant , à la charge de par l'acquereur , outre le prix, acquitter ; garantir & indemniser ledit constituant de toutes dettes & hypotheques qui pourroient estre deuës & pretenduës contre la succession dudit défunt , & sur lesdits droits successifs, frais funeraires d'iceluy défunt , & de toutes autres charges quelconques , le tout tant en principaux , qu'arrerages & interests dont on pourroit faire demande & action audit constituant , en quelque sorte & maniere que ce soit.

Procuration pour faire échange.

Fut present Jacques , &c. & Marie , &c. sa femme , de luy autorisée , demeurant, &c. lesquels ont fait & constitué leur Procureur general & special , Claude , &c. auquel lieu ils ont donné pouvoir & puissance de pour eux & en leurs noms acquerir de Jean , &c. & de Nicole , &c. sa femme , demeurant &c. qui luy bailleront, cederont & delaisseront en titre d'échange ; & luy promettront solidairement , & sans division , &c. garantir de tous troubles , dettes, hypotheques , évictions , & autres empeschemens generalement quelconques ; une maison sise , &c. ruë , &c. Paroisse , &c. tenans & aboutissans , &c. appartenant audit Jean & sa femme , du propre de ladite femme & à elle avenuë par le decez de , &c. & par partage, &c. à la charge des cens & droits Seigneuriaux , & de telles rentes & arrerages , &c. & en contre-échange de ladite maison, lesdits constituans donnent pouvoir à leurdit Procureur , de bailler , ceder & delaisser audit Claude & sa femme, avec pareille promeſſe de garantir , ſolidaire & reciproque , une maiſon ſiſe , &c. *comme deſſus.* Plus cent livres de rente deuës & conſtituées audit Jacques par Pierre & Magdelaine ſa femme , &c. pour la ſomme de deux mille livres de principal ſur leurs heritages & biens , par contract paſſé pardevant , &c. Notaires , &c. le jour , &c. Plus , deux cens livres de rente , & le tout appartenant auſdits conſtituans , ſçavoir ladite maiſon , & ladite rente de cent livres , du propre de ladite femme , & ladite rente de deux cens livres , &c. de leur acquiſition. Et ſera ledit échange fait pour jouïr des choſes échangées du jour du Contract , & des arrerages des rentes , &c. ſans aucune ſoulte ny retour faits par l'une des parties , à la charge des cens & droits Seigneuriaux par chacune deſdites parties par qui dûs ſeront.

Quand c'eſt à la charge de ſoulte ou retrait , il faut dire :

Moyennant telle ſomme de ſoulte & retour que leſdits conſtituans payeront comptant par les mains de leurdit Procureur auſdits Jacques & Marie ſa femme , élire domicile , &c. & au ſurplus à telles charges , clauſes & conditions que ledit Procureur aviſera avec iceux Jacques & ſa femme , paſſer tous contracts , & ſtipuler toutes quittances & autres actes , & generalement de faire , &c.

Procuration pour emprunter deniers à rente , ou par obligation.

Furent preſens Charles , &c. & Marie ſa femme , de luy autoriſée , demeurant , &c. leſquels ont fait & conſtitué leur Procureur general & ſpecial Jean , &c. auquel ils ont donné pouvoir & puiſſance de prendre & emprunter pour eux juſques à la ſomme de dix mille livres , d'une ou de pluſieurs perſonnes , ſoit par Contract de conſtitution de rente à raiſon de l'Ordonnance , par Obligations ou autrement , pour employer ladite ſomme aux frais du procez , vacations & épices d'iceluy , qu'ils ont en la Cour de Parlement contre Pierre , &c. & conſorts , & pour autres affaires qu'ils ont en ladite Ville de Paris , recevoir ladite ſomme , ou autre qui ſera empruntée , promettre ſolidairement la rendre & payer , ou de payer & continuer la rente qui en ſera créée , le tout dans tel temps , à tels termes & lieux , ſelon & ainſi que ledit Procureur aviſera , paſſer contracts de conſtitutions & obligations , & autres actes & conditions qui ſeront accordées , & à la garantie , payement , reddition de la ſomme , & condition de la rente , y obliger leſdits conſtituans l'un pour l'autre , & chacun d'eux ſeul pour le tout,

tout, fans divifion ny difcuffion, renoncer aux .benefices & exceptions defdits droits, avec tous & chacuns leurs biens meubles & immeubles, prefens & à venir, fpecialement leur maifon où ils font demeurans, fife ,.&c. & la terre de, &c. à eux appartenans , élire domicile, & generalement faire, &c. promettant avoir agreable & ratifier tout ce qui fera fait par ledit Procureur toutes & quantes fois qu'ils en feront requis ; obligeant, &c.

Procuration pour receVoir une fomme , & pourfuivre.

Fut prefent Pierre, &c. lequel a fait & conftitué fon Procureur , &c. auquel il donne pouvoir de recevoir de Jean la fomme de deux mille livres, deuë audit conftituant par ledit Jean, contenuë en fa promeffe du   jour de
pour les caufes y mentionnées, du receu fe tenir content, & en bailler telle quittance qu'il appartiendra, & au refus de payement, le faire affigner pardevant, &c. obtenir Sentence diffinitive, bailler caution, fi befoin eft, & faire executer les Sentences par execution, faifie & vente de biens meubles & immeubles dudit Jean, bailler main-levée, plaider, appeller, élire domicile, fubftituer, &c.

Procuration pour receVoir le rachat d'une rente.

Fut prefent Claude, &c. lequel, &c. auquel il a donné pouvoir & puiffance de recevoir de Jacques, &c. & de tous autres qu'il appartiendra, le rachat & fort principal de cent livres de rente, enfemble les arrerages qui en feront dùs au jour dudit rachat, frais, dépens, & loyaux coufts audit conftituant appartenans : Et luy a efté ladite rente cedée & tranfportée par Nicolas, &c. & fa femme, par Contract, &c. auquel Nicolas ladite rente a efté venduë & conftituée par ledit Jacques & fa femme, par contract paffé pardevant   Notaires au Chaftelet de Paris, le   jour &c. du receu fe tenir content, & en faire, bailler, confentir toutes quittances & décharges qu'il appartiendra, rendre lefdits contracts de conftitution, tranfport, titre nouvel, & autres pieces que ledit conftituant a & dont ledit Procureur fera porteur, confentir les minutes, & toutes autres pieces, f. ifant mention de ladite rente, eftre déchargées : & en cas que lefdits debiteurs ne veulent faire ledit rachat, les pourfuivre afin de paffer titre nouvel de ladite rente audit conftituant, les contraindre auffi au payement des arrerages par faifie & vente de leurs biens, bailler main-levée, &c. comme en la precedente.

Procuration pour bailler à ferme, & recevoir les loyers échûs.

Fut present Jean, &c. lequel a fait & constitué, &c. auquel il a donné pouvoir & puissance de pour luy & en son nom bailler à ferme & loyer, prix d'argent & moisson de grain pour neuf années, qui commenceront au jour de saint Martin d'hyver prochain, à Pierre, &c. ou à telle autre personne, la Terre & Seigneurie de, &c. & heritages qui en dépendent, qui seront designez par pieces, situations, tenans & aboutissans, assis en la Paroisse de, &c. audit sieur constituant aappartenant : & ce moyennant la somme de mille livres, dix septiers de bled méteil provenant desdites Terres, & six chapons, le tout de ferme & loyer par chacun an, payable à tels termes & lieux qu'il sera avisé, & au surplus à telles charges, clauses & conditions que ledit Procureur accordera avec les preneurs, en passer bail pardevant les Notaires : Plus, recevoir les loyers & fermes desdites Terres & heritages dûs de reste par ledit Pierre, & échûs de tout le passé jusques au jour saint Martin d'hyver prochain, en bailler quittance, faire satisfaire & accomplir par ledit Pierre & sa femme toutes les charges, clauses & conditions ausquelles il est obligé par son bail dés à present, & audit jour saint Martin d'hyver, lors qu'il sortira de ladite ferme, faire toutes contraintes & poursuites, saisies & arrests, & autres voyes de Justice deuës & raisonnables contre ledit Pierre & sa femme, donner main-levée, élire domicile, &c.

Procuration pour recevoir une Lettre de Change.

Fut present Claude, &c. lequel a fait & constitué son Procureur general & special François, &c. auquel il a donné pouvoir de recevoir la somme de   du sieur Pierre Marchand, &c. suivant la Lettre de Change tirée sur luy par le sieur Jacques, payable audit constituant, ou à son ordre, en datte à Lyon du premier Aoust 1679. du receu se tenir content, & en bailler quittance & décharge valable, & rendre ladite Lettre, & au refus de payement faire sommer & contraindre ledit sieur Pierre, & protester contre luy de tous dépens, dommages & interests, de renvoyer ladite Lettre audit sieur Jacques, de prendre ladite somme à change & rechange, pour tels lieux, places, temps, & aux risques & dépens de qui il appartiendra,

Des Conventions entre particuliers.

ON peut mettre au rang des Contracts les conventions entre particuliers, qui ont du rapport avec les Contracts de vente & de loüage, comme les marchez qui se font avec des Ouvriers, ou les conventions pour Apprentissages d'Artisans, dont il est à propos de mettre les formules en ce lieu.

Brevet d'Apprentissage.

Fut present Jacques ; &c. demeurant, &c. lequel pour le profit & l'avancement de Jacques, &c. son fils âgé de quinze ans ou environ, a reconnu & confessé l'avoir baillé & mis en service & apprentissage de ce present jour jusques à trois ans aprés ensuivans finis & accomplis avec Guillaume
Maistre Cordonnier Bourgois de Paris, y demeurant, &c. à ce present & acceptant, qui l'a pris & retenu pour son serviteur & apprenty pendant ledit temps, auquel durant iceluy il a promis & promet montrer & enseigner sondit métier de Cordonnier, autant qu'il luy sera possible, & outre luy fournir & livrer son boire, manger, feu, lit, giste & luminaire, & le traiter doucement & humainement, comme il appartient, pendant ledit temps ; à la charge que ledit bailleur son pere l'entretiendra d'habits, linges & chaussures aussi pendant ledit temps : En faveur & consideration duquel apprentissage les parties ont convenu & accordé ensemble à la somme de trois cent livres ; sur laquelle somme ledit preneur a confessé avoir eu & receu la somme de cent livres presentement baillée, comptée & délivrée en la presence des Notaires soussignez, en Loüis d'or, &c. dont ledit preneur se tient content & en a quitté & quitte ledit bailleur & tous autres, & le surplus montant à la somme de deux cent livres, ledit bailleur a promis, sera tenu & s'oblige les bailler & payer audit preneur ou au porteur des presentes en sa maison à Paris en deux payemens égaux, le premier de la somme de cent livres d'huy en un an au premier jour du mois de May 1682. & l'autre de pareille somme de cent livres restante à payer de ladite somme de trois cens livres, dans l'année suivante 1683. au premier jour du mois de Mars. A ce faire estoit present ledit Jacques apprenty, qui a agreé le present apprentissage, a promis servir ledit preneur son maistre, dans l'art & métier

de Cordonnier, & faire toutes autres chofes licites & honneftes qu'il luy commandera, bien & fidelement luy obeïr, faire fon profit, éviter fon dommage, l'en avertir s'il vient à fa connoiffance, fans s'abfenter ny aller ailleurs fervir pendant ledit temps : & en cas de fuite & abfence, ledit bailleur fon pere promet le chercher & faire chercher par la Ville & Banlieuë de Paris, & le ramener, s'il le peut trouver, pour parachever le temps qui pourra refter de fondit prefent apprentiffage : & de plus, fon pere l'a certifié de toute loyauté & fidelité. Car ainfi a efté accordé & convenu entre les parties. Promettans, &c. obligeans, &c. chacun endroit foy, & ledit Apprenty fon corps, &c. renonçant, &c.

Apprentiffage d'un Garçon qui s'oblige luy-mefme.

Fut prefent Jacques, &c. âgé de, &c. natif de, &c. fils de, &c. vivant, &c. demeurant, &c. lequel pour fon profit faire & apprendre à gagner fa vie, a reconnu & confeffé s'eftre mis en fervice & apprentiffage du premier jour du prefent mois de Février, auquel jour il eft entré au fervice de fon maiftre cy aprés nommé, jufques à trois ans aprés enfuivans finis & accomplis, avec Pierre, &c. Maiftre Cordonnier à Paris, y demeurant ruë, &c. à ce prefent & acceptant, qui l'a pris & retenu pour fon ferviteur & apprenty, auquel pendant ledit temps il promet montrer & enfeigner autant qu'il fera en fon pouvoir ledit métier de Cordonnier, la marchandife d'iceluy, & tout dont il fe méle & entremet, luy fournir, &c. *comme auparavant.*

Remife d'une année d'apprentiffage.

Fut prefent Charles &c. Maiftre Cordonnier à Paris, demeurant, &c. lequel en confideration de ce que Jacques, &c. ce jourd'huy obligé avec luy par brevet d'apprentiffage, paffé pardevant Notaires au Chaftelet de Paris, le fçait travailler audit métier, & du fervice qu'il efpere recevoir de luy, a remis & remet par ces prefentes audit Jacques fon apprenty, la derniere année des trois portées audit brevet, commençant le & finiffant à pareil jour, &c. fans neanmoins qu'il puiffe aller fervir chez d'autres Maiftres qu'aprés ladite derniere année paffée & expirée : pour laquelle derniere année remife, ledit Charles promet bailler & payer audit Jacques fon apprenty la fomme de cent livres, pour s'entretenir honneftement, au fur & à mefure qu'il en aura affaire pendant ledit an, outre fes nourritures, qui luy feront fournies par fond.t maiftre, qui le traitera doucement & humainemei t comme il appartient, ainfi qu'il eft obligé par ledit brevet, & fans au furplus déroger à iceluy.

Autres Claufes.

Pendant laquelle derniere année cy-deffus remife, ledit Charles fon Maiftre promet de le payer de fon ouvrage & travail qu'il luy baillera à faire, au prix & ainfi que les Compagnons dudit métier ont accoûtumé d'eftre payez, moyennant quoy ledit Jacques apprenty fe nourrira & entretiendra à fes dépens de ce qu'il gagnera, & fondit Maiftre luy fournira de lit feulement en fa maifon. Promettant, &c.

Quittance de la fomme portée par le Brevet d'apprentiffage.

Ledit Charles nommé au Brevet d'apprentiffage écrit en l'autre part, a declaré & reconnu que ledit Jacques fon apprenty, auffi y nommé, l'a bien, utilement & fidelement fervi pendant les trois années portées audit brevet, dont il fe contente & en quitte & décharge fondit apprenty, confentant & accordant qu'il aille fervir où bon luy femblera, comme Compagnon dudit métier, dont & ce que deffus ledit apprenty a requis acte aux Notaires fouffignez, à luy octroyé, pour luy fervir & valoir en temps & lieu, ainfi que de raifon. Fait, &c.

Defiftement d'un Contract d'Apprentiffage.

Furent prefens Jean, &c. Maiftre Cordonnier à Paris, d'une part: & Jacques, &c. & fon fils, apprenty dudit Jean, d'autre part, lefquelles parties volontairement fe font par ces prefentes defiftées & defiftent refpectivement du Brevet d'apprentiffage dudit Jacques, fait avec ledit Jean pardevant. Notaires, le   jour, &c. veulent, confentent & accordent reciproquement que ledit Brevet foit & demeure nul comme non fait, & fans dépens, dommages & interefts pretendus de part ny d'autre, fe quittans lefdites parties l'une l'autre de toutes chofes generalement quelconques pour ce regard du paffé jufques à huy, aprés toutefois que ledit apprenty a declaré avoir renoncé & renonce par cefdites prefentes audit métier de Cordonnier, &c.

Tranfport du Brevet de l'Apprenty à un autre Maiftre du mefme métier.

Fut prefent Charles, &c. Maiftre Cordonnier, &c. lequel a re connu & confeſſé avoir cedé & tranſporté par ces preſentes à Michel , &c. auſſi Maiſtre Cordonnier , demeurant , &c. à ce preſent & acceptant , le Brevet d'apprentiſſage de Claude , &c. apprenty & obligé avec ledit Charles , paſſé pardevant Notaires , le jour , &c. duquel reſte à expirer deux années , à compter de ce jourd'huy , à la charge de ſatisfaire par ledit Michel à toutes les charges , clauſes & conditions portées audit Brevet , ce qu'il a promis faire , aprés qu'il a dit le bien ſçavoir pour en avoir eu la lecture & communication , & lequel Brevet eſtant en parchemin , ledit Charles a preſentement baillé & mis és mains dudit Michel , lequel il a ſubrogé en ſon lieu & place. Ce fait en la preſence & du conſentement du pere dudit apprenty à ce preſent : Lequel apprenty a promis ſervir ledit Michel à preſent ſon Maiſtre , bien & fidellement obeïr à ſes commandemens honneſtes & licites , & s'eſt ſoumis à toutes les charges & conditions portées audit Brevet , & ainſi qu'il eſt porté vers ledit Charles. Comme auſſi ledit pere a promis & certifié ledit apprenty ſon fils de toute loyauté & fidelité : & outre en cas de fuite & abſence , &c.

Furent preſens Claude & Jean , &c. Maiſtres Cordonniers à Paris , à preſent Jurez dudit métier , demeurans ſçavoir ledit Claude , &c. leſquels ſuivant le jugement & avis de noble homme , &c. Subſtitut de Monſieur le Procureur du Roy au Chaſtelet de Paris , ce jourd'huy donné ſur les differends meus entre Pierre , &c. auſſi Maiſtre de ladite vacation , & Charles &c. ſon apprenty , & en la preſence & du conſentement deſdits Pierre & Charles à ce preſens , ont reconnu & confeſſé avoir & ont cedé & tranſporté par ces preſentes , à Paul , &c. pareillement Maiſtre , &c. y demeurant , &c. à ce preſent & acceptant , le Brevet d'apprentiſſage dudit Pierre , paſſé pardevant Notaires , &c. pour quatre années , dont reſte à expirer deux années , à compter de ce jourd'huy , à la charge de ſatisfaire par ledit Paul à tout le contenu audit Brevet , ainſi que ledit Pierre eſt obligé par iceluy , duquel lecture luy a eſté preſentement faite par l'un des Notaires ſouſſignez , l'autre preſent , & ledit Brevet eſtant en parchemin preſentement baillé & mis és mains dudit Paul , qui a dit le bien ſçavoir & entendre , &c. Au moyen de quoy ledit Pierre

a prefentement rendu .& payé audit Paul , qui a receu de luy la
fomme de   faifant partie de la fomme
de   portée par ledit Brevet : laquelle
fomme de   lefdits Jurez ont eftimé devoir
eftre ainfi renduë , eu égard au temps que ledit apprenty a fervi
ledit Pierre , dont ledit Paul s'eft tenu content , &c.

Touchant les Brevets d'apprentiffage , il faut obferver que les
Tailleurs ne prennent point d'apprentis s'ils ne font de main neuve , c'eft à dire , qui n'ont encore rien appris dudit métier , c'eft
pourquoy on met , *l'avoir baillé & mis en apprentiffage & fervice
comme apprenty de main neuve.* Et les Brevets defdits apprentiffages audit métier fe font en la prefence d'un des Jurez , à la fin
defquels on met , *car ainfi a efté accordé entre les parties , en la prefence de Nicolas , &c. auffi Maiftre , & à prefent Juré dudit métier
à Paris , pour ce comparant , demeurant , &c. lequel audit nom de Juré
a eu le prefent Brevet agreable , aprés que le bailleur & Apprenty luy
ont prefentement & en la prefence defdits Notaires , certifié & approuvé en leurs ames , que ledit Apprenty eft de main neuve , & qu'il ne
luy a efté encore rien enfeigné dudit métier. Promettant , &c.*

Il y a auffi d'autres métiers dont les ftatuts veulent que les Brevets d'apprentiffage fe faffent en la prefence d'un des Jurez.

Répondant d'un Domeftique.

Claude , &c. maiftre Menuifier à Paris , &c. a répondu à Maiftre
Jacques , &c. Avocat au Parlement , &c. de la fidelité de Jean , &c.
âgé de , &c. natif de   fils de
ce jourd'huy entré au fervice dudit Maiftre Jacques , pour le fervir en qualité de domeftique & Laquais , promettant ledit Claude
en cas que ledit Jean faffe aucun tort audit Maiftre Jacques pendant le temps qu'il fera à fon fervice , de luy rendre & reftituer
ledit tort incontinent ledit cas avenu , mefme le reprefenter. Et a
élû fon domicile irrevocable en cette Ville de Paris , en la maifon
où il eft demeurant fus declarée , auquel lieu , &c.

Marché de Maçonnerie pour le bâtiment d'une Maifon.

*Devis des ouvrages de Maçonnerie , qu'il convient faire pour la
conftruction d'une maifon appartenant , &c. fife à Paris ruë , &c.*
Premierement convient abatre & démolir le vieil mur , &c. En
fecond lieu , &c.

Fut prefent Jean Maiftre Maçon à Paris, y demeurant, &c. lequel a reconnu & confeffé avoir fait marché, promis & promet à Jacques, &c. à ce prefent & acceptant, de faire & parfaire bien & deuëment au dire d'Ouvriers & gens à ce connoiffans, tous & chacuns les ouvrages de maçonnerie contenus & mentionnez au devis d'iceux cy-devant écrit, pour la conftruction de la maifon y mentionnée, fife ruë, &c. où pend pour enfeigne, &c. appartenant, &c. & pour ce faire fournir par ledit Jean de pierre de taille, moilon, plâtras, chaux, fable, plâtre, pierres, d'ouvriers, échaffaudages, & autres chofes requifes & neceffaires, & faire mener les gravois & terres aux champs, & rendre place nette : Pourra ledit Jean fe fervir des vieilles démolitions, & les appliquer aux endroits convenables, pourveu qu'elles foient bonnes & fuffifantes aufdits endroits : Lefquels ouvrages feront faits fuivant & conformément au plan & deffein qui a efté prefentement figné & paraphé par les parties & les Notaires fouffignez, & à l'inftant baillé & mis és mains dudit Jean, & qui fera par luy reprefenté pour verifier lefdis ouvrages toutesfois & quantes que ledit Jacques l'en requerrera, à commencer à travailler aufdits ouvrages dés Lundy prochain   du prefent mois, & continuer à y travailler, avec bon nombre d'ouvriers fuffifans, fans difcontinuation, & rendre le tout fait & parfait, bien & deuëment, comme dit eft, dans le jour de, &c. Cette promeffe & marché fait moyennant la fomme de fix mille livres pour tous lefdits ouvrages, fur laquelle fomme ledit Jacques a payé & avancé prefentement audit Jean, qui a receu de luy en la prefence des Notaires fouffignez, la fomme de deux mille livres en Loüis d'or, &c. & dont ledit Jean s'eft tenu & tient content, & en a quitté & quitte ledit Jacques & tous autres, & le furplus montant à la fomme de quatre mille livres, ledit Jacques promet & s'oblige la bailler & payer audit Jean, ou au porteur, &c. au fur & à mefure qu'il fera & travaillera aufdits ouvrages, & le parfait payement, lors que lefdits ouvrages feront faits & parfaits, bien & deuëment au dire d'ouvriers & gens à ce connoiffans, comme dit eft.

Marché à la toife.

Cette promeffe & marché faits moyennant & à raifon de pour chacune toife defdits ouvrages, qui feront toifez & mefurez felon la Coûtume de Paris, par gens experts, dont les parties conviendront ;

onviendront ; le prix à quoy monteront lesdits ouvrages, ledit
acques a promis & s'oblige de bailler & payer audit Jean ou au
orteur, sçavoir mille livres lorsque le premier étage sera élevé,
utres mille livres lorsque, &c. & le reste & parfait payement lors-
ue tous lesdits ouvrages seront faits & parfaits, bien & deuëment
u dire d'Ouvriers & gens à ce connoissans, comme dit est : Car
insi a esté convenu, &c.

Marché de Charpenterie.

*Devis des ouvrages de Charpenterie qu'il convient faire de neuf pour
1 construction d'une maison, &c.*

Premierement, sera faite la charpenterie d'un pan. Item, &c.

Fut present Nicolas, &c. Maistre Charpentier à Paris, y demeurant, &c. lequel a reconnu & confessé avoir fait marché, promis & promet par ces presentes à Jacques, &c. à ce present & acceptant, de faire & parfaire bien & deuëment au dire d'ouvriers
& gens à ce connoissans, tous les ouvrages de charpenterie mentionnez & declarez au Devis cy-dessus & devant écrit, en
feuillets de papier celuy-cy compris, qui ont esté paraphez sur chacun d'iceux par les parties & Notaires soussignez, pour la con-
truction de la maison & lieux mentionnez, sis, &c. appartenant audit, &c. suivant le dessein qui en a esté fait & dressé par ledit Nicolas, qui a esté aussi presentement paraphé *ne varietur*, par lesdites
parties & Notaires soussignez, & à l'instant mis és mains dudit Nicolas, à commencer à travailler ausdits ouvrages si-tost que les
murs seront élevez à hauteur, & continuer à y travailler avec
nombre d'ouvriers suffisans sans discontinuer, jusqu'à ce que lesdits ouvrages soient faits & parfaits, bien & deuëment, comme dit
est, & pour ce faire fournir par ledit Nicolas de bon bois, sain, sec,
net, loyal & marchand, des grosseurs & longueurs portées audit
Devis, peine d'ouvriers, & autres choses necessaires. Ce marché
& promesse faits moyennant & à raison de la somme de

pour chacun cent dudit bois, qui sera compté suivant la Coûtume
& usage de Paris ; le prix à quoy montera ledit bois, ledit Jacques
a promis, sera tenu & s'oblige bailler & payer audit Nicolas, ou
au porteur au fur & à mesure qu'il travaillera ausdits ouvrages,
& le parfait payement lorsque lesdits ouvrages seront faits & parfaits, bien & deuëment, comme dit est : Car ainsi, &c.

N n

Marché du bâtiment d'une Maison, la clef à la main.

Devis des ouvrages de Maçonnerie, Charpenterie, Couverture, Menuiserie, Serrurerie, Vitrerie, & autres ouvrages qu'il convient faire pour la construction entiere d'une Maison, &c.

Premierement faut faire, &c.

Fut present Paul, &c. Maistre Maçon à Paris, &c. lequel a reconnu & confessé avoir fait marché, promis & promet par ces presentes à Claude Bourgeois de Paris, à ce present & acceptant, de faire & parfaire bien & deuëment au dire d'Experts & gens à ce connoissans, tous & chacuns les ouvrages de Maçonnerie, Charpenterie, couverture, menuiserie, serrurerie, vitrerie, pavé, & autres qu'il convient faire pour le bâtiment & construction entiere & parfaite d'une maison sise, &c. où pend pour enseigne, &c. appartenant audit Claude, suivant le dessein qui en a esté dressé par ledit Paul, qui a esté presentement paraphé *ne varietur*, par les parties & les Notaires soussignez, & à l'instant mis és mains dudit Paul, & qui sera par luy representé pour visiter les ouvrages toutesfois & quantes qu'il plaira audit Claude, à commencer à travailler ausdits ouvrages dés le   &c. & continuer incessamment à y travailler avec bon nombre d'ouvriers suffisans, sans discontinuation, & rendre le tout fait & parfait dans le, &c. & livrer les clefs à la main dudit Claude, de sorte que ladite maison & lieux soient prests & preparez à occuper & y demeurer & faire residence dans ledit jour, &c. à peine de tous dépens, dommages & interests. Ce marché & promesse faits moyennant la somme de   pour tous lesdits ouvrages de maçonnerie, &c. sans aucune division d'iceux ouvrages & l'un portant l'autre; sur laquelle somme de
ledit Paul a reconnu & confessé avoir eu & receu dudit Claude celle de   presentement comptée, baillée & délivrée en la presence des Notaires soussignez, en Loüis d'or & d'argent, &c. dont ledit Paul s'est tenu & tient content, & en a quitté & quitte ledit Claude & tous autres, & promet l'en acquitter, ensemble des autres sommes qu'il recevra de luy, envers les autres ouvriers qui travailleront & fourniront de leur vacation en ladite maison, & le surplus montant à la somme de
ledit Claude a promis & promet les bailler & payer audit Paul, ou au porteur, au fur & mesure de la façon &

travail de ladite maison , & le parfait payement lorsque lesdits ouvrages seront faits bien & deuëment au dire d'ouvriers & gens à
ce connoissans, & les clefs à la main , comme dit est : Car ainsi , &c.

Marché particulier du Maçon avec le Charpentier.

Fut present Jacques , &c. Maistre Charpentier à Paris, &c. lequel a promis & promet par ces presentes à Paul, &c. à ce present
& acceptant, de faire & parfaire bien & deuëment , comme il appartient, au dire d'ouvriers & gens à ce connoissans, tous & chacuns les ouvrages de charpenterie contenus & mentionnez sepa-
rement par le Devis cy-devant écrit , en une maison, &c. appartenant à Claude , &c. suivant le dessein , &c. & pour ce faire fournir par ledit Jacques, de bon bois, sain, sec, net, loyal & marchand, des grosseurs & longueurs portées audit Devis, peine d'ouvriers & choses necessaires concernant la charpenterie ; preparera
& tiendra prest son bois pour mettre & poser en œuvre , & le
délivrer audit Paul aussi-tost qu'il luy demandera. Ce marché &
promesse faits moyennant la somme de
surquoy ledit Jacques a confessé , &c. le surplus montant à la somme de   ledit Paul a promis & promet, &c.

Marché pour la vuidange d'une fosse à privé.

Fut present François , &c. maistre des basses œuvres à Paris, &c.
lequel a fait marché & promis à Jean Bourgeois de Paris , &c. à
ce present & acceptant, de vuider & nettoyer jusques à vif fond
la fosse à privé de la maison dudit Jean , cy-dessus déclarée , à commencer à y travailler la nuit d'entre le Lundy & Mardy prochain,
avec nombre d'ouvriers suffisans , & continuer de nuit en nuit suivans l'une l'autre consecutivement, & sans intermission ny discontinuation, jusqu'à ce que ladite vuidange soit entierement faite bien
& deuëment , comme il appartient ; & pour ce faire fournir par
ledit François de toutes choses necessaires, peine d'ouvriers , &
faire mener la matiere fecale aux champs à ses frais & dépens.
Ce marché fait moyennant & à raison de   pour
chacune toise de ladite vuidange , qui sera toisée suivant la Coûtume & usage de la Ville de Paris : Sur quoy ledit François a reconnu avoir receu dudit Jean la somme de , &c. & le reste ledit
Jean a promis & s'oblige le bailler & payer audit François à l'in-

ftant que ladite foſſe ſera vuide, curée & nette, bien & deuëment, comme dit eſt: Car ainſi, &c.

Marché pour façons & entretien de vignes.

Fut preſent Jacques, &c. Vigneron demeurant à
eſtant de preſent en cette Ville de Paris, lequel a fait marché, promis & promet au ſieur Claude Bourgeois de Paris, &c. à ce preſent & acceptant, de labourer, fumer, cultiver, provigner, échallaſſer & faite toutes ſortes de façons neceſſaires en temps & ſaiſons propres & convenables pendant deux années, commençant ce jourd'huy jour de ſaint Martin d'hyver, quatre arpens & un quartier de vignes ſiſes au terroüer de, &c. que ledit Jacques a dit bien ſçavoir & connoiſtre pour les avoir cy-devant tenuës & labourées, & promet icelles vignes entretenir bien & deuëment, comme ſi c'eſtoient ſes propres vignes. Et à cet effet promet ledit Claude luy fournir ſur les lieux le fumier & les échalas en telle quantité qu'il ſera neceſſaire, & ledit Jacques fournira tout le reſte qu'il conviendra, & de ſes peines & de ſa famille. Ce marché & promeſſe faits moyennant & à raiſon de la ſomme de, &c. & par chacun arpent de vignes, que ledit ſieur Claude a promis & promet bailler & payer audit Nicolas par chacun an, & au fur & à meſure qu'il fera & façonnera ſes vignes: Car ainſi, &c.

Marché d'un Rotiſſeur pour la fourniture d'une maiſon.

Fut preſent Charles, &c. Maiſtre Rotiſſeur à Paris, &c. lequel a reconnu & confeſſé avoir fait marché, promis, promet à, &c. à ce preſent & acceptant, de luy fournir & livrer durant trois ans prochains, à commencer uu premier jour du mois d'Avril prochain, pour ſa bouche & pour ſa maiſon, toutes & chacunes les viandes, gibier, volailles, & autres ſortes de poulailles neceſſaires, & poiſſon, telles qu'elles ſont contenuës & mentionnées au memoire cy-devant écrit en   fueillets de papier, le preſent compris, pour & moyennent les prix portez par ledit memoire, que ledit ſieur   a promis bailler & payer ou faire payer audit Charles, ou au porteur, &c. de mois en mois ſur les extraits de ladite fourniture, &c. ſans que durant ledit temps les parties puiſſent demander ny prétendre plus haut ny moindre prix que celuy arreſté par ledit memoire, &c.

Des Donations.

LA Donation est un Contract qui se fait entre le donateur & le donataire, par laquelle le donateur exerce sa liberalité en la personne du donataire qui l'accepte.

La donation se divise en donation entre-vifs & donation à cause de mort.

La donation entre-vifs se divise en donation simple & donation qui se fait pour quelque cause, comme celle qui se fait en faveur de mariage.

La donation simple est une liberalité que le donateur exerce en la personne de celuy qui la reçoit, provenante de son propre mouvement & sans aucune cause ou contrainte.

Cette donation se fait lorsque quelqu'un sans avoir aucune pensée de la mort, donne quelque chose à un autre, à dessein que dés le mesme moment elle luy soit propre, se dessaisissant de sa proprieté & de tous les droits qu'il peut y avoir, en sa faveur, par un motif de bienveillance & de liberalité.

Cette donation prend sa forme & sa perfection du consentement du donateur & du donataire, en sorte que dés que le donateur a declaré sa volonté par écrit ou sans écrit, & par une simple convention, & que le donataire a accepté, la donation est parfaite. Ce qui fait que quoy que le donateur ne fasse pas dans l'instant la délivrance de la chose donnée, toutefois il n'est pas moins obligé de la livrer que s'il l'avoit venduë; & il n'est pas seulement tenu de la livrer, mais il est obligé d'en transferer la proprieté en la personne du donataire.

Le consentement des parties doit estre exprés, de sorte que le tacite ne suffiroit pas, le donataire estant obligé d'accepter la donation qui luy est faite, suivant les Ordonnances; & la donation faite à un absent, ne commence à avoir son effet que du jour qu'elle a esté acceptée par le donataire, quoy que les Notaires ayent stipulé & accepté pour luy la donation.

Il ne suffit pas pour la validité d'une donation qu'elle soit faite du consentement des parties, il faut encore qu'elle soit insinuée, en sorte que la donation ne commence à avoir son effet que du jour de son insinuation, suivant l'Ordonnance de François I. l'an

1539. Article 132. & cette infinuation eft tellement neceffaire, que les parties n'y peuvent pas déroger par leurs conventions.

Par cette Ordonnance toutes donations entre-vifs font fujettes à infinuation ; il y en a quelques-unes qui en font exemptes, fçavoir les donations faites par le Roy aux particuliers, les donations de meubles, & autres remarquées dans le Digefte.

L'infinuation fe doit faire aux Greffes des Sieges Royaux ordinaires de l'affiette des chofes données & de la demeure des parties, dans quatre mois, à compter du jour & datte des donations, pour le regard des perfonnes qui font demeurantes dans le Royaume, & dans fix mois pour ceux qui feroient hors le Royaume, autrement elles feroient nulles, fuivant l'Ordonnance de Moulins Article 58. neanmoins l'infinuation peut eftre faite aprés ce temps, pourveu que ce foit du vivant du donateur, de forte qu'il ne la pourroit pas empécher.

Tous ceux qui ont l'âge & qui ne font point prohibez par les Loix ou par les Coûtumes, peuvent donner. Quant à l'âge, cela dépend de la difpofition des Coûtumes. Celle de Paris en l'Article 272. permet à celuy qui eft parvenu à fa majorité, de donner entre-vifs tous fes biens, fans diftinction ; & à celuy qui eft marié ou émancipé, de faire donation de fes meubles.

Les femmes mariées ne peuvent faire aucunes donations, fi elles ne font authorifées par leurs maris.

Touchant ceux qui peuvent donner ou recevoir, voyez la Jurifprudence du Digefte.

Les donations entre-vifs fe font ou par retention d'ufufruit, ou à quelques charges impofées au donataire.

La donation entre-vifs eft ou de quelque chofe particuliere, ou de tous les biens du donateur.

Quant à la donation de tous biens prefens & à venir, la Cour a jugé la queftion diverfement ; par les derniers Arrefts elle a efté confirmée ; fçavoir par Arreft de l'Audiance de la Grand-Chambre du 31. May 1652. du 27. Juin 1656. du 15. May 1658. & du 2. Juillet 1659. Par le dernier il a efté jugé, qu'une rente de laquelle le donateur s'eftoit refervé la faculté de difpofer, & qu'en cas qu'il n'en euft pas difpofé, elle feroit comprife dans la donation, appartenoit au donataire, parce que le donateur n'en avoit pas difpofé.

Par la difpofition du droit écrit, & par l'ufage des Provinces où il

eſt obſervé comme Loy, le donateur doit ſe reſerver quelque
choſe pour teſter, dont la valeur ſoit pour le moins de la ving-
tiéme partie de ſes biens, comme il a eſté jugé par les Arreſts du Parlement de Tholoze.

La donation de tous biens comprend les propres ainſi que les autres biens, ſuivant l'art. 272. de la Coûtume, neanmoins les enfans ſeroient bien fondez de pretendre leur legitime ſur les biens
ainſi donnez.

Donation entre-vifs, avec reſerve d'uſufruit.

Fut preſent Jacques, &c. lequel de ſa bonne volonté a reconnu
& confeſſé avoir donné, cedé, tranſporté & delaiſſé par ces preſentes, dés maintenant & à toûjours par donation pure, ſimple, &
irrevocable, faite entre-vifs & en la meilleure forme & maniere
que faire ſe peut, & que donation peut valoir & avoir lieu, ſans eſ-
perance de la pouvoir ny vouloir jamais revoquer ny annuller en
quelque ſorte & maniere que ce ſoit. Et pour plus grande ſeureté
& validité de ladite donation promet garantir de tous troubles,
dettes, hypotheques, évictions, alienations & autres empêchemens
generalement quelconques à Claude, demeurant, &c. à ce preſent
& acceptant, pour luy, ſes hoirs & ayans cauſe, à l'avenir, une maiſon où eſt l'enſeigne de la Croix, conſiſtant en un corps de logis,
une court, & les lieux ainſi qu'ils ſe pourſuivent & competent, &
étendent de toutes parts, & de fonds en comble, ſcize à Paris ruë,
&c. tenant d'un coſté à tel, &c. & par devant ſur ladite ruë, audit
ſieur donateur appartenant, de ſon acquiſition qu'il en a faite de tel,
par Contract paſſé pardevant   Notaires le   jour
&c. eſtant en la cenſive de, &c. & envers luy chargée de
de cens & droits Seigneuriaux, pour toutes & ſans autres charges,
dettes ny hypotheques quelconques, franche & quitte neanmoins
des arrerages deſdits cens & droits Seigneuriaux de tout le paſſé
juſques à huy, pour de ladite maiſon, court & lieux ainſi preſentement donnez, joüir & diſpoſer par ledit donataire, ſes hoirs &
ayant cauſe, comme bon luy ſemblera, au moyen des preſentes, à
commencer ladite joüiſſance du jour du decez dudit ſieur donateur
ſeulement & à toûjours : & cependant ledit donateur s'eſt reſervé
l'uſufruit de ladite maiſon & lieux ſa vie durant ſeulement, pour
en joüir à titre de precaire : voulant ledit ſieur donateur que du
jour de ſondit decez ledit uſufruit ſoit & demeure réüni & conſolidé

au fonds & proprieté de ladite maison, court & lieux, au profit dudit donataire & de ses hoirs & ayans cause; transportant en outre par ledit sieur donateur les droits de proprieté, fonds, tréfonds, noms, raisons, actions, saisine & possession & autres droits generalement quelconques, qu'il a & pourroit avoir, pretendre & demander en & sur ladite maison, court & lieux cy-dessus presentement donnez, dont il s'est par cesdites presentes desaisi, démis & devestu au profit dudit donataire, de ses hoirs & ayans cause aux conditions susdites, voulant, consentant & accordant qu'il en soit & demeure saisi, vestu, mis & receu en bonne & suffisante possession & saisine, par qui & ainsi qu'il appartiendra en vertu des presentes, constituant pour cét effet son Procureur special & general le porteur d'icelles, auquel il en a donné & donne tout pouvoir. Et pour faire insinuer cesdites presentes au Greffe des insinuations du Châtelet de Paris & par tout ailleurs où besoin sera dans les quatre mois de l'Ordonnance, lesdites parties ont aussi fait & constitué leur Procureur special & general ledit porteur des presentes, auquel elles ont donné & donnent tout pouvoir, promettant, &c.

Donation pour en joüir dés à present, & sans charge d'usufruit.

Fut present Jacques, &c. lequel en consideration des bons & longs services qui luy ont esté rendus depuis   années par Claude   son serviteur domestique, sa fidelité, affection, assiduité, assistance & autres bons services qu'il a receus de luy en beaucoup d'occasions, qu'il a passé à son service tant d'années : desirant ledit sieur Jacques le récompenser & luy pourvoir, afin qu'il se puisse honnestement maintenir & entretenir pendant le reste de sa vie, & aprés son decez subvenir à ses défauts. Pour ces causes & autres bonnes considerations ledit sieur Jacques a volontairement & de son bon gré, reconnu & confessé avoir donné, cedé, quitté, transporté & delaissé, & par ces presentes donne, cede, quitte, transporte & delaisse dés maintenant & à toûjours, par donation pure, simple & irrevocable, faite entre-vifs, & en la meilleure forme & maniere que faire se peut, & promet de garantir de tous troubles, évictions, dettes, hypotheques, & autres empeschemens generalement quelconques audit Claude, à ce present & acceptant, pour luy, ses enfans & ayans cause, une maison, &c. audit Jacques appartenant de son propre patrimoine, à luy échûë de la succession, &c. dont il a presentement baillé & mis és mains dudit

dudit Claude les Titres & Contracts au nombre de &c.
comme deſſus.

Donation à la charge de nourrir le donateur.

Fut preſent Nicolas, &c. lequel conſiderant ſes indiſpoſitions & les maladies auſquelles il eſt ſujet, qu'il n'a ny femme ny enfans, ny aucun parent qui veüille s'aſſujettir à ſa perſonne, qu'il y a quelques années qu'il eſt aſſiſté & ſervi par un valet & une ſervante, qui n'ont pas le ſoin, l'affection, ny la fidelité qu'il ſouhaitteroit ; & reconnoiſſant d'ailleurs la bienveillance & l'amitié qui luy a eſté témoignée depuis quelques années par le ſieur Jean, &c. & Marie ſa femme, &c. ledit ſieur Nicolas leur auroit propoſé de ſe retirer avec eux & un valet pour le ſervir, pour y eſtre traité & nourri comme eux & ſelon leur ordinaire, & de luy fournir une chambre pour luy & ſon valet, laquelle ledit ſieur Nicolas meublera ; & pour ce donnera & payera auſdits Jean & Marie ſa femme, la ſomme de huit cent livres par chacun an de penſion en argent, qu'il leur payera par chacun quartier. Sur laquelle propoſition, & aprés avoir conferé enſemble, & adviſé aux moyens de rendre & tenir leur accord & convention ferme & ſolide, leſdites parties ont fait, traité & accordé ce qui enſuit : C'eſt à ſçavoir que ledit Nicolas a offert de paſſer le reſte de ſa vie paiſiblement avec leſdits Jean & ſa femme & en leur maiſon, & en conſideration de l'amitié & affection qu'il leur porte, a par ces preſentes donné, cedé, quitté, tranſporté & delaiſſé dés maintenant & à toûjours, & promet garantir de tous troubles, dettes, hypotheques, évictions, alienations & autres empeſchemens generalement quelconques, auſdits Jean & ſa femme à ce preſens & acceptans, pour eux, leurs hoirs & ayans cauſe, une maiſon, &c. *comme deſſus* : Cette preſente donation faite moyennant & à la charge que leſdits Jean & ſa femme de luy autoriſée à l'effet des preſentes, ont promis & ſeront tenus & s'obligent par leſdites preſentes ſolidairement l'un pour l'autre, &c. renonçant aux benefices, &c. audit ſieur Nicolas de luy fournir & livrer ſes vivres & alimens & ceux de ſon valet ſuffiſamment & honneſtement, linge, feu & lumiere, & la chambre que ledit Nicolas meublera au deuxiéme appartement ſur le devant de la maiſon deſdits Jean & Marie ſa femme, où ils ſont demeurans & à eux appartenant, le tout pendant la vie dudit Nicolas, & tant en ſanté qu'en maladie, eſperant ledit Nicolas que

lors qu'il sera malade , lesdits Jean & sa femme & leurs domestiques auront un soin particulier de luy , &c.

La donation à cause de mort est une liberalité qui se fait sans
contrainte par une pensée de la mort , en sorte qu'elle ne peut estre
confirmée que par le decez du donateur : On ne doute point que
ces donations ne soient valables dans les païs de Droit écrit , elles
y sont en usage suivant le Droit écrit , & mesme dans plusieurs
Coûtumes de France : mais on doute si elles sont receuës dans la
Coûtume de Paris ; neanmoins il y a lieu de les y admettre , pourveu qu'elles soient faites par personnes estant en parfaite santé ,
pardevant deux Notaires avec l'acceptation du donataire , ainsi que
nous avons dit sur l'art. 277. de ladite Coûtume.

Telles donations sont revocables à la volonté du donateur à l'e-
xemple des dernieres volontez , lesquelles peuvent estre revoquées
à la volonté de celuy qui les a faites ; & ces donations sont redu-
ctibles au quint des propres.

Ces donations ne sont point sujettes à insinuation.

Donation à cause de mort.

Fut present Guillaume , &c. lequel estant prest de faire un long
voyage , &c. & en cas de mort voulant disposer de ses biens & affaires, il a par ces presentes donné, cedé, & delaissé à cause de mort
à Damoiselle Marie , &c. une maison, &c. & ce pour l'amitié &
affection qu'il a toûjours portée à ladite Damoiselle Marie ; ladite
donation faite comme dit est par ledit sieur donateur à cause de
mort, pour en joüir, faire & disposer par ladite Damoiselle Marie
ses hoirs & ayans cause, comme de chose à eux appartenant, aprés
le decez dudit sieur donateur. Et pour l'effet & execution de ladite
donation ledit sieur Guillaume a revoqué & revoque tous testamens
& codicilles qu'il pourroit avoir cy-devant faits , voulant & entendant que ladite donation tienne & sorte son plein & entier effet ,
comme estant son intention & derniere volonté , & pour l'amitié &
affection qu'il a toûjours portée à ladite Damoiselle , &c.

Revocation de ladite donation.

Aujourd'huy est comparu , &c. lequel a declaré qu'il a revoqué
& revoque par ces presentes la donation par luy faite à cause de
mort à Damoiselle Marie , &c. d'une maison , &c. selon qu'il appert par ladite donation passée pardevant , &c. le   jour, &c. par-

ce que ledit sieur Guillaume ne veut & n'entend que ladite donation ait aucun effet ; mais qu'elle soit & demeure nulle, & que tel
est son vouloir & intention, pour certaines causes & raisons à ce le
mouvans, dont il a requis Acte ausdits Notaires soussignez, qui
luy ont octroyé le present, pour servir & valoir en temps & lieu,
ce que de raison. Ce fut ainsi fait, &c.

Don ou Titre Clerical, pour parvenir à l'Ordre de Prêtrise.

Fut present Jacques, &c. oncle paternel de Claude, &c. Clerc
du Diocese de Paris ; fils de Jacques, &c. & de Marie, &c. lequel
à l'effet de pouvoir par ledit Claude parvenir à l'Ordre de Prêtrise,
& pour satisfaire aux regles de l'Eglise Catholique, Apostolique &
Romaine ; de son bon gré & volontairement a reconnu & confessé avoir, & a par ces presentes creé & constitué, assis & assigné dés maintenant, & pendant la vie dudit Claude, & promet
garantir de tous troubles & empeschemens generalement quelconques, fournir & faire valoir audit Claude son neveu, à ce present
& acceptant, pour titre Clerical & Sacerdotal, cent cinquante livres de rente viagere, que ledit Jacques a promis, sera tenu &
s'oblige bailler, payer & continuer audit Claude pendant sa vie
par chacun an aux quatre quartiers, & à ce a obligé & hypothequé
une maison size à Paris, ruë, &c. & à luy appartenant   &c.
& generalement tous ses autres biens, meubles & immeubles presens & à venir : Et aprés le decez dudit Claude ladite rente sera &
demeurera éteinte & amortie : Et mesme ledit Jacques veut & entend qu'au cas que ledit Claude son neveu soit pourveu & joüissant paisiblement d'un Benefice de valeur de deux cent livres de
revenu par chacun an, audit cas il soit & demeure quitte & déchargé de ladite rente viagere de cent cinquante livres par chacun an.
Election de domicile, &c.

Promesse d'indemnité par les pere & mere audit Iacques.

Furent presens en leurs personnes Jacques, &c. & Marie sa femme de luy authorisée à l'effet des presentes, demeurans, &c. lesquels ont declaré & reconnu de bonne foy, qu'à leur priere & requeste ledit Iacques a creé & constitué sur luy & ses biens, au profit dudit Claude, Clerc du Diocese de Paris, fils desdits, &c. cent
cinquante livres de rente annuelle pendant la vie dudit Claude pour
son titre Clerical & Sacerdotal, afin de parvenir à l'Ordre de Pré-

trife, ainfi qu'il eft porté au Contract de ladite conftitution, de ce fait & paffé ce jourd'huy pardevant les Notaires fouffignez, laquelle rente viagere devoit eftre affignée & conftituée fur un certain fond d'heritages ; & dautant que lefdits Jacques & Marie fa femme pere & mere dudit Claude n'ont aucuns immeubles, & que tous leurs biens font en marchandifes, effets & chofes mobiliaires, ils auroient requis ledit Jacques d'affurer & conftituer ladite rente viagere fur fa maifon & heritages. A cette caufe lefdits Iacques & Marie fa femme ont promis, feront tenus & s'obligent par ces prefentes l'un pour l'autre, & chacun d'eux feul pour le tout, fans divifion ny difcuffion, renonçant aux benefices de divifion, ordre, difcuffion & fidejuffion audit Iacques, à ce prefent & acceptant, de l'acquiter, garantir & indemnifer de ladite conftitution & promeffe par luy faite ledit jour, de payer & continuer audit Iacques lefdites cent cinquante livres de rente pendant fa vie, & de le garantir d'icelle, & de tout ce en quoy il eft obligé par ledit Contract, enfemble de toutes pertes, dépens, dommages & interefts qu'il en pourroit encourir : Promettant lefdits Iacques & Marie folidairement comme deffus, payer & continuer de leurs deniers audit Claude leur fils lefdites cent cinquante de rente viagere aux quatre quartiers de l'année, en forte que ledit Iacques leur frere n'en foit jamais inquieté. Et outre ce advenant que ledit Claude foit pourveu & jouiffant d'un Benefice, lefdits Iacques & Marie ont promis & promettent audit Iacques leur frere de le faire décharger à l'inftant de ladite rente viagere, & de luy en fournir Acte valable & en bonne forme, &c.

Des Conventions ou Contracts fans nom.

Nous avons dit cy-devant ce que le droit appelle Contracts fans nom, comme de promettre faire quelque chofe pour un autre, à la charge qu'il s'obligera pareillement à faire ou à donner quelque chofe reciproquement, comme les marchez qui fe font pour fournir des marchandifes, & pour contribuer de fon travail & de fon induftrie, lefquels participent de la vente & du loüage, tels que font auffi les conventions pour apprentiffages, que nous avons mis cy-deffus. Ces conventions font differentes fuivant les chofes dont les parties conviennent, & les claufes qu'ils y appofent, comme la convention que fait un Officier pour l'exercice de fa Charge ; ce qui ne se peut faire que pour certaines Charges qui ne se peuvent exercer par autres que par ceux qui en sont pourveus, comme sont les Charges d'Archers.

La convention par laquelle le creancier d'un particulier de quelque somme difficile à recouvrer, donne à un autre une partie de la dette au cas de recouvrement d'icelle, à la charge de faire toutes poursuites deuës, raisonnables & necessaires, sans repetition des frais & dépens faits pour parvenir audit recouvrement au cas qu'il ne se puisse faire, & telle convention est permise. Autre convention pour nourriture & logement. La convention de deservir une Cure *in divinis.* La convention pour exercer la Charge de Principal d'un College, & autres semblables dont nous mettrons icy des Actes.

Convention pour l'exercice d'une Charge d'Archer.

Fut présent Jacques, &c. Archer, Sergent sous Monsieur le Lieutenant Criminel de Robe-courte, demeurant, &c. lequel sous le bon plaisir dudit sieur Lieutenant a consenti & permis, consent & permet par ces presentes à Claude, demeurant, &c. à ce present & acceptant, de faire pour luy, en son lieu & place le service auquel il est obligé pour sadite Charge d'Archer. A quoy faire ledit Claude s'oblige & promet par ces presentes tant qu'il plaira audit Jacques, à commencer au premier jour du mois d'Avril prochain, & en consequence obeïr & executer les ordres & commandemens dudit sieur Lieutenant Criminel de Robe-courte, de telle sorte que ledit Jacques n'en reçoive aucunes plaintes ny reproches. Cette convention, promesse & accord faits moyennant la somme de deux cent livres, que ledit Jacques a promis & promet, s'est obligé & s'oblige par ces presentes, bailler & payer audit Claude par chaque année, ou au porteur pour luy aux quatre termes de l'année, dont le premier quartier & jour de payement écherra au dernier jour du mois de Juillet prochain, & continuer de là en avant ledit payement de quartier en quartier aprés ensuivant, tant & si longuement que ledit Claude fera l'exercice de ladite Charge pour & au nom dudit Jacques : Au moyen dequoy ledit Jacques recevra à son profit tous les gages & profits attribuez audit Office. Car ainsi, &c.

Convention pour le recouvrement d'une dette.

Furent presens Jacques, &c. d'une part, & Claude, &c. d'autre

part, lesquels ont fait l'accord & la convention qui enfuivent
sçavoir, que Jacques eftant creancier de Meffire Nicolas, &
de la fomme de dix mille livres pour marchandifes à luy fournie
& pour fa maifon & par fon ordre, dont ledit Meffire Nicolas luy
a fait une Obligation paffée pardevant, &c. le   jour, &
de laquelle dite fomme ledit Jacques n'a pû jufqu'à prefent avoir
le payement, ledit Claude fe feroit offert pour faire le recouvrement de ladite fomme de dix mille livres, & pour cét effet faire
toutes pourfuites en Juftice, frais & dépens jufqu'en diffinitive &
entiere execution contre ledit Meffire Nicolas. A quoy auroit
volontairement confenty & accordé ledit Jacques, & pour ce
fujet luy auroit accordé & remis par ces prefentes la moitié de
ce qu'il recouvrera de ladite fomme de dix mille livres, luy en faifant don, ceffion & tranfport fans aucune garantie, reftitution de deniers ny recours quelconque, en quelque forte & maniere que
ce foit ; pour eftre ladite dette partagée par moitié à mefure que
le recouvrement s'en fera : Et ont lefdites parties convenu & arrefté que s'il arrivoit qu'on ne pût rien toucher ny recouvrer de
ladite dette, ledit Claude ne pourra pretendre aucune repetition
des frais qu'il auroit faits pour ladite pourfuite contre ledit Meffire
Nicolas ; & de fait par cefdites prefentes ledit Claude en quitte
& décharge dés à prefent purement & fimplement, & promet de
l'en acquiter envers tous les Procureurs qui auront occupé aux
pourfuites faites pour ledit recouvrement, fans laquelle charge &
condition le prefent accord n'auroit efté fait. Car ainfi a efté
convenu & accordé entre lefdites parties. Et de plus, que ledit
Jacques ne pourra en quelque maniere que ce foit traiter de ladite
dette, foit avec ledit Meffire Nicolas ou autre, fans le confentement
dudit Claude. Promettant, &c.

Convention pour nourriture & logement.

Fut prefent Jacques, &c. demeurant, &c. lequel a promis &
promet par ces prefentes à Claude, &c. demeurant, &c. à ce
prefent & acceptant, de le nourrir honneftement, & luy fournir
chaque jour pour fes alimens de bouche pain & viande fuffifamment, demi-feptier de vin le matin à déjeûner, chopine à dîner
& autant à fouper, feu, chambre garnie & chandelle, à commencer dés le premier jour du mois de Janvier prochain : & auffi de
luy fournir le linge de table neceffaire, & draps pour le lit , &

tout moyennant la somme de cinq cent livres par chaque année ,
que ledit Claude a promis & promet, & s'oblige bailler & payer
par avance audit Jacques en quatre payemens égaux de trois mois
en trois mois , le premier commençant au premier jour de Janvier
prochain, auquel ledit Claude doit entrer en la maison dudit Jacques ; reconnoissant ledit Jacques avoir receu comptant dudit
Claude la somme de cent vingt-cinq livres pour le premier quartier de payement de ladite pension & logement , lequel écherra au
dernier jour du mois de Mars aussi prochain ; s'obligeant & promettant ledit Claude de continuer ainsi le payement de ladite
pension par avance de trois mois en trois mois aprés ensuivans ,
tant & si longuement qu'il sera nourri & logé par ledit Jacques , à
la charge que ledit Claude se rendra en la maison dudit Jacques aux
heures ordinaires pour prendre ses repas , & se retirera aussi à
heure deuë & raisonnable , sans que ledit Claude soit obligé de
payer aucune chose aux serviteurs & servantes dudit Jacques,
ny qu'il puisse estre obligé d'en prendre pour se servir d'autres que ceux dudit Jacques. La presente convention neanmoins ne durera que tant qu'il plaira ausdites parties , en sorte
qu'il leur sera permis respectivement de s'en désister quand bon
leur semblera , en s'avertissant l'un l'autre quinze jours auparavant,
sans que l'un puisse au moien dudit désistement pretendre aucuns
dépens , dommages ny interests ; & même pourront lesdites parties se départir de ladite convention l'une sans le consentement de
l'autre aprés le premier quartier écheu , soit au commencement
d'un autre quartier, au milieu , ou en quelque autre temps que ce
soit dudit quartier , en avertissant , comme dit est , quinze jours
auparavant , & payant ce qui se trouvera dû pour raison de ladite
pension & logement , sans que ledit Claude en ce cas soit obligé
de payer tout le quartier entier , quoy que ce soit luy qui se dé-
porte de ladite presente convention. Car ainsi , &c.

Convention pour desservir une Cure in divinis.

Fut present en sa personne M. Claude , &c. Prêtre & Curé de ,
&c. lequel reconnoist avoir volontairement institué & établi durant
le temps & espace de   ans consecutifs , qui commenceront
au premier jour de Janvier prochain , M. Jacques , &c. Prêtre,
&c. à ce present & acceptant, pour desservir pour luy & en son
nom comme Vicaire ladite Cure *in divinis* , administrer les Sacre-
mens aux Paroissiens , tant en santé , que maladie , toutes fois &

quantes qu'il en sera requis, assister à tout le Service de l'Eglise Obits & autres fonctions necessaires & accoûtumées, ausquelle ledit sieur constituant est obligé à cause de sadite Cure, bien & deuëment comme il appartient, de sorte qu'il n'en reçoive aucune plainte. Moyennant quoy ledit sieur Jacques prendra les profits, &c. & tout ce qui luy sera donné & payé pour ses assistances er qualité de Vicaire, aux Convois, Enterremens & autres ceremonies qui ont de coûtume d'estre faites en ladite Eglise, &c. à l charge que ledit sieur Vicaire ne pourra rien pretendre aux droit Curiaux, tant pour Mariages, Baptêmes, Mortuaires, publications de Bancs, Monitoires, qu'autres, qui ont de coûtume d'étre faits, baillez & donnez au Curé de ladite Eglise; lesquels droits ledit sieur Vicaire promet & s'oblige d'en rendre bon & fidele compte audit sieur constituant toutes fois & quantes qu'il en sera requis. Et pour l'execution des presentes & dépendances, les parties ont élû leurs domiciles irrevocables, &c.

Convention pour exercer la Charge de Principal d'un College.

Fut present M. Iacques, &c. Grand Maistre & Principal du College de, &c. fondé en l'Université de Paris, lequel volontairement a accordé & octroyé, accorde & octroye par ces presentes à M. Nicolas, &c. à ce present & acceptant, la Charge de Principal audit College, pour icelle exercer pendant trois ans, à compter du jour de saint Remy prochain, jusqu'à trois ans aprés ensuivans, finis & accomplis, instruire & enseigner les enfans és Classes dudit College par Regens & Professeurs habiles, & gens d'exemple & de bonnes mœurs, ainsi qu'il a toûjours esté fait & observé jusqu'à present ; à la charge neanmoins que ledit M. Nicolas ne pourra choisir ny instituer des Regens pour professer dans ledit College sans en avoir auparavant l'avis & l'agrément dudit M. Iacques, & permettant au surplus audit M. Nicolas de faire pour ledit exercice toutes les charges & fonctions necessaires, faire assister les écoliers aux services qui se disent & celebrent ordinairement en la Chapelle dudit College, faire faire les declamations, disputes & autres exercices ordinaires pour leur instruction, & en acquitter & décharger ledit sieur Iacques, nourrir & entretenir la paix & concorde entre les Regens & les Boursiers dudit College. Et pour faire ledit exercice, ledit M. Iacques a par ces presentes baillé & délaissé pour ledit temps de trois ans audit M. Nicolas acceptant,

ceptant , les chambres & lieux qui enfuivent ; fçavoir , &c. fe
refervant ledit M. Iacques dans ledit College premierement une
chambre , &c. Le délaiffement defdits lieux fait par ledit M. Iacques audit M. Nicolas à la charge de par ledit M. Nicolas d'en
joüir pendant ledit tems comme un bon pere de famille , & d'entretenir par ledit M. Nicolas lefdits lieux à luy baillez de menuës
reparations locatives & neceffaires pendant ledit temps , & les rendre en bon état defdites menuës reparations en fin dudit temps ,
felon & fuivant les Us & Coûtumes de la Ville de Paris , parce
que ledit fieur Iacques les cedera & donnera en bon état ; & ne
pourra ledit fieur Nicolas ceder ny transferer la prefente concef-
fion , droit & délaiffement defdits lieux à autres perfonnes quelconques fans le confentement exprés & par écrit dudit fieur Iacques , & fans qu'il puiffe changer , innover ny démolir aucune
chofe efdits lieux fans le confentement dudit fieur Iacques. Pourra
ledit fieur Nicolas fe démettre dudit exercice & le quitter toutes
fois & quantes qu'il voudra , en avertiffant par luy ledit fieur Iacques fix mois auparavant , afin qu'il puiffe pourvoir audit exercice ;
& au cas que ledit fieur Iacques refigne fadite charge & quitte fa
dignité avant l'expiration defdites trois années , il fera tenu faire
approuver & confirmer ces prefentes par celuy en faveur duquel
il fera ladite refignation pour le temps qui reftera dudit temps.
Pourra ledit M. Nicolas mettre un Portier pour la garde de la
porte , pour icelle ouvrir & garder aux heures ordinaires & accoûtumées , & iceluy entretenir & gager , &c. Car ainfi a efté
convenu & arrefté entre les parties , fans pour ce payer ny débour-
fer par l'une d'icelles aucuns deniers , ny pretendre recompenfe ,
payemens , falaires & loyers pour l'execution & en confequence des
prefentes. Promettant , &c.

Promeffe avec caution de racheter à caufe du ftellionat.

Furent prefens Maiftre Charles , &c. d'une part , & Jacques &
Jean & leurs femmes , d'autre part. Difans les parties que par
Contract paffé pardevant lefdits Notaires , le   jour,
&c. lefdits Jacques & Jean & leurs femmes auroient conftitué audit Maiftre Charles deux cent livres de rente , moyennant la fomme de quatre mille livres qu'il leur auroit preftée , au payement
& continuation de laquelle rente ils auroient obligé fpecialement
plufieurs maifons & heritages qu'ils auroient declarez n'être char-

gez ny hypothequez à aucunes dettes, sinon des cens & charges foncieres & anciennes ; ce neanmoins ledit Maistre Charles auroit découvert depuis peu de temps que lesdites maisons & heritages avoient esté par eux & par leurs pere & mere obligez & hypothequez à plusieurs rentes precedentes, à sçavoir de cent livres de rente envers Maistre Claude, &c. par Contract du , &c. Item &c. au moyen dequoy ledit Maistre Charles auroit presenté Requeste à Monsieur le Prevost de Paris, & en vertu d'icelle fai assigner lesdits Jacques & Jean & leurs femmes, pour voir ordonner qu'ils seroient contraints par saisies de leurs biens & emprisonnement de leurs personnes, comme stellionataires, à racheter promptement lesdites deux cent livres de rente, payer les arrerages, frais & loyaux cousts. Ce que voyant lesdits Jacques & Jean & leurs femmes, & qu'ils ne pouvoient éviter ladite condamnation, se feroient retirez vers ledit Maistre Charles, & iceluy requis de leur donner terme pour faire ledit rachat, & que cependant pour sa plus grande sureté ils luy bailleroient caution. A quoy ledit Maistre Charles, à leur priere & requeste, & pour éviter à procés & à frais, auroit consenti, & sur ce les parties ont fait & accordé ce qui ensuit ; sçavoir, que lesdits Jacques & Jean & leurs femmes d'eux autorisées , &c. ont promis & se sont obligez & obligent par ces presentes, l'un pour l'autre, & chacun d'eux seul pour le tout, sans division ny discussion, renonçant audit benefice, &c. audit M. Charles de luy racheter lesdites deux cent livres de rente, ce faisant luy rendre, bailler & payer ladite somme de quatre mille livres dans trois mois prochains pour tout délay, avec les arrerages qui en seront lors dûs & échus, frais & loyaux cousts, tels que de raison ; à quoy faire ils seront contraints solidairement, tant par emprisonnement de leurs personnes, que par saisie & vente de leurs biens, meubles & immeubles presens & à venir, nonobstant oppositions ou appellations quelconques, de leur consentement ; & cependant pour plus grande assurance audit Maistre Charles, ont baillé pour caution de ce que dessus le sieur Guillaume, &c. à ce present, qui est intervenu au present Contract, lequel volontairement s'est obligé & oblige avec lesdits Jacques & Jean & leurs femmes, l'un pour l'autre, luy seul & pour le tout, &c. renonçant audit benefice, &c. envers ledit Maistre Charles, ce acceptant, au payement de ladite somme de quatre mille livres pour ledit rachat ; ensemble des arrerages, frais & loyaux cousts dans

edit jour de, &c. prochain venant pour tout délay, dont de tout ledit
Guillaume fait son propre fait & dette luy seul & pour le tout , sans
division , &c. renonçant comme dessus , &c. le tout sans au surplus
innover ny préjudicier par ledit Maistre Charles à ses autres droits,
actions & hypotheques , en vertu dudit Contract de constitution ,
qui demeure toûjours en sa force & vertu. Et moyennant ce ledit
Maistre Charles s'est desisté & départi du procés qu'il avoit encommencé , sans dépens, dommages ny interests de part ny d'autre. Car ainsi , &c.

Des Transports.

Transport est une cession de droits ou actions , dettes ou
d'autres choses semblables. Celuy qui le fait est appellé cedant , & celuy au profit duquel il est fait est appellé cessionnaire.

Celuy auquel un Transport est fait de quelques droits , n'en est
pas presumé le maistre que le transport n'ait esté signifié au debiteur , en sorte que les creanciers du cedant peuvent jusqu'à la signification & copie baillée du transport faire saisir la dette ou les
droits cedez entre les mains du debiteur , auquel cas ils seroient
preferez au cessionnaire , mais la signification du transport avec
copie laissée au debiteur rend le cessionnaire maistre , & fait qu'il
est preferé à tous creanciers du cedant posterieurement saisissans.
D'où il s'ensuit que le cedant conserve toûjours l'action directe envers son debiteur jusqu'à la signification du transport , laquelle il
peut exercer contre son debiteur. C'est ce que dit la Coûtume de
Paris en l'Article 108. *qu'un simple transport ne saisit point , & faut
signifier le transport à la partie , & en bailler copie auparavant que
d'executer.*

Il y a cette difference entre le transport & la delegation , que le
transport ne saisit point, mais que la delegation saisit sans qu'il soit
besoin de signification.

La delegation se fait lorsque je donne mon debiteur à mon
creancier pour estre par luy payé de ce que je luy dois : par exemple , je dois cent écus à Titius , & Caïus me doit pareille somme :
pour estre quitte de cette dette je delegue Caïus à Titius , & ainsi
je me décharge de l'obligation que Titius avoit contre moy ; &
dautant que cette delegation qui est une espece de transport , se

fait du confentement de mon debiteur, elle faifit mon creancier, fans qu'il foit befoin de la fignifier à Caïus, en forte que dés lors mes creanciers ne peuvent plus faifir ce qui m'eftoit deu par Caïus.

L'Ordonnance de Charles V. de l'an 1356. Art. 4. défend de faire ceffions ou tranfports de dettes à perfonne plus puiffante par donation, vendition ou autrement, ny à aucuns des Officiers du Roy. Celle de François I. de l'an 1535. Chap. 12. défend les donations, ventes, & autres traitez eftre faits aux Juges Officiers en quelque lieu que ce foit des biens eftans en procés pardevant eux, & en leur Cour & Jurifdiction, où ils auront quelque pouvoir, puiffance & autorité par Office, foit par eux mediatement ou immediatement par perfonnes interpofées, directement ou indirectement, les declarant nulles & de nulle valeur & effet, & ordonnant que ceux qui feront telles ceffions & tranfports feront privez de leurs droits & actions, & auffi ceux qui les recevront.

Celle de Charles IX. aux Etats d'Orleans Art. 54. défend à tous Juges & aux Avocats & Procureurs du Roy, d'accepter directement ou indirectement aucun tranfport ou ceffion des procés & droits litigieux és Cours, Sieges & Refforts où ils font Officiers. Portant femblables deffenfes aux Avocats, Procureurs & Solliciteurs de procés des parties pour le regard des caufes & procés, dont ils ont charge. C'eft auffi la difpofition de l'Ordonnance du Roy Loüis XIII. de l'an 1629. Art. 4.

Entre les perfonnes privilegiées & plus puiffantes font comprifes ceux qui ont leurs caufes commifes pardevant certains Juges, comme les Ecoliers pardevant les Confervateurs des privileges Royaux, & ceux qui ont leur *Committimus* aux Requeftes, aufquels la ceffion & tranfport eft inutile à l'effet de fe fervir de leur privilege, fi ce n'eft au defir de la nouvelle Ordonnance au titre des *Committimus*. Par l'Article 21. il eft porté que les privilegiez ne peuvent ufer du droit de *Committimus* és caufes & procés où ils feront parties principales, ou intervenantes en vertu de tranfports à eux faits, fi ce n'eft pour dettes veritables, & par Actes paffez pardevant Notaires, & fignifiez trois ans avant l'action intentée : defquels tranfports les privilegiez font tenus de donner copie avec l'affignation, & même en affirmer la verité en jugement en cas de declinatoire, & s'ils en font requis, à peine de cinq cent livres d'amende contre ceux qui abufent de leurs privileges.

L'article suivant est une exception dudit article 21. qui permet en ce qui concerne la datte des cessions & transports, ceux qui sont faits par Contract de mariage, par partage, ou à titre de donation bien & deuëment insinuée, à l'égard desquels les privilegiez peuvent user de leurs privileges quand bon leur semble.

Les Ecoliers ne peuvent aussi user de leur privilege en vertu des cessions & transports qui leur sont faits, ou des saisies & arrests faits à leur requeste, si ce n'est en la forme & maniere ordonnée en l'article 21. du mesme titre pour les *Committimus.*

On peut ceder & transporter à un autre les droits d'une succession écheuë, mais non pas d'une succession à échoir ; de sorte que telle cession de succession non écheuë seroit inutile & sans effet, pour l'une & l'autre des parties, parce que telle convention est contre les bonnes mœurs, & par consequent elle n'est point obligatoire.

Celuy qui cede une succession écheuë, ne cede que les droits successifs, & il ne transferee pas en la personne du cessionnaire la proprieté de chaque chose hereditaire, parce qu'il n'a pas cedé & vendu chaque partie de la succession comme maistre & proprietaire d'icelle, mais comme heritier, & representant la personne du deffunt.

On cede & transporte les dettes des debiteurs sans leur consentement ; soit que les dettes soient deuës purement, à temps, ou sans condition ; auquel cas le cedant n'est pas obligé de garantir le debiteur solvable, mais il suffit qu'il prouve & qu'il justifie qu'il est son debiteur, & qu'il luy doit la dette cedée & transportée, & qu'elle n'a point esté acquittée, & qu'on ne peut point opposer compensation.

On cede aussi & on transporte des rentes constituées, ainsi qu'il a esté remarqué cy-dessus page 191. où il est parlé de la clause *fournir & faire valoir*, & autres touchant la cession & vente des droits, dettes & actions.

Transport & cession de droits successifs.

Voyez-cy-dessus page 128.

Transport d'interest civil.

Fut present en sa personne Marie, &c. veuve de feu Claude, &c. tant en son nom que comme tutrice des enfans mineurs dudit deffunt & d'elle : demeurant à Paris, &c. laquelle suivant l'avis des parens desdits mineurs, omologué par Sentence du Chastelet de Paris du   jour, &c. transcrit en fin des presentes, a reconnu & confessé avoir cedé & transporté, & par ces presentes cede & transporte à François, &c. à ce present & acceptant, tout le droit & interest civil, reparations, provisions, dommages & interests, frais, dépens & toutes autres pretentions & demandes generalement quelconques, que ladite cedante esdits noms peut avoir & pretendre contre Jacques, &c. à cause des blessures, excez & voyes de fait commis par ledit Jacques en la personne dudit deffunt Claude son mary, qui luy ont causé la mort, pour raison dequoy y a information & decret de prise de corps contre ledit Jacques, decerné par Monsieur le Lieutenant Criminel, lequel decret ladite cedante a presentement baillé & mis és mains dudit François, dont elle le fait porteur, le mettant & subrogeant du tout en son lieu & de sesdits enfans, noms, raisons & actions, pour par ledit François en poursuivre l'execution, & autrement faire & disposer du present transport comme bon luy sembleta, & ce moyennant la somme de huit cent livres que ladite cedante a confessé avoir eu & receu dudit François, qui luy a ladite somme presentement baillée, comptée & delivrée en la presence des Notaires soussignez, en Loüis d'or, &c. dont ladite cedante esdits noms se tient contente : Et outre à la charge de payer par ledit François le Chirurgien qui a pensé & medicamenté ledit deffunt son mary, & en acquitter ladite cedante esdits noms, dont ledit François aura sa repetition contre ledit Jacques, le subrogeant en son lieu, &c.

Transport d'obligation.

Fut present Charles, &c. Marchand demeurant à, &c. estant de present en cette ville de Paris, logé, &c. lequel a reconnu & confessé avoir cedé & transporté par ces presentes, & promet garantir, fournir & faire valoir à Pierre, &c. Marchand Bourgeois de Paris, y demeurant, &c. à ce present & acceptant, la somme de trois cent cinquante livres, que ledit cedant a dit & affirmé luy estre legitimement & justement deuë ; sçavoir deux cent livres par Michel aussi Marchand à Paris, & en quoy il est obligé envers luy, par obligation passée pardevant   Notaires   le jour, &c. causée pour vente de marchandise à luy venduë & delivrée par ledit cedant : Et cent cinquante livres deuës par Gervais,

&c. aussi Marchand à Paris, qui doit ladite somme audit cedant, comme ayant droit par transport de Jean , &c. passé pardevant Notaires, &c. auquel Jean ladite somme estoit deuë par ledit Gervais, aussi pour vente & delivrance de marchandise de , &c. par obligation passée pardevant , &c. comme aussi ledit cedant cede & transporte, & promet garantir comme dessus , les profits & interests desdites sommes de , &c. frais & dépens, le tout deu & adjugé audit cedant par deux Sentences du Chastelet de Paris, l'une contre ledit Michel dattée du , &c. & l'autre contre ledit Gervais en datte du , &c. Et aux fins du present transport ledit cedant a presentement baillé & mis és mains dudit acceptant lesdites deux obligations & deux Sentences, le tout estant en parchemin , avec les pieces & procedures & exploits faits pour avoir le payement desdites sommes , profits & interests d'icelles , dont il le fait porteur, l'a mis & subrogé du tout en son lieu & droits, noms, raisons & actions, pour de tout faire & disposer par ledit acceptant à sa volonté. Ce present transport fait moyennant & pour demeurer quitte par ledit cedant envers ledit acceptant de pareille somme de trois cent cinquante livres , qu'il luy doit aussi pour marchandise à luy venduë & livrée par ledit acceptant portée par ses promesses presentement renduës comme nulles, moyennant les presentes, & bon payement pour les profits , interests & dépens , que ledit cedant a confessé avoir eu & receu dudit acceptant ce jourd'huy , dont il se tient content, quittant, &c.

Transport sans garantie.

Fut present Charles , &c. lequel a confessé avoir cedé & transporté par ces presentes, sans toutefois aucune garantie , restitution de deniers , ny recours quelconque en quelque maniere que ce soit, sinon de ses faits & promesses seulement , qui sont que la somme cy-aprés declarée luy est bien & legitimement deuë, à Claude , &c. à ce present & acceptant, la somme de cinq cent livres , que ledit cedant a dit & affirmé luy estre justement & legitimement deuë par Jacques , &c. par sa promesse écrite & signée de sa main , en datte du   jour,&c. & en laquelle somme ledit Jacques a esté condamné vers ledit Charles, ensemble aux profits , interests & dépens, par Sentence de Messieurs les Juge & Consuls de Paris du   jour , &c. comme aussi cede & transporte sans garantie comme dessus , lesdits profits , interests & dépens portez & adju-

gez par ladite Sentence, laquelle Sentence & promesse ledit cedant a presentement baillé & mis és mains dudit acceptant, dont
il le fait porteur & de ladite somme, interests & dépens, l'a mis
& subrogé du tout en son lieu & droits, noms, raisons & actions,
pour de tout faire & disposer comme bon luy semblera, sans aucun recours comme dit est, mais aux risques, perils & fortunes
dudit acceptant. Ce present transport fait moyennant pareille somme de cinq cent livres de principal, & bon payement & satisfaction pour lesdits interests, frais & dépens, le tout que ledit cedant a reconnu & confessé avoir eu & receu dudit acceptant, dont,
&c.

Contre-promesse sur ledit transport.

Fut present Claude, &c. lequel a declaré & reconnu, que bien
que par le transport qui luy a esté ce jourd'huy fait par Charles,
&c. de la somme de cinq cent livres, interests & dépens, deuës &
à prendre sur, &c. suivant la promesse & Sentence mentionnée
par ledit transport, passé pardevant les Notaires soussignez, il soit
porté ledit transport avoir esté fait moyennant pareille somme de
cinq cent livres de principal, & bon payement pour lesdits interests & dépens, que ledit Charles avoit confessé avoir receu
de &c. neanmoins la verité est telle que ledit Charles n'a receu de luy que la somme de trois cent livres, à laquelle somme ils ont convenu & accordé, & s'est ledit Charles à ce present contenté & contente pour ledit transport de ladite somme de
cinq cent livres de principal, interests & dépens, attendu que ladite dette est fort douteuse, & quasi insolvable, & que ledit
Claude l'a prise & acceptée à ses risques, perils & fortunes, & qu'il
s'est soûmis & obligé de ne jamais rien repeter ny inquieter ledit
Charles pour raison de ladite somme de trois cent livres. Car ainsi, &c.

Autre contre-promesse quand par le transport il est porté pour demeurer quitte.

Ledit Claude a declaré, qu'encore que par le transport il soit porté
iceluy avoir esté fait moyennant & pour demeurer quitte par ledit
Charles envers ledit Claude de pareille somme de cinq cent livres,
qu'il luy doit par promesse & bon payement pour les interests, frais
& dépens que ledit Charles en auroit confessé avoir receu de luy,
neanmoins

neanmoins la verité est telle, que pour ledit transport tant du principal qu'interests & dépens, il a esté convenu entr'eux à la somme de trois cent livres, attendu que ladite dette est fort douteuse & quasi insolvable, & que ledit Claude l'a prise à ses risques, perils & fortunes, laquelle somme de trois cent livres est sur & tant moins & en deduction de ladite somme de cinq cent livres, que ledit Charles doit audit Claude pour marchandise portée par promesse & Sentence, dont partant ne restera plus que deux cent livres, pour laquelle somme de cinq cent livres lesdites promesse & Sentence demeureront en leur force & vertu, & sont demeurées és mains dudit Claude. Promettant, &c.

Obligation portant transport.

Fut present en sa personne Charles, &c. marchand demeurant à, &c. estant de present en cette ville de Paris, logé,&c. lequel a confessé & reconnu devoir bien & legitimement à Jacques, &c. marchand Bourgeois de Paris, y demeurant ruë, &c. à ce present & acceptant, la somme de cinq cent livres, pour vente & delivrance de marchandise bonne & loyale, fournie & livrée par ledit Jacques audit Charles à juste prix, dont il luy avoit fait deux promesses, presentement renduës comme nulles, moyennant ces presentes, laquelle somme il promet luy bailler & payer d'huy en deux mois pour tous delais. Et pour faciliter & accelerer le payement de ladite somme de cinq cent livres ledit Charles a cedé & transporté par ces presentes audit Jacques à ce present & acceptant, pareille somme de cinq cent livres, qu'il a dit & affirmé luy estre bien & legitimement deuë, sçavoir trois cent livres par Gervais, &c. par promesse du   jour, &c. & autre somme de deux cent livres à luy aussi deuë par Jean, &c. par autre promesse du jour,&c. pour les causes contenuës & mentionnées esdites deux promesses, lesquelles ledit Charles a presentement baillées & mises és mains dudit Jacques acceptant, dont il le fait porteur ; le mettant & subrogeant du tout en son lieu & droits, noms, raisons & actions, pour en faire & disposer à sa volonté, & recevoir le payement desdites deux sommes deuës par les debiteurs d'icelles, sans neanmoins que ledit transport & consentement cy-dessus puisse empêcher ny retarder l'execution de la presente obligation, contre & sur les autres biens meubles dudit Charles, aprés le terme cy-dessus expiré, ny que ledit Jacques soit tenu de veiller à la sureté defdites deux fommes, l'une de trois cent livres & l'autre de deux cent livres, ny faire aucune pourfuite, finon la fignification dudit tranfport, fi bon ne luy femble. Et à cét effet ledit Charles a retenu copies collationnées par les Notaires fouffignez, defdites deux promeffes, promettant ledit Jacques luy aider des originaux, s'il eft befoin. Car ainfi a efté accordé, &c. Et pour l'execution des prefentes, ledit Charles a éleu fon domicile, &c.

Autre tranfport avec garantie.

Fut prefent Charles, &c. demeurant à, &c. lequel a confeffé avoir cedé & tranfporté par ces prefentes, & promet garantir, fournir & faire valoir à Jacques, &c. abfent, les Notaires fouffignez ftipulans pour luy, la fomme de trois cent livres que ledit cedant a dit & affirmé luy eftre legitimement deuë par Claude, &c. par fa promeffe du   jour, &c. lequel il a dit avoir baillée & mife és mains dudit Jacques, dont il le fait porteur, le fubrogeant en fon lieu & droits, noms, raifons & actions, pour en faire, &c. le tranfport fait moyennant pareille fomme de trois cent livres, qu'il a confeffé avoir euë & receuë dudit Jacques, dont, &c.

Declaration de l'acceptant qu'il ne pretend rien au tranfport.

Fut prefent Jacques, &c. demeurant à, &c. lequel a declaré & reconnu de bonne foy qu'il n'a & ne pretend aucune chofe au tranfport qui luy a efté fait le jour d'hier pardevant les Notaires fouffignez, par Charles, &c. de la fomme de trois cent livres, deuë & à prendre fur Claude, &c. portée par obligation dattée & mentionnée par ledit tranfport, & que l'acceptation qu'il a faite dudit tranfport, n'a efté & n'eft qu'à la priere & requifition dudit Charles, auquel il n'a que prefté fon nom, pour fous iceluy faire la pourfuite du payement & recouvrement de ladite fomme. A cette caufe ledit Jacques en a fait & fait par ces prefentes retroceffion audit Charles, l'a remis & refubrogé en fon premier lieu & droits, & promet luy en faire telle autre retroceffion ou quittance que bon luy femblera, fans toutefois aucune garantie, reftitution de deniers, ny recours quelconque, finon de fes faits : Ce qui a efté ftipulé & accepté par ledit Charles à ce prefent, lequel a promis audit Jacques de l'acquitter & indemnifer de l'effet & évenement dudit tranfport, & des pourfuites qui pourroient eftre faites en confequence d'iceluy ; même de la procuration qu'il a paffée à cette fin, le nom du Procureur en blanc, laquelle & ladite obligation ont esté laissées és mains dudit Charles ; ensemble de toutes pertes , dépens, dommages & interests qu'il en pourroit encourir & succomber. Car ainsi, &c.

Autre declaration au profit d'un autre.

Fut present Jacques, &c. lequel a declaré & reconnu, combien que Charles, &c. ait ce jourd'huy fait transport en son nom de la somme de trois cent livres deuë & à prendre sur Claude , &c. suivant l'obligation & promesse dattée & mentionnée par ledit transport, qui a esté fait pour pareille somme que ledit Jacques en auroit receu de luy, ainsi qu'il est porté par ledit transport passé cedit jour pardevant les Notaires soussignez , neanmoins la verité est telle, qu'il n'a & ne pretend rien audit transport, & qu'iceluy & la somme y contenuë , interests & dépens, sont & appartiennent à Nicolas, &c. qui luy a baillé en ses mains les deniers pour lesquels ledit transport a esté fait, pour iceux bailler audit Charles, & que ce qu'il a accepté ledit transport, n'a esté qu'à la priere & requisition dudit Nicolas, auquel il n'a que presté son nom pour luy faire plaisir. A cette cause ledit Jacques a consenti & accordé par ces presentes , que ledit Nicolas fasse & dispose dudit transport, & du contenu en iceluy à sa volonté & comme à luy appartenant , luy en faisant toutes retrocessions & subrogations requises , sans toutefois aucune garantie ny recours quelconque. Ce qui a esté stipulé & accepté par ledit Nicolas, à ce present & acceptant, lequel a promis audit Charles de l'acquitter , garantir & indemniser de l'effet & évenement dudi ttransport ; ensemble de la procuration qu'il a cedit jour passée , le nom du Procureur en blanc, pour poursuivre le payement du contenu audit transport , & de tous dépens, dommages & interests qu'il en pourroit encourir & succomber : Reconnoissant ledit Nicolas avoir en ses mains ledit transport, obligation & pieces y mentionnées, & ladite procuration; Car ainsi, &c. Fait & passé double,

Retrocession pure & simple d'un transport.

Fut present Charles, &c. lequel a reconnu & confessé avoir retrocedé par ces presentes sans aucune garantie , restitution de deniers, ny recours quelconque, sinon de ses faits, à Jacques, &c. à ce present & acceptant, la somme de cinq cent livres, que ledit Jacques luy avoit cedée & transportée par transport passé parde-

vant, &c. à prendre sur Claude, &c. suivant sa promesse mentionnée audit transport : & outre cede & transporte sans aucune
garantie comme dessus audit Jacques ce acceptant, tous les interests de ladite somme de   frais & dépens, le tout adjugé audit Charles par Sentence de Monsieur le Lieutenant Civil
de l'ancien Chastelet de Paris, contre ledit Claude, en datte du,
&c. ensemble les frais & mises d'execution, & à ces fins ledit
Charles a presentement rendu & baillé audit Jacques ladite promesse dudit Claude : transport dudit Jacques, au bas duquel est la
signification d'iceluy faite audit Claude, & ladite Sentence, le tout
cy-dessus datté & mentionné, avec les exploits, Arrest & procedures faites contre ledit Claude, dont de tout il fait ledit Jacques
porteur, l'a mis & subrogé en son premier lieu & droits, noms,
raisons & actions, & aux droits dudit Charles, pour en faire &
disposer par ledit Jacques à sa volonté. Cette retrocession & transport faits tant moyennant pareille somme de   de
principal, que bon payement & satisfaction desdits interests, frais
& dépens, le tout que ledit Charles reconnoist luy avoir esté rendu & payé par ledit Jacques ce jourd'huy, dont il s'est tenu & tient
content, & en quitte ledit Jacques & tous autres à qui quittance
en appartient. Promettant, &c.

Autre retrocession au dos du transport.

Ledit Charles nommé cy-dessus & de l'autre part, a par ces presentes retrocedé purement & simplement sans aucune garantie ny
recours quelconque, sinon de ses faits & promesses audit Jacques,
aussi sus-nommé, à ce present & acceptant, la somme de cinq
cent livres, que ledit Jacques avoit cedée & transportée audit
Charles, & promis garantir, fournir & faire valoir, mesme icelle
somme rendre & payer aprés un simple commandement, à prendre sur Claude, &c. ainsi qu'il est porté au transport de l'autre part
écrit, & pour les causes y contenuës. Ce faisant ledit Charles a
remis & resubrogé ledit Jacques en son premier lieu & droits, noms,
raisons & actions, & luy a remis és mains l'obligation dudit Claude,
dattée, &c. mentionnée par ledit transport, pour en faire & disposer par ledit Jacques à sa volonté & comme de chose à luy appartenant. Cette retrocession faite moyennant pareille somme de
          que ledit Charles a reconnu & confessé avoir euë &
receuë dudit Jacques ce jourd'huy, dont, &c. au moyen dequoy

les parties sont en tel & semblable état qu'elles estoient avant ledit
transport, jurant & affirmant ledit Charles n'avoir receu aucune
chose sur iceluy. Promettant, &c.

Autre retrocession à cause de l'insolvabilité du debiteur.

Fut present Charles, &c. lequel a dit & declaré que Jacques,
&c. luy ayant cy-devant fait transport, avec promesse de garantir,
fournir & faire valoir, de la somme de cinq cent livres deuë par
Claude, &c. & sa femme, portée par obligation par eux faite &
passée au profit dudit Jacques, pardevant
Notaires au Chastelet de Paris, le   jour, &c. moyennant
& pour demeurer quitte envers ledit Charles de pareille somme
qu'il luy devoit par promesse & serment, ainsi qu'il est plus au
long porté par ledit transport, passé pardevant, &c. ledit Charles
auroit obtenu Sentence de condamnation des interests de ladite
somme, & en suite fait executer les meubles dudit Claude & sa
femme, à laquelle execution & transport d'iceux seroient intervenus plusieurs opposans & creanciers, sur quoy seroit intervenuë
Sentence de Monsieur le Prevost de Paris ou son Lieutenant Civil au nouveau Chastelet, le   jour, &c. par laquelle auroit
esté ordonné que lesdits meubles seroient vendus, à la representation le gardien contraint comme depositaire de biens de Justice,
& les deniers provenans de ladite vente baillez & delivrez à Pierre
&c. premier saisissant en baillant caution de les rapporter en cas que
contribution eût lieu, les frais prealablement pris. Aprés avoir
ledit Charles fait saisir réellement une maison size à Paris ruë,
&c. appartenant audit Claude de son propre, & sur les criées &
decret seroient intervenus plusieurs creanciers, opposans pour
plusieurs sommes de deniers qui absorboient la valeur de ladite
maison, & ledit Claude auroit interjetté appel desdites saisies &
criées, & enfin ladite maison auroit esté decretée & adjugée à
Jean, &c. pour la somme de, &c. laquelle somme n'auroit pas
esté suffisante à beaucoup prés pour payer lesdits creanciers, le
doüaire de ladite femme dudit Claude, & les frais de Justice, &
n'avoient lesdits Claude & sa femme autres biens; de sorte que lesdits creanciers auroient esté obligez, sur l'esperance que lesdits
Claude & sa femme se remettroient en leur trafic, de leur remettre la moitié de leurs dettes, & de leur donner delay de cinq
ans pour payer l'autre moitié : Toutes ces poursuites & discussions

faites des biens defdits Claude & fa femme, & qu'il n'y avoit efperance d'eftre par eux ledit Charles payé du tranfport à luy fait par ledit Jacques, iceluy Charles auroit efté obligé de recourir contre ledit Jacques, lequel il auroit fommé de luy rendre & payer ladite fomme de cinq cent livres, interefts d'icelle, frais & dépens par luy faits à la pourfuite de ladite difcuffion, dommages & interefts. Et voyant ledit Jacques qu'il n'avoit aucuns moyens d'empêcher les conclufions dudit Charles, & d'ailleurs qu'il n'avoit à prefent moyen de le fatisfaire & dédommager, il fe feroit retiré vers ledit Charles, & l'auroit requis de pacifier & moderer fes demandes, eu égard à la bonne amitié & intelligence qu'ils auroient toûjours euë, fur quoy les parties ont fait & accordé ce qui enfuit ; fçavoir, que ledit Charles a retrocedé, quitté & tranfporté par ces prefentes audit Jacques, ce acceptant, fans aucune garantie, reftitution de deniers, ny recours quelconque, en quelque forte & maniere que ce foit, ladite fomme de cinq cent livres de principal, interefts d'icelle, frais & dépens, dommages & interefts à recouvrer contre lefdits Claude & fa femme ; a remis & refubrogé ledit Jacques en fon premier lieu & droits qu'il avoit avant ledit tranfport, même au lieu & droits dudit Charles, aufdits interefts, frais & dépens, dommages & interefts à luy dûs & adjugez par lefdites Sentences fus-dattées & mentionnées : Et à ces fins a rendu & mis és mains dudit Jacques prefentement ladite Obligation defdits Claude & fa femme, tranfport d'icelle par luy fait audit Charles, Sentences obtenuës contre lefdits Claude & fa femme, le tout fus-datté & mentionné, avec toutes les pieces & procedures qu'il avoit concernans ce que deffus, pour en rechercher & recouvrer le payement s'il peut, à fes rifques, perils & fortunes, frais & dépens, contre lefdits Claude & fa femme, & autres qu'il appartiendra, fors & excepté contre ledit Charles, & autrement en faire & difpofer par ledit Jacques comme il avifera ; le tout pour & moyennant la fomme de
fur laquelle ledit Charles a reconnu & confeffé avoir eu & receu dudit Jacques celle de   baillée, comptée & délivrée en la prefence des Notaires fouffignez, en Loüis d'or, &c. dont, &c. & le furplus montant à la fomme de deux cent livres, ledit Jacques a promis & fera tenu, & promet bailler & payer audit Charles, ou au porteur en fa maifon à Paris d'huy en trois mois : Car ainfi, &c. Et pour l'execution des prefentes & dépen-

dances d'icelles, *élection de domicile*, &c.

Transport de rente sur particulier sans garantie.

Fut present Charles, &c. lequel a volontairement reconnu & confessé avoir vendu, cedé, quitté, transporté & délaissé par ces presentes dés maintenant à toûjours, sans aucune garantie, restitution de deniers, ny recours quelconque en quelque sorte & maniere que ce soit, sinon de ses faits & promesses seulement, à Jacques, &c. demeurant à, &c. à ce present & acceptant pour luy, ses hoirs & ayans cause à l'avenir, quatre cent livres de rente annuelle & perpetuelle, rachetable de la somme de huit mille livres, avec les arrerages qui en sont dûs depuis

jour   jusques à huy, le tout appartenant audit Charles, & luy a esté ladite rente constituée par Claude, &c. par Contract passé pardevant   Notaires audit Chastelet, le   jour, &c. à prendre sur tous ses biens, & specialement & generalement obligez audit Contract de constitution, la grosse duquel en forme executoire signée desdits Notaires & scellée, ledit Charles a presentement baillé & délivré audit Jacques, de laquelle il le fait porteur de ladite rente, tant en principal, qu'arrerages, le met & subroge sans autre garantie que dessus, en son lieu & place, droits, hypotheques, noms, raisons & actions ; pour d'icelle rente, tant en principal, qu'arrerages, joüir, faire & disposer par ledit Jacques, &c. sesdits hoirs & ayans cause, ainsi que bon luy semblera en vertu des presentes. Cette vente, cession, transport & délaissement ainsi faits, sçavoir pour ledit principal moyennant pareille somme de huit mille livres, pour laquelle ladite rente est rachetable, & pour lesdits arrerages, moyennant bon payement & satisfaction d'iceux ; le tout que ledit Charles a confessé avoir eu & reçû comptant dudit Jacques, en presence desdits Notaires soussignez, en Loüis d'or, &c. dont, &c.

Transport de rente sur le Roy.

Fut present Charles, &c. demeurant à, &c. lequel a reconnu & confessé avoir vendu, cedé, transporté & délaissé par ces presentes dés maintenant à toûjours, & a promis & promet garantir de tous troubles & empêchemens generalement quelconques, fors du fait du Roy seulement, à Iacques, &c. à ce present & acceptant, acquereur pour luy , ses hoirs & ayans cause à l'avenir, cent livres de rente sur le Sel appartenant audit Charles, & à luy échuë par le premier lot de partage fait entre luy & Pierre son frere des biens de défunts Iean & Damoiselle Marie sa femme leurs pere & mere , desquels ils sont heritiers chacun pour moitié , par-devant   Notaires, le   jour , &c. à laquelle Damoiselle Marie lesdites cent livres de rente appartenoient, tant comme heritiere seule & unique de défunt Georges son pere, que comme heritiere pour moitié de Damoiselle Magdelaine sa mere, au jour de son decez veuve dudit sieur Iean, suivant qu'il est porté en la Transaction passée entr'elle & Nicolas son frere , &c. lesdites cent livres de rente faisant partie de deux cent livres de rente , cedées audit Georges par Guillaume , &c. auquel Guillaume lesdites deux cent livres de rente avoient esté constituées par Messieurs les Prevost des Marchands & Echevins de la Ville de Paris le 28. Aoust 1629. Et a ledit Charles presentement délivré audit Iacques la grosse originale dudit Contract de constitution dudit jour 28. Aoust 1629. expedition en parchemin dudit Transport, &c. & extrait desdites Transaction & Contract desdits jours , &c. pour par ledit Iacques , sesdits hoirs & ayans cause, joüir , faire & disposer desdites cent livres de rente à sa volonté , & commencer la joüissance du premier du present mois, Cette vente faite moyennant la somme de huit cent livres, qui est à raison du denier huit, que ledit Iacques promet & s'oblige bailler & payer audit Charles aussi-tost l'obtention des Lettres de ratification cy-aprés mentionnées , auquel payement ladite rente demeure specialement obligée & hypothequée , outre les autres biens presens & à venir dudit Jacques , les generale & speciale obligations ne dérogeant l'une à l'autre ; consentant ledit Charles que sur le present Contract il soit obtenu incessamment & au plus tard dans   par ledit Jacques Lettres de ratification de confirmation de sa Majesté , & où il y auroit oppositions procedans du fait dudit Charles & de ses auteurs, ledit Charles promet & s'oblige de les faire lever à ses frais & dépens, & en fournir les main-levées aussi-tost la dénonciation qui en aura faite à sa personne ou domicile cy-aprés élû, à peine de tous dépens, dommages & interests, transportant, dessaisissant , &c. Et pour l'execution des presentes, *élection de domicile, &c.*

Autre

Autre Transport de rente sur le Roy fait en vertu d'une Procuration.

Fut preſent Guillaume, Bourgeois de Paris, demeurant, &c. au nom & comme Procureur de Charles, &c. de luy fondé de procuration ſpeciale à l'effet qui enſuit, paſſée pardevant

Notaires, le   jour, &c. demeurée annexée à la preſente minutte : lequel a reconnu & confeſſé avoir vendu, quitté, tranſporté & délaiſſé à toûjours, & promet audit nom garantir de tous troubles & empêchemens generalement quelconques, fors du fait du Prince ſeulement, à Jacques, &c. à ce preſent & acceptant, acquereur, &c. *comme deſſus.* Et a ledit Guillaume audit nom délivré audit Jacques la groſſe originale, &c. Cette vente faite, &c. Et où il y auroit oppoſitions procedant du fait dudit Charles & de ſes auteurs, ledit Guillaume audit nom promet & s'oblige de les faire lever aux frais & dépens dudit Charles, & luy en fournir les main-levées auſſi-toſt la dénonciation qui luy en aura eſté faite à ſa perſonne ou domicile cy-aprés élû, à peine de tous dépens, dommages & intereſts, tranſportant, &c.

Il faut obſerver icy qu'avant l'Edit pour la conſervation des hypotheques des rentes ſur l'Hoſtel de Ville, verifié le 23. Mars 1673. leſdites rentes eſtoient ſaiſies & miſes en criées ſuivant l'Art. 347. de la Coûtume de Paris. C'eſt pourquoy on ajoûtoit à la fin des Tranſports deſdites rentes cette clauſe, en ces termes : *Et pour purger les hypotheques qui pourroient eſtre ſur ladite rente, a eſté accordé entre les parties, qu'il ſera loiſible audit acquereur de la faire decreter ſur luy à ſes frais & diligences d'huy en ſix mois, en telle Juriſdiction de cette Ville de Paris que bon luy ſemblera, & icelle encherir, &c.* Mais par cét Edit, & par la Declaration du Roy regiſtrée en Parlement le 10. Juillet de la même année, il eſt porté que les rentes conſtituées ſur les Domaines, Tailles, Aydes, Gabelles, Entrées, cinq groſſes Fermes, Decimes, Clergé, dons gratuits, & autres biens & revenus de la Couronne, peuvent eſtre ſaiſies réellement, venduës & adjugées ſur les Proprietaires à la requeſte de leurs creanciers, en la maniere accoûtumée, pour eſtre le prix qui en provient diſtribué entre les creanciers ſuivant l'ordre de leurs hypotheques. Que ceux qui forment leurs oppoſitions, ou leurs Pro-

cureurs, ou Huiſſiers, ſont tenus d'en ſigner les actes ſur le Regiſtre
du Greffier. Et par le moyen des Lettres de ratification obtenuës
ſuivant ledit Edit, leſdites rentes ſont & demeurent purgées de
tous droits & hypotheques, de quelque nature & qualité qu'elles
puiſſent eſtre, ſinon de celle des oppoſans ; ſans neanmoins que les
Proprietaires deſdites rentes, qu'ils poſſedent à titre d'heritiers purs
& ſimples, ſoient tenus de prendre des Lettres de confirmation de
proprieté deſdites rentes, pour eſtre payez du courant & des arrerages d'icelles par les Receveurs & Payeurs.

Par autre Declaration du 4. Novembre 1680. regiſtrée en la
Chambre des Comptes le 21. Novembre enſuivant, il eſt porté
que les Lettres de ratification ne purgent point les hypotheques
du Roy ſur les Rentes des Comptables, quoy qu'il n'y ait point
d'oppoſition formée de la part de ſa Majeſté ; voulant que ceux
qui acquierent des Rentes d'un Comptable ſoient tenus d'en faire
ſignifier le Contract d'acquiſition aux Procureurs Generaux des
Chambres des Comptes dans le Reſſort deſquelles les Rentes ſont ſi-
tuées, & de retirer leur conſentement par écrit ſur l'original du
Contract, ſur lequel les Lettres de ratification ſeront expediées en la
Grande Chancellerie, & enregiſtrées dans les Chambres des Comptes aprés avoir eſté communiquées aux Procureurs Generaux, auſquels il eſt deffendu par ladite Declaration de donner leur conſentement, ſinon au cas que les Comptables alors ou leurs auteurs
ne ſoient point redevables, & ayent rendu, apuré & fait paſſer
leurs comptes à la correction, à peine d'en répondre en leur propre & privé nom : declarant les Rentes acquiſes des Comptables,
ratifiées & enregiſtrées en la maniere que deſſus, n'eſtre plus ſu-
jettes aux privileges & hypotheques pretendües par le Roy, quelque maniement qu'il ſoit fait depuis des deniers du Roy par les
Comptables qui ont diſpoſé de leurs Rentes.

Ceſſion de profits de Fiefs, & du retrait feodal.

Fut preſent Maiſtre Claude, &c. Seigneur du Fief & Seigneurie de la Grange, &c. lequel a volontairement cedé & tranſporté
à Maiſtre Jean, &c. à ce preſent & acceptant, les droits de quints,
requints & autres profits feodaux qui ſeront dûs audit Maiſtre
Claude, à cauſe de la vente & adjudication par decret qui ſe pourſuit au Bailliage de Chartres de la Terre & Seigneurie du Fief du
Grand Pré & ſes appartenances, ſize audit Bailliage, ſaiſie & miſe

en criées sur les heritiers de deffunt Jacques, &c. à la requeste
de Jean, &c. moyennant ladite Terre & dépendances d'icelle, dudit
Maiſtre Claude, à cauſe de ſadite Terre & Seigneurie de la Grange, excepté un petit Fief ſis dans le Village de, &c. qui eſt mouvant
du Sieur de, &c. les droits & profits duquel Fief ne ſont compris
en la preſente ceſſion : Enſemble cede & tranſporte ledit Maiſtre
Claude audit Maiſtre Jean, ce acceptant, le droit de retenuë de
ladite Terre & Seigneurie du Grand-Pré, par puiſſance de Fief pour
cette fois ſeulement, conſentant qu'il faſſe ledit retrait ſous le nom
dudit Maiſtre Claude ; & à cette fin luy baillera ſa procuration,
ſi-toſt ladite vente faite, ſoit par decret, ou volontairement, pour
deſdits droits cy-deſſus cedez, qui ſeront dûs & acquis audit Maître
Claude, joüir & les percevoir par ledit M. Jean, à quelque ſomme
qu'ils puiſſent monter, ainſi que pourroit faire ledit Maiſtre Claude,
qui dés à preſent, comme pour lors, y a ſubrogé & ſubroge
du tout & en ſon lieu ledit Maiſtre Jean ; même au cas qu'il s'en
rende adjudicataire ou acquereur, il en ſera & demeurera quitte
& déchargé envers ledit Maiſtre Claude. Cette ceſſion faite
moyennant la ſomme de, &c.

Contre-Lettre ſur la ceſſion precedente.

Fut preſent ledit Maiſtre Claude, lequel a declaré & reconnu
qu'en traitant & cedant par luy audit Maiſtre Jean les droits de
quints, requints & autres profits feodaux qui ſeront dûs audit
Maiſtre Claude ; enſemble le droit de retenuë, comme Seigneur
feodal, pour raiſon & à cauſe de la Terre & Seigneurie de la
Grange & dépendances, ainſi que plus au long le contient le
Contract de ceſſion ce jourd'huy paſſé pardevant les Notaires ſouſſignez, il auroit, & a en outre accordé, comme il accorde par la
preſente audit Maiſtre Jean, acceptant, qu'au cas que ledit Maître Jean ne ſoit adjudicataire de ladite Terre du Grand Pré,
mais que l'adjudication d'icelle s'en faſſe au nom & pour le profit
d'un autre que de luy, ſoit lignager ou étranger, & que ledit adjudicataire en traite & accorde de la vente par aprés audit Maiſtre
Jean, à quelque prix & condition que ce ſoit, même en cas de
retrait par un parent lignager, ſoit ſur ledit adjudicataire, ou ſur
ledit Maiſtre Jean, & qu'iceluy Maiſtre Jean traite par aprés avec
ledit lignager par vente ou accord ; neanmoins pour toutes ces
mutations, ventes & reventes, ledit Maiſtre Claude, ſes hoirs ou

ayans caufe ne pourront pretendre aucuns nouveaux profits de Fief, foit quints, requints ou autres droits feodaux ou Seigneuriaux, lefquels dés à prefent, comme pour lors, ledit Maiftre Claude a quittez, remis & cedez librement & volontairement du tout audit Maiftre Jean, ce acceptant, auquel ils appartiendront entierement à quelques fommes qu'ils puiffent monter, pour en jouïr par luy, & tourner en fon acquit & décharge, ou bien les percevoir fur les autres acquereurs & adjudicataires, ainfi que pourroit faire ledit Maiftre Claude, qui dés à prefent, comme pour lors, y a fubrogé ledit Maiftre Jean en fon lieu & place. Car ainfi a efté accordé en faveur & confideration de ladite ceffion, pour laquelle autrement ledit Maiftre Jean n'eût baillé ladite fomme de cinq mille livres portée par ladite ceffion, &c.

Ceffion d'un droit de desherence.

Fut prefent Meffire Charles, &c. Seigneur de la Terre & Seigneurie des Landes, &c. lequel a volontairement reconnu & confeffé avoir vendu, cedé, quitté & délaiffé dés maintenant à toûjours fans toutefois aucune garantie, reftitution de deniers, ny recours quelconque, finon de fes faits & promeffes feulement, qui font qu'il n'a cedé les droits cy-aprés déclarez à qui que ce foit, à Maître Thomas, &c. à ce prefent & acceptant, acquereur pour luy, fes hoirs & ayans caufe, tout & tel droit qu'audit Seigneur vendeur peut competer & appartenir en la Terre de Longchamp, & autres biens eftans de la fucceffion de Claude, &c. Seigneur dudit Longchamp, pretendus par ledit Seigneur des Landes luy appartenir par droit de desherence, à faute d'hoirs délaiffez par deffunt Jacques, &c. Seigneur de ladite Terre de Longchamp : Pour raifon dequoy il y a procés pendant en la Cour de Parlement entre ledit Seigneur cedant d'une part, & ledit fieur acquereur, comme ayant don de fa Majefté du droit qu'il pretendoit en ladite Terre & fucceffion, d'autre part ; & encore entre les fieur Pierre & Jean pretendans eftre heritiers dudit fieur Jacques, d'autre part : defquels droits vendus & cedez cy-deffus ; ledit fieur acquereur a dit fçavoir la confiftance, & s'en tient content, & aufquels droits ledit Seigneur Charles l'a fubrogé en fon lieu & place, fans aucune garantie, comme dit eft ; confentant en outre ledit Seigneur Charles que ladite Terre de Longchamp, les Fiefs de, &c. tenus & mouvans de fadite Terre & Seigneurie des Landes, foient & demeurent à l'avenir reünis au corps du grand Fief & Seigneurie de Longchamp, qui est tenu & mouvant du Roy, & à cette fin se départ de la foy & hommage à luy deuë, à raison desdits fiefs de, &c. à la charge neanmoins par ledit Seigneur reservée, que les vassaux & sujets desdits fiefs justiciables de sa haute Iustice des Landes demeureront sujets à ladite Iurisdiction des Landes, ainsi qu'ils estoient tenus auparavant ces presentes. Et pour obtenir ladite réünion du Roy ledit sieur acquereur sera tenu en faire la poursuite à ses frais & diligences, & à cét effet ledit Seigneur sera tenu bailler tous autres consentemens requis & necessaires. Cette vente & cession faite moyennant la somme de, &c.

Cession de don d'un droit d'Aubaine.

Furent present Charles, &c. donataire de sa Majesté de la succession de deffunt Veroni originaire de Milan, acquise à sadite Majesté par droit d'aubaine, d'une part; & Claude, comme Procureur de Damoiselle Marie veuve dudit Veroni, d'autre part. Disant les parties qu'elles estoient en procez pardevant Nosseigneurs de Parlement, sur l'appel du Sénéchal de Lyon, pour raison de ladite succession dudit Veroni, que ledit Charles soûtenoit estre tombée en droit d'Aubaine, & comme telle avoit esté adjugée à sa Majesté par Sentence de Messieurs du Thresor, estant ledit Veroni decedé sans hoirs, de laquelle succession ledit Charles a eu le don de sadite Majesté, verifié en la Chambre des Comptes; au prejudice de quoy soûtenoit que le Sénéchal de Lyon n'avoit pû adjuger ladite succession à ladite Damoiselle Marie veuve dudit deffunt; que c'estoit une entreprise contre les droits du Roy, à l'avantage des Etrangers non naturalisez, que le droit d'Aubaine estoit un droit de Souveraineté appartenant au Roy seul, & pour conclusion que ledit deffunt ayant même bien preveu que venant à deceder sans hoirs, sa succession tomberoit audit droit d'Aubaine, il s'estoit fait naturaliser; mais que par ses Lettres de naturalité le Roy s'estoit retenu le droit de reversion, en cas qu'il n'eût des heritiers Regnicoles, par lesquels moyens & autres qui se peuvent plus amplement deduire, entendoit ledit Charles faire corriger ladite Sentence : Et de la part de ladite Damoiselle Marie estoit dit, que ladite Sentence dont estoit appel, estoit juridique, parce qu'encore que ledit Veroni fust Milanois, si est-ce qu'il estoit venu s'habituer à Lyon, sous la foy publique des privileges des foires, & autres accordez aux Etrangers, qui resident & demeurent audit Lyon, par lesquels les Loix de France ont voulu qu'en cas qu'ils decedaffent fans hoirs procreez de leurs corps & Regnicoles, ce neanmoins que leurs fucceffions fuffent recueillies par leurs heritiers, quoy qu'Etrangers, &c. Quant à ladite Damoifelle Marie, elle eftoit née & originaire de Lyon, & que par la difpofition du Droit elle eft heritiere de fon mary à l'exclufion du fifc; & ne fert d'alleguer la Sentence du Threfor, qui n'a pû alterer ny innover lefdits privileges; auffi qu'elle a efté donnée fans legitime contradicteur : D'ailleurs, que lefdites Lettres de naturalité obtenuës par ledit Veroni ne peuvent nuire, parce que fans icelles fa fucceffion n'euft laiffé d'eftre deferée à fes plus proches, & que c'eft une chofe certaine que ce qui abonde ne vicie pas, foûtenant par ces moyens & autres que ladite Sentence dudit Sénéchal de Lyon, de laquelle eft appel, devoit eftre confirmée; furquoy les parties eftoient en terme d'entrer plus avant en procez, dont l'évenement eft douteux & incertain; à quoy defirans obvier' & à frais, nourrir la paix, aprés avoir fur ce pris avis & confeil, qui a efté bien inftruit de leurs droits & differends, ont fait & accordé enfemble à l'amiable ce qui enfuit : C'eft à fçavoir que ledit Charles a cedé & tranfporté, quitté & delaiffé fans autre garantie ny recours quelconque, finon de fes faits & promeffes feulement, à ladite Damoifelle Marie, ce acceptant ledit Claude, &c. & les Notaires fouffignez ftipulez pour elle, tous & chacuns les droits, noms, raifons & actions qui peuvent competer & appartenir audit Charles en ladite fucceffion dudit Veroni, tant mobiliaire qu'immobiliaire, à quelque fomme, valeur & eftimation qu'ils puiffent monter, & en quelques lieux & endroits qu'ils foient trouvez & fituez, fans aucune chofe en referver ny excepter; & ce en vertu dudit don à luy fait par le ROY, comme appartenant à fa Majefté par droit d'Aubaine, lequel don ledit Charles promet maintenir bon & valable envers & contre tous, & il y a fubrogé & fubroge ladite Damoifelle Marie & les fiens du tout en fon lieu, droits, noms, raifons & actions, pour en joüir & difpofer pleinement, & à fa volonté, comme à elle appartenant : & outre en tant que fervir pourra à ladite Damoifelle, & fans deroger à ladite ceffion, ledit Charles s'eft defifté & départi dudit procez intenté pardevant ledit Sénéchal de Lyon, devolu par appel en ladite Cour de Parlement, confentant qu'il foit paffé Arreft d'acquiefcement à ladite Sentence, au

profit de ladite Damoiselle, & à cette fin ledit Charles a presentement passé procuration separée pour consentir ledit Arrest d'acquiescement, & sera loisible à ladite Damoiselle Marie de se servir
& prevaloir de ladite cession ou dudit desistement & acquiescement, ainsi que bon luy semblera, accordant aussi que ladite Damoiselle Marie retire ledit procez, sacs & procedures où se trouveront les Lettres dudit don, & les Arrests de verification d'iceluy,
par luy obtenuës de ladite succession, & autres pieces quelconques,
concernans ledit don, estant en la production dudit Charles.
Cette cession & desistement faits moyennant la somme de, &c.
payable un mois aprés ledit Arrest d'acquiescement pour tout delay, à peine de tous dépens, dommages & interests ; & en ce
faisant est & demeure ledit Charles quitte & déchargé par ces
presentes de tous les dépens de l'instance principale ; ensemble de
la cause d'appel qui seront adjugez par ledit Arrest d'acquiescement, & de toutes autres choses mentionnées audit procez, &
partant se sont lesdites parties respectivement desistées de tous lesdits procez & differends, dépens, dommages & interests de part ny
d'autre. Car ainsi, &c.

Des Quittances.

ON ne fait point de minute des quittances, & les Notaires qui
les font les delivrent aux parties, excepté celles qui portent
Contract & obligation. Elles se dressent suivant les formules suivantes.

Quittance pour loyer de maison.

Jacques, &c. demeurant, &c. a confessé avoir receu comptant
de, &c. la somme de cent cinquante livres pour un terme échû au
jour de Noël dernier, à cause d'une maison & lieux en dépendans, sise à Paris, ruë, &c. que ledit, &c. tient à loyer de luy, à
raison de six cens livres par chacun an, dont, &c. quittant, &c.
fait & passé, &c.

Quand c'est une mere tutrice qui donne la quittance, il faut di-
re telle, &c. tant en son nom que comme tutrice des enfans mineurs du-
dit deffunt & d'elle, &c.

Quittances pour salaires.

Jacques serviteur & domestique de maistre Claude, &c. sorty ce jourd'huy de sa maison & de son service, confesse avoir eu & receu dudit Maistre Claude son maistre la somme de trente-cinq livres, restant à payer de tous & chacuns ses gages, salaires & services, que ledit Maistre Claude son maistre pourroit luy devoir, pour l'avoir servi domestiquement pendant l'espace de trois années, à raison de soixante livres par an, quitte & décharge ledit sieur, tant de ladite somme de trente-cinq livres, que de toute autre chose generalement quelconque, dont quittant, &c.

Autre.

Marie, &c. servante, &c. confesse que ledit Jean son maistre l'a entierement payée & satisfaite de tous & chacuns ses gages, salaires & services qu'elle a gagnez au logis dudit Jean, en le servant domestiquement, pendant le temps qu'elle y a demeuré, jusques à ce jourd'huy, dont, &c. quittant, &c. & reconnoist aussi ladite Marie avoir transporté son coffre & ses hardes de la maison dudit Jean son maistre.

Quittance pour arrerages de rente.

Maistre Nicolas, &c. confesse avoir eu & receu de Pierre, &c. la somme de cinquante livres pour demie année d'arrerages, écheuë le dernier jour de Decembre passé, à cause de cent livres de rente qu'il luy doit par chacun an, & qui luy ont esté constituées par ledit Pierre & Marie sa femme, par Contract passé pardevant, &c. le   jour, &c. de laquelle somme de cinquante livres ledit Maistre Nicolas se tient content, & en quitte lesdits Pierre & sa femme, & tous autres. Promettant, &c.

Quittance d'une nourrice.

Jacqueline, &c. femme de Gervais, &c. laboureur demeurant à Yvoy, confesse voir eu & receu de Jean, &c. la somme de trente livres pour trois mois échûs ce jourd'huy de la nourriture de mammelle qu'elle a fournie à Marie, &c. enfant dudit Jean, à raison de dix livres par mois, dont, &c.

Quittance

Quittance d'un Maſſon.

Jacques, &c. maiſtre Maſſon à Paris, y demeurant, &c. a confeſſé avoir eu & receu de Jean, &c. la ſomme de trois cent livres, reſtant à payer de celle de huit cent livres, & achevant le parfait payement d'icelle ſomme de huit cent livres pour les ouvrages de maçonnerie que ledit Jacques a faits en la maiſon où ledit ſieur Jean eſt demeurant, à luy appartenant, ſuivant le marché fait entr'eux. Dont, &c.

Autre.

Jacques, &c. maiſtre Maſſon à Paris, &c. confeſſe avoir eu & receu de Jean, &c. la ſomme de cinq cent ſoixante & deux livres trois ſols reſtant à payer, & faiſant le parfait payement de tous & chacuns les ouvrages de maçonnerie, par luy faits pour la conſtru-ction d'une maiſon & lieux appartenans audit Jean, ſize à Paris, &c. & de la fourniture de tous les materiaux qu'il a employez, peine d'ouvriers, & autres choſes, & rendu place nette, ſuivant le marché & thoiſé fait entr'eux. De laquelle ſomme de, &c. ledit Jacques ſe tient content, &c. quittant, &c. & ne ſerviront toutes autres quittances, memoires & écrits que les parties peuvent avoir l'une de l'autre avec ces preſentes, que d'un ſeul & meſme effet, & acquit. Promettant, &c.

Autre quittance avec ſubrogation.

Jacques, &c. maiſtre Maçon à Paris, &c. a confeſſé avoir reçû comptant de Monſieur Nicolas Bourgeois de Paris, &c. à ce preſent & acceptant, qui luy a baillé, payé, compté & nombré, & réellement delivré en la preſence deſdits Notaires ſouſſignez, en loüis d'or, &c. la ſomme de ſix mille livres reſtant à payer, & achevant le parfait payement de la ſomme de douze mille livres, à laquelle ſe ſont trouvez monter tous & chacuns les ouvrages de maçonnerie, charpenterie, menuiſerie, &c. autres que ledit Jacques a faits, fournis, & fait faire pour ledit ſieur Nicolas, en une maiſon qu'il a fait faire & conſtruire de neuf en cette ville de Paris, ruë &c. ſuivant & conformement au plan, devis & marché qui en a eſté fait entr'eux pardevant, &c. ainſi qu'il eſt porté par le toiſé qui en a eſté fait par, &c. maiſtres Maçons à Paris, dont les parties ſont convenuës pour cét effet, ſuivant le toiſé receu par Maiſtre 　　　　Greffier de l'Ecritoire, le   jour, &c. que ledit Jacques a mis prefentement és mains dudit fieur Nicolas , &c. de laquelle fomme de fix mille livres ledit Iacques fe tient content & fatisfait , & a quitté & quitte ledit Iacques & tous autres ; & même promet de le faire tenir quitte & déchargé de tous lefdits ouvrages , envers les ouvriers qui ont travaillé audit bâtiment , & tous autres qu'il appartiendra. Comme auffi ledit fieur Nicolas , &c. reconnoift que lefdits ouvrages de maçonnerie , charpenterie , couverture & autres , font bien & deuëment faits , au defir & conformément audit devis & marché , dont il en quitte & décharge pareillement ledit Iacques & tous autres. Ce faifant lefdites parties fe font quittées , quittent & déchargent reciproquement l'une l'autre de toutes chofes generalement quelconques jufques à ce jour , à la reserve que ledit Iacques demeurera garand defdits bâtimens devers ledit fieur Nicolas , aux Us & Coûtumes de la ville de Paris. Et fous ladite referve lefdites parties confentent que du contenu en ces prefentes , & en vertu d'icelles , foit fait par tous Notaires fur ce requis , fommaire mention fur lefdits marché & toifé , qui ne leur fervira avec ces prefentes , & les quittances particulieres du payement du furplus dudit prix defdits ouvrages , que d'une feule & mefme chofe.

Declarant ledit fieur Nicolas , &c. que ladite fomme de fix mille livres par luy cy-deffus payée , a efté par luy & Marie , &c. fa femme , empruntée de François , &c. Bourgeois de Paris , aufquels ils en ont folidairement conftitué rente par Contract paffé , &c. au defir duquel il a fait la prefente declaration. Et en confequence , & fur fon requifitoire , ledit Iacques a par ces prefentes mis & fubrogé ledit fieur François , &c. en fon lieu , place , droits , hypotheques , preferences , privileges , noms , raifons & actions qu'il avoit en vertu du fufdit marché & toifé defdits ouvrages fur ladite maifon dudit fieur Nicolas & fes autres biens , jufques à la concurrence defdites fix mille livres , fans toutefois luy eftre tenu d'aucune garantie , reftitution de deniers , ny recours quelconque en quelque façon & maniere que ce foit , finon de fes faits & promeffes feulement : promettant , &c.

Quittance pour un legs.

Fut prefent en fa perfonne Iean , &c. demeurant , &c. eftant de prefent en cette ville de Paris , au nom & comme Procureur de Marie , femme autorifée par Pierre , &c. demeurant audit lieu , fondé de procuration speciale pour l'effet qui enfuit , paffé parde-vant , &c. Notaires audit   le   jour de, &c. de la-quelle eft apparu aux Notaires fouffignez , mife és mains du fieur executeur teftamentaire, cy-aprés nommé : Lequel Iean au-dit nom , a reconnu & confeffé avoir eu & receu de Maiftre Paul, &c. au nom & comme executeur du teftament & ordonnance de derniere volonté de deffunt Charles, &c. la fomme de quatre cent livres, que ledit deffunt Charles a donnée & leguée à ladite Marie fa niéce , par fon teftament olographe du, &c. de laquelle fomme de quatre cent livres ledit Iean audit nom fe tient content , quit-tant , &c.

L'executeur pour fa décharge peut mettre cette claufe :

Ledit Iean au nom & comme ayant charge, & fe faifant & por-tant fort de ladite Marie , par laquelle il promet en fon privé nom faire ratifier & agréer la prefente quittance dans un mois prochain, & en fournir l'acte valable audit Maiftre Paul.

Quittance d'arrerages de rentes fur l'Hoftel de Ville.

Claude , &c. demeurant, &c. confeffe avoir eu & receu de no-ble homme Maiftre, &c. Confeiller du Roy, Receveur & Payeur des rentes affignées fur le Clergé , la fomme de , &c. pour un quartier échû le jour de, &c. à caufe de deux cent livres de rente, faifant partie de deux cent cinquante livres de rente , conftituée le , &c. par Meffieurs les Prevoft des Marchands & Efchevins de la ville de Paris, à Iacques, &c. fur ledit Clergé de France. Dont &c.

Autre fur les Aydes.

Iacques, &c. *comme deffus* , la fomme de cinquante livres pour le premier quartier de la prefente année , à caufe de deux cent li-vres de rente audit , &c. appartenant , conftituée par Meffieurs les Prevoft, &c. le   jour, &c. à tel , à prendre fur les Aydes; dont, &c.

Il faut obferver que par la Declaration du Roy du mois de Decem-bre 1664. les arrerages des rentes conftituées fur les Aydes font re-tranchées , & on n'en paye plus que deux quartiers par an ; en forte qu'un quartier eft pour la demie année.

Autre sur les Tailles.

Iacques, &c. la somme de cent livres pour les premiers six mois de l'année, à cause de　　　　　livres de rente audit Iacques appartenant, constituées par la ville de Paris à tel, le　　　　　jour, &c. à prendre sur les Tailles, & à present sur les Fermes generales des Aydes & entrées, dont, &c.

Quittance d'Officiers.

En la presence des Notaires, &c. Claude, &c. demeurant, &c. a reconnu & confessé avoir eu & receu comptant de noble homme Pierre, &c. Conseiller du Roy, Thresorier, &c. la somme de &c. à cause de la pension & appointemens qu'il plaist à sa Majesté luy donner par chacun an, en consideration des services qu'il a rendus en la maison & suite de sa Majesté, &c. de laquelle somme de, &c. ledit Claude s'est tenu content & satisfait, & en remercie sa Majesté, & en quitte ledit Thresorier & tous autres : Promettant, &c. Fait, &c.

Autre.

En la presence des Notaires, &c. Jacque, Chantre de la Chapelle de Musique du Roy, demeurant, &c. a reconnu & confessé avoir eu & receu de noble homme Jean, &c. Conseiller du Roy, Thresorier des menus plaisirs de sa Majesté, la somme de, &c. pour un quartier de ses gages, à cause de sadite place de Chantre ordinaire de la Chapelle de Musique du Roy pendant, à raison de, &c. par chacun an, à luy ordonnée pour ladite place, de laquelle somme, &c.

Autre d'Archer.

En la presence des Notaires, &c. Jacques, Archer de la Connétablie & Maréchaussée de France, demeurant, &c. a reconnu & confessé avoir eu & receu de noble homme Jean, &c. Receveur & Payeur des Gages & droits des Officiers de ladite Connétablie, la somme de, &c. à luy ordonnée pour ses gages, à cause de sadite Charge d'Archer, pour le quartier, &c. de laquelle somme, &c.

*Quittance du droit d'indemnité d'heritages acquis par gens
de main-morte.*

Fut present Messire Michel, &c. Seigneur de, &c. lequel desirant
gratifier en ce qui luy est possible les Religieux, Prieur & Convent de, &c. pour le zele & l'affection qu'il a toûjours portée à
l'Ordre & Maison desdits Religieux, & afin d'estre participant
aux Prieres & Oraisons qui se font tous les jours en leur Eglise,
a volontairement permis & consenti que lesdits Religieux, Prieur
& Convent & leurs successeurs, ce acceptant par Frere Claude,
&c. joüissent, tiennent & possedent dés à present & à toûjours,
comme en main-morte, les heritages qui ensuivent, suivant les
Lettres d'amortissement par eux obtenuës du Roy ; sçavoir, une
Maison, &c. Item, le Fief de, &c. Plus, la quantité de vingt arpens de terres, le tout assis & situé dans ladite Seigneurie, & relevant d'icelle, acquis par lesdits Religieux, Prieur & Convent par
decret sur Iacques, &c. datté du, &c. sans que desdits Fief, Maison & heritages lesdits Religieux, Prieur & Convent, ny leurs
successeurs, soient & puissent estre tenus d'en vuider leurs mains à
l'avenir en quelque maniere que ce soit, dont ils demeureront
affranchis, liberez & déchargez à toûjours ; à la charge neanmoins de par lesdits Religieux, Prieur & Convent bailler homme
vivant & mourant audit Messire Michel dans quarante jours, pour
faire la foy & hommage audit Seigneur pour ledit Fief, & choses
mouvantes en plein fief de sadite Seigneurie, comprises dans ledit
decret, & ensuite luy bailler un aveu & dénombrement desdites
choses dans le temps de la Coûtume ; & avenant la mort dudit homme vivant & mourant estre lesdits Religieux, Prieur & Convent
& leurs successeurs, obligez luy bailler, ou à ses successeurs dans
ledit Fief & Seigneurie de, &c. autre homme vivant & mourant,
luy payer le relief, & bailler un aveu & dénombrement ; le tout
au desir & conformément à la Coûtume du lieu où ledit Fief &
choses feodales sont situez, sur les peines portées & établies par
ladite Coûtume. En outre de payer par chacun an les cens &
charges anciennes deuës & accoûtumées pour les rotures. De plus,
ledit Seigneur leur a donné, remis & quitté irrevocablement le
droit d'indemnité qui luy peut appartenir, à cause que ledit Seigneur leur permet la joüissance desdits heritages cy-dessus déclarez, tant en fief, que roture, promettant qu'il ne leur en sera

S s iij

jamais fait demande ny action par luy ny les siens, successeurs & ayans cause. Promettant, &c.

Quittance du *Maistre à son Apprentif.*

Claude, &c. demeurant, &c. reconnoist & confesse que Jacques, cy-devant son apprentif, l'a bien & fidelement servi durant les trois années portées par son Brevet d'apprentissage passé pardevant, &c. le   jour, &c. dont ledit Claude se tient content & satisfait, & en quitte & décharge ledit Jacques & tous autres. Promettant, &c.

Quittance portant compte *&* obligation.

Voyez cy-dessus touchant les Obligations.

Quittance du *payement d'une dot.*

Furent presens Claude, &c. & Marie, &c. son accordée qu'il autorise, demeurant à, &c. lesquels ont reconnu & confessé avoir receu comptant de Jacques, &c. & Anne sa femme, à ce presens & acceptans, la somme de vingt-deux mille livres, sçavoir vingt mille livres en deniers comptans en Loüis d'or, &c. en presence desdits Notaires, & en un trousseau de deux mille livres, revenant le tout ensemble à la somme de vingt-deux mille livres, que lesdits Jacques & Anne ont promis payer audit Claude pour la dot de ladite Marie leur fille, suivant le contenu au Contract de leur mariage passé pardevant, &c. de laquelle somme de, &c. lesdits futurs Epoux se tiennent contens & satisfaits, en quittent & déchargent lesdits Jacques & Anne sa femme & tous autres. Et consentent que dudit payement soit fait mention sommaire par tous Notaires sur ce requis sur ledit Contract de mariage ; ce qui ne servira avec ces presentes que d'un même acquit & d'une même chose. Promettant, &c,

Quittance de *rachat pour mettre sur la minutte d'un Contract de constitution.*

Voyez cy-dessus touchant les Contracts de constitution.

Quittance *reciproque d'excez & injures.*

Fut present Claude, &c. d'une part, & Jacques, &c. d'autre ; lesquels pour assoupir le procés criminel encommencé entr'eux, &

l'un contre l'autre, se font par ces presentes quittez & quittent de part
& d'autre de tous interests civils, reparations, provisions, dommages
& interests, frais & dépens, & autres choses quelconques, qu'ils
pourroient pretendre & demander l'un à l'autre pour raison des excez, voyes de fait, & paroles scandaleuses commis par chacun d'eux,
& l'un contre l'autre, dont ils avoient de part & d'autre fait plainte & information pardevant tels Commissaires au Chastelet de
Paris, &c. & obtenu decrets d'adjournement personnel l'un contre
l'autre ; consentant & accordant que lesdites informations & decrets soient & demeurent nuls & de nul effet, comme non faits
ny avenus, ensemble tout ce qui s'en est ensuivi, sans qu'aucun
d'eux s'en puisse aider ny prévaloir, le tout aprés que lesdites parties se sont reconnuës pour gens de bien & d'honneur, & promis
de ne se mésaire ny médire à l'avenir, & que chacun d'eux payera
son Chirurgien, & son Procureur & conseil, sans dépens, dommages ny interests de part & d'autre : Car ainsi a esté accordé
entre les parties. Promettant, &c.

Autre quittance d'un qui a offensé un autre.

Furent presens Claude & Marie sa femme, &c. de luy autorisée
pour l'effet des presentes, demeurant, &c. lesquels ont volontairement reconnu & confessé avoir remis & quitté par ces presentes
à Jean, &c. à present prisonnier au Chastelet de Paris, stipulant
& acceptant par François, &c. à ce present & se faisant fort dudit Iean, tout l'interest civil, reparations, provisions, frais,
dépens, dommages & interests, & autres choses quelconques que
lesdits Claude & sa femme pourroient pretendre & demander,
& qui pourroient leur estre adjugez à l'encontre dudit Iean, à cause
des excez & voyes de fait, injures, paroles atroces & scandaleuses
commis par ledit Iean contre lesdits Claude & sa femme. Pour
raison dequoy lesdits Claude & sa femme auroient fait informer
pardevant tel Commissaire, &c. & obtenu decret de prise de corps
contre ledit Iean, en vertu duquel ledit Iean a esté emprisonné
esdites prisons, interrogé, & les témoins confrontez, & ensuite
les conclusions du Procureur du Roy ; consentent & accordent
lesdits Claude & sa femme que lesdites informations, decret de
prise de corps, poursuites & procedures soient & demeurent nulles
& de nul effet pour ledit Iean, & qu'iceluy soit mis hors desdites
prisons. Cette remise & quittance faites moyennant une déclara-

tion que ledit Iean a faite ce jourd'huy pardevant tels Notaires, &
qui a esté presentement baillée & mise és mains desdits Claude &
sa femme, par laquelle en la presence de quatre personnes y nom-
meés & signées, ledit Iean a déclaré que temerairement & comme
mal-avisé il auroit battu & excedé lesdits Claude & sa femme, &c.
les prie de luy pardonner cette injure, & de ne s'en souvenir plus,
les reconnoissant pour gens d'honneur : & outre moyennant la
somme de cent cinquante livres pour le remboursement de tous
les frais & dépens faits par lesdits Claude & sa femme à la poursuite dudit procés criminel, laquelle somme lesdits Claude & sa
femme ont reconnu & confessé avoir euë & receuë par les mains
dudit François. Dont, &c.

CHAPITRE II.

Des Testamens & Codicilles.

LE Testament est une déclaration que nous faisons solemnelle-
ment de ce que nous voulons estre executé aprés nostre mort.
Pour la validité d'un Testament il faut que celuy qui l'a fait, ait
eu la faculté de tester, car il y en a plusieurs qui ne l'ont pas,
comme ceux qui sont morts civilement, & qui n'ont pas l'âge requis par la Coûtume de leur domicile. Celle de Paris permet à
celuy qui a vingt ans accomplis de pouvoir tester, soit qu'il soit
émancipé ou non, pourveu qu'il ait des biens dont il puisse faire
Testament ; Au contraire, par la disposition du Droit écrit ceux
qui sont parvenus à leur puberté peuvent tester, pourveu qu'ils
soient hors la puissance paternelle ; en sorte qu'un fils de famille
ne pourroit pas tester s'il avoit son domicile au païs de Droit
écrit, quoy qu'il vint faire son Testament dans cette Ville ou dans
une autre.

Nous avons en France deux sortes de Testamens, qui sont le
Testament solemnel & le Testament olographe.

Le Testament solemnel est celuy qui est fait pardevant Notaires
ou pardevant le Curé ou le Vicaire de la Paroisse du testateur,
selon la forme requise par la Coûtume où le Testament est
fait.

Le Testament olographe est celuy qui est entierement écrit de la main du teftateur ; il ne requiert aucunes folennitez , il fuffit qu'il foit écrit & figné de la main du teftateu:

Les folennitez du Teftament folennel regardent ou ceux qui les reçoivent , ou qui y fervent de témoins , ou les folennitez qui font requifes pour l'acte du Teftament.

Par la difpofition de la Coûtume de Paris Article 289. pour reputer un Teftament folennel, il eft neceffaire qu'il foit écrit & figné du teftateur, ou qu'il foit paffé pardevant le Curé de la Paroiffe du teftateur, ou fon Vicaire general & un Notaire, ou dudit Curé ou Vicaire & trois témoins , ou d'un Notaire & deux témoins idoines , fuffifans , mâles, & âgez de vingt ans accomplis & non legataires ; & qu'il ait efté dicté & nommé par le teftateur aufdits Notaires , Curé ou Vicaire general , & depuis à luy relû en la prefence d'iceux Notaires , Curé ou Vicaire general & témoins : Et qu'il foit fait mention audit Teftament qu'il a efté ainfi dicté , nommé & relû, & qu'il foit figné par ledit teftateur & par les témoins , ou que mention foit faite de la caufe pour laquelle ils n'ont pû figner.

Les Teftamens doivent eftre écrits par lettres ordinaires & entieres, & non par chiffres, ou autres caracteres ; de forte que fi les legs & les fommes dont le teftateur auroit difpofé dans fon teftament eftoient marquez par chiffres , le teftament feroit nul.

La fignature des Notaires & des témoins doit eftre faite du vivant du teftateur, autrement le teftament feroit nul.

Outre les folennitez fufdites, il faut encore que le teftament foit datté , fur peine de nullité , fuivant l'Ordonnance de Blois Art. 167.

Par l'ufage des Païs de Droit écrit les teftamens fe font en prefence de fept témoins, mâles & puberes, conformément au Droit Romain. Ils doivent contenir l'inftitution d'heritier ; mais elle n'eft pas neceffaire dans les Païs coûtumiers , & fuivant l'Article 299. de la Coûtume de Paris, l'inftitution d'heritier n'a lieu, c'eft à dire qu'elle n'eft point requife & neceffaire pour la validité d'un teftament, mais ne laiffe de valoir la difpofition jufqu'à la quantité des biens dont le teftateur peut valablemént difpofer par la Coûtume.

Le Droit Romain requiert une autre folennité pour les teftamens, qui eft que le teftateur & les témoins y appofent leurs cachets pour les fermer , de forte qu'on ne les puiffe point ouvrir fans les rompre, & fans qu'il y paroiffe. Cette formalité s'obferve

T t

dans les païs de Droit écrit; neanmoins l'omission d'icelle ne cause pas la nullité du testament.

Il y a une autre espece de testament dans les païs de Droit écrit, sçavoir le testament noncupatif, qui se fait lorsque le testateur declare sa volonté, & nomme tout haut son heritier en presence de sept témoins, & fait ensuite rediger par écrit son testament, telle disposition vaut comme un testament, quoy que le testateur & les témoins n'ayent point signé, & qu'ils n'ayent point apposé leurs cachets.

Les testamens se reglent par la Coûtume du lieu où ils sont passés, pour ce qui regarde les solemnitez requises; mais quant à la disposition, il faut suivre les Coûtumes des lieux où les biens sont situez.

Que si la Coûtume dans laquelle un testament seroit fait, ne prescrivoit point la forme & les solemnitez du testament, il faudroit suivre la disposition Canonique au Chapitre *cùm esses ext de Testament.* par laquelle le testament est valable, quand il est fait pardevant le Curé du testateur & deux témoins.

Les testamens en païs de Droit écrit, contiennent les institutions d'heritier, les substitutions tant directes que fideicommissaires, les legs & les fideicommis.

Dans les païs coûtumiers ils contiennent les legs & les fideicommis, c'est pourquoy il est à propos d'expliquer briévement ce qui regarde ces matieres.

L'institution d'heritier est le principal fondement du testament en païs de Droit écrit; de sorte qu'il n'y a point de testament sans institution d'heritier: L'institution d'heritier est un moyen universel d'acquerir, qui se fait dans un testament, quand un testateur declare quelqu'un son heritier.

L'institution d'heritier se fait au premier ou au second degré: celle qui se fait au premier degré, est proprement appellée institution; & celle qui se fait au second ou dans un autre degré, est appellée substitution.

Un testateur peut instituer un ou plusieurs heritiers, & quoy qu'il en ait institué plusieurs, neanmoins s'il n'y en a qu'un qui apprehende la succession, elle luy appartiendra toute entiere par droit d'accroissement, parce que l'heritier est subrogé à tous les droits que le testateur avoit au temps de sa mort; de sorte que si le testateur n'avoit institué qu'un heritier d'une partie de ses biens, toutes les autres parties luy appartiendroient par droit d'accroissement, &

elles ne passeroient pas à l'heritier legitime.

L'institution se peut faire purement ou sous condition; mais elle ne se peut pas faire pour un certain temps, ny à commencer dans un certain temps, parce que le testateur decederoit testat pour un temps, & intestat pour un autre temps, ce qui repugne à la qualité d'heritier.

Il faut que l'heritier institué soit capable de l'estre, dans trois temps; sçavoir au temps que le testament est fait, au temps de la mort du testateur, & au temps qu'il apprehende la succession. Voyez dans la Jurisprudence du Digeste ceux qui ne peuvent pas estre institued heritiers.

L'institution se fait souvent sous cette condition, que l'heritier institué sera tenu de porter le nom & les armes du testateur.

La substitution est une institution d'heritier, faite au second ou autre degré; & c'est proprement une subrogation d'une personne à une autre.

La substitution est directe ou fideicommissaire, celle-là se fait en termes directs, qui regardent directement celuy en faveur duquel la substitution est faite, & par laquelle le substitué prend directement de la main du testateur la disposition qui est faite à son profit, quoy qu'il soit subrogé à un autre qui luy estoit preferé par le testateur. Comme si le testateur dit, *j'institue Titius mon heritier, & si Titius n'est pas mon heritier, Mevius soit mon heritier*; en ce cas, si Titius n'est pas heritier du testateur, ou parce qu'il auroit renoncé à sa succession, ou parce qu'il ne le voudroit ou ne pourroit pas l'estre, cette succession appartiendroit directement & immediatement à Mevius, comme si le testateur n'avoit institué que luy.

La substitution fideicommissaire est exprimée en termes indirects & obliques, & qui ne regardent pas immediatement celuy qui est substitué, & elle ne se fait que par le ministere d'un autre que du testateur, comme quand on institue quelqu'un son heritier, & qu'on le prie ou charge de restituer sa succession à un autre, ce qui est appellé fideicommis universel.

La substitution directe se divise en vulgaire & pupillaire; & ces deux especes renferment l'exemplaire, la reciproque & la compendieuse.

La substitution vulgaire est celle par laquelle on substitue à l'heritier institué, de quelque âge & de quelque qualité qu'il soit, au cas qu'il ne soit pas heritier : par exemple, *Titius soit mon heritier,*

& si Titius n'est pas mon heritier, Mevius soit mon heritier ; en ce cas si Titius n'est pas heritier du testateur , la substitution a lieu , & Mevius luy succede à l'exclusion des heritiers du deffunt venant *ab intestat.*

La substitution pupillaire est celle qui se fait à un pupille, par celuy en la puissance duquel il est , au cas qu'il meure avant que d'être parvenu à sa puberté. Elle est appellée pupillaire, parce qu'elle ne se fait qu'à un pupille.

Plusieurs conditions sont requises afin que cette substitution ait lieu.

La premiere est qu'elle soit faite à celuy qui n'est pas encore en puberté , de sorte qu'elle s'éteint par la puberté de celuy à qui elle est faite.

La deuxiéme, que celuy à qui elle est faite , soit en la puissance du testateur ; en telle sorte que par sa mort le pupille ne rentre pas dans la puissance de son pere. Ainsi l'ayeul paternel ne peut pas substituer à son petit-fils, quoy qu'il l'ait en sa puissance, au cas que par sa mort il retombe dans la puissance de son pere ; parce que celuy en la puissance duquel il retomberoit , auroit droit de luy substituer , sans avoir égard à la substitution qui auroit déja esté faite.

Et dautant que la mere & les ascendans par elle n'ont pas leurs descendans dans leur puissance, il s'ensuit qu'ils ne leur peuvent substituer pupillairement.

La troisiéme, que le testateur fasse un testament pour luy & avec les solemnitez requises ; desorte qu'il puisse subsister , & qu'il institue un heritier, car la substitution pupillaire qui est le testament du fils , n'est qu'une suite & une dépendance de celuy qui est fait par le testateur , pour luy & pour les siens.

La quatriéme, que le fils soit institué par le testateur ; car autrement le testament du pere seroit cassé par sa preterition , & par consequent le testament du fils ne pourroit avoir lieu.

La cinquiéme, qu'il y ait un heritier institué dans le testament du pere , qui se porte heritier, autrement le testament seroit infirmé par destitution.

La substitution pupillaire se fait au cas que le pupille decede avant sa puberté, en ces termes : *Titius mon fils soit mon heritier, & s'il decede avant sa puberté, Seius soit mon heritier.* C'est pourquoy , bien que le pupille ait apprehendé la succession de son pere , ou mesme qu'il ne l'ait pas apprehendée, le substitué succede au pupille en vertu de cette substitution.

La substitution pupillaire se divise en expresse & tacite; l'expresse est celle qui est exprimée dans le testament, la tacite est celle qui est contenuë dans la vulgaire. La substitution pupillaire expresse exclud entierement la mere du pupille de sa succession; de sorte qu'elle n'a pas même droit de se plaindre de demander sa legitime sur les biens de son fils. La raison est que la substitution pupillaire est faite par le pere.

La substitution exemplaire se fait par les parens à leurs enfans, sans aucune distinction de degré, de sexe & d'âge, lors que la foiblesse & l'imbecillité de leur esprit les empeschent de pouvoir tester.

Cette substitution ne peut estre faite qu'à celuy qui est en la puissance du testateur; de sorte que par sa mort il ne puisse pas retomber dans la puissance de son pere.

La substitution reciproque est celle par laquelle plusieurs instituez sont substituez les uns aux autres: par exemple, *Titius, Mevius & Caius soient mes heritiers, & je les substitue les uns aux autres.*

La substitution compendieuse est celle qui par la brièveté du discours comprend les substitutions pupillaire, vulgaire & exemplaire; & elle se fait en ces termes ou autres semblables : *Titius soit heritier de mon fils en quelque temps qu'il decede.* Voyez sur ces matieres la Jurisprudence du Digeste touchant les substitutions.

La substitution fideicommissaire est ce que nous appellons fideicommis universel, à la difference du fideicommis particulier, lequel ne differe point du legs, si ce n'est quant aux termes dont on se sert pour le laisser.

Par la disposition du droit les fideicommis peuvent estre laissez par testament ou par codicilles, ou par donation à cause de mort, ou mesme *solo nutu*; mais il faut que ce soit en presence de cinq témoins.

Un heritier soit testamentaire ou legitime, peut être chargé ou de rendre toute la succession, ou une certaine partie d'icelle, comme la moitié, le tiers, ou autre telle qu'il plaît à celuy qui fait le fideicommis. Mais au cas que le testateur ait chargé son heritier de restituer toute sa succession à un autre, l'heritier peut retenir la quarte Trebellianique; c'est à dire la quatriéme partie de la succession, & si le testateur l'a chargé de restituer plus des trois quarts, il a droit de retenir ce qui manque à la quatriéme partie des biens du deffunt : neanmoins par le Droit nouveau le testateur peut deffendre à son heritier la distraction de cette quarte , de sorte que si l'heritier est refusant d'apprehender la succession , il peut estre contraint de le faire par le fideicommissaire , aux risques & fortunes d'iceluy.

Il faut icy observer que les institutions d'heritier se peuvent faire sous des conditions , lesquelles , quoy qu'impossibles , ne rendent pas nulles l'institution.

Les conditions se divisent en casuelles , potestatives & mixtes.

La condition casuelle est celle dont l'évenement dépend du hazard.

La condition potestative est celle qui est en la puissance de l'heritier institué , comme si le testateur instituë Titius au cas qu'il monte au Capitole.

La condition mixte est celle qui dépend en partie du hazard , & en partie de la volonté de l'heritier institué , comme si Titius est institué au cas qu'il monte au Capitole pendant le Consulat de Caius.

Les enfans qui sont heritiers *ab intestat* du testateur , ne peuvent point estre instituez que sous une condition potestative ; de sorte que s'ils étoient instituez sous une condition dont l'évenement ne dépendroit que de leur volonté , le testament seroit nul dés son commencement.

Aprés vous avoir parlé des institutions & des substitutions , il faut parler des legs & des fideicommis particuliers.

Le legs est une espece de donation de quelque chose faite dans un testament , dont la delivrance doit estre faite par l'heritier : comme si le testateur dit , *Je donne & legue à Titius le fond Cornelian.*

Le fideicommis particulier est la mesme chose ; mais il se fait par le ministere de quelqu'un , comme si le testateur dit , *Je prie mon heritier de donner aprés ma mort le fond Cornelian à Titius* : Quant à l'effet c'est la mesme chose avec le legs ; le legataire peut aussi estre chargé d'un fideicommis particulier ; comme si le testateur dit , *Je donne & legue à Titius le fond Cornelian , & je le prie de donner cent pistolles aprés ma mort à Caius.*

Touchant les legs , il faut prendre garde à ceux à qui ils sont faits , & aux choses qui sont leguées.

Quant à ceux à qui des legs sont faits , il faut observer qu'ils peuvent estre laissez à des personnes incertaines , pourveu qu'on puisse connoître la volonté du testateur, comme si un legs est fait à des Communautez approuvées, ou aux pauvres d'une Ville ou d'une Parroisse, autrement ils seroient nuls.

Un testateur peut leguer à son Avocat ou à son Procureur, suivant les Arrests rendus dans ce Parlement; mais le Parlement de Tholoze en juge autrement.

Le testateur peut aussi leguer à l'executeur testamentaire, pourveu qu'il ne soit pas legataire; car on ne peut pas leguer à un legataire, suivant la Coûtume de Paris en l'article 289. mais par la disposition du Droit écrit, un legs fait à un legataire est valable.

On peut leguer à un Curé ou à une personne de probité, quoy que Laïque, une somme d'argent, pour estre employée selon l'ordre & la priere qui luy auroit esté faite par le testateur, & tel legs est valable, sans que le depositaire d'une telle volonté puisse être obligé de declarer à quoy se doit faire l'employ de ladite somme.

Il y a plusieurs personnes qui ne peuvent point recevoir de legs.

1. Les Etrangers.

2. Les témoins testamentaires, ainsi qu'il a été dit cy-dessus.

3. Ceux qui reçoivent les testamens, comme les Notaires, ou les Curez & les Vicaires; neanmoins un legs fait à l'Eglise, dont celuy qui reçoit un testament est Curé, est valable.

4. Les tuteurs ou curateurs ne peuvent aussi rien recevoir des testamens faits par les mineurs, en cas que lesdits tuteurs ou curateurs n'ayent point encore rendu leurs comptes, suivant les Ordonnances de François I. l'an 1539. art. 131. & de Henry II. l'an 1549. art. 2.

Les enfans desdits tuteurs ou curateurs ne peuvent pareillement rien recevoir desdits mineurs, comme il est porté expressément par l'art. 276. de la Coûtume de Paris, qui est un droit general pour toute la France en ce cas. Toutefois ceux qui ont les susdites qualitez peuvent recevoir des mineurs en deux cas.

Le premier est lorsque le tuteur de celuy qui fait son testament à son profit, est un de ses ascendans, suivant ledit article 276.

Le deuxiéme est lorsque le tuteur ou le curateur est capable de succeder *ab intestat* à celuy qui fait son testament en sa faveur.

5. Les Medecins, Chirurgiens & Apothiquaires ne peuvent point recevoir de legs qui leur sont faits par les malades, à moins qu'ils ne soient parens de celuy qui a testé à leur profit.

6. L'article 131. de l'Ordonnance de l'an 1539. qui deffend de

donner à ses tuteurs, curateurs, pedagogues ou administrateurs, a esté éter.du aux Convents & Monasteres, dont un des Religieux a esté le Confesseur ou le Directeur du testateur, parce qu'on ne peut pas douter qu'un Confesseur ou Directeur ne puisse facilement preoccuper l'esprit de son penitent. C'est par cette raison que la Cour a jugé que les donations testamentaires faites à tels Convents sont nuls & de nul effet. L'Ordonnance de Blois article 28, deffend aussi aux Religieux & Religieuses pendant leur Noviciat, de faire aucunes dispositions au profit des Monasteres où ils sont Novices.

7. Les femmes adulteres ne peuvent rien recevoir de leurs corrupteurs.

8. Les bâtards issus d'une conjonction incestueuse ou adulterine, sont incapables de donations entre-vifs ou testamentaires, faites par leurs pere & mere; de sorte même que les enfans legitimes de ces bâtards ne peuvent rien recevoir de leur ayeul ou ayeule. Mais quant aux bâtards non adulterins ny incestueux, ils peuvent recevoir des donations, soit entre-vifs ou testamentaires, pourveu qu'elles ne soient pas universelles.

A l'égard des bâtards adulterins ou incestueux, & des enfans de ceux qui sont dans les Ordres Sacrez, la Cour les a declarez incapables de recevoir de leurs pere & mere, ayeul ou ayeule, & d'autres ascendans; elle a aussi declaré leurs enfans legitimes, incapables de donations entre-vifs ou testamentaires, si ce n'est par forme d'alimens, parce que les alimens sont dûs à ces bâtards *ex æquitate Canonica*; de sorte que la proprieté des choses qui leur sont données, est reservée aux heritiers du testateur, à moins que le legs qui seroit fait en proprieté, ne fût modique, & de peu de valeur.

9. Les Confrairies illicites & Communautez qui n'ont point esté autorisées par le Roy, par Lettres patentes verifiées en Parlement ne sont point capables des dispositions entre-vifs ou testamentaires seroient faites à leur profit.

Les Capucins ne sont point capables de legs ou d'autres dispositions faites en leur faveur, consistant en argent, parce qu'ils n'en possedent point, si ce n'est pour être employé à rebâtir ou à augmenter leur Monastere.

10. Celuy qui est mort civilement est incapable de legs, comme ceux qui sont condamnez aux Galeres perpetuelles, ou au bannissement perpetuel hors le Royaume : ils peuvent neanmoins re-

cevoir

cevoir par forme d'alimens : Ainſi on peut leguer une penſion viagere modique aux Religieux Mandians.

On ne peut pas leguer aux Jeſuites aprés leurs vœux ſimples,
comme il eſt porté par l'Edit de leur établiſſement en l'année 1603.
de ſorte que les legs qui leur ſeroient faits, ſeroient nuls, quoyque
par aprés ils fuſſent congediez de leur Compagnie.

11. Les conjoints par mariage ne peuvent diſpoſer en faveur l'un
de l'autre par teſtament ou derniere volonté, ſuivant l'article 282.
de la Coûtume de Paris ; de ſorte meſme que tel legs fait à l'un
des conjoints devient nul par le mariage, & ne peut être rendu
valable par le conſentement de l'heritier du teſtateur.

Par le Droit écrit les donations teſtamentaires entre conjoints
par mariage ſont valables, dautant qu'elles n'ont effet qu'aprés la
diſſolution du mariage, & qu'elles ſont revocables à la volonté du
donateur juſques à ſa mort : Nous avons pluſieurs Coûtumes qui
permettent de ſemblables donations.

Nôtre Coûtume ne deffend pas ſeulement aux conjoints par mariage de s'avantager l'un l'autre directement, par teſtament ou derniere volonté ; c'eſt à dire, en laiſſant nommément à l'autre des
conjoints ; mais auſſi indirectement, par perſonnes interpoſées,
ſous le nom d'autruy, ou par un fideicommis tacite, à la charge de reſtitution, par des contre-lettres ou autrement. Ce qui ſe
doit entendre, ſoit qu'il y ait des enfans iſſus du mariage ou non.
Mais céluy des conjoints qui n'a point d'enfans peut donner aux
enfans de l'autre d'un premier lit.

En Coûtume qui deffend l'avantage entre conjoints par mariage,
un legs fait par le mary au frere de ſa femme a été jugé valable :
il a même été jugé dans nôtre Coûtume par l'Arreſt du 18. Mars
1652. qu'une femme n'ayant point d'enfans, avoit pû leguer au frere de ſon mary tous ſes meubles, acquêts & conquêts immeubles
& le quint de ſes propres, & que tel legs n'étoit pas un avantage
fait au mary. Il a été jugé par autre Arreſt du 27. Fevrier 1647.
qu'un mary avoit pû leguer à la mere de ſa femme, quoyque ſa
mere fût decedée peu aprés la mort du teſtateur, & que ſa fille
femme dudit teſtateur eût recüeilly ſa ſucceſſion.

12. Les heritiers d'un deffunt en cette qualité ne peuvent recevoir
les legs qui leur ſont faits par ſon teſtament, parce que par la
Coûtume de Paris art. 300. aucun ne peut être heritier & legataire d'un deffunt enſemble : Ce qui s'entend tant de l'heritier en

ligne directe, que de l'heritier en ligne collaterale ; ce qui eft conforme à la plus grande partie des Coûtumes ; mais contraire à la difpofition du Droit Romain ; Voyez fur cette matiere la Jurifprudence du Digefte au titre des legs & des fideicommis.

Pour ce qui eft des chofes dont on peut difpofer par legs, il faut obferver que par la Coûtume de Paris celuy qui a l'âge requis pour tefter, peut leguer tous fes biens, meubles & conquêts & acquêts immeubles à perfonnes capables, & la cinquiéme partie de fes propres, au cas qu'il n'ait point d'enfans, parce que la Coûtume veut que le teftateur leur laiffe à chacun leur legitime, qui eft la moitié de telle part & portion en laquelle chacun d'eux auroit fuccedé *ab inteftat* au teftateur ; de forte qu'on ne peut pas difpofer de plus du quint des propres au prejudice des collateraux, quoy que ce foit pour caufes pieufes : Nous avons des Coûtumes qui ont des difpofitions particulieres fur ce fujet. Et au cas que le teftateur ait legué plus du quint de fes propres, les heritiers des propres peuvent retenir les quatre quints defdits propres, & abandonner tous les autres biens aux legataires.

Le mary, quoy que maître des biens de la communauté, meubles ou immeubles, n'en peut pas difpofer par delà la moitié, au prejudice de celle qui appartient à fa femme, au cas qu'aprés le trépas dudit mari la femme accepte la communauté, mais fi le mari par fon teftament avoit difpofé de tous les biens de la communauté, & que la femme aprés fon trépas renonçât à la communauté, telle difpofition feroit valable, & l'heritier du mary ne pourroit pas la faire reftraindre à la moitié defdits biens, comme il a été jugé par Arreft du 19. Avril 1609.

Par la difpofition du Droit écrit un teftateur ne peut pas leguer plus des trois quarts de fes biens, & au cas que les legs excedent cette portion, l'heritier teftamentaire a droit de retenir la quatriéme partie des biens du teftateur, ce qu'on appelle la quarte falcidie, dont neanmoins le teftateur peut deffendre la diftraction : Voyez touchant la falcidie la Jurifprudence du Digefte.

On peut faire des legs pour chaque année ou pour chaque mois, on peut leguer l'ufage, l'ufufruit & l'habitation : on peut auffi leguer des fervitudes : un mari peut leguer la dot à fa femme dans les païs de Droit écrit : on peut leguer toutes fortes de chofes, foit meubles & immeubles, confiftantes en genre ou en efpece : on peut leguer des alimens ou penfions viageres : on peut auffi leguer à son debiteur la décharge du payement de ce qu'il doit : on peut leguer *pœnæ nomine* ; comme si un testateur dit, si mon heritier ne donne pas sa fille en mariage à Titius dans un an aprés ma mort, il donnera mille écus à Titius. Toutes ces especes de legs ont des particularitez qu'il seroit trop long d'expliquer en ce lieu, elles sont traitées dans la Jurisprudence du Digeste où le Lecteur aura recours.

Il faut encore observer, que souvent les testateurs dans les païs Coûtumiers ont des legataires universels, ausquels ils laissent tout ce qui leur est permis de disposer par la Coûtume des lieux, de leurs domiciles, & où leurs immeubles sont situez, tant acquêts que propres ; de sorte qu'un legs universel dans la Coûtume de Paris, comprend tous les meubles, acquêts & conquêts, & le quint des propres.

Les codicilles sont les suites & comme les clauses des testamens, neanmoins ceux qui se font dans les païs de Droit écrit, ne requierent point les solemnitez requises pour les testamens.

Dans les païs de Droit écrit les Codicilles se font avant ou aprés les testamens, ou ils se font *ab intestat* : quand ils sont faits avant le testament, ils ne laissent pas de valoir, pourveu qu'il n'y soit point dérogé par le testament qui seroit fait aprés : Que s'ils sont faits aprés, ils en sont les suites & comme la clause.

Les Codicilles ne requierent aucunes solemnitez, il suffit qu'ils soient faits d'une mesme suite & dans un mesme temps, & en presence de cinq témoins idoines & suffisans, sans qu'il soit necessaire de les prier specialement & expressement pour estre témoins.

Il n'est pas aussi necessaire que les témoins signent les Codicilles & qu'ils y apposent leurs cachets.

On peut faire des legs & des fideicommis particuliers ou universels dans les codicilles ; mais on n'y peut pas donner sa succession directement ; & on ne peut aussi l'oster, soit directement ou indirectement à ceux qui sont instituez dans le temps, comme en apposant une condition à l'heritier institué dans le testament, laquelle rendroit nulle l'institution au cas qu'elle n'arrivât pas.

Un testateur peut toutefois nommer un heritier dans son codicille, au cas qu'il eût declaré dans son testament qu'il instituoit pour son heritier celuy qu'il nommeroit dans un codicille qu'il feroit dans quelque temps.

V u ij

Un testament imparfait peut valoir comme codicille, au cas que le testateur ait apposé la clause codicillaire, en ces termes ou autres équivalans : *Voulant & entendant ledit testateur que si son present testament ne peut valoir comme testament, pour quelque defaut de solemnité ou autrement, que sa presente disposition vaille comme codicille.* Cette clause ne se supplée point ; de sorte qu'un testament defectueux est nul, quoy qu'il soit fait avec assez de solemnitez pour valoir comme codicille.

On peut laisser plusieurs codicilles, lesquels obtiennent leur effet, s'ils ne sont revoquez les uns par les autres, mais on ne peut laisser plusieurs testamens.

Quoy que les testamens qui se font suivant le Droit coûtumier ne soient proprement que des codicilles, eu égard au Droit écrit, parce qu'ils ne contiennent point l'institution d'heriter, toutefois nous distinguons les testamens d'avec les codicilles, par la maniere dont le testateur a eu dessein de disposer de ses biens : car s'il a voulu changer de volonté en faisant un second testament pour revoquer le premier ; ou s'il a eu seulement intention de faire des codicilles, pour interpreter, augmenter ou diminuer ses dispositions faites dans son testament ; au premier cas le premier testament est revoqué ; au second le premier testament est confirmé par une disposition que nous appellons codicilles.

Par la disposition du Droit écrit un testament ne se peut revoquer que par un autre testament solemnel, & tout autre Acte n'est point suffisant pour operer la revocation du testament.

Quand un testateur craint qu'il ne soit obligé par quelques considerations de faire dans la suite un autre testament que celuy qu'il veut faire, il peut y apposer la clause dérogatoire, declarant qu'il ne veut & n'entend que l'on ait aucun égard à un second testament qu'il feroit, s'il n'y étoit fait mention de la clause dérogatoire telle qu'il luy plaît apposer, comme celle-cy. *Domine ne in furore tuo arguas me, nec in ira tua corripias me.* Cette clause n'est pas de Droit écrit, neanmoins elle y est receuë, au cas qu'il apparoisse par les circonstances que le testateur auroit fait un second testament, dans lequel il n'en auroit point fait mention, dans le dessein de laisser son premier testament dans sa force & vertu ; ainsi que nous avons expliqué ailleurs plus amplement.

Formule de Testament.

Pardevant les Notaires, &c. fut present Jacques, demeurant à Paris ruë, &c. gisant presentement au lit malade dans ladite maison en une chambre au premier étage sur la ruë, mais sain d'esprit & d'entendement, comme il est apparu aux Notaires soussignez ; lequel considerant l'incertitude de toutes choses, & principalement de l'heure de la mort, & craignant d'en être prévenu, & ne voulant pas mourir sans laisser un testament, & sans avoir reglé & disposé de ses biens, aprés avoir pensé au salut de son ame : Pour ces causes il a fait, dicté & nommé ausdits Notaires soussignez son testament & ordonnance de derniere volonté, au nom du Pere, du Fils & du saint Esprit, ainsi qu'il s'ensuit.

Premierement, comme vray Chrétien & Catholique a recommandé & recommande son ame quand elle partira de son corps à Dieu le Createur, Pere, Fils & saint Esprit, suppliant sa divine Bonté par le merite de la Passion de Nôtre-Seigneur Jesus-Christ, & par l'intercession de la glorieuse Vierge Marie, de saint Jacques son Patron, & de tous les Saints & Saintes de Paradis, le mettre & placer au Royaume des Cieux au nombre des Bienheureux.

Veut & entend ledit testateur, que ses dettes soient payées, & torts par luy faits, si aucuns se trouvent, reparez par l'Executeur du present Testament cy-aprés nommé.

Item, fait son Testament de cinq sols, pour être aumônez en la maniere accoûtumée.

Item, desire & ordonne que son corps soit inhumé & enterré en l'Eglise de   sa Paroisse, à l'endroit où ses pere & mere ont été enterrez.

Item, desire qu'il soit aumôné le jour de l'enterrement de son corps aux pauvres de ladite Paroisse la somme de, &c.

Item, donne & legue, &c.

Et à l'égard de tous ses autres biens, tant meubles, qu'immeubles qui se trouveront appartenir audit testateur au jour de son decez tant de ses acquests, que conquests & du quint de ses propres, en quelques lieux qu'ils soient situez, sans en rien reserver ny retenir ou excepter, ledit testateur les donne, legue & laisse par son present testament à Jean, &c. son bon amy pour l'affection & la bonne amitié qu'il luy porte, afin qu'il se souvienne dudit teſtateur en ſes prieres ; pour de tous leſdits biens joüir & diſpoſer en toute proprieté par ledit Jean, ſes hoirs & ayans cauſe, ainſi que bon leur ſemblera au moyen du preſent legs univerſel.

Et pour executer & accomplir ledit preſent teſtament, iceluy augmenter plûtôt que diminuer, ledit teſtateur a nommé Claude, &c. ſon bon amy, le prie d'en prendre la peine, iceluy augmenter plûtôt que diminuer, és mains duquel il s'eſt deſſaiſi de tous ſes biens, juſqu'à la valeur & accompliſſement du preſent teſtament; voulant qu'il en ſoit ſaiſi ſuivant la Coûtume, revoquant tous autres teſtamens & codicilles qu'il pourroit avoir faits avant celuy-cy, auquel ſeul il s'arrête, comme étant ſa derniere volonté.

Ce fut ainſi fait, dicté & nommé par le ſieur teſtateur auſdits Notaires, l'un deſquels en la preſence de l'autre luy a relû iceluy preſent teſtament, qu'il a dit bien entendre, & veut qu'il ſoit executé ſelon ſa forme & teneur, en ladite chambre au premier étage, ayant veuë ſur ladite ruë, où il eſt malade au lit, l'an, &c. & a ſigné la minutte avec leſdits Notaires.

Clauſe de ſubſtitution.

Item, pour conſerver les biens de ſa famille, attendu le mauvais ménage & la mauvaiſe conduite de Pierre ſon fils, & la diſſipation qu'il a faite de tous ſes biens, & voulant pourvoir à l'avantage des enfans dudit Pierre ſon fils, a voulu & ordonné que ledit Pierre ne puiſſe diſpoſer, vendre, aliener ny engager en quelque ſorte que ce ſoit aucune choſe de ſes biens, tant meubles, qu'immeubles qu'il délaiſſera au jour de ſon decez, & qui devroient appartenir audit Pierre pour ſa part hereditaire en ſa ſucceſſion, & qu'il ſe contente de joüir du revenu de ſadite part & portion hereditaire : Et à cette fin veut & entend que ſes meubles ſoient vendus, & les deniers employez en heritages ou rentes pour ladite portion, pour joüir deſdits revenus pendant ſa vie, & luy ſurvenir à ſes nourritures & entretenemens. Et quant au fond & proprieté deſdits biens, tant meubles, qu'immeubles pour icelle portion, de quelque nature, qualité & condition qu'ils ſoient, ledit ſieur teſtateur les donne & legue auſdits enfans & petits-enfans dudit Pierre, néz & à naître, pour en joüir, faire & diſpoſer par eux, leurs hoirs & ayans cauſe en pleine proprieté, & comme de choſe à eux appartenant, aprés le decez toutefois dudit Pierre leur pere,

auquel en ladite proprieté il a fubftitué & fubftitué par le prefent
teftament lefdits enfans legitimes ; & en cas que ledit Pierre vint
à deceder fans aucuns enfans nez & procréez en loyal mariage,
veut & entend ledit teftateur que la proprieté de ladite part &
portion de fes biens propres, meubles & immeubles, demeure &
appartienne à François & Guillaume fes autres enfans, leurs
hoirs ou ayans caufe, chacun pour moitié, pour joüir lefdits François & Guillaume ou les enfans & décendans, chacun de la moitié
de ladite portion, en pleine proprieté & comme de chofe à eux
appartenant, & aufquels & chacun d'eux ledit teftateur fait lefdits
dons & legs, les fubftituant par ces prefentes audit Pierre, audit cas
qu'il n'eut aucuns enfans legitimes lors de fondit decez. Et pour
plus grande fureté & validité de la prefente fubftitution, ledit
teftateur veut & confent icelle être publiée, infinuée & enregiftrée
en tous Greffes, Audiences & Jurifdictions qu'il appartiendra,
pour quoy faire il a fait & conftitué fon Procureur le porteur d'i-
celle.

Autre claufe de fubftitution.

Ledit Seigneur teftateur donne & legue tous fes biens generalement quelconques à Charles   fon fils aîné,
à la referve neanmoins de la Terre & Seigneurie de
                    voulant ledit Seigneur teftateur que ledit Charles
                    fon fils fe contente de l'ufufruit & joüiffance
d'icelle Terre fa vie durant feulement, fans qu'il puiffe vendre,
engager ny aliener aucune chofe du fonds & proprieté de ladite
Terre en quelque maniere que ce foit. Et quant au fonds & proprieté
d'icelle, ledit Seigneur teftateur les donne & legue à l'aîné des enfans mâles nez en loyal mariage dudit Charles fon fils, & à défaut de l'aîné & de fes décendans mâles auffi en loyal mariage,
au puifné dudit Charles & de fes décendans en loyal mariage, &
à leur défaut aux autres enfans mâles dudit Charles, & ainfi de
mâle en mâle & leurs décendans fuivant l'ordre de primogeniture,
qui à ce fujet fera & demeurera gardé & obfervé, fans y déroger
en aucune maniere. Et à défaut de mâles, aux femelles qui feront
iffuës dudit Charles en loyal mariage, à partager entr'elles également-
ment fans aucun droit d'aîneffe ny prerogatives entr'elles. Et à
cette fin ledit Seigneur teftateur a fubftitué & fubftitué les uns aux
autres, l'ordre de primogeniture toûjours gardé & obfervé aux

mâles comme dit est , & tous ensemble audit Charles son fils. Et si ledit Charles venoit à deceder sans enfans legitimes , ledit Seigneur testateur veut & entend que ladite Terre substituée soit & appartienne entierement & de plein droit à Alexandre
son cousin germain paternel , &c. auquel ledit Seigneur testateur l'a substitué en toute proprieté , & à son defaut à ses enfans qui se trouveront lors issus de luy en loyal mariage ; les mâles selon l'ordre de primogeniture toûjours gardé & observé , & preferé aux femelles , ainsi que dit est , pour en joüir & disposer par lesdits substituez , & chacun d'eux , en toute proprieté ausdites conditions comme bon leur semblera au moyen de la presente substitution. Et à cette fin pour plus grande sureté & validité desdites substitutions , ledit Seigneur testateur veut & entend qu'elles soient leües, publiées , insinuées & registrées , &c.

Autre substitution faite par défunt Monseigneur le Cardinal de Richelieu.

Je substituë à Armand de Vignerod mon petit neveu , fils de François de Vignerod , Sieur du Pont de Courlay , mon neveu , en tous les biens , tant meubles , qu'immeubles , que je luy ay cy-dessus leguez , son fils aîné , & audit fils aîné je substituë l'aîné des mâles de ladite famille , & d'aîné en aîné gardant toûjours l'ordre & prerogative d'aînesse.

Et en cas que ledit Armand de Vignerod decede sans enfans mâles , ou que la ligne masculine vienne à manquer à ses enfans , je luy substituë celuy de ses freres qui sera l'aîné en la famille , ou à son defaut l'aîné des enfans mâles dudit frere selon l'ordre de primogeniture , & gardant toûjours la prerogative d'aînesse. Et en cas que ledit frere ou ses enfans mâles decedent sans enfans mâles, & que la ligne masculine vienne à manquer , je luy substituë celuy de ses freres ou de ses neveux qui sera l'aîné des mâles en la famille , & d'aîné en aîné gardant toûjours l'ordre de primogeniture d'aînesse , tant que la ligne masculine de François de Vignerod , Sieur du Pont de Courlay , durera.

Je declare que je veux & entens que celuy des enfans mâles de mon neveu du Pont de Courlay , ou de ses décendans qui sera Ecclesiastique , s'il est *in sacris* , ne soit compris en l'institution & substitution cy-dessus faite pour joüir d'icelle , encore qu'il fût plus âgé ; mais je veux & ordonne qu'en tous les degrez d'institution

tion & substitution celuy qui se trouvera le plus âgé, & aîné de la famille, aprés celuy qui sera Ecclesiastique, & *in sacris*, lors de l'ouverture de la substitution, joüisse en son lieu des droits d'institution & substitution selon l'ordre de primogeniture.

Et en cas qu'il n'y eût plus aucun décendant masle de mondit neveu du Pont de Courlay, & que la ligne masculine venant de luy vint à manquer en la famille, j'appelle à ladite substitution Armand de Maillé mon neveu, ou celuy de ses décendans masles par les masles, qui sera Duc de Fronsac par augmentation des biens instituez & substituez, & pour sortir même nature, & aux mêmes conditions, institutions & substitutions que les autres biens que je luy ay leguez ; le tout à la charge que mondit neveu Armand de Maillé, & ses décendans qui viendront à ladite substitution, prendront le seul nom de Du Plessis de Richelieu , avec les Armes pleines de ladite Maison du Plessis de Richelieu , sans adjonction d'autres.

Item, je substituë audit Armand de Maillé en tous les biens que je luy ay cy-dessus leguez , le fils aisné qui viendra de luy en loyal mariage, & audit fils aisné je substituë l'aisné des masles issus de luy, & d'aisné en aisné, à l'exclusion de ceux qui seront Ecclesiastiques *in sacris* , ainsi que j'ay dit cy-dessus.

Et en cas que mondit neveu Armand de Maillé vint à deceder sans enfans masles, ou qu'il n'y eût aucuns décendans masles de luy, & que la ligne masculine venant de luy vint à manquer en sa famille, j'appelle à ladite substitution Armand de Vignerod mon petit neveu, ou celuy de ses décendans masles qui sera lors Duc de Richelieu ; & à faute d'hoirs masles décendus par les masles dudit Armand de Vignerod, j'appelle à ladite substitution l'aisné des masles de la famille de mondit neveu du Pont de Courlay décendant de luy par les masles, selon l'ordre de primogeniture par l'augmentation de biens instituez & substituez, & pour sortir mesme nature, & aux mesmes conditions, institutions & substitutions que les autres biens que je leur ay leguez.

Et en cas que la ligne masculine de mondit neveu du Pont de Courlay & d'Armand de Maillé mon neveu vienne à manquer, en sorte qu'en toutes les deux familles il n'y ait plus aucuns enfans masles décendans des masles en legitime mariage pour venir à ma succession selon l'ordre cy-dessus prescrit, j'appelle à la substitution des biens ausquels j'ay institué Armand de Vignerod mon petit neveu , le fils aifné de la fille aifnée venant de l'aifné , ou celuy qui le reprefentera , & puis l'aifnée des filles venant des puifnez felon l'ordre de primogeniture des mafles , à l'exclufion de ceux qui feront *in facris.*

Et en cas , ainfi qu'il eft dit cy-deffus , que la ligne mafculine vienne à manquer tant en la famille d'Armand de Maillé mon neveu, qu'en celle de mondit neveu du Pont de Courlay, j'appelle à la fubftitution des biens aufquels j'ay inftitué ledit Armand de Maillé mon neveu , le fils aifné de fa fille aifnée , puis des puifnez , ou celuy des mafles qui le reprefentera , & de mafle en mafle , à l'exclufion de ceux qui feront conftituez *in facris* , gardant toûjours de degré en degré la primogeniture des mafles , & aux mêmes charges, conditions, inftitutions & fubftitutions, ainfi qu'il eft dit cy-deffus.

Et s'il arrivoit que tous les mafles décendans des filles de mondit neveu du Pont de Courlay decedaffent fans enfans mafles , je leur fubftituë celuy de mes fucceffeurs qui fera Duc de Fronfac en vertu de mon teftament par augmentation d'inftitutions & fubftitutions : Et en cas que tous les mafles décendans des filles venant d'Armand de Maillé mon neveu , decedaffent fans enfans mafles, je leur fubftituë celuy de mes fucceffeurs qui poffedera lors en vertu de mon teftament le Duché de Richelieu , par augmentation d'inftitution , ou fubftitution.

Je prie ceux des familles de Vignerod & de Maillé aufquels les biens que je fubftituë écherront , de vouloir renouveller , en tant que befoin feroit , lefdites inftitutions & fubftitutions , felon mon intention cy-deffus ; ce que je croy qu'ils feront volontairement, tant en confideration des grands biens qu'ils auront receus de moy, que pour l'honneur de leur famille.

Et comme mon intention eft que les Terres des Duchez & Pairies de Richelieu , & de Fronfac & Camont , leurs appartenances & dépendances , foient confervées entieres en ma famille , fans eftre divifées ; pour cette confideration je prohibe , autant que je puis , à mondit petit neveu Armand de Vignerod , & Armand de Maillé mon neveu , & leurs décendans , & à tous autres qui viendront à la fucceffion defdites Terres, tant par inftitution , que fubftitution , en vertu du prefent teftament , toute detraction de quarte , legitime , doüaire , ou autrement , en quelque maniere que ce foit , fur lefdites Terres des Duchez & Pairies , voulant que lefdites

Terres & Seigneuries demeurent entieres à celuy qui se trouvera substitué en son ordre, sans qu'elles puissent estre démembrées ny divisées pour quelque cause que ce soit.

Je veux & entens que mon neveu du Pont de Courlay se contente pour tous droits qu'il pourroit pretendre en ma succession, de la somme de deux cent mille livres que je luy ay cy-dessus leguée, & de trente mille livres que je luy ay aussi leguez, à prendre par chacun an sur tous les biens que j'ay leguez par ce mien testament à Armand de Vignerod mon petit neveu, son fils : ensemble de la jouïssance des sommes de deniers qu'il me doit, ainsi que j'en ay disposé cy-dessus.

Item, je declare qu'en cas que mondit neveu François de Vignerod, Sieur du Pont de Courlay, conteste cette mienne disposition, & que le Duché de Richelieu luy fût adjugé par la part & portion dont je n'avois pû disposer, en ce cas je revoque ladite donation de deux cent mille livres faite en sa faveur ; & en outre je revoque toutes les institutions que j'ay faites dudit Duché de Richelieu en faveur d'Armand de Vignerod son fils, & de ceux de la famille de Vignerod, & veux & entens qu'Armand de Maillé mon neveu soit appellé à substitution dudit Duché aprés le decez dudit François de Vignerod, Sieur du Pont de Courlay, mon neveu, à l'exclusion de tous les décendans de mondit neveu de Courlay, & qu'il jouïsse lors des parts & portions dudit Duché dont je ne puis disposer, & en tant que besoin est. Au cas que ledit François de Vignerod mon neveu conteste ce mien testament, je donne à Armand de Maillé les parts & portions dont je ne puis disposer, avec l'Hôtel de Richelieu, que j'ay ordonné estre bâti joignant le Palais Cardinal ; ensemble tous les meubles qui se trouveront lors de mon decez, tant en la maison de mon Duché, qu'au Palais Cardinal & audit Hôtel de Richelieu, & ce par augmentation d'institution ou substitution, & pour sortir même nature, & aux mêmes conditions, institutions & substitutions que les autres biens à luy cy-dessus donnez ; & à la charge qu'il prendra le seul nom & les seules Armes de la Maison du Plessis de Richelieu ; ainsi qu'il est dit cy-dessus.

Codicille.

Et le   jour du mois
ledit Jacques a mandé lesdits Notaires, lesquels se sont transportez

X x ij

en la chambre dudit sieur sus declarée, où estant ledit sieur Jacques par forme de Codicille leur a dicté & nommé ce qui ensuit, sçavoir, qu'il a declaré qu'il revoquoit & revoque le legs de qu'il a fait à Claude, &c. voulant que ledit legs soit & demeure nul, & comme non fait.

Item, donne & legue à   la somme de, &c.

Et quant au surplus du conteuu en sondit testament, ledit testateur veut & entend, qu'il soit entretenu & executé & le present Codicille selon leur forme & teneur. Ce fut ainsi fait, dicté & nommé, &c. *de même qu'à la fin du testament, autrement le Codicille seroit nul.*

Testament en païs de Droit écrit.

Pardevant, &c. tel, &c. A ces causes & pour n'estre prevenu de mort avant que d'avoir pensé au salut de son ame, & disposé des biens qu'il a plû à Dieu luy départir en ce monde, a fait le present testament & ordonnance de derniere volonté, ainsi qu'il s'ensuit.

Premierement, aprés avoir invoqué le saint Nom de Dieu, de la glorieuse & sacrée Vierge Marie, & de tous les Saints, & avoir fait le venerable signe de la Croix sur sa personne, disant au nom du Pere, du Fils & du saint Esprit, suppliant tres-humblement Dieu son Createur, que par le merite de son Fils unique Jesus-Christ nostre Sauveur & Redempteur, il luy plaise recevoir son ame quand elle partira de son corps, & la mettre au Royaume des Cieux avec les Esleus & Bienheureux jusqu'au jour de la Resurrection generale, sous l'esperance de laquelle il a élû & élit la sepulture de son corps en l'Eglise, &c. dans la Chapelle & Tombeau de ses predecesseurs. Et quant à la pompe de ses funerailles, aumônes, luminaire & enterrement, & bout de l'an, ledit testateur la laisse à la volonté & discretion de son heritier cy-aprés nommé, lequel il prie d'en faire son devoir, & aux jours de son enterrement & de l'inhumation de son corps, & bout de l'an, de faire celebrer à chacun desdits jours   Messes, &c.

Item, donne, legue ledit testateur, & par droit d'institution & legat delaisse à Marie sa fille, épouse outre sa constitution dotale, la somme de payable par sondit heritier universel cy-aprés nommé en trois années conſecutives, le premier payement qui ſera de commençant au premier jour du mois　　　　　aprés le decez dudit teſtateur, & ainſi à continuer à payer à ſemblable jour pareille ſomme de　　　　　laquelle ſomme de　　　　　ledit teſtateur a donnée & delaiſſée à ladite Damoiſelle ſa fille pour tous les droits, noms, raiſons & actions, parts, portions, ſucceſſion, legitime, & autres quelconques, que ladite Damoiſelle pourroit & auroit droit de pretendre en ſa ſucceſſion, la faiſant & inſtituant ſon heritiere particuliere en ladite ſomme de

Item, donne & legue ledit teſtateur, & par droit d'inſtitution & legat delaiſſe à Claude ſon ſecond fils naturel & legitime, tous & chacuns les biens, fonds & heritages, vignes, moulins, garennes, bois, & autres droits quelconques qu'il a en la Terre & Seigneurie de　　　　　auſſi pour tous droits qu'il pourroit pretendre en ſa ſucceſſion, le faiſant en ce ſon heritier particulier.

Item, donne & legue ledit teſtateur, & par droit d'inſtitution & legat delaiſſe à Catherine　　　　　ſa fille, &c. la ſomme de　　　　　laquelle veut & entend ledit teſtateur luy eſtre payée en deux termes, le premier, &c.

Et quant au reſidu de tous & chacuns ſes autres biens, tant meubles, qu'immeubles, droits, noms, raiſons, actions, preſens & à venir, que ledit teſtateur n'a donné ny legué, ne donnera ny leguera cy-aprés, ledit teſtateur a fait, nommé, créé & inſtitué, fait, nommé, créé & inſtituë, veut & ordonne de ſa propre bouche ſon heritier univerſel Jean　　　　　ſon fils aiſné, & les ſiens, à la charge de payer ſes dettes & les legs qu'il a faits, accomplir & executer ſon preſent teſtament, le tout ſans figure de procés. Et au cas qu'iceluy ſondit heritier vienne à deceder ſans enfans procreez de luy en loyal & legitime mariage, audit cas luy a ledit teſtateur ſubſtitué & ſubſtituë ledit Claude ſon ſecond fils : & où ledit Claude decederoit auſſi ſans enfans legitimes, ledit ſieur teſtateur a ſubſtitué en tous ſeſdits biens ladite Damoiſelle ſa fille & les ſiens, ſans que les ſus-nommez puiſſent faire diſtraction d'aucune quarte, diſant ledit teſtateur eſtre ſa plus expreſſe & derniere volonté, caſſant, revoquant & annullant iceluy teſtateur, tous autres teſtamens, codicilles, donations à cauſe de mort, & toutes autres diſpoſitions de derniere volonté qu'il pourroit avoir faites cy - devant, voulant le preſent ſon teſtament valoir par teſtament nuncupatif, & ordonnance de derniere volonté ; & s'il ne peut valoir par cette maniere, qu'il vaille par forme de codicille, donation à cauſe de mort, & par toute autre meilleure forme que teſtament peut & doit valoir & ſubſiſter de droit; priant & requerant ledit teſtateur les témoins cy-aprés nommez, vouloir porter bon & loyal témoignage de la verité de ſondit preſent teſtament nuncupatif & ordonnance de derniere volonté, & moy Notaire Royal ſuſdit & ſouſſigné d'en faire un ou pluſieurs inſtrumens au profit de qui il appartiendra. Fait & paſſé, &c. le   jour   avant midy, &c. preſens Maiſtre Jacques   Avocat, &c. tous Bourgeois de ladite Ville, témoins qui ont tous ſigné avec ledit teſtateur la minutte des preſentes, ſuivant l'Ordonnance.

Fondation en conſequence d'un Teſtament.

Fut preſent Maiſtre Nicolas, Avocat au Parlement, &c. au nom & comme Executeur du teſtament & ordonnance de derniere volonté de deffunt, &c. lequel s'eſt addreſſé à venerable perſonne Maiſtre Jean, &c. Docteur en Theologie, Curé de l'Egliſe, & aux honorables hommes, &c. à preſent Marguilliers de l'Oeuvre & Fabrique de ladite Egliſe, auſquels il a propoſé que ledit deffunt par ſon teſtament receu & paſſé pardevant, &c. Notaires, le jour, &c. a ordonné qu'il ſoit fondé en ladite Egliſe à perpetuité par chacune année le 29. jour de Juin feſte de ſaint Pierre Patron dudit deffunt, une Meſſe haute à Diacre & Soûdiacre, avec les prieres & oraiſons accoûtumées pour les trépaſſez, ſuivant l'article dudit teſtament, dont la teneur enſuit.

Lequel teſtament ledit ſieur Nicolas a montré & communiqué auſdits ſieur Curé & Marguilliers, & leur en auroit baillé copie : Sur quoy ils auroient fait aſſembler les anciens Marguilliers & Paroiſſiens de ladite Egliſe, & aprés en avoir conferé pluſieurs fois, ils ont reſolu & deliberé d'accepter ladite fondation, ſelon l'article dudit teſtament, ainſi qu'il enſuit. C'eſt à ſçavoir, que leſdits ſieurs Curé & Marguilliers ſe ſont chargez & ſe chargent par ces preſentes, ont promis & promettent, tant pour eux, que pour leurs ſucceſſeurs, de faire dire, chanter & celebrer en ladite Egliſe à perpetuité & à chaque année ledit jour de S. Pierre à huit heures du matin, à commencer le jour de S. Pierre prochain, & consecutivement, une Messe haute à Diacre & Soûdiacre, avec les prieres accoûtumées pour les trépassez ; & pour ce fournir par lesdits Marguilliers pain, vin, offrande, luminaire, ornemens, & autres choses necessaires, & de faire sonner & tinter ladite Messe. Pour laquelle fondation & pour l'entretenement d'icelle ledit sieur testateur a constitué, assis & assigné ausdits sieurs Curé & Marguilliers de ladite Eglise   livres de rente annuelle & perpetuelle, à prendre specialement sur une maison size à Paris, &c. loüée, &c. par les mains des locataires d'icelle, qui en seront chargez par leurs baux, par chacun an ledit jour de saint Pierre, à commencer le payement de la premiere année audit jour de saint Pierre prochain, & continuer ainsi à perpetuité le payement de ladite somme audit jour par chacune année, le tout suivant & conformément audit testament. Et à laquelle rente de ledit Maistre Nicolas suivant la charge & le pouvoir qu'il en a des heritiers dudit deffunt, y a obligé, affecté & hypothequé tous les biens du testateur, & specialement ladite maison, &c. appartenante à la succession dudit deffunt fondateur. Sera ladite fondation écrite au Martyrologe de ladite Egllise, & feront lesdits sieurs heritiers, si bon leur semble, mettre une Epitaphe qui contiendra par extrait ladite fondation en tel endroit de ladite Eglise qu'ils aviseront. Car ainsi a esté convenu, &c.

CHAPITRE III.

Des Inventaires & Partages.

APrés la mort de quelqu'un l'executeur testamentaire, les presomptifs heritiers, ou le mary ou la femme survivant, font faire inventaire des biens meubles qui se trouvent delaissez aprés le decez, & des papiers & titres concernant la succession. Il est de consequence pour les heritiers, pour le survivant des conjoints de faire inventaire aprés le decez du deffunt, des biens delaissez aprés son trépas : Quand le deffunt a laissé un testament, & qu'il en a nommé un executeur testamentaire, c'est à sa requête que l'inventaire doit estre fait ; s'il étoit marié, il doit être fait à la requête du survivant, & s'il ne l'étoit pas, il doit être fait à la requête des heritiers presomptifs.

L'executeur teftamentaire doit faire faire l'inventaire, & enfuite proceder à la vente des biens meubles, pour dans l'an, fuivant la Coûtume, executer le teftament du deffunt.

Les prefomptifs heritiers doivent faire inventaire avant que d'accepter ou de renoncer à la fucceffion du deffunt, ne prenant autre qualité que d'heritiers prefomptifs ou d'habiles à fe dire & porter heritiers du deffunt, pour aprés l'inventaire fait prendre la qualité qu'ils trouveront à propos, ou renoncer à la fucceffion, car autrement s'ils ne faifoient point inventaire, & qu'ils s'immifçaffent dans la fucceffion, ou qu'ils apprehendaffent quelques biens d'icelle, ils feroient reputez heritiers purs & fimples, & par ce moyen ils feroient obligez de fatisfaire à toutes les dettes de la fucceffion, à quelque quantité qu'elles puffent monter. Neanmoins fi la fucceffion étoit avantageufe, & qu'il n'y eût aucun fujet d'en craindre de mauvaifes fuites, tous les heritiers eftans majeurs, ils pourroient entr'eux faire & difpofer des biens fans un inventaire préalable, ou en le faifant tel qu'ils voudroient.

Quand la femme furvit fon mary, elle doit faire faire l'inventaire dans le temps de l'Ordonnance, & fi elle ne l'a pas fait, & qu'elle ait manié les biens de la communauté, elle eft reputée commune, & avoir tacitement accepté la communauté, ainfi que l'heritier qui ne fait point d'inventaire, & qui difpofe des biens de la fucceffion, comme & en qualité de maître, fait acte d'heritier, & s'oblige perfonnellement aux dettes de la fucceffion. Auffi la femme en ne faifant pas inventaire, & ne renonçant pas par un acte paffé en la Juftice du lieu de fon domicile, ou pardevant Notaires, ou maniant les biens de la communauté, eft commune, & par ce moyen fujette aux dettes de la communauté pour la moitié.

Que fi le mary n'avoit laiffé aucuns biens, la femme pour fe décharger des dettes, doit prendre Acte pardevant Notaires, que fon mary n'a delaiffé aucuns biens, & les Notaires doivent fe tranfporter dans la maifon du deffunt, & donner Acte à la veuve de ce que les domeftiques & voifins ont declaré qu'ils n'ont aucune connoiffance que le deffunt ait delaiffé aucuns biens, meubles ou immeubles.

Le tuteur des mineurs, quand leur pere n'a laiffé aucuns biens meubles, doit auffi declarer & affirmer par ferment qu'il ne fçait aucuns biens delaiffez par leur pere, tous les voifins fçachant qu'il

n'en

n'en a point laissé ; & partant qu'il renonce pour eux à sa succession. Ce qui doit être affirmé par ceux qui assistent à la nomination du tuteur, & cette renonciation doit être homologuée en Justice.

La femme survivant en faisant faire loyal inventaire des biens delaissez aprés le decez de son mary, & renonçant à la communauté, n'est pas tenuë des dettes de la communauté ; mais elles se doivent payer par les heritiers dudit mary, s'il en a qui ayent apprehendé sa succession, ou sur les biens delaissez aprés son trépas, tant de la communauté, qu'à luy appartenant par transport. Et en ce faisant elle poursuit contre lesdits biens de son mary comme creanciere, ses conventions matrimoniales & reprises.

La nouvelle Ordonnance titre 7. donne à l'heritier trois mois depuis l'ouverture de la succession pour faire l'inventaire, & quarante jours pour deliberer; & si l'inventaire a été fait avant les trois mois, le delay de quarante jours ne commence que du jour qu'il a été parachevé.

La veuve a pareillement trois mois pour faire l'inventaire, & quarante jours aprés qu'il est achevé pour deliberer : L'Ordonnance ne parle point s'il est necessaire de faire clorre l'inventaire, la Coûtume de Paris n'en fait point aussi de mention ; c'est pourquoy la femme seroit déchargée des dettes mobiliaires, quoy qu'elle ne l'eût fait clorre qu'aprés ledit temps. Il en faut dire de mesme de l'heritier, neanmoins il est mieux de le faire clorre.

Quand il y a des enfans mineurs issus du mariage lors du decez de l'un des conjoints, le survivant a interest de faire faire inventaire, pour empescher la continuation de communauté entre luy & ses enfans mineurs, & pour cét effet il doit le faire clorre dans trois mois aprés qu'il a esté fait, autrement la communauté seroit continuée, si bon sembloit aux enfans. Et pour le faire dans les formes requises par la Coûtume, il faut que le survivant se fasse nommer à la tutelle, & fasse nommer un tuteur subrogé, avec lequel l'inventaire puisse estre fait legitimement : Voyez ce qui a esté dit cy-devant touchant la continuation de la communauté, & la Coûtume de Paris art. 240. & suivans.

Quand les creanciers apprehendent la soustraction des biens de la succession, ils peuvent faire apposer le scellé sur les meubles de la succession de leur debiteur dés qu'il est mort, pour leur sureté,

Y y

& pour cet effet il faut presenter requête à Monsieur le Lieutenant Civil, qu'il permette de saisir & d'apposer le scellé, ou au Juge des lieux.

Quelquefois la veuve & les heritiers font aussi apposer le scellé crainte de soustraction.

Le Juge sur la requeste permet de saisir, & à cette fin commet un des Commissaires du Châtelet; dans les autres Jurisdictions où cette fonction appartient aux Lieutenans Generaux, Prevôts & Baillifs, ils se transportent eux-mesmes dans la maison, pour apposer le scellé, à la requisition d'une partie interessée.

On ne peut faire lever le scellé que les interessez & opposans ne soient appellez, & pour cet effet il faut presenter au Juge, de l'Ordonnance duquel le scellé a esté apposé, une requeste tendante à la levée du scellé, & en cas d'absence la levée du scellé & l'inventaire doivent estre faits en la presence de Monsieur le Procureur du Roy, ou de l'un de ses Substituts.

Quand il survient des contestations entre les parties en procedant à l'inventaire, le Commissaire en doit faire mention dans son procez verbal, & si elles se trouvent de consequence telles que le Commissaire ne les puisse pas juger, il les renvoye pardevers Monsieur le Lieutenant Civil. Mais les Notaires n'écrivent rien de ces contestations dans les inventaires; mais en finissant la vacation ils declarent que sur les contestations par les parties en procedant à l'inventaire, le Commissaire les a renvoyées pardevant Monsieur le Lieutenant Civil.

Inventaire fait à la requeste de la veuve.

L'an   le   jour   & autres jours suivans, à la requeste de Marie, &c. veuve de feu Paul, vivant, &c. demeurant rue, &c. tant en son nom, à cause de la communauté de biens qui a esté entre ledit deffunt son mary & elle, que comme tutrice de Paul, âgé d'onze ans ou environ, enfant mineur dudit deffunt & d'elle, & en la presence de Jacques, &c. oncle paternel & subrogé tuteur dudit mineur, par l'acte de tutelle fait au Châtelet de Paris, receu par   Greffier audit Châtelet, le   jour   ledit mineur habile à se dire & porter seul heritier dudit deffunt son pere, à la conservation des biens & droits desdites parties esdits noms, & de tous autres qu'il appartiendra; par les Notaires, &c. soussignez; a esté fait bon &

loyal inventaire & defcription de tous & chacuns les biens , meubles , uftancilles d'hôtel , habits, linges , hardes , or & argent monnoyé & non monnoyé , lettres , titres , papiers , enfeignemens & autres chofes demeurées aprés le decez dudit deffunt Paul , &c. & qui eftoient communs entre luy & fadite veuve au jour de fon decez, trouvez en la maifon où ladite veuve eft demeurante , en laquelle ledit deffunt eft decedé le   jour , &c. montrez & enfeignez aufdits Notaires par ladite Marie , veuve dudit deffunt , & par Catherine fervante dudit deffunt : & aprés ferment par elles fait & prefté aufdits Notaires , de montrer & enfeigner tous & chacuns lefdits biens , fans en cacher ny détourner aucune chofe , fe foûmettant ou il fe trouveroit le contraire aux peines en tel cas introduites,qui leur ont efté exprimées & données à entendre par lefdits Notaires : iceux biens prifez & eftimez par Jacques , &c. Huiffier à Verge audit Châtelet , & Juré Prifeur , Vendeur de biens meubles en cette Ville , Prevôté & Vicomté de Paris , qui les a prifez & eftimez en fa confcience , eu égard au temps prefent, aux fommes de deniers , felon & ainfi qu'il enfuit , aux proteftations que ladite veuve fait de prendre la communauté des biens ftipulez dans fon Contract de mariage , ou de renoncer à icelle , fe tenir à fes dot , doüaire, preciput & autres conventions matrimoniales que ledit deffunt fon mary luy a accordées par fondit Contract de mariage , ainfi qu'elle avifera par confeil , & ont figné.

Premierement dans la cave s'eft trouvé trois demi muids de vin pleins, du crû, &c. prifé à raifon de foixante livres le muid, revenant enfemble à la fomme de   90. l.

 Item environ deux voyes de bois , prifées

 Dans la cuifine une paire de chenets, &c.

 Et aprés avoir vacqué jufques à midy , a efté ceffé , & la continuation remife à ce jourd'huy deux heures de relevée.

 Dudit jour aprés midy en continuant par lefdits Notaires la confection du prefent inventaire à la requefte & prefence que deffus , a efté fait & inventorié ce qui enfuit.

 Dans une falle en bas a efté trouvé une paire de chenets à pommes de cuivre jaune , garnie de leur feu , prifée   5. l.
Item , &c.

 Dans une chambre au premier étage ayant veuë fur la ruë , a efté trouvé ce qui enfuit , &c.

Y y ij

Enſuivent les habits.

Enſuit le linge.

Enſuit la vaiſſelle d'argent.

Enſuit l'or & l'argent monnoyé.

Enſuivent les marchandiſes trouvées dans la boutique du deſſunt.

Enſuivent les titres, papiers & enſeignemens.

Premierement le Contract de mariage d'entre ledit deſſunt, &c. & Marie ſa veuve, paſſé pardevant, &c. aux clauſes & conditions y contenuës, enſuite duquel eſt une quittance du　　　　jour ſigné　　　　inventorié au deſſous de ladite quittance. Inventorié *un.*

Item, le don mutuel paſſé entre ledit deſſunt, & ladite Marie à preſent ſa veuve, pardevant, &c. le　　　　jour, &c. au dos duquel eſt l'acte d'inſinuation faite d'iceluy au Greffe des Inſinuations dudit Châtelet, le　　　　jour, &c. Inventorié *deux.*

Item, un Contract de conſtitution de deux cent cinquante livres de rente rachetable, &c. paſſé, &c. au profit dudit deſſunt par tel, &c. Inventorié *trois.*

En inventoriant lequel Contract de conſtitution ladite veuve a declaré que les arrerages de ladite rente ſont deus depuis　　　　juſques à preſent, & a ſigné.

Il faut enſuite inventorier tous les autres titres & papiers de la meſme maniere.

Il faut enſuite que la veuve declare toutes les dettes actives, & aprés les dettes paſſives.

Les choſes inventoriées ſont laiſſées à la garde du ſurvivant qui ſait faire l'inventaire, en ces termes.

Ce fait tout le contenu cy-deſſus inventorié a eſté laiſſé en ladite maiſon, en la garde, & en la poſſeſſion de ladite veuve, du conſentement dudit tuteur ſubrogé, laquelle s'en eſt volontairement chargée, & a promis le tout repreſenter, quand, à qui & ainſi qu'il appartiendra, & ont ſigné.

Quand il y a des meubles & effets dans une autre maiſon, la veuve le doit declarer, afin que les Notaires s'y tranſportent pour les inventorier, & la declaration ſe fait ainſi.

Ce fait, tout le contenu cy-deſſus inventorié a eſté laiſſé en ladite maiſon, en la garde de ladite veuve, & l'aſſignation remiſe à demain huit heures du matin, pour inventorier au preſent inventaire les meubles, marchandiſes & effets eſtans en la maiſon de la ruë, &c. & ont ſigné.

Dudit jour , &c. huit heures du matin lesdits Notaires soussignez, s'étant transportez avec lesdites parties, à la requeste & presence que dessus en ladite maison ruë, &c. a esté procedé par lesdits Notaires à l'inventaire desdites marchandises, meubles & effets de ladite communauté trouvées en icelle maison, representées par ladite veuve : & lesdites marchandises, meubles & effets prisez à leur juste valeur par ledit, &c. comme il s'ensuit. *Il faut faire comme dessus.*

Quand il y a scellé, & un Substitut de Monsieur le Procureur du Roy, il faut commencer ainsi.

L'an, &c. à la requeste de Marie, &c. en la presence de subrogé tuteur de, &c. & aussi en la presence de Avocat au Parlement, & Substitut de Monsieur le Procureur du Roy au Chastelet de Paris, stipulant pour l'absence des creanciers opposans à la levée du scellé cy-aprés mentionné, & des autres interessez, si aucuns y a en la succession dudit deffunt absens, à la conservation des biens & droits desdites parties esdits noms, & de tous autres qu'il appartiendra, a esté par les Notaires, &c. fait bon & loyal inventaire & description de tous & chacuns les biens meubles, &c. demeurez aprés le decez dudit deffunt, & qui estoient communs entre luy & sadite veuve, trouvez & estans en la maison, &c. le tout aprés que le scellé qui avoit esté mis & apposé sur lesdits biens par   Commissaire Examinateur, &c. a esté par luy reconnu, levé & osté en vertu de l'Ordonnance de Monsieur le Lieutenant Civil, mise sur la Requeste à luy presentée à cet effet par ladite Marie, &c. le   jour, &c. demeurée en la possession dudit sieur Commissaire ; lesdits biens meubles prisez & estimez par, &c.

Aprés que l'inventaire est fait, & que les meubles sont vendus à la maniere accoûtumée, que la veuve a accepté la communauté si elle l'a trouvée avantageuse, & que les enfans nez du deffunt & d'elle se sont portez heritiers, il faut proceder au partage des biens de la communauté : Pour cet effet, il faut que la veuve rapporte au partage toutes les sommes ausquelles se montent la vente desdits meubles, & celles portées dans l'inventaire, celles provenantes des arrerages des rentes & loyers des maisons qu'elle auroit receuës depuis le jour du decez de son mary, jusqu'au jour du partage.

Ensuite il faut que la veuve reprenne les sommes qu'elle auroit payeés pour la nourriture d'elle & de ses enfans, depuis le decez de son mary, jusqu'au jour de la closture de l'inventaire, & celles dont elle auroit acquitté la communauté, & les frais payez pour la confection de l'inventaire & procés verbal de la vente des meubles.

De plus, elle doit reprendre le prix de ses propres alienez & son préciput, le tout sur les biens de la communauté, parce que ce sont des dettes de la communauté.

Ce fait, les reprises estant supputées, & déduites sur les sommes que la veuve a entre ses mains, ce qui reste doit estie partagé entr'elle & ses enfans, en sorte qu'elle en ait la moitié, & ses enfans l'autre. Mais sur la moitié appartenant aux enfans la veuve doit prendre les frais funeraires, lesquels ne sont pas dettes de la communauté, mais se payent par les heritiers du deffunt, avec son doüaire, quand il est prefix & consistant en une somme une fois payée, laquelle se doit prendre sur la part desdits enfans; mais quand il ne consiste que dans une pension viagere, chacun des enfans y est obligé pour sa part & portion, & tous les biens immeubles de la succession du deffunt sont affectez, obligez & hypothequez pour la sureté d'iceluy.

La déduction estant faite sur la part des enfans des frais funeraires, & du doüaire au cas susdit, ce qui reste doit estre donné aux enfans, & partagé entr'eux; en sorte que s'i's sont trois, & qu'il leur appartienne trois mille livres, toute déduction faite, il leur doit estre payé par leur mere à chacun la somme de mille livres.

Quand il y a des dettes & des obligations qui sont difficiles à recouvrer, quelquefois on en fait le partage; mais ordinairement pour celles qui sont douteuses, on en fait mention dans le partage, & on convient qu'elles se poursuivront à frais communs. Quand on les partage quelquefois, c'est avec garantie, & quelquefois sans garantie, aux perils & fortunes de ceux ausquels elles échéent.

Quand la femme a ameubli une partie d'un heritage pour une certaine somme, & que l'heritage se trouve en substance, elle doit rapporter ladite somme.

Quant aux immeubles de la communauté pour en faire le partage au cas que les parties en veüillent joüir chacun separément & par divis, il faut qu'elles conviennent d'Experts pour faire la prisée & l'estimation d'iceux, & aprés la prisée faite approuvée par les parties, il faut faire deux lots, dans chacun desquels soit comprife la moitié defdits immeubles de ladite communauté ; & parce qu'il n'eft pas facile de faire des lots fi juftes & égaux, que l'un ne valle plus que les autres, celuy qui fe trouve le plus fort doit eftre chargé d'une foulte, à proportion de la fomme dont il excede les autres.

Les lots eftant faits & eftant trouvez égaux par les parties, & en eftant contentes, elles font tirer au fort, & pour cet effet el-les appellent un petit garçon paffant dans la ruë, dans le chapeau duquel on met deux billets de papier d'égale grandeur, & roulez l'un comme l'autre, dans l'un eft écrit *premier lot*, & dans l'autre *fecond lot* ; & ce petit garçon les ayant brouillez & remuez, donne un d'iceux à la veuve, & l'autre aux enfans.

Que s'il n'y avoit qu'une terre ou une maifon dont le partage ne fe pût pas commodément faire, en ce cas il n'y auroit point de partage, mais il faudroit venir à licitation, & faire vendre ladite terre ou maifon au plus offrant & dernier encherifleur, pour eftre le prix provenant de la vente partagé en deux parties égales entre la veuve & les enfans.

Par le partage les parties font obligées à la garantie des lots les uns des autres, & ordinairement on en fait mention, & elles s'y obligent ; mais quoy que cette claufe fût omife, neanmoins elle feroit fuppleée, parce qu'elle eft de la nature du partage, pour empêcher l'inégalité qui fe rencontreroit autrement, à moins que les parties ne fuffent convenuës au contraire, pourveu que ce fut fans le dol & la fraude de l'une d'icelles.

Et comme il eft de la nature du partage que l'égalité foit gardée entre les parties, & que l'une ne fouffre du dommage, parce que fon lot feroit de moindre valeur que celuy des autres, c'eft pour cette raifon, que quoy que les parties foient en majorité, & qu'elles ayent confenti au partage, & approuvé leurs lots, neanmoins s'il fe trouvoit de la lezion dans un lot, celuy auquel il feroit écheu pour-roit pourfuivre fon dédommagement contre les autres, au cas que cette lezion fût du tiers au quart, c'eft à dire que la lezion doit eftre du douziéme de la valeur du lot : Par exemple, je fuis heritier d'un deffunt, & j'ay deux coheritiers, chacun pour un tiers, le partage eftant fait je crois que je fuis lezé, & que les chofes qui font tom-bées dans mon lot, ne valent pas le tiers de la fucceffion ; en ce cas je peux pourfuivre mes coheritiers pour proceder à un nouveau partage, & faire ordonner en confequence, que nouvelle prifée

& estimation sera faite des biens immeubles de la succession. Il est au choix des autres coheritiers, ou de proceder à un nouveau partage, ou de donner à celuy qui se plaint de la lezion le supplément de la valeur de sa portion : neanmoins si la lezion estoit si considerable qu'elle ne se pût pas facilement reparer que par un nouveau partage, le Juge devroit l'ordonner. Que si les parties avoient transigé sur la lezion, il n'y auroit plus lieu de se pourvoir contre la transaction, quoy que la lezion se trouvât encore tres-considerable, à moins que la transaction n'eût esté passée par le dol d'une des parties, sans lequel elle n'auroit pas esté passée ; parce que le dol ou la fraude d'une des parties donne lieu à la récision de la transaction, comme nous avons dit plus amplement dans le Digeste sur le titre des Transactions.

Le tiers au quart est un douziéme, en ce que le tiers du quart est le douziéme : car si la valeur de ma portion est de douze mille livres, le quart de cette somme est de trois mille livres, & le tiers de trois est un, de sorte que c'est le douziéme ; & si la lezion estoit jugée moindre que le douziéme, suivant le rapport de la nouvelle prisée des Experts nommez par les parties, ou par le Juge d'Office, il n'y auroit pas lieu au dédommagement, & le demandeur seroit condamné aux dépens.

Que si un des coheritiers estoit absent hors du Royaume depuis plusieurs années, cette absence n'empêcheroit pas que le partage ne se fist ; mais estant de retour, il obligeroit ses coheritiers de proceder à un nouveau partage.

Quand il survient des differends dans les partages, ils se doivent terminer par l'avis de parens & par arbitrages, suivant l'Ordonnance du Roy François II. de l'an 1560. art. 3. qui porte qu'en matiere de partages & divisions, les parties nommeront des parens, amis ou voisins, pour par leurs avis terminer leurs differends.

Quand les enfans sont mineurs, ordinairement les meres aprés avoir fait inventaire, & l'avoir fait clorre dans le temps de la Coûtume pour empêcher la continuation de la communauté, possedent tous les biens de la communauté sans proceder au partage, pour leur rendre compte des biens de la communauté & de l'administration de leur tutelle, avenant leur majorité ou leur émancipation. Il sera cy-apres parlé du compte de tutelle.

Le partage estant fait entre la mere & les enfans des biens
communs

communs delaiſſez aprés le decez de leur pere, ils doivent faire entr'eux une autre ſous-diviſion ou partage des biens qui ſont tombez dans leur lot, à moins qu'ils n'aiment mieux les poſſeder communément & par indivis.

Touchant le partage, il faut obſerver que les heritiers en ligne directe ſont obligez à y rapporter tous les avantages qu'ils ont reçûs de celuy de la ſucceſſion duquel il s'agit, dautant que nos Coûtumes ne permettent point aux peres & meres d'avantager leurs enfans venans à leurs ſucceſſions l'un plus que l'autre, afin qu'en conſervant l'égalité entre les enfans, il n'y ait aucune occaſion de differend entr'eux : *Pere & mere ne peuvent par donation entre-vifs, par teſtament & ordonnance de derniere volonté, ou autrement, en quelque maniere que ce ſoit, avantager leurs enfans venans à leurs ſuc- ceſſions l'un plus que l'autre,* ſuivant l'art. 305. de la Coûtume de Paris ; de ſorte que ceux qui ont eſté avantagez, s'ils veulent ap- prehender la ſucceſſion du deffunt, leur pere ou mere, ils doivent faire le rapport de l'avantage qu'ils ont reçû, comme il eſt dit dans l'art. 302. de la même Coûtume, lequel fait une exception de l'avantage que la Coûtume fait aux aînez dans les biens poſſe- dez noblement, lequel ne procede pas de la diſpoſition des pe es & meres, & lequel par conſequent n'eſt point ſujet à rapport. L'article 304. porte que les enfans venans à la ſucceſſion de pere ou mere, doivent rapporter ce qui leur a eſté donné, pour avec les autres biens de ladite ſucceſſion eſtre mis en partage entr'eux, ou moins prendre.

Ainſi noſtre Coûtume ne ſouffre point qu'entre les enfans qui viennent à la ſucceſſion de leur pere ou mere, un ſoit plus avan- tagé que les autres : ce qui ſe doit entendre de tous les avanta- ges de quelque maniere que ce ſoit ; c'eſt à dire, par donation entre- vifs, par acte de derniere volonté, par acquiſition faite par le pere de ſes deniers au nom d'un de ſes enfans, pour l'acquit de ſes dettes, ou autrement.

Toutes les Coûtumes ſont preſque en cela conformes à la noſtre, excepté quelques-unes. Celle de Rheims permet les prélegats, les préciputs ou avantages. Celle de Saint Quentin excepte les do- nations entre-vifs, hors & ſans rapport. Celle d'Amiens ne veut point de rapport entre les enfans qui ſont tous mariez, de ſorte que chacun d'eux retient les avantages qu'il a reçûs entre-vifs de celuy de la ſucceſſion duquel il s'agit, & il n'eſt pas obligé d'en faire le rapport.   Z z

Par la Coûtume de la Marche article 212. les pere & mere peuvent disposer du tiers de leurs biens au profit d'un de leurs enfans, ledit tiers chargé de toutes les dettes, obseques, funerailles & legs testamentaires ; de sorte que ledit donataire en jouït par préciput & avantage pardessus ses freres & sœurs, sans estre obligé à rapport, quoy qu'il vienne à la succession du donateur.

La Coûtume de Bourbonnois article 308. permet aux ascendans d'avantager leurs descendans par donations faites en faveur de mariage, sans estre tenus de les rapporter avec les donataires, ou autres leurs coheritiers.

Par la Coûtume de Chaulny article 19. les enfans ne sont obligez à rapporter les meubles qui leur ont esté donnez par Contract de mariage, s'il n'a esté convenu au contraire par iceluy. Du Molin sur cet article en parlant de cette Coûtume : *Stulta & iniqua consuetudo respectu lineæ directæ, & certè indiget recognitione & correctione.*

La Coûtume de Nivernois Chap. 27. Art. 10. & 11. permet aux peres faisant donations à leurs enfans, d'en deffendre le rapport : ce qui s'entend, pourveu que telle disposition ne porte prejudice aux autres en leur legitime.

Dans les Coûtumes qui admettent les prélegats ou préciputs, ce qui est legué à un des enfans par pere & mere, est sujet à rapport s'il vient à leurs successions, au cas que celuy qui a fait les legs n'ait point declaré qu'il le déchargeoit du rapport de l'avantage qu'il luy faisoit. La raison est, que *in odiosis* on ne fait point d'extension aux cas non exprimez.

On demande à la succession de qui se fait le rapport des avantages qui ont esté faits aux enfans par leurs pere & mere ? Il faut distinguer, ou les avantages que les enfans ont reçûs de leurs pere & mere ont esté pris sur les biens communs, ou des propres du pere ou de la mere ; s'ils ont esté pris sur la communauté, le donataire est tenu d'en faire le rapport, moitié sur la succession de son pere, & moitié à celle de sa mere. Maistre René Chopin sur la Coûtume d'Anjou Liv. 3. Tit. 3. touchant le rapport de la dot nomb. 2. dit que dans les Coûtumes de France la dot promise, baillée & payée par les pere & mere, se doit rapporter sur les successions desdits pere & mere par moitié, parce que c'est une charge commune aux peres & meres de doter leurs filles, comme il a esté jugé par plusieurs Arrests.

Cette regle fouffre une exception, qui eft que quand un pere ou une mere marie fa fille, & luy donne quelque fomme de deniers en dot, tant pour la fucceffion du premier decedé déja échûë, que fur les biens de celuy qui dote, en ce cas la claufe portant la conftitution de dot fur la fucceffion échûë, & fur celle qui eft à échoir, la fomme promife eft imputée entierement fur celle qui eft déja échûë, fi elle eft fuffifante, finon le furplus eft imputé fur la fucceffion à échoir, comme il a efté jugé par Arreft du 23. Fevrier 1646. rapporté par Monfieur le Preftre.

Mais fi le fils a efté avantagé par fes pere & mere d'un propre paternel ou maternel, en ce cas il eft obligé de le rapporter tout entier en la fucceffion de celuy auquel il eftoit propre, à condition que renonçant à la fucceffion de l'autre fon pere ou fa mere, fes coheritiers luy bailleront pour fa legitime en ladite fucceffion, jufqu'à la moitié de la valeur dudit propre. La raifon eft qu'on peut doter *de re aliena*, & qu'ainfi les coheritiers font tenus de l'éviction de la chofe donnée en dot; c'eft l'opinion de Maiftre Charles du Molin fur la Coûtume du Nivernois Chapitre 27. art. 10. c'eft la difpofition de la Coûtume de Melun en l'art. 274. qui veut qu'un enfant eftant avantagé d'un heritage propre de fon pere ou de fa mere, le rapporte entierement en la fucceffion de celuy auquel il eftoit propre.

On demande en fecond lieu fi le pere a marié fa fille aprés la mort de fa mere eftant fon tuteur, fans declarer de quels biens cette fille avoit accepté la fucceffion de fa mere, & renonçant à celle de fon pere, fi elle eft obligée de rapporter en la fucceffion maternelle ce que fon pere luy a donné en mariage? On répond pour la negative: La raifon eft que cette fille n'a pas efté dotée par fa mere, mais par fon pere, lequel n'ayant pas declaré qu'il dotoit fa fille des biens de la fucceffion de fa mere, eft prefumé l'avoir dotée *ex propria fubftantia*, & avoir voulu s'acquiter de fon devoir, & luy avoir fait une donation en avancement ou par anticipation de fa future fucceffion, ou au moins de ce qu'il luy pourroit devoir des fruits & interefts des biens de fa mere.

On demande en troifiéme lieu, fi la femme eft obligée de rapporter à la fucceffion de fes pere & mere ce qui a efté prefté à fon mary? Il faut diftinguer : Ou la femme a accepté la communauté, ou elle y a renoncé : Au premier cas la femme n'eft pas obli-

gée au rapport, comme il a esté jugé par Arrest du 7. Juillet
1587. remarqué dans les Arrestés de la cinquiéme des Enqueſtes,
parce qu'autrement le mary pourroit aliener non ſeulement le propre de ſa femme, mais auſſi la priver de ſa legitime en la ſuccef-
ſion de ſes pere & mere; car en tel cas le mary eſt reputé pour un
étranger, & ce qui luy eſt preſté le rend ſeul obligé à la dette, &
ſa femme n'en eſt pas tenuë ny obligée. Ce qu'il faut entendre, ſoit
que la femme ſoit majeure ou mineure : Toutefois ſi la femme
s'eſtoit obligée à la ſomme preſtée à ſon mary, pour lors elle ſeroit tenuë de la rapporter à la ſucceſſion de ſes pere & mere,
quoy qu'elle renonçât à la communauté, comme il a eſté jugé par
Arreſt du 23. Decembre 1574. remarqué par Monſieur Loüet au
lieu cité cy-deſſus.

Au deuxiéme cas la femme eſt obligée au rapport de la ſomme
preſtée à ſon mary juſques à la concurrence de ce qu'elle en amande, pourvû qu'elle ne ſoit point obligée aux dettes contractées
par ſon mary; & partant ſi le pere de la femme a preſté mille livres à ſon mary, & qu'elle n'amende de la communauté que cinq
cent livres, elle n'eſt obligée à rapporter que ladite ſomme de
cinq cent livres, comme il a eſté jugé par Arreſt du 28. Mars
1639. remarqué par Monſieur Loüet au meſme lieu.

On demande en quatriéme lieu, ſi la fille mariée par ſes pere
& mere en minorité, eſt tenuë de rapporter ſa dot en leurs ſucceſſions, quoy qu'elle ait eſté conſommée par le mary. On répond pour l'affirmative, de ſorte qu'elle n'eſt pas recevable à rapporter l'action qu'elle a pour la repetition de ſa dot contre ſon
mary, comme il a eſté jugé par les Arreſts. La raiſon eſt que la
fille, quoy que mineure, ſort de la puiſſance paternelle par le mariage, & devient capable d'intenter toutes actions ſans le conſentement de ſes pere & mere, pour la repetition de ſes deniers dotaux, en ſe faiſant autoriſer par Juſtice, & partant elle doit faire
rapport de ſa dot, quoy que diſſipée par la mauvaiſe conduite de
ſon mary; & elle n'eſt pas recevable à rapporter une action qui
ſeroit inutile à la ſucceſſion, veu que la perte de ſes deniers dotaux peut eſtre attribuée à ſa faute : toutefois ſi on ne la pouvoit
imputer qu'à la trop grande imprudence de ſon pere, comme s'il
avoit marié ſa fille à un homme qui auroit eſté connu de tout le
monde pour un débauché & un prodigue, & qu'il luy eût donné
ſans aucune ſeureté d'employ la dot de ſa fille en argent comptant,

en ce cas il y auroit sujet de pretendre que la fille ne seroit pas obligée de la rapporter en la succession de son pere.

On demande en cinquiéme lieu, si une fille mariée par ses pere & mere des deniers de la communauté en païs coûtumier, ayant renoncé à la succession de son pere qui auroit survêcu sa femme, & par ce moyen renoncé à la communauté, est tenuë de rapporter à la succession maternelle la moitié de ses deniers dotaux, comme ayant esté autrefois des biens maternels ; ou si tous lesdits deniers sont reputez des biens paternels en vertu de la renonciation à la communauté ? L'Arrest du dernier Avril 1605. rapporté par Monsieur Loüet lettre R. nomb. 54. a jugé que nonobstant la renonciation à la communauté, la fille devoit rapporter à la succession de sa mere la moitié de ce qui luy avoit esté donné en dot par ses pere & mere. La raison est, que c'est une charge commune en païs coûtumier aux pere & mere de doter leurs filles, & qu'ainsi la dot par eux donnée à leur fille se doit rapporter à la succession de l'un & de l'autre par moitié. Brodeau sur Monsieur Loüet au même lieu, remarque un Arrest donné en la troisiéme Chambre des Enquestes le 9. Aoust 1613.

Par cette raison, il s'ensuit que quand les pere & mere mariant leur fille, luy constituë solidairement une rente pour dot, la femme renonçant à la communauté aprés le decez de son mary, ne peut en vertu de telle renonciation poursuivre les heritiers de son mary que pour la moitié de cette rente, & non pour le tout, quoy que par son Contract de mariage elle eût stipulé, que reçonçant à la communauté, elle reprendroit franchement & quittement de toutes dettes ce qu'elle auroit apporté , &c. comme il a esté jugé par plusieurs Arrests. La raison est, que c'est une dette commune deuë naturellement par les pere & mere à leurs enfans, & lors qu'ils s'en acquitent, ils n'ont point de recours l'un contre l'autre.

Non seulement le fils venant à la succession de son pere ou de sa mere est obligé de rapporter les avantages qu'il a reçûs d'eux, mais aussi ceux qui ont esté faits à ses enfans, suivant l'art. 306. de la Coûtume, en ces termes : *Pareillement ce qui a esté donné aux enfans de ceux qui sont heritiers, & viennent à la succession de leurs pere & mere, ou autres ascendans, est sujet à rapport, ou à moins prendre, comme dessus.* La Coûtume de Blois conformément à la nostre en l'art. 168. titre des Donations, dit que le don fait à l'un des enfans de l'heritier presomptif du donateur, est reputé estre fait aux enfans heritiers mediats : tellement que ce qui a esté donné par l'ayeul ou l'ayeule aux enfans de ceux qui sont heritiers, sans distinction, doit estre rapporté en commun par le pere ou la mere à leurs coheritiers, si ce n'est que le donataire s'abstint de la succession. En sorte que celuy qui n'a reçû aucun avantage de la part de son pere, est obligé de rapporter ce qui a esté donné à ses enfans, quoy qu'ils ne viennent point à la succession de leur ayeul, parce qu'ils sont censez & reputez une même personne avec luy, & que le don est presumé luy avoir esté fait, ayant veritablement esté fait en sa consideration. Il faut excepter les donations remuneratoires faites par l'ayeul à ses petits-enfans, au rapport desquelles le fils venant à sa succession n'est pas obligé, comme il a esté jugé par les Arrests.

Le mot *enfans* dont l'article 304. de nostre Coûtume se sert, s'entend des fils & petits-fils : ainsi les petits-fils ne sont pas moins obligez de rapporter à la succession de leurs ayeuls ce qu'ils en ont receu, soit devant ou après la mort de leurs pere & mere, parce que ce qui leur a esté donné, est presumé leur avoir esté donné en contemplation desdits pere & mere ; ils sont même obligez au rapport de ce qui a esté donné à leurs pere & mere, suivant l'article 308. en ces termes : *L'enfant ayant survêcu ses pere & mere, & venant à la succession de ses ayeul ou ayeule survivans lesdits pere & mere, encore qu'il renonce à la succession de sesdits pere & mere, est neanmoins tenu de rapporter à la succession de sesdits ayeul ou ayeule, ou moins prendre.*

Bien davantage, la Cour par plusieurs Arrests a condamné les petits-fils à rapporter en la succession de leur ayeul ce qui avoit esté prêté à leur pere, quoy qu'ils eussent renoncé à sa succession. La raison est, que tout ce que le pere prête à son fils, est presumé luy estre donné en diminution & en avancement de ses droits successifs.

Cette question souffroit quelque difficulté, en ce qu'il semble que ce qui est prêté ne soit pas reputé estre donné en avancement d'hoirie, puisque le pere le prête à son fils comme à un étranger, esperant qu'il luy rendra : ainsi il semble que pour le recouvrement de cette dette il faille s'adresser à la succession du pere, & non pas l'imputer sur la portion du petit-fils en la succession de l'ayeul. Neanmoins la Cour l'a jugé au contraire, parce que ce feroit un moyen de détruire l'égalité que nos Coûtumes veulent eſtre obſervée inviolablement entre les heritiers en ligne directe.

Les petits-fils par la même raiſon ſont obligez de rapporter à la ſucceſſion de leur ayeul, ce que l'ayeul a payé pour l'acquittement des dettes de leur pere, comme il a eſté jugé par les Arreſts.

Par cet article le petit-fils venant à la ſucceſſion de ſon ayeul, n'eſt pas déchargé du rapport de ce qui a eſté donné à ſon pere par ſon ayeul, quoy qu'il renonce à la ſucceſſion de ſon pere. La raiſon eſt, que le petit-fils vient par repreſentation de ſon pere à ladite ſucceſſion : ainſi il eſt obligé au même rapport auquel le pere auroit eſté obligé. Il en faut dire de même ſi le petit-fils eſt desherité par ſon pere, car en ce cas il n'eſt pas moins obligé au rapport en la ſucceſſion de l'ayeul, que s'il avoit eſté heritier de ſon pere, comme il a eſté jugé par les Arreſts.

On demande ſi de pluſieurs petits-fils les uns venans à la ſucceſſion de leur ayeul, les autres y renonçans, ceux qui apprehendent la ſucceſſion, ſont obligez de rapporter les avantages que les autres ont reçûs de leurdit ayeul en cas qu'ils renoncent à ſa ſucceſſion ? On répond, qu'ils ſont obligez au rapport. La raiſon eſt, que ces avantages ont eſté faits en contemplation de leur pere commun qu'ils repreſentent, ſauf leur recours contre le donataire pour leur legitime ſeulement, comme il a eſté jugé par les Arreſts.

Le petit-fils peut bien eſtre donataire de ſon ayeul & heritier de ſon pere qui auroit ſurvêcu l'ayeul, ſans eſtre obligé à rapport quand le pere n'eſt point heritier : car autrement le petit-fils ſeroit obligé de rapporter le don de l'ayeul en la ſucceſſion de ſon pere, comme il a eſté jugé par les Arreſts. La raiſon eſt, que les rapports des choſes données ne ſe font qu'aux ſucceſſions de ceux qui ont fait les donations, & non point des autres perſonnes ; & partant le petit-fils ne venant point à la ſucceſſion de ſon ayeul, mais à celle de ſon pere, dont il n'a rien reçû, n'eſt pas obligé à rapporter l'avantage qu'il auroit reçû de ſon ayeul, n'eſtant pas heritier & donataire en la même ſucceſſion.

Ce qui a eſté dit du rapport en ligne directe, ſe doit entendre, tant des heritiers ſimples, que des beneficiaires, leſquels ſont obligez au rapport des avantages qu'ils ont reçûs de celuy à la ſucceſſion duquel ils viennent, ſoit qu'ils ſe rencontrent avec d'autres heritiers beneficiaires, ou avec des heritiers purs & ſimples. La raison est, que se porter heritier par benefice d'inventaire, c'est veritablement venir à la succession. Or nostre Coûtume dit expressément, que ceux qui veulent venir à la succession d'un deffunt en ligne directe, sont obligez à rapporter les avantages qu'ils en ont reçûs, comme il a esté jugé par les Arrests.

Des articles cy-dessus de nostre Coûtume, il s'ensuit que les enfans qui ne sont que legataires de leur pere, ne sont point obligez à rapporter les avantages que chacun d'eux en a reçûs ; parce qu'en effet ils ne viennent pas à la succession de leur père.

Des mêmes articles il s'ensuit encore que les pere & mere, ayeul & ayeule, & autres ascendans, estans heritiers ne sont tenus à rapporter non plus que les heritiers collateraux en la succession de leurs décendans ; ce qu'ils en auroient pû recevoir en leur vivant, dautant que ces articles ne parlent simplement que des enfans ; ce qui est une tacite exclusion des autres heritiers.

Il s'ensuit en troisiéme lieu, que les enfans qui renoncent ne sont pas obligez à rapporter les avantages qu'ils ont reçûs de celuy à la succession duquel ils renoncent ; les articles 303. & 304. & suivans, n'obligeant à rapport que ceux qui viennent à la succession. C'est ce qui est porté expressément par l'article 307. en ces termes: *Neanmoins où celuy auquel on auroit donné, se voudroit tenir à son don, faire le peut en s'abstenant de l'heredité, la legitime reservée aux autres.* De sorte qu'en ce cas l'heritier presomptif renonçant, il n'est tenu d'aucunes dettes, & même il peut demander à ceux qui ont accepté la succession, celles qui luy sont deuës en son nom, comme il a esté jugé.

Par cet article les avantages receus par les enfans de leurs pere & mere, ne peuvent prejudicier à la legitime des autres, nonobstant la disposition contraire desdits pere & mere, soit entre-vifs, ou par derniere volonté. Ainsi par l'Arrest du 3. Decembre 1622. rapporté par Du Fresne, il a esté jugé, que la fille qui avoit renoncé à la succession de ses pere & mere à cause de leurs creanciers qui avoient fait vendre par decret tous leurs biens, pouvoit obliger ses freres & sœurs mariez du vivant même de ses pere & mere qui se tenoient aux avantages qu'ils en avoient reçûs, de rapporter les sommes à eux données par les Contracts de mariage jusqu'à la concurrence de sa legitime, conformément aux articles 298. & 307. de nostre Coûtume.

Les heritiers en ligne collaterale ne sont point obligez à rapporter

porter ce qui leur a esté donné par celuy auquel ils succedent, excepté la Coûtume de Bretagne article 596. en laquelle tous heritiers venans à la succession d'un deffunt, tant en ligne directe, que collaterale, sont obligez à rapport. Par l'article 301. il est porté qu'on peut estre donataire entre-vifs, & heritier en ligne collaterale : Neanmoins en cette ligne on ne peut pas estre heritier & legataire, parce que ces deux qualitez ne sont pas compatibles en une même personne, suivant l'article 300. ainsi on peut leguer en cette ligne au fils de son heritier,& tel legs n'est point sujet à rapport.

Partage entre la veuve & les enfans d'un deffunt.

Furent presens & comparurent personnellement Damoiselle Marie, &c. veuve de feu Guillaume, &c. vivant Marchand, Bourgeois de Paris, tant en son nom à cause de la communauté qu'elle a euë avec ledit deffunt, que comme tutrice de Claude fils mineur dudit deffunt & d'elle, d'une part; Jacques Marchand, Bourgeois de Paris, Marguerite sa femme, de luy autorisée, en leurs noms, & encore ledit Jacques subrogé tuteur dudit mineur, Nicolas majeur, usant & joüissant de ses droits ; lesquels Marguerite, Nicolas & Claude, enfans dudit deffunt Guillaume & de ladite Marie, leurs pere & mere, & heritiers chacun pour un tiers d'iceluy deffunt, d'autre part : Disant les parties, que ledit deffunt Guillaume par son decez a delaissé entre-autres biens ceux de la communauté d'entre luy & ladite Marie, dont moitié appartient à ladite Marie, & l'autre à tous lesdits enfans sus-nommez, consistans en meubles, marchandises, or & argent, contenus en l'inventaire fait apres le decez dudit Guillaume à la requeste desdites parties, comparans le, &c. & en la somme de six mille livres, ameublie audit deffunt des biens propres de ladite Marie par leur Contract de mariage, inventorié *un* audit inventaire. Plus, en maisons, terres, heritages, rentes & dettes actives, dont les titres & papiers sont inventoriez audit inventaire ; lesquels meubles & marchandises auroient esté vendus au plus offrant, n'ayant eu ladite Marie le dessein de continuer le trafic & negoce dudit deffunt son mary, montant ladite vente à la somme de trente-trois mille six cent livres, suivant le procés verbal de ladite vente faite par Jacques Sergent, &c. datté au commencement du jour, &c. y compris le contenu en tels articles dudit procés verbal que ladite veuve auroit pris & retenu sur & tant moins de son

préciput. Et pour proceder avec ordre & sans confusion audit partage qui luy a esté demandé par ses enfans des biens de ladite communauté d'entr'elle & ledit deffunt leur pere, stipulée par leur
Contract de mariage passé pardevant　　　　　　　　Notaires,
&c. le　　　　　　　　jour, &c. ladite veuve y rapporte :

Premierement, ladite somme de six mille livres ameublie,
cy　　　　　　　　　　　　　　　　　　　6000. liv.

Item, toute la somme de trente-trois mille six cent livres,
cy　　　　　　　　　　　　　　　　　　　33600. liv.

Plus, la somme de onze mille deux cent livres, que ladite veuve
a declaré avoir reçûë depuis le decez dudit deffunt, jusqu'au
　　　　　　　　jour, &c. des locataires des maisons appartenant à
ladite communauté, dont elle leur a baillé un memoire des noms
& des surnoms, & des sommes payées par chacun desdits locataires
en particulier, cy　　　　　　　　　　　　11200. liv.

De plus, rapporte ladite veuve en ladite communauté la somme de quatre mille livres qui se sont trouvées en argent comptant
dans le cabinet dudit deffunt, qu'elle auroit prise en la presence &
du consentement desdits enfans apres le decez dudit deffunt leur
pere, appartenant à ladite communauté, cy　　　4000. liv.

Revenant toutes lesdites sommes ensemble à celle de 54800. liv.

Sur ladite somme de 54800. livres. lesdits enfans doivent préalablement tenir compte à ladite veuve leur mere des sommes
qu'elle a dépensées & payées pour & à la décharge de la communauté, en procedant à la confection dudit inventaire, & depuis
la closture d'iceluy ; sçavoir,

Premierement la somme de treize cent livres pour la nourriture d'elle & de sesdits enfans, depuis le jour du decez, &c.
cy　　　　　　　　　　　　　　　　　　　1300. liv.

Item, payé à tel la somme de cinq cent livres, cy　500. liv.

Item, à tel la somme de quatre cent livres, cy　400. liv.

Item, pour les frais dudit inventaire & procés verbal de la vente, la somme de seize cent livres, cy　　　　　1600. liv.

Item, la somme de quinze mille livres que ladite veuve dit reprendre pour une maison à elle appartenant, &c. alienée pendant
le mariage, par Contract, &c. cy　　　　　　15000. liv.

Plus, la somme de douze cent livres pour son préciput,
cy　　　　　　　　　　　　　　　　　　　1200. liv.

Quand il y a quelque somme de deniers stipulez propres par le

Contract de mariage à la veuve, il faut en faire mention en ce lieu pour la déduire avec le préciput sur la somme dont elle est chargée, & dont elle fait le rapport à la communauté.

Tous lesquels payemens & reprises se montent ensemble à la somme de vingt mille livres, cy   20000. liv.

De laquelle somme de vingt mille livres employée ausdits payemens & reprises, lesdits, &c. sont demeurez d'accord, apres qu'ils ont dit le tout bien sçavoir, & l'avoir communiqué à leur conseil ; ce faisant ont consenti que ladite somme de vingt mille livres seroit déduite sur celle de cinquante-quatre mille huit cent livres, à laquelle se sont trouvez monter les effets mobiliaires de ladite communauté. Au moyen de laquelle déduction ne reste plus entre les mains de ladite veuve que celle de trente-quatre mille huit cent livres, à partager entr'elle & sesdits enfans, de laquelle il luy en appartient pour sa part en ladite communauté la moitié, qui est la somme de dix-sept mille quatre cent livres, & l'autre moitié ausdits enfans se montant à pareille somme de dix-sept mille quatre cent livres.

Sur ladite somme de dix-sept mille quatre cent livres afferante & appartenante ausdits enfans, ladite veuve leur mere a droit de prendre la somme de deux mille deux cent livres, pour les frais funeraires & enterrement dudit deffunt leur pere, qu'elle a payée, cy   2200. liv.

Item, pour son doüaire prefix à une fois payer la somme de quatre mille livres, cy   4000. liv.

Et partant déduction faite desdites deux sommes, de deux mille deux cent livres d'une part, & de quatre mille livres d'autre, ne reste plus à payer ausdits enfans de la part & portion à eux afferante en ladite somme de cinquante-quatre mille huit cent livres cy-dessus mentionnée, que la somme de onze mille deux cent livres, en laquelle dite somme de onze mille deux cent livres ladite veuve a pris & retenu le tiers appartenant audit Claude son fils mineur, duquel elle est tutrice, se montant à la somme de trois mille sept cent trente-trois livres six sols huit deniers, laquelle dite somme ladite veuve la couchera en recepte au compte qu'elle rendra audit Claude. Et quant aux deux autres tiers se montant chacun à pareille somme de, &c. ils ont esté pris & retenus par lesdits, &c. laquelle dite somme de, &c. lesdits, &c. ont confessé avoir receuë comptant de ladite veuve leur mere, qui leur a icelle bâilée, payée, comptée, nombrée & réellement délivrée en presence des Notaires soussignez, en Loüis d'or, &c. dont ils se sont contentez, & en ont quitté & quittent ladite veuve leur mere & tous autres : Comme aussi ladite veuve au moyen desdites déductions, a pareillement quitté & déchargé sesdits enfans desdits frais funeraires & enterrement, ensemble du préciput, & de son doüaire prefix, & de toutes les sommes de deniers qu'elle a payées, comme dit est, à la décharge de ladite communauté.

Quant aux immeubles de ladite communauté lesdites parties desirant en joüir separément & par divis, & pour parvenir au partage d'iceux, ils ont fait priser & estimer par gens experts & à ce connoissans, les maisons terres & heritages estans de la communauté, par tels maçons, &c. qu'ils auroient nommez & convenus à cet effet, lesquels auroient dressé & redigé par écrit leurs rapports, prisées & estimations, qu'ils auroient communiquées ausdites parties, & ayant esté trouvées justes & raisonnables, elles auroient fait faire deux lots desdites maisons, terres & heritages, lesquels elles auroient trouvez justes & égaux, desquels la teneur ensuit.

Premier lot.

Le premier lot aura, luy competera & appartiendra dés à present, & à toûjours une maison size à Paris, &c. estimée & prisée par lesdits experts par leur rapport sus datté, la somme de, &c. aux charges des cens & droits Seigneuriaux accoûtumez envers Seigneur censier de ladite maison, dont les titres sont inventoriez audit inventaire sous la cotte *trois.*

Item, la ferme & heritage de, &c. située, &c. prisée & estimée, &c.

Item, huit cent livres de rente racheptable de, &c. à prendre sur tel & sa femme, par Contract de constitution passé, &c. inventorié sous la cotte *neuf.*

Item, &c.

Somme totale de ce premier lot se montant à 15000. livres, & partant plus fort que le second lot, en consequence de quoy il fera soulte au second de la somme de 500. livres.

Second lot.

Le second lot aura, luy competera & appartiendra aussi dés à prefent & à toûjours une maifon , &c. pour la fomme de , &c. à laquelle elle a efté prifée & eftimée , &c.

Item , &c.

Item , la fomme de 500. livres dont le premier lot fait foulte au prefent lot, cy   500. liv.

Somme totale de ce fecond lot 14000. livres.

Defquels lots ainfi faits lefdites parties s'eftant trouvées contentes, comme eftans juftement & également faits , elles auroient confenti à ce qu'ils fuffent jettez au fort , & pour cét effet elles auroient appellé Pierre , &c. jeune garçon à elles inconnu, paffant dans la ruë , &c. dans le chapeau duquel lefdites parties ayant mis deux billets de papier d'égale grandeur & roulez l'un comme l'autre , dans l'un defquels eftoit écrit *premier lot*, & en l'autre *fecond lot*, ledit Pierre aprés les avoir long-temps broüillez & remuez dans fon chapeau du confentement des parties & en leur prefence , auroit tiré l'un d'iceux, qu'il auroit baillé à ladite veuve, & l'autre aufdits , &c. Et par l'ouverture defdits deux billets s'eft trouvé que le premier d'iceux eft avenu & échû aufdits enfans , & le fecond à ladite veuve leur mere.

Defquels lots lefdites parties comparans fe font tenuës & tiennent contentes & fatisfaites, comme bien juftement & également faits, pour d'iceux lots joüir refpectivement par eux , leurs hoirs & ayans caufe à toûjours paifiblement , à commencer ladite joüiffance du   jour , &c. en avant, aux charges des cens & charges foncieres, que lefdits heritages peuvent devoir aux Seigneurs à qui deus font, ainfi qu'ils font declarez dans les titres & Contracts d'acquifition inventoriez audit inventaire ; & en ce faifant ladite veuve a confeffé avoir receu la fomme de Marguerite & Nicolas chacun leur tiers en ladite fomme de 500. livres de foulte , en laquelle le premier lot appartenant aufdits enfans, eft chargé envers ledit fecond lot, échû à ladite veuve leur mere , dont elle fe contente ; & quant à l'autre tiers ladite veuve le couchera en dépenfe au compte qu'elle rendra audit mineur. Cedant & tranfportant par l'une defdites parties à l'autre, tous droits de proprieté, noms, raifons & actions qu'elles pourroient avoir & pretendre fur lefdites chofes partagées & déchargées, dont elles fe font reciproquement défaifies, demifes & deveftuës l'une au profit de l'autre : & confentent à ce que les chofes ainfi partagées & changées foient & demeurent garantes les unes des autres entre tous les partageans,

A a a iij

fuivant la Coûtume; reconnoiffans lefdites parties chacune endroit foy, avoir en leurs mains les titres & pieces juftificatives de la proprieté des chofes qui leur font avenuës par le prefent partage, dont elles fe quittent refpectivément, & promettent s'en aider les unes aux autres en cas de recours de ladite garantie.

Il faut adjoûter cette claufe pour le doüaire confiftant en une rente ou penfion viagere.

Sans prejudice à ladite veuve de fix cent livres de rente & penfion viagere que ledit deffunt fon mary luy a accordée pour fon doüaire prefix par fondit Contract de mariage, à prendre fur les tous fes biens, lequel doüaire lefdits enfans ont promis & s'obligent par ces prefentes folidairement fans divifion, difcuffion ny fidejuffion, renonçant aufdits benefices, de bailler & payer par chacun an à ladite veuve leur mere, en fa maifon à Paris ou au porteur fa vie durant, aux quatre quartiers accoûtumez également, dont le premier écherra au   jour, &c. & continuer de là en avant aufdits quatre quartiers par chacun an, durant la vie de ladite veuve leur mere, à prendre fpecialement fur ladite maifon & fur ladite rente à eux échûës par ledit premier lot du prefent partage, & generalement fur tous & chacuns les autres biens meubles & immeubles, prefens & à venir defdits, &c. qui en font & demeurent auffi dés à prefent chargez, affectez, obligez & hypotequez à cét effet, fans que lefdites obligations fpeciale & generale dérogent l'une à l'autre, & fans par ladite veuve pour ce regard déroger, innover ny prejudicier à fon hypotheque & privilege du jour & datte de fondit Contract de mariage.

Sousdivifion du lot écheu aux enfans.

En confequence du prefent partage lefdits Jacques, &c. Marchand, Bourgeois de Paris, & Marguerite fa femme de luy autorifée, en leurs noms, Nicolas & ladite veuve Marie audit nom de tutrice dudit Claude, defirans partager & fubdivifer entr'eux ledit premier lot à eux advenu & échû par le prefent partage, pour joüir chacun de fa portion, & avant que de proceder audit partage & fousdivifion, s'égaler l'un à l'autre, comme il eft requis és biens delaiffez par ledit deffunt leur pere, ont volontairement & à l'amiable fait les rapports & partages qui enfuivent: C'eft à fçavoir que lefdits Jacques & Marguerite fa femme ont reconnu avoir receu dudit deffunt Guillaume & de ladite Marie, en faveur de mariage & avancement d'hoirie la somme de 20000. livres, comme appert par le Contract de mariage desdits Jacques & Marguerite, & quittance en datte, &c. de laquelle somme de 20000. livres ils doivent rapporter moitié à la masse de ladite succession dudit deffunt Guillaume, ou moins prendre en icelle suivant la Coûtume, avec l'interest de la moitié, montant à la somme de mille livres par chacun an, à raison du denier vingt, depuis le decez d'un deffunt, arrivé le   jour, &c. jusques au jour, &c. qui sont quatre années, montant pour ledit temps à la somme de 4000. livres, lesquelles deux sommes ensemble montent à 24000. livres, dont ils font rapport à ladite succession. Comme aussi ledit Nicolas a reconnu avoir receu desdits deffunt Guillaume son pere, & de ladite veuve sa femme en avancement d'hoirie, & pour faire trafic & se mettre en boutique la somme de huit mille livres, par acte passé, &c. de laquelle somme il doit rapporter à la masse de ladite succession la moitié montant à 4000. livres. Et quant audit Claude mineur, il n'a encore rien touché ny receu en avancement de ladite succession dudit deffunt son pere, de sorte que pour estre & demeurer lesdites parties égalez l'un à l'autre en la succession dudit deffunt leur pere, lesdits Nicolas, & Claude doivent prendre sur icelle avant que lesdits Jacques & Marguerite sa femme y puissent rien prendre, sçavoir ledit Nicolas la somme de 16000. livres, & ledit Claude la somme de 20000. livres : Ce fait a esté procédé au partage & subdivision dudit second lot, ainsi qu'il ensuit; sçavoir qu'ausdits Jacques & Marguerite sera, demeurera, appartiendra à toûjours la maison size ruë, &c. prisée & estimée par lesdits Experts par leur rapport susdatté à la somme de dix mille livres, faisant avec ladite somme de 20000. livres qu'ils doivent rapporter, la somme de 30000. livres. Audit Nicolas sera, demeurera & appartiendra à toûjours la maison size, &c. prisée & estimée la somme de 25000. livres, faisant avec la somme de 4000. livres, au rapport de laquelle il est obligé, celle de 29000. livres : Et audit Claude la maison size, &c. estimée 22000. livres, avec cinq cent livres de rente rachetable au denier vingt de la somme de dix mille livres, à prendre sur, &c. le tout revenant à la somme de 32000. livres. Toutes lesdites sommes cy-dessus, tant des prisées desdites maisons & heritages, que desdites rentes & rapports, montent ensemble à la somme de 91000. livres, qui est pour chacun des copartageans la somme de 30333. livres six sols huit deniers, & par consequent le lot dudit Claude estant plus fort que les deux autres, de la somme de 1666. livres douze sols quatre deniers, il doit soulte audit Jacques & Marguerite sa femme de la somme de 333. livres six sols huit deniers, & audit Nicolas de la somme de 1333. livres cinq sols huit deniers, lesquelles sommes seront payables dans, &c. Et cependant il en payera le profit & interest au denier vingt du jour, &c. Par ce moyen les parties sont égalées & contentes, & ont trouvé agreable le present partage & sous-division, comme bien, justement & également faite : comme aussi lesdits Jacques & Marguerite sa femme, & ledit Nicolas sont quittes & déchargez desdits rapports & interests d'iceux. Pour desdites maisons, heritages & rentes cy-dessus, à chacun d'eux delaissez, joüir & disposer par eux & chacun d'eux, leurs hoirs & ayans cause, respective-ment à toûjours, pleinement & paisiblement, comme de leur propre chose, à commencer ladite joüissance dudit jour, &c. en avant, aux charges des cens & charges foncieres, & seront & demeureront lesdits lots cy-dessus obligez & hypothe-quez à la garantie les uns des autres, transportans tous droits, &c. reconnoissans lesdits Jacques & Marguerite sa femme, Nicolas, & ladite Marie leur mere comme & en qualité de tutrice dudit Claude, avoir chacun en leurs mains & possession les titres & papiers con-cernans les heritages & choses à eux cy-dessus delaissées, dont, &c.

Quand les enfans sont chargez envers leur mere d'une rente viagere pour son doüaire, ils s'en doivent charger chacun pour telle part & portion dont ils sont heritiers, & il en doit estre fait mention dans leur partage ou sous-division en ces termes :

Pour desdites choses ainsi subdivisées & partagées, joüir par di-vis & separément, &c. leurs hoirs & ayans cause, ainsi que bon leur semblera, au moyen des presentes de ce jourd'huy en avant & à toûjours, à la charge de la susdite garantie, & même de payer à ladite veuve leur mere le susdit doüaire, ainsi que dit est, chacun pour un tiers, qui est par chacun an, &c.

Quand il y a des propres appartenant au deffunt pere des co-partageans, & que le doüaire de la mere est le doüaire coûtumier, ordinairement dans le partage on n'y comprend pas les maisons & heritages dont la veuve joüit pour son doüaire, & on les laisse

non

non partagez, pour appartenir en commun & par indivis à cause de ladite joüiffance, & il en faut faire mention dans ledit partage.

Auquel prefent partage les parties n'ont compris la maifon delaiffée à ladite Marie leur mere pour fon doüaire coûtumier, à elle conftitué par ledit deffunt Guillaume pere commun des parties.

Autre partage.

Pardevant les Notaires, &c. furent prefens Maiftre Claude, tant en fon nom, que comme tuteur de Jacques fon frere, mineur, Damoifelle Marie, femme autorifée par Maiftre Nicolas, &c. fon mary, pour l'effet & validité du prefent Contract, & Damoifelle Anne, fille majeure ufante & joüiffante de fes droits, demeurans, fçavoir, &c. tous enfans & heritiers chacun pour un quart par benefice d'inventaire de deffunts Paul & Damoifelle Nicolle, jadis fa femme, leurs pere & mere : Difans, que par les decez de leurfdits pere & mere il leur eft avenu & leur appartient plufieurs heritages & rentes, fur lefquels pour égaler lefdits Jacques & Damoifelle Anne, il convient prendre avant le partage la fomme de douze mille livres pour chacun defdits Jacques & Anne, qui eft pareille fomme que lefdits Claude & Damoifelle Marie ont reçüe defdits deffunts leurs pere & mere en mariage & avancement d'hoirie, & du furplus en faire partage entr'eux tous. Pour à quoy parvenir, & fuivant l'avis des parens dudit mineur, homologué par Sentence de Monfieur le Prevoft de Paris, ou fon Lieutenant Civil, du · jour, &c. lefdites parties ont fait & accordé à l'amiable & de bonne foy, les égalemens, partages, & chofes qui enfuivent : Sçavoir, que lefdits Jacques & Damoifelle Anne auront & prendront pour leur également chacun moitié de douze cent livres de rente qui ont efté creées & conftituées audit deffunt leur pere, par Pierre, &c. par Contract paffé pardevant, &c. ladite rente rachetable au denier vingt de la fomme de vingt-quatre mille livres : par le moyen dequoy lefdits Jacques & Damoifelle Anne demeureront égalez aufdits Claude & Damoifelle Marie, à commencer à joüir de ladite rente, & en percevoir les arrerages, &c. & de là en avant & à toûjours. Et quant aux interefts defdites fommes de douze mille livres, que chacun defdits Jacques & Anne ont reçües en mariage & avance-

B b b

ment d'hoirie defdits deffunts leurs pere & mere, & qu'ils doivent rapporter depuis les jours des decez defdits deffunts, compenfation en a efté faite à quelque fomme de deniers prife par lefdits Jacques & Anne, & aux nourritures & entretenemens defdits Jacques & Anne à eux fournies depuis lefdits decez. Comme auffi les parties ont declaré & reconnu avoir fait partage des meubles & des fommes d'argent contenus en l'inventaire fait aprés les decez defdits deffunts, & au procés de la vente qui en a efté faite, montant le tout à la fomme de huit mille livres ; ledit Claude en a pris la fomme de quatre mille livres, tant pour luy, que comme tuteur dudit Jacques, & lefdites Marie & Anne en ont pris chacune la fomme de deux mille livres, dont les parties fe font contentées : De forte qu'il ne refte plus à partager entre les parties que les heritages fubftituez à leur profit par leurs ayeuls, & dont lefdits pere & mere ont eu feulement la jouïffance leur vie durant, qui font la maifon fize, &c. & deux maifons, Fermes & heritages fis à, &c. & quelques rentes : Et defirans faire ledit partage, ils ont fait voir, vifiter, prifer & eftimer lefdites maifons & heritages par Experts & gens à ce connoiffans, qui en ont fait leur rapport, fignez & certifiez, dattez des   jours, &c.
En confequence defquels & des Sentences fur ce renduës, lefdites parties ont fait & accordé ledit partage, & fait quatre lots les plus juftes & égaux qu'il leur a efté poffible, felon & ainfi qu'il enfuit, fuivant l'avis defdits Experts.

Premier lot.

Le premier lot aura & luy appartiendra la moitié de la maifon fize à Paris ruë, &c. confiftant en deux corps de logis, court, puits en icelle, lieux, aifances & appartenances, à quatre étages, tenant d'une part, &c. eftimé le total par lefdits Experts à la fomme de trente-deux mille livres, qui eft pour ladite moitié la fomme de feize mille livres, cy   16000. liv,

Second lot.

Le fecond lot aura & luy appartiendra l'autre moitié de ladite maifon, pour pareille fomme de feize mille livres, cy 16000. liv.

Troifiéme lot.

Le troifiéme lot aura & luy appartiendra la maifon fize, &c.

tenant d'une part , &c. confiſtant en pluſieurs baſtimens , court &
jardin à arbres fruitiers , le tout contenant trois arpens & demy ou
environ ; avec la quantité de vingt arpens de terres labourables en
pluſieurs pieces, & quatre arpens de vignes en pluſieurs pieces, trois
arpens de pré, & quatre arpens de bois taillis, le tout ſitué audit
terroir & Paroiſſe dudit lieu, priſez & eſtimez le tout enſemble
par leſdits Experts à la ſomme de quinze mille livres, cy 15000. liv.

Quatriéme lot.

Le quatriéme lot aura & luy appartiendra la maiſon ſize, &c.
tenant d'une part , &c. conſiſtant en un corps de logis, grange ,
eſtable , court , puits , jardin à arbres fruitiers , preſſoir , lieux , ai-
ſances & appartenances, contenant enſemble quatre arpens ou
environ ; huit arpens de vignes en pluſieurs pieces , vingt arpens
de terres labourables, & cinq arpens de prez, le tout aſſis au, &c.
priſez & eſtimez par leſdits Experts le tout enſemble la ſomme de
douze mille livres, cy   12000. liv.

Item , aura ledit quatriéme lot cinquante livres de rente de bail
d'heritage dûs par Pierre, &c. Vigneron audit lieu, rachetable de
la ſomme de mille livres, cy   -   1000. liv.

Item, autres cinquante livres de rente, &c. cy

Item , &c

Somme totale dudit quatriéme lot montant à la ſomme de
quinze mille huit cent livres, cy   15800. liv.

Somme totale deſdits quatre lots montant à la ſomme de ſoixante-
deux mille huit cent livres ; en ſorte que pour égaler leſdits quatre
lots, il doit eſtre payé de ſoulte & de retour au troiſiéme lot ſept
cent livres, ſçavoir par les premier & ſecond lots la ſomme de ſix
cent livres, & par le quatriéme cent livres.

Ce fait ont eſté faits quatre billets de papier égaux, leſquels ont
eſté mis , &c. *comme au precedent.* Deſquels lots les parties ſe ſont
contentées, comme bien, juſtement & également faits : Au moyen
dequoy ledit Claude a preſentement baillé & payé à ladite Damoiſelle Anne , qui a receu de luy la ſomme de
de ſoulte & retour dudit partage, &c. comme auſſi ladite Marie,
&c. Pour deſdits lots ainſi avenus & échûs joüir par les parties ,
& en faire & diſpoſer par elles, leurs hoirs & ayans à leur volonté ,
comme de choſe à eux appartenant, à commencer ladite joüiſſance, &c. aux charges des cens & droits Seigneuriaux & rentes

foncieres que les heritages peuvent devoir envers les Seigneurs à qui dûs font, que les parties n'ont pû à prefent declarer au vray. Et quant aux loyers defdits heritages & arrerages defdites rentes dûs & échûs avant ledit jour, feront partis entr'eux également à mefure qu'ils fe recevront ; & ont donné pouvoir audit Claude de les recevoir, en bailler quittance valable, & contraindre les debiteurs fi befoin eft.

Comme auffi demeureront en commun les rentes & fommes de deniers deuës par, &c. & en fera pourfuivi le recouvrement & payement à frais communs. Et en ce faifant & moyennant le prefent partage lefdites parties ont cedé & transferé refpectivement l'une à l'autre, tous droits de proprieté, fonds, tres-fonds, faifine, poffeffion, & autres droits quelconques qu'ils avoient & pouvoient avoir & pretendre en & fur lefdits heritages & rentes cy-deffus partagées, dont ils fe font deffaifis, démis & deveftus au nom & au profit l'un de l'autre : voulans & confentans qu'ils en foient faifis, veftus, mis & receus en bonne & fuffifante faifine & poffeffion par les Seigneurs ou Dames de qui ils font tenus & mouvans, felon & ainfi qu'il appartiendra. Et d'abondant pour ce faire & confentir eftre fait par tout où befoin fera, ils ont fait & conftitué leur Procureur general & fpecial l'un d'eux, ou le porteur des prefentes, &c.

Claufe pour le payement des dettes.

A efté accordé que lefdits copartageans contribueront chacun pour leur quart également au payement des dettes legitimes qui font deuës par les fucceffions de leurfdits pere & mere : comme auffi qu'ils fouftiendront les procés qu'ils ont contre, &c. pour raifon des pretentions & demandes qu'ils font en garantie, & autrement fur les fucceffions defdits deffunts leurs pere & mere, & contribueront aux frais & dépens qu'il conviendra faire pour eux deffendre, & faire debouter lefdits, &c. de leurs pretentions ; & outre de contribuer & fouffrir également l'évenement defdits procés, &c.

Accord fur l'éviction d'une rente tombée dans le lot d'un des copartageans.

Furent prefens Claude, Jacques, Jean & Pierre, tous heritiers de deffunt Claude, &c. difans les parties que par partage fait entr'eux, d'une part, & Marie veuve dudit Claude, dès biens de la communauté, feroit advenu & échû aufdits heritiers entre autres rentes, cent livres de rente conftituée audit deffunt Claude par Paul, & autres cent livres de rente conftituée auffi audit deffunt par Nicolas, comme il appert par ledit partage paffé pardevant, &c. & le mefme jour par autre partage & fous-divifion faite entre lefdits heritiers pardevant lefdits Notaires, feroient lefdites deux rentes deuës par lefdits, &c. advenuës & échûes dans le lot dudit Pierre, defquelles rentes ledit Pierre n'auroit pû joüir ny pû recevoir aucuns arrerages, quelques diligences qu'il ait pû faire aux pourfuites & faifies des heritages vendus fur les debiteurs d'icelles, ny fur leurs autres biens. Et n'auroit pû eftre colloqué en ordre, à caufe des grandes dettes anterieures & privilegiées defdits debiteurs, comme il a juftifié à fes coheritiers fufnommez, par les certificats des Commiffaires commis à faire lefdits Arrefts & extraits des oppofitions ; & qu'à l'égard defdits Claude, Jacques & Jean, ils auroient toûjours joüy paifiblement, & ont efté bien payez des rentes qui fon tombées dans leurs lots, fans avoir fouffert aucune éviction des autres chofes qui leur font advenuës & échûës par ledit partage ; Or ayant efté convenu & arrefté entre lefdites parties par lefdits partages & fousdivifion, comme de raifon, que les lots demeureroient garands les uns des autres, à cette caufe ledit Nicolas auroit fait adjourner lefdits, &c. fes coheritiers, pardevant Monfieur le Prevoft de Paris, pour voir dire qu'ils feroient tenus porter la perte defdites deux rentes & des arrerages d'icelles, chacun pour leur quart, ce faifant qu'ils feroient condamnez au payement defdits arrerages, & à paffer titre nouvel, & reconnoiffance de ladite rente, fi mieux n'aimoient leur bailler autres rentes de la fucceffion dudit deffunt Claude leur pere. Et voyant lefdits Claude, Jacques, & Jean qu'ils n'avoient aucuns moyens valables pour deffendre contre la demande dudit Nicolas, ils auroient acquiefcé pour éviter à procez, & fur ce les parties ont fait & accordé enfemble ce qui enfuit: Sçavoir, qu'à l'égard dudit Claude & Jacques pour demeurer quittes chacun pour leur quart defdites deux rentes, ils ont cedé, quitté, tranfporté & delaiffé dés à prefent & à toûjours audit Nicolas, prefent & acceptant pour luy, fes hoirs & ayans caufe, cinquante livres de rente pour leurs deux quarts des deux fufdites rentes évincées, à eux avenuës par ledit partage & fous-divifion, & qui dés

B b b iij

le, &c. ont esté venduës & constituées audit deffunt Claude par, &c. par Contract mis és mains, &c. subrogeant, &c. à commencer à en joüir du jour de, &c. & laquelle rente demeurera garante des lots desdits partages : Et outre ont lesdits Claude & Jacques baillé & payé audit Nicolas la somme de, &c. pour les arrerages de leursdits quarts à eux afferans, à partir desdites deux rentes écheuës depuis le jour desdits partages, jusqu'au jour de, &c. dont, &c. quittant, &c. Et pour le regard dudit Jean, pour demeurer aussi par luy quitte de son quart desdites deux rentes évincées, il a presentement baillé, compté & delivré en presence desdits Notaires, en Loüis d'or, &c. audit Nicolas, qui a pris & reçeu de luy la somme de, &c. sçavoir   pour le principal dudit quart desdites deux rentes, & le surplus pour les arrerages deus & écheus depuis le jour desdits partages jusqu'à ce jourd'huy, dont aussi, &c. & quittant, &c. Demeureront neanmoins lesdites rentes & sommes de deniers sus-cedées & baillées, garantes des lots desdits partages au desir d'iceux, & moyennant ce ledit Nicolas a remis & remet à la masse de la succession dudit deffunt Claude, lesdites deux rentes deuës par lesdits, &c. desquels s'il s'en peut recouvrer quelque chose sera parti entre les parties, & sont les Contracts desdites deux rentes demeurées és mains dudit Nicolas, sans neanmoins qu'il soit & puisse estre tenu de veiller & faire diligence, plus que lesdits, &c. ses coheritiers, ausquels il promet de les en aider, toutes fois & quantes qu'il en sera requis par eux, ou l'un d'eux, le tout sauf & sans prejudice ausdites parties comparantes de leur recours, & repetition pour la moitié desdites deux rentes évincées & arrerages d'icelles, contre les heritiers de ladite Marie, à present deffunte, qui en est tenuë, suivant lesdits partages, & comme copartageans sont tenus, laquelle moitié estant receuë en tout ou partie, sera partie & divisée entre icelles parties comparantes, & aux fins du recours & repetition lesdites parties ont consenti qu'il en soit fait telles poursuites qu'il appartiendra à frais communs.

Quand le survivant des pere & mere ne veut pas faire partage des biens de la communauté, les enfans peuvent faire adjourner le survivant pour y estre contraint, & en ce cas le Juge ordonne que le compte des biens sera rendu, & le partage d'iceux fait, pardevant luy, ou pardevant un Confeiller commis, ou pardevant un Commiffaire Enquefteur & Examinateur, & avant que de procéder par juftice, quelquefois les enfans bien confeillez, principalement entre perfonnes de qualité, apprehendant que le furvivant de leurs pere & mere irrité de telles pourfuites, ne difpofe de fes biens à leur prejudice, luy font des fupplications les reïterent, de vouloir confentir & leur accorder le partage defdits biens comme en l'acte fuivant.

Supplication pour accorder le partage.

Aujourd'huy en la prefence & compagnie des Notaires, &c. Claude, &c. & Dame Catherine le Fevre fa femme, de luy autorifée, & Nicolas & Jean le Févre, &c. fe font tranfportez pardevers & en la maifon de Dame Marguerite, &c. veuve de feu Charles le Févre, &c. laquelle ils ont humblement fuppliée & requife de vouloir faire & confentir le partage des biens communs d'entre ledit deffunt Charles le Févre fon mary & elle, delivrer les titres & papiers concernans les propres dudit deffunt, & d'y proceder par la voye plus amiable & honnefte pour traiter leurs affaires avec toute douceur, comme ç'a toûjours efté l'intention des fupplians, luy declarant que pour l'honneur & le refpect qu'ils luy doivent & portent, ils ne defirent rien plus que les chofes fe paffent à l'amiable & fans forme de procez, & pour cét effet ils ont fupplié & requis ladite Dame leur mere d'avoir agreable la priere & fupplication qu'ils luy font, de nommer prefentement tels Gentils-hommes & perfonnes notables jufqu'au nombre de trois de leurs parens & amis de cette ville de Paris, par l'avis defquels lefdits fupplians defirent qu'il foit procedé au fait defdits partages & divifions, fi mieux ladite Dame n'aime nommer tels Confeillers, Avocats de la Cour, ou autres à fon choix, comme les fupplians offrent faire prefentement de leur part, accordant que ce qui fera par eux fait & decidé, ait force & vertu comme de chofe jugée par Arreft, fous telles foumiffions & peine que ladite Dame leur mere advifera.

Il faut écrire la réponfe.

A quoy ladite Dame a fait réponfe, &c.

Ce fut fait en la maifon de ladite Dame, & luy a efté laiffé copie du prefent acte, figné defdits Notaires.

Des Comptes de Tutelles.

Quand un mineur a accompli sa vingt-cinquiéme année, il peut recevoir le compte de sa tutelle pardevant Notaires, & aprés que le compte a esté examiné, clos & arresté par l'oyant à l'amiable, & qu'ils sont demeurés d'accord des debats, les parties font pardevant les Notaires l'acte de reconnoissance de l'arresté & closture d'iceluy, portant décharge des pieces justificatives dudit compte, & quelquefois quittance du payement du reliqua d'iceluy.

Que si le tuteur ne payoit comptant le reliqua, en ce cas il faudroit declarer que le tuteur promettroit & s'obligeroit de payer la somme dont il feroit reliquataire dans un certain temps prefix, & cependant payer les interests à raison de l'Ordonnance.

Quand les tuteurs sont poursuivis par Justice, pour rendre leur compte, ils le rendent pardevant les Commissaires au Chastelet, ou pardevant les Juges des lieux. Voyez ce que nous avons dit dans le Praticien, titre des redditions de compte.

Les comptes de tutelle contiennent trois Chapitres, le premier est celuy de recepte, le deuxiéme celuy de dépense, & le troisiéme celuy de reprise.

Le Chapitre de recepte contient tout ce que le tuteur a pû recevoir, suivant le contenu en l'inventaire fait aprés le deceds des pere & mere du mineur, ou du predecedé desdits pere & mere, quoy qu'il ne l'ait pas receu ; dautant que ce qui n'a pas esté receu se met dans le chapitre de reprise : Par exemple, si dans l'inventaire il y a deux obligations chacune de mille livres deuës au deffunt, le rendant compte les couchera en recepte, quoy qu'il n'en ait pû exiger qu'une, le debiteur de l'autre estant insolvable dés la mort du pere de l'oyant compte. Mais il couche dans le Chapitre de reprise la mesme somme de mille livres qu'il avoit couchée au Chapitre de recette, ainsi les choses se font dans l'ordre & en conservant les droits des uns & des autres.

Dans ce Chapitre le rendant compte dit premierement qu'il fait recepte de la somme de   provenuë de la vente des meubles laissez aprés le decez, &c.

Item, de la somme de, &c. ainsi de toutes les sommes qu'il a perceuës des biens appartenans à l'oyant compte, en sorte neanmoins

moins

moins qu'il faut mettre ensemble toutes les sommes perceuës pendant la gestion par une mesme cause, comme tous les loyers d'une maison, qu'il a receus ou dû recevoir pendant toutes les années de son administration.

Le deuxiéme Chapitre est celuy de dépense, dans lequel se mettent toutes les sommes qui ont esté payées par le rendant compte, pour l'oyant compte, & pour ses affaires. Et en premier lieu, il doit mettre en dépense tous les frais funeraires pour le deffunt, suivant les memoires & quittances qu'il en a tirées. Ensuite les dépenses & frais faits pendant la maladie du deffunt, qu'il auroit payez, les dettes payées, suivant les quittances qu'il en auroit receuës, les pensions & frais faits pour l'entretenement de l'oyant, ainsi des autres.

' Le troisiéme est celuy de reprise, dans lequel le rendant compte met en reprise ce qu'il a couché en ligne au Chapitre de recette, qu'il n'a pas receu; & en consequence il doit en demeurer déchargé, & pour cét effet il le met en reprise : ensuite il met en reprise les meubles qui n'ont pû estre vendus.

Le compte estant presenté, & l'oyant estant majeur, s'il convient de tous les articles, & que le tuteur luy paye actuellement & réellement le reliqua, l'oyant compte doit donner une quittance generale à son tuteur, au moyen de laquelle il soit déchargé de son administration ; telle décharge neanmoins n'empescheroit pas que si le mineur se trouvoit estre lezé par le compte qui luy auroit esté rendu, en consequence des erreurs & omissions au Chapitre de recepte, ou de fausses reprises ou faux emplois, il pourroit en faire sa demande, suivant l'article 21. du titre des redditions de compte de l'Ordonnance de l'an 1667.

Il ne suffit pas que le compte soit clos & arresté pour empescher qu'un tuteur ou autre qui a administré les biens d'autruy, ne soit reputé comptable, mais il faut qu'il ait payé le reliqua, c'est ce que dit l'Ordonnance de 1667. titre de la reddition des comptes, article 1. que les tuteurs, protuteurs, curateurs, fermiers judiciaires, sequestres, gardiens & autres qui ont administré le bien d'autruy, sont tenus de rendre compte aussi-tost que la gestion est finie, & sont toûjours reputez comptables, encore que le compte soit clos & arresté, jusqu'à ce qu'ils ayent payé le reliqua, s'il en est dû, & rendu toutes les pieces justificatives.

Il faut encore observer, qu'un mineur peut se faire restituer con-

tre une tranſaction faite avec ſon tuteur touchant l'adminiſtration
de ſa tutelle , ſans avoir veu & examiné les pieces juſtificatives du
compte , non ſeulement pendant ſa minorité , mais auſſi quoy que
la tranſaction ait eſté faite eſtant devenu majeur ; parce que le mineur eſt toûjours reputé tel à l'égard de ſon tuteur audit cas , juſqu'à ce qu'il luy ait rendu compte , à cauſe qu'il y a lieu de preſu-
mer du dol en la perſonne du tuteur , lequel eſtant ſaiſi de toutes les pieces , & ſçachant à quoy ſe montent la recepte & la dé-
penſe , il ne peut pas ignorer ce dont il eſt reliquataire envers ſon
mineur , ce que ledit mineur ne peut pas ſçavoir , comme il a eſté
jugé par Arreſt du 27. Novembre 1585.

Voyez cy-aprés touchant les tranſactions.

Formule de compte de tutelle avec quittance.

Pardevant , &c. furent preſens Paul , &c. âgé de 25. ans accomplis dés le   jour de , &c. demeurant à Paris rue , &c. d'une
part , & Jacques , &c. demeurant , &c. cy-devant tuteur dudit
Paul , &c. d'autre , leſquels ont reconnu & confeſſé avoir fait &
accordé entr'eux ce qui enſuit : C'eſt à ſçavoir que ledit Paul , &c.
eſtant parvenu à l'âge de majorité , comme dit eſt , il auroit requis
ledit Jacques ſon tuteur de luy rendre compte à l'amiable ſans
frais ny procez , de la geſtion , regime , gouvernement , maniment
& adminiſtration qu'il a euë de ſa perſonne & de ſes biens pendant
le temps de ſa tutelle ; à quoy ledit Jacques voulant ſatisfaire de ſa
part , auroit fait dreſſer ledit compte , ainſi qu'il eſt cy-deſſus écrit ,
en dix feüillets de papier , le preſent compris , iceluy preſenté &
offert audit Paul , &c. qui l'a veu à ſon loiſir pendant un mois
qu'il a eſté en ſa poſſeſſion , & l'a avec ledit Jacques , veu , examiné & apoſtillé & fait les accords & debats , eſtans en chacun article dudit compte , lequel a eſté preſentement paraphé deſdites
parties & Notaires ſouſſignez , au bas de chacun fueillet *recto* ,
par lequel tout veu , precompté , deduit & rabbatu , le rendant
s'eſt trouvé reliquataire envers l'oyant de la ſomme de 7000. livres
que ledit rendant luy a preſentement baillée , payée , comptée ,
nombrée & réellement delivrée , en preſence deſdits Notaires
ſouſſignez en loüis d'or , &c. dont ledit oyant s'eſt contenté & en
a quitté & quitte ledit Jacques rendant & tous autres , auquel oyant
en ce faiſant ledit rendant a auſſi preſentement rendu & delivré
tous & chacuns les titres , lettres , papiers & enſeignemens inven-

toriez en l'inventaire fait aprés le decez de, &c. Enfemble la groffe dudit inventaire ; enfemble toutes les quittances & autres pieces juftificatives du contenu audit compte dont ledit Paul fe tient
pareillement content , & en auffi quitté & déchargé ledit, &c. &
tous autres. Promettant, &c.

Quittance de compte avec obligation entre marchands.

Furent prefens Paul, &c. d'une part, & Jacques, &c. d'autre part,
lefquelles parties ont reconnu & confeffé avoir ce jourd'huy compté enfemble à l'amiable , tant de ce que ledit Paul pouvoit devoir audit Jacques jufques à ce jour, à caufe des payemens à luy
faits , & à autres perfonnes en fon acquit, fuivant les quittances
que ledit Paul luy en a prefentement rapportées, à valoir fur le prix
des marchandifes que ledit Jacques luy a cy-devant fournies & livrées fur fes billets, cedules & obligations; par lequel compte, toutes
deductions faites, ledit Paul s'eft encore trouvé redevable de refte
envers ledit Jacques de la fomme de, &c. laquelle fomme ledit Paul
promet & s'oblige de payer audit Jacques ce acceptant en fa maifon à Paris, ou au porteur, &c. d'huy en trois mois prochains venans, & au moyen du prefent compte lefdites parties fe font renduës prefentement l'une à l'autre les fufdites quittances, cedules,
promeffes, obligations & papiers qu'elles avoient l'une de l'autre,
comme nuls & fans effet à leur égard, & s'en déchargent reciproquement, veulent & confentent que s'il s'en trouve d'autres, ils
foient nuls & fans effet, promettant de ne s'en aider ny fervir à
l'avenir directement ny indirectement l'un à l'encontre de l'autre,
en quelque forte & maniere que ce foit, comme eftant compris au
fufdit compte, ces prefentes demeurant neanmoins en leur force
& vertu, jufques à l'actuel payement de ladite fomme de, &c.
car ainfi le tout a efté accordé, &c. *election de domicile*, &c.

CHAPITRE IV.

Des actes concernans les droits Seigneuriaux.

POur entendre ce qui concerne cette quatriéme partie, il faut sçavoir, que dans la Coûtume de Paris les veritables immeubles se divisent en fiefs, en censives, & en franc-aleus.

Fief est un heritage mouvant du Roy ou d'autre Seigneur, & tenu à la charge de foy & hommage ; celuy qui le possede est appellé vassal.

La nature & la qualité du fief oblige le proprietaire, detempteur & possesseur d'iceluy, à certains devoirs & droits envers le proprietaire du fief dominant.

Ces devoirs & droits consistent à faire la foy & hommage audit Seigneur dominant, à luy bailler un adveu & dénombrement des terres & droits qui sont tenus de luy, de luy payer le rachat ou relief en certains cas, ou le quint denier du prix de l'acquisition du fief mouvant de luy.

La foy & hommage est le serment de fidelité, que le vassal est tenu de faire au Seigneur du fief dont il releve, & par ce moyen il devient l'homme & le vassal de son Seigneur.

La maniere de faire la foy & hommage est prescrite par l'art. 63. de la Coûtume de Paris, lequel est un droit commun pour toutes les autres Coûtumes qui n'ont point de disposition contraire.

La foy & hommage doit estre faite au lieu Seigneurial dont est mouvant le fief servant, & non ailleurs, à moins que le Seigneur n'y consente, suivant l'art. 64. de la même Coûtume, & quand le fief du vassal & le fief dominant sont situez en differentes Coûtumes, touchant la foy & hommage il faut suivre la Coûtume du fief dominant : mais lors qu'il s'agit de droits utiles & profitables, & de saisies feodales, il faut suivre la Coûtume où le fief servant est situé.

Tout nouveau vassal ne fait pas la foy & hommage en personne, mais par Procureur : sçavoir

Quand le vassal est malade d'une longue maladie, s'il est vieux & impotent, insensé ou absent pour la Republique, s'il est empefché de venir en perfonne, par guerre, troubles, inondations, ou à caufe de l'exercice de quelque Charge publique qui demande refidence actuelle. Dans ces cas le Seigneur eft tenu de recevoir la preftation de fidelité par Procureur, ou donner delay & fouffrance au vaffal, tant que dureront les empefchemens, laquelle vaut foy tant qu'elle dure.

Si le fief eft poffedé par gens de main morte, car ils font la foy & hommage par Procureur.

Les mineurs font la foy & hommage par leurs tuteurs ou curateurs, à moins que le Seigneur ne leur donne delay & fouffrance jufqu'à leur majorité feodale. Et la demande de la fouffrance fe fait par le mineur, ou par fon tuteur ou curateur.

Pour la preftation de foy & hommage la majorité eft eftimée pour les mâles à vingt ans accomplis, & pour les filles à quinze ans. Il faut auffi que le Seigneur ait atteint cét âge pour donner cette fouffrance à fes vaffaux, autrement ce feroit à fon tuteur ou curateur à leur donner.

Les creanciers du vaffal qui ont fait faifir fon fief, peuvent pour & au lieu du vaffal offrir au Seigneur de luy faire le ferment de fidelité par un curateur ou Commiffaire étably par eux à cét effet : ce qui fe doit entendre au cas qu'il y ait ouverture de la part du vaffal faifi.

Le fils aîné faifant la foy & hommage au Seigneur feodal, acquitte fes fœurs de leur premier mariage, au cas qu'il la faffe pour luy & pour elles.

Le mary fait la foy & hommage pour fa femme pendant le mariage ; de forte qu'elle en eft acquittée aprés le decez de fon mary, tant pour le regard de fes propres, que pour les fiefs qui luy échéent aprés la mort de fon mary pour fa part de la communauté.

Les bailliftres & gardiens font la foy & hommage pour les mineurs dont ils ont la garde.

La femme douairiere peut faire la foy & hommage au nom des heritiers de fon mary à leur refus ou abfence, comme par procuration tacite & legale ; & le Seigneur eft tenu en ce cas de la recevoir, finon luy donner fouffrance pendant que fon douaire durera.

Lorfque la foy & hommage fe fait par Procureur, il faut qu'il

C c c iij

soit fondé de procuration speciale, dautant que la generale ne suffiroit pas.

La foy & hommage doit estre faite par le proprietaire du fief, & non par l'usufruitier, dautant que l'usufruitier n'est pas l'homme du Seigneur ; ainsi les droits honorifiques n'appartiennent pas audit usufruitier. D'où il s'ensuit que le donataire d'un fief avec retention d'usufruit par le donateur, est tenu de faire la foy & hommage, & payer les droits au Seigneur, & le Seigneur peut saisir le fief, faute de foy & hommage faite par le donataire. La raison est, que dés que la donation est parfaite, le donateur se dessaisit & se démet de la proprieté de la chose donnée au profit du donataire.

Que la femme douairiere n'est pas tenuë pour son douaire de faire la foy & hommage, ny payer aucuns droits pour le fief sur lequel elle prend son douaire, dautant que les heritiers de son mary sont obligez de l'en acquiter, comme Seigneurs & proprietaires d'iceluy : sinon le fief pourroit estre saisi par le Seigneur, à moins qu'elle ne le voulust faire au nom des heritiers.

La foy & hommage doit estre faite au Seigneur du fief dominant, & non pas à l'usufruitier. Que s'il y a plusieurs Seigneurs d'un même fief, il suffit que le vassal la fasse à l'un d'eux au nom de tous, au principal manoir du fief dominant.

Ainsi lorsque plusieurs Seigneurs d'un fief le possedent par indivis ou autrement, chacun d'eux peut faire la foy & hommage pour sa part & portion hereditaire, pour empêcher la saisie feodale, ou pour en avoir main-levée : de sorte que le Seigneur peut se pourvoir contre ceux qui n'ont pas fait la foy & hommage, la prestation de fidelité par l'un d'eux n'acquittant pas les autres, excepté lorsque le fils aisné la fait pour luy & pour ses sœurs.

Il en faut dire de même du puisné ou du fils de l'aîné, qui aprés la mort de l'aîné, avant que d'avoir fait la foy & hommage, décharge de la foy & hommage par la prestation de fidelité ses sœurs ou sestantes, pour lesquelles il fait la foy & hommage : mais il ne peut pas faire la foy & hommage pour ses puisnez, si ce n'est dans les Coûtumes qui le permettent expressément.

Que s'il y a contestation entre plusieurs Seigneurs touchant la mouvance feodale d'un même fief, chacun d'eux pretendant que le fief releve de luy, l'ayant fait saisir pour devoirs & droits feodaux non faits & non payez, en ce cas le vassal est obligé d'obtenir des Lettres de Chancellerie, pour obtenir main-levée de la saisie faite sur ledit fief par main-souveraine, c'est à diré, par Juges Royaux & non Subalternes qui enterinent lesdites Lettres, offrant de faire la foy & hommage à celuy qui aura obtenu gain de cause quarante jours aprés la signification à luy faite de la Sentence ou Arrest, suivant l'article 60. de nostre Coûtume.

Veu que la foy & hommage doit estre renduë au principal manoir du fief, il s'ensuit que l'aîné la doit recevoir comme maistre du manoir.

La foy & hommage doit estre faite par le nouveau vassal auquel est échu un fief par succession, tant en ligne directe, que collaterale, dans les quarante jours, à compter du jour de l'ouverture du fief, suivant l'article 7. de la même Coûtume. Tout acquereur par autre cause a pareillement quarante jours du jour de l'acquisition pour faire la foy & hommage, par une juste interpretation dudit article, ainsi que nous avons dit plus amplement dans nostre Commentaire sur cet article, & dans nostre Traité des Fiefs.

L'aveu & dénombrement que le vassal est obligé de donner à son Seigneur, est un acte authentique contenant une description, par le détail de tout ce que le vassal tient de son Seigneur, de tous les droits & redevances, charges & heritages dépendans du fief servant qu'il possede, avec confins, tenans & aboutissans & limites; & cet acte doit estre fait & baillé par le vassal à ses frais & dépens, parce que c'est son titre & l'inventaire de son fief.

La verité du dénombrement se verifie par actes, titres & instrumens qui sont reciproquement communiquez entre le Seigneur & le vassal, & ils sont obligez de s'en purger par serment, s'ils en sont requis, & le vassal doit satisfaire le premier à la requeste de son Seigneur par l'article 44. de nostre Coûtume.

Le dénombrement estant donné, il ne peut estre blâmé ny debatu aprés quarante jours, du jour que le vassal aura sommé son Seigneur de le blâmer ou debattre, & il sert de titre au vassal par l'article 10.

Le relief ou rachat est un droit du Seigneur par le nouveau vassal en certains cas, consistant au revenu d'une année, ou le dire de Prud'hommes, ou une somme pour une fois offerte de la part du vassal, au choix & élection du Seigneur, suivant l'article 47.

Ce revenu se prend sur tous les fruits du fief, déduisant neanmoins les semences & frais des labours & autres faits pour la recolte des fruits , supposé que le vassal eût donné à moisson les terres feodales.

Dans ce revenu sont compris les fruits qui ne se perçoivent point par chacun an , suivant l'article 48. comme sont les bois taillis , estangs , & autres semblables.

L'année du relief commence au jour que les offres faites par le vassal ont esté acceptées , ou qu'elles ont esté valablement faites par le vassal jusqu'à pareil jour l'an revolu , & il ne se fait qu'une seule cüeillette d'une sorte de fruits , par l'article 49.

Afin que le Seigneur ne soit pas trompé dans le choix , le vassal est tenu de luy communiquer ses papiers de recepte , ou luy en extraire une declaration sur iceux , aux dépens neanmoins du Seigneur , parce que c'est pour son utilité , par l'article 50.

Il n'est pas au choix du Seigneur de prendre le revenu d'une année , ou une somme offerte par le vassal dans les cas suivans.

I. Lorsque le Seigneur n'a pas pris le revenu de la premiere année ; car en ce cas il ne peut demander que l'estimation des fruits de ladite année.

II. Lorsque le vassal a donné à ferme l'heritage tenu en fief , ou partie d'iceluy sans fraude ; car en ce cas le Seigneur est obligé de se contenter de la redevance deüe par le fermier pour ce qui est baillé à ferme , quoy que l'année tombée en rachat soit la derniere du bail du Fermier.

III. Lorsque le vassal a donné son fief à rente , & que la rente est infeodée ; car si elle n'estoit pas infeodée , il pourroit prendre les gagnages des terres , par l'article 59.

Si le fief consiste en une maison , le Seigneur se doit contenter du loyer ; & si elle n'est pas loüée , il doit prendre le loyer au dire de gens à ce connoissans , par l'article 58.

Le Seigneur choisissant le revenu des terres , peut se servir des caves , greniers , granges , estables , pressoirs & celliers qui sont au principal manoir , & basse-court , pour recüeillir & garder les fruits qu'il percevra pendant l'année , avec une portion du logis pour s'y loger , sans toutefois desloger son vassal , suivant l'article 58.

Le relief est dû dans les cas suivans.

I. En mutations pour fiefs échûs par succession des ascendans , lesquels se reglent par la Coûtume du Vexin le François , suivant les articles 3. & 4. de la Coûtume de Paris.

II.

II. En toutes mutations, excepté celles qui se font par vente, échange ou bail à rente rachetable, esquelles est dû le quint denier, & celles qui se font par donation ou succession en ligne directe, esquelles n'est dû que la foy & hommage.

III. Les femmes doivent relief au Seigneur pour fiefs à elles échûs par succession en ligne directe, avant ou pendant leur premier mariage ; en cas qu'elles se remarient en secondes ou autres nopces, pour chacun desdits mariages, excepté le premier, ou celuy pendant lequel écheent lesdits fiefs, suivant l'article 38.

Le droit de relief se paye par le proprietaire du fief servant à l'usufruitier du fief dominant, suivant l'article 2. Il faut excepter les mineurs qui sont en garde noble ou bourgeoisie, lesquels quoy que proprietaires, ne sont pas obligez à le payer ; mais les gardiens sont obligez de les en acquitter, lors qu'il est dû du chef des mineurs pour les fiefs qui tombent en la garde, par l'article 40.

Il y a plusieurs cas esquels il n'est dû que la foy & hommage au Seigneur, qui sont

I. En succession en ligne directe, par l'article 3. ce qui se doit entendre, supposé même que quelques-uns des enfans renoncent à la succession au profit des autres, par l'article 6.

II. En donation faite par le pere à son fils en avancement d'hoirie, par l'article 26. quoy que la donation ait esté faite en payement de ce qui auroit esté promis par le pere au fils.

III. Par la femme à laquelle échet un fief par succession en ligne directe pendant le premier ou subsequent mariage, par l'article 38.

IV. L'ancien vassal ne doit que la bouche & les mains au nouveau Seigneur, par l'article 66.

V. En succession des descendans venant aux ascendans, par l'article 4. Il en faut dire de même de la donation du fief faite par les descendans aux ascendans.

VI. Par la femme demeurant en viduité pour ses heritages propres, par l'article 39.

VII. Par la femme acceptant la communauté pour les heritages acquis par le mary pendant la communauté, par l'article 33.

VIII. Par la femme renonçant à la communauté, & recevant des heritiers de son mary des fiefs acquis par luy pendant la communauté en payement de ses reprises & remplois, parce que tels fiefs sont censez de ses deniers ; au contraire si elle recevoit en payement des fiefs qui fussent propres au mary.

D d d

IX. Pour donation de fiefs confisquez faite par le Roy aux enfans de celuy sur lequel la confiscation seroit faite.

Le quint est la cinquiéme partie du prix du fief, laquelle est deuë au Seigneur par l'acquereur en cas de vente, ou d'acte équipollent à la vente, comme quand un fief est donné en payement d'une dette, ou quand il est baillé à rente rachetable ; car en ce cas suivant l'estimation, pour laquelle la rente est stipulée rachetable, le quint se paye, sans attendre l'amortissement d'icelle, par l'article 83.

Ce droit est pareillement dû en cas d'échange, par un Edit & Declaration des années 1673. & 1674.

Que si le fief a esté vendu par Contract de vente volontaire, à la charge de le faire adjuger par decret volontaire pour purger les hypotheques & les charges réelles, le vassal n'est pas obligé de payer deux fois les droits de quint, quoy qu'il y ait deux actes ou deux acquisitions differentes, procedantes de diverses causes, l'une du Contract volontaire, & l'autre du decret judiciaire dans un temps different.

Quand il y a contestation entre plusieurs Seigneurs pour la mouvance feodale, le vassal n'est pas obligé de payer à l'un d'eux, mais il est tenu de consigner en Justice les droits par luy dûs, pour estre baillez à celuy qui emportera gain de cause.

Le droit de quint n'est pas dû dans les cas suivans.

I. Quand l'acquereur d'un fief a esté obligé de l'abandonner pour les dettes de son vendeur, le fief ayant esté mis en criées par les creanciers du vendeur, & adjugé par decret à un autre, en ce cas le premier acquereur n'est pas tenu de payer les droits Seigneuriaux ; & s'il les a payés, il les peut repeter contre le Seigneur ou contre l'adjudicataire, comme estant subrogé aux droits du Seigneur, supposé que le Seigneur ne veüille pas rendre les droits qu'il a reçûs, suivant l'article 79.

II. En vente sous faculté de remeré, le rachat se faisant dans le temps de la grace.

III. En vente faite pour l'utilité publique.

IV. Pour licitation de fief entre coheritiers, la licitation se faisant sans fraude à un des heritiers : il faudroit dire le contraire si l'adjudication estoit faite à un étranger, par l'article 80.

V. Pour fiefs acquis par le mary pendant la communauté, & donnez à la veuve par des heritiers dudit mary pour ses reprises

& conventions matrimoniales.

VI. Quand le Vaſſal baille à cens juſques aux deux tiers de ſon fief, s'eſtant reſervé la foy & hommage pour tout le fief : Mais ſi le vaſſal vend les cens & rentes par luy receuës en alienant partie de ſon fief, le Seigneur peut demander le quint de cette alienation.

Le Seigneur feodal a trois principaux droits ſur le fief mouvant de luy, ſçavoir la ſaiſie feodale, le retrait feodal, & la commiſe.

Le Seigneur peut ſaiſir feodalement le fief de ſon vaſſal dans les cas ſuivans.

I. Quand le fief eſt ouvert, c'eſt à dire, faute d'homme ou de vaſſal, ce qui arrive par la mort naturelle ou civile de l'ancien vaſſal, ou par l'alienation qu'il fait de ſon fief. Dans ces cas le Seigneur peut uſer de ſaiſie feodale, pourveu qu'il ſe ſoit paſſé quarante jours, à compter depuis l'ouverture, ſoit par mort ou par alienation du fief.

II. Faute d'avoir payé les droits au Seigneur. Sur ce point voyez noſtre Commentaire ſur la Coûtume de Paris article 1. & noſtre Traité des fiefs touchant la ſaiſie feodale. Ainſi le Seigneur plaide main-garnie contre ſon vaſſal, excepté les cas ſuivans.

Le premier eſt, quand le vaſſal deſavouë celuy qui ſe pretend ſon Seigneur, par l'art. 45.

Le ſecond en cas de conteſtation entre pluſieurs Seigneurs, touchant la mouvance feodale du fief, par l'art. 60.

Le troiſiéme, quand le vaſſal a rendu ſes devoirs à ſon Seigneur, & qu'il offre de luy payer les droits qu'il luy doit, & que le Seigneur eſt refuſant de les recevoir.

La ſaiſie du Seigneur eſt preferée à celle des creanciers, ſur quelque privilege qu'ils ſoient fondez ; de laquelle neanmoins les creanciers obtiennent main-levée en payant les droits au Seigneur.

Un nouveau Seigneur ne peut pas ſaiſir les fiefs de ſes vaſſaux, faute de luy avoir rendu leurs devoirs, & luy avoir payé les droits feodaux, s'ils s'en ſont déja acquitez envers l'ancien Seigneur ; toutefois les anciens vaſſaux ſont obligez de faire la foy & hommage au nouveau Seigneur, pourveu qu'il les ait deuëment avertis de ce faire, ſuivant l'article 65. & ce dans quarante jours de la ſignification faite, ſuivant la Coûtume du lieu du fief dominant.

D d d ij

I I I. Le Seigneur peut faire faisir le fief de son vassal, faute de dénombrement baillé, suivant l'art. 9.

Que si l'usufruit du fief dominant est separé de la proprieté, en ce cas le proprietaire & l'usufruitier peuvent saisir le fief servant ; celuy-là pour la prestation de foy & hommage qui luy doit estre faite, & pour l'aveu & denombrement qui luy doit estre baillé ; celuy-cy pour les droits feodaux qui luy appartiennent.

Pour ces causes le Seigneur peut non seulement saisir le fief que le vassal exploite par ses mains, mais aussi la partie du fief que le vassal aura donné à rente sans demission de foy, sans le consentement de son Seigneur, par l'art. 59. Mais le Seigneur ne peut pas user de la saisie feodale, parce que le vassal auroit aliené jusques aux deux tiers de son fief, s'estant retenu sur iceluy droit de cens, ou autre droit Seigneurial, & la foy & hommage pour tout le fief, suivant l'art. 51.

De plus, le Seigneur peut en cas d'ouverture du fief de son vassal, saisir les arriere-fiefs ouverts, comme estant subrogé aux droits & place de son vassal, tant que dure la saisie par luy faite sur son fief. Toutesfois les arriere vassaux obtiennent main-levée, en satisfaisant au Seigneur suzerain, à leurs devoirs & aux droits ausquels ils sont obligez envers le vassal, par l'art. 55.

Le Seigneur fait les fruits siens du fief saisi faute de foy & hommage, ou pour n'avoir pas esté payé de ses droits feodaux tant que dure la saisie, & ce en pure perte pour le vassal ; car en ce cas nostre Coûtume punit la negligence du vassal, suivant l'article 61.

Que si le vassal nonobstant la saisie faite par le Seigneur, s'est emparé des fruits du fief saisi, il est tenu de les restituer au Seigneur, sans amande neanmoins, par l'article 29. & jusqu'à ce, le Seigneur n'est pas obligé de luy accorder main-levée de la saisie.

Quand le Seigneur fait les fruits siens du fief saisi, il n'est pas obligé de payer les charges & hypotheques du fief non infeodées pendant sa saisie, par l'article 28.

Le Seigneur ne fait pas les fruits siens du fief saisi dans les cas suivans.

1. Quand la saisie est faite faute de dénombrement ; car en ce cas il doit établir Commissaire pour le regime & administration du fief, lequel doit rendre compte des fruits par luy perceus, & le Seigneur est responsable de son insolvabilité, article 9.

2. Quand le vaſſal ſaiſi deſavouë le Seigneur qui a fait la ſaiſie ; car en ce cas le vaſſal jouït juſqu'à la diffinitive du procés ,
par l'article 45.

3. Quand le Seigneur ſaiſiſſant n'a pas ſignifié la ſaiſie au vaſſal,
& qu'il y a nullité dans la ſaiſie , article 30.

4. Aprés que la ſaiſie a duré trois ans ſans eſtre renouvellée ;
car aprés trois ans la ſaiſie eſt éteinte *ipſo jure* , article 31.

Retrait feodal ou retenuë de fief par puiſſance de fief, eſt un
droit par lequel un Seigneur peut retraire des mains de l'acquereur
un fief mouvant de luy qui a eſté vendu par le vaſſal, pourveu que
le retrait ſe faſſe dans quarante jours, à compter non pas du jour
que la vente a eſté faite, mais du jour qu'elle a eſté notifiée par
le vaſſal au Seigneur, par copie du Contract de vente à luy baillée par le vaſſal.

Que ſi le Seigneur a receu l'acquereur à foy & hommage, ou
qu'il luy ait donné ſouffrance, ou qu'il ait receu le quint, ou qu'il
en ait compoſé ou donné terme pour le payer, il eſt décheu du droit
d'exercer le retrait feodal, par l'article 21.

La commiſe eſt la confiſcation d'un fief faite par le Seigneur pour
la felonie de ſon vaſſal, ou par le deſaveu qu'il auroit fait ; c'eſt à
dire, que ſi le vaſſal commet déloyauté envers ſon Seigneur en le
battant, maltraitant & outrageant, il fait tomber ſon fief en commiſe, c'eſt à dire en pure perte, & il eſt acquis au Seigneur, &
réüni à ſon domaine.

Le vaſſal perd auſſi ſon fief par commiſe quand malicieuſement
il deſavouë ſon Seigneur, ſoûtenant qu'il ne tient pas ſon fief de
luy, & qu'il releve d'un autre Seigneur, par l'article 43. Et pour
cauſer cet effet, il faut que le deſaveu ſoit fait en Jugement, & de
deſſein premedité.

Acte de foy & hommage.

Aujourd'huy en la compagnie, & aſſiſté des Notaires , &c.
Michel, &c. s'eſt tranſporté au Chaſteau Seigneurial de July,
Parroiſſe de , &c. & à la principale porte & entrée dudit Château, où eſtant, ayant ledit ſieur Michel frappé à la porte, ſeroit à l'inſtant ſurvenu Pierre ſerviteur dudit ſieur Alexandre
& ledit ſieur Michel ayant demandé audit Pierre ſi ledit ſieur
Alexandre ſon maiſtre eſtoit en ſon Chaſteau , ou autres perſonnes pour luy ayant charge de recevoir les vaſſaux en foy & hom-

mage, ledit serviteur luy auroit dit que ledit sieur son maistre y estoit, & qu'il l'alloit avertir ; ce qui ayant esté fait, ledit sieur Alexandre seroit aussi-tost comparu, & ledit Michel s'estant mis en devoir de vassal, sans épée ny éperons, teste nuë & un genoüil en terre, auroit dit audit sieur Alexandre qu'il luy faisoit & portoit la foy & hommage, qu'il est tenu luy faire & porter, à cause de sa Terre & Seigneurie de, &c. relevant en plein fief, foy & hommage dudit sieur Alexandre, lequel fief de appartient audit sieur Michel par le moyen de l'acquisition qu'il a faite de, &c. par Contract passé pardevant, &c. requerant ledit sieur Alexandre qu'il luy plaise le recevoir à ladite foy & hommage, à laquelle ledit sieur Alexandre a receu & reçoit ledit sieur Michel, &c. à la charge de bailler son aveu & denombrement, suivant & dans le temps de la Coûtume. Reconnoissant ledit sieur Alexandre avoir esté payé & satisfait par ledit sieur Michel, &c. des droits qu'il luy devoit, à cause de l'acquisition de ladite terre, dont il le quitte & tous autres. Ce fut ainsi fait & passé à la principale porte & entrée dudit Chasteau, &c. l'an, &c.

Cét acte doit estre signé du Seigneur & du vassal, quand il est fait en la presence du Seigneur.

Main-levée de la saisie réelle.

Ledit sieur Alexandre s'est par ces presentes desisté & départi de la saisie feodale qui a esté faite à sa requeste sur ledit fief, par exploit de, &c. Sergent, &c. le   jour, &c. de laquelle ledit sieur Alexandre en fait & baille pleine & entiere main-levée pure & simple audit sieur Michel. Ce fut ainsi fait, &c.

Foy & hommage en l'absence du Seigneur feodal.

Aujourd'huy, &c. *comme dessus*, auquel lieu estant ledit sieur Michel a frappé par trois diverses fois à la porte & principale entrée du Chasteau, & a appellé à haute & intelligible voix Monsieur Alexandre, & dit : Monsieur Alexandre, je vous fais & porte la foy & hommage que je suis tenu de vous faire & porter a cause de mon fief de   ses appartenances & dépendances, relevant en plein fief, foy & hommage de vostre Terre & Seigneurie de   lequel fief de m'appartient au moyen de l'acquisition que j'en ay faite de Claude , &c. par Contract passé , &c. le jour , &c. vous declarant que je vous offre payer la somme de , &c. pour le quint denier du prix de ladite acquisition , que je vous dois , vous requerant me recevoir à ladite foy & hommage , à la charge de vous bailler mon aveu & denombrement suivant la Coûtume de , &c. au dedans de laquelle ledit fief de   est situé & assis ; dont & de ce que dessus ledit sieur Michel a requis acte ausdits Notaires soussignez , qui luy ont octroyé le present pour luy servir & valoir , ce que de raison. Fait comme dit est à la principale porte & entrée dudit Chasteau de   l'an , &c.

Foy & hommage faite hors le lieu Seigneurial.

Aujourd'huy en la compagnie & assisté , &c. *comme dessus* , le sieur Charles , &c. s'est transporté pardevers le sieur , &c. en sa maison à Paris size ruë , &c. où estant , aprés s'estre mis en devoir de vassal suivant la coûtume , &c. il a fait & porté les foy & hommage qu'il est tenu faire & porter audit sieur à cause du fief de , &c. relevant en plein fief , foy & hommage dudit sieur , &c. à cause de sa Terre , Fief & Seigneurie dudit , &c. lequel Fief de , &c. luy appartient par le moyen de l'acquisition qu'il en a faite de , &c. à laquelle foy & hommage ledit sieur , &c. l'a reçeu & reçoit , le dispensant pour cette fois seulement d'aller audit lieu Seigneurial , & sans tirer à consequence. Duquel sieur de , &c. ledit Seigneur de , &c. reconnoist avoir esté payé & satisfait des droits & profits de fief à luy deus à cause de ladite acquisition , dont il le quitte & décharge , à la charge de luy bailler son aveu & denombrement dans le temps de la Coûtume. Ce fut ainsi , &c. laissé copie , &c.

Autre foy & hommage faite à un Chapitre.

Aujourd'huy en la compagnie & assisté des Notaires , &c. Louïs , &c. s'est transporté pardevant les honorables personnes Messieurs les Doyen & Chapitre assemblez au jour , lieu & heure accoûtumez pour traiter de leurs affaires , faisans & representans quant à present la plus grande partie du Corps dudit Chapitre , ausquels en continuant les offres qu'il a dit avoir cy-devant faites au lieu Seigneurial dudit fief , appartenant ausdits sieur Doyen & Chapitre par acte du , &c. pardevant   Notaires , dont il a fait apparoir , de leur faire la foy & hommage qu'il est tenu leur faire & porter , leur a derechef retiré lesdites offres : & de fait estant

en devoir de vaſſal, a fait & porté preſentement auſdits ſieurs, &c.
la foy, hommage & ſerment de fidelité à droit de rachat, quint denier, cheval de ſervice, & à tous autres droits & redevances dont il
eſt tenu par la Coûtume des lieux, pour raiſon & à cauſe dudit lieu &
manoir Seigneurial de, &c. conſiſtant, &c. le tout appartenant audit
ſieur Louïs par la donation à luy faite par ſon Contract de mariage
par tels ſes pere & mere, paſſé le   jour, &c. dont auſſi il a preſentement fait apparoir auſdits ſieurs, & mouvant & relevant en fief,
foy & hommage deſdits ſieurs, à cauſe de leurſdite Seigneurie de, &c.
requerant leſdits ſieurs le vouloir recevoir à ladite foy & hommage,
& le diſpenſer de retourner ſur les lieux, offrant payer le cheval de
ſervice ſuivant la Coûtume, enſemble les frais de la ſaiſie feodale,
ſi aucuns ont eſté faits avant leſdite offres, & de bailler aveu & denombrement dans le temps de ladite Coûtume; leſquels ſieurs, &c.
ont receu & reçoivent ledit ſieur à ladite foy & hommage, pour
raiſon de ladite Terre & Seigneurie, & l'ont diſpenſé de faire icelle ſur les lieux pour cette fois, ſans tirer à conſequence ny préjudicier à l'avenir, à la charge d'en bailler l'aveu & denombrement
dans le temps de la Coûtume, ſauf en autre choſe leur droit & l'autruy, apres que ledit ſieur Louïs a preſentement payé auſdits ſieurs
ſoixante ſols pour ledit cheval de ſervice, & la ſomme de
pour les frais de ſaiſie, dont, &c. quittant, &c. moyennant quoy
leſdits ſieurs ont baillé & accordé, baillent & accordent audit, &c.
pleine & entiere main-levée, &c.

Acte de foy & hommage par le Receveur aux ſaiſies réelles.

Aujourd'huy en la preſence & aſſiſté des Notaires, &c. le ſieur
Claude, Commiſſaire & Receveur general, &c. établi au regime
& gouvernement de la Terre & Seigneurie de, &c. ſaiſie ſur Meſſire Guillaume à la requeſte de Maiſtre Claude, &c. s'eſt tranſporté au Chaſteau Seigneurial de   à la principale porte &
entrée dudit Chaſteau, où eſtant ledit ſieur Claude auroit frappé
à la porte, & ſeroit ſurvenu à l'inſtant Jacques, ſerviteur dudit Meſſire Jean, auquel ſerviteur ledit ſieur Claude ayant demandé ſi ledit Meſſire Jean ſon Maiſtre eſtoit dans ſon Chaſteau, ou s'il y avoit
autre perſonne pour luy, ayant charge de recevoir ſes vaſſaux à
foy & hommage, parce que ledit ſieur Claude ſeroit venu pour en
ladite qualité de Commiſſaire établi à ladite Terre & Seigneurie,
& pour l'abſence dudit Meſſire Guillaume, faire & porter les foy &
hommage

hommage qu'il est tenu faire & porter audit Seigneur Jean, suivant la Coûtume de la ville, Prevôsté & Vicomté de Paris, à quoy ledit Jacques auroit fait réponse que ledit sieur Jean son Maistre n'y estoit pas, & qu'il n'y avoit personne qui eût charge de recevoir lesdites foy & hommage : sur laquelle réponse leditsieur Claude audit nom & qualité de Commissaire, s'estant mis au devant de la grande porte & principale entrée dudit, &c. ayant un genoüil en terre, teste nuë, sans épée ny éperons, & aprés avoir appellé à haute voix par trois fois ledit Seigneur, auroit dit & declaré qu'il luy portoit & faisoit la foy & hommage, telle que ledit Messire Guillaume estoit tenu faire & porter audit Seigneur, pour raison de ladite Terre & Seigneurie de, &c. pour ce qui en est tenu & mouvant de ladite Terre & Seigneurie de, &c. à cause des acquisitions faites par ledit Messire Guillaume de, &c. le tout suivant & conformément aux fois & hommages cy-devant faites par les predecesseurs dudit Messire Guillaume, aveus & dénombremens baillez, requerant ledit Claude audit nom acte ausdits Notaires de tout ce que dessus, qu'ils luy ont octroyé pour luy servir & valoir en temps & lieu.

Acte de foy & hommage réiteré.

Aujourd'huy, &c. Claude, &c. s'est transporté pardevers Messire Charles au Chasteau Seigneurial de, &c. où estant, aprés que ledit sieur Claude a fait apparoir audit Messire Charles de la foy & hommage qu'il luy a fait & porté en son Chasteau Seigneurial dudit, &c. par acte receu par   Notaires le   jour, &c. à raison de son Fief, Terre & Seigneurie de, &c. mouvant & relevant en plein fief, foy & hommage de ladite Seigneurie de, &c. & en consequence, aprés aussi que ledit sieur Claude s'est derechef mis en devoir de vassal sans épée ny éperons, &c. en la presence dudit Seigneur, &c. auroit réiteré, fait & porté audit Seigneur lesdits foy, hommage & serment de fidelité à droit de rachat, &c.

Offres de payer le relief au choix du Seigneur.

Offrant ledit sieur Claude de payer audit Messire Charles pour les droits à luy dûs pour ladite acquisition dudit Fief, Terre & Seigneurie de, &c. suivant & conformément à ladite Coûtume de Paris, la somme de cinq cent cinquante livres réellement & de fait à deniers à découvert, en louïs, &c. ou le dire de Prud'honmmes, ou le revenu & l'exploitation dudit Fief, Terre & Seigneurie & la jouïssance d'iceluy d'huy en un an; promettant audit sieur de luy bailler l'aveu & dénombrement, &c. lequel Messire Charles a re-

E e e

ceu & reçoit ledit fieur, &c. à ladite foy & hommage, &c. & pour ledit droit de rachat à luy dû par ledit fieur, pour fon acquifition, a
pris ladite fomme de, &c. à luy offerte par ledit, &c. au moyen
dequoy il a declaré & declare eftre content & fatisfait de tous les
droits & profits de fief, qui luy peuvent eftre dûs au moyen de ladite acquifition, en a quitté & déchargé, quitte & décharge ledit
fieur & tous autres, à la charge de luy bailler par ledit fieur Claude
un aveu & dénombrement au defir, & dans le temps de la Coûtume, &c.

Procuration pour porter la foy & hommage, ou demander fouffrance.

Fut prefent Meffire Charles, &c. lequel a fait & conftitué fon Procureur general & fpecial, &c. auquel il a donné pouvoir & puiffance de pour luy & en fon nom, fe tranfporter au lieu & devant le
Chafteau Seigneurial de,   pardevant Meffire Jacques, Seigneur
Chaftelain dudit lieu, ou pardevers fes Officiers, ou autres ayans
charge & pouvoir de recevoir les foy & hommage des Terres &
Fiefs relevans de ladite Seigneurie de   & là faire &
porter au nom dudit Seigneur conftituant les foy & hommage &
ferment de fidelité, tels qu'il eft tenu faire & porter audit Seigneur
de   comme Baron & Chaftelain de ladite   à
caufe du Fief & Seigneurie de, &c. relevant du Chafteau de ladite, &c. audit fieur conftituant appartenant, au moyen de l'acquifition qu'il en a faite de Meffire Nicolas, &c. fuivant les Contracts
d'acquifition par luy faits, garder & obferver par ledit Procureur
efdits foy & hommage les folemnitez requifes, comme feroit &
defireroit faire ledit fieur conftituant fur les lieux, n'eftoit la maladie de laquelle il eft détenu, ou bien les grandes & importantes affaires pour fa Majefté qu'il a, qui le retiennent & empefchent de fe
tranfporter en perfonne fur ledit lieu, pour par luy faire lefdits foy
& hommage, requerir mondit Seigneur, &c. ou fes Officiers, de
recevoir lefdits foy & hommage pour cette fois, & fans tirer à confequence pour l'avenir, & d'admettre & recevoir l'excufe & exoine
dudit fieur conftituant, icelle jurer & affirmer en fon ame veritá-
ble, finon requerir & demander fouffrance & delay jufqu'à ce qu'il
fe puiffe tranfporter fur le lieu dudit fief dominant, pour faire lefdits foy & hommage, & à la charge de bailler par ledit fieur conftituant fon aveu & dénombrement dans le temps introduit par la
Coûtume du lieu dudit fief dominant, & en ce faifant s'il y avoit

aucunes faifies par faute defdits foy & hommage , en requerir main-
levée , en payant les frais raifonnables , & faire au furplus toutes autres offres requifes , & de tout requerir actes. Et outre ledit fieur conftituant donne pouvoir à fondit Procureur pour luy & en fon nom
prendre poffeffion réelle & actuelle dudit Fief & Seigneurie , fes
appartenances & dépendances , & en requerir auffi acte , & generalement , &c.

Souffrance pour mineurs.

Aujourd'huy en la compagnie & affifté des Notaires , &c. François , demeurant , &c. au nom & comme tuteur de Jacques , âgé
de 15. ans , s'eft addreffé à la perfonne de Meffire Claude , &c. Seigneur de la Grand'Cave , trouvé en fon Hoftel à Paris , ruë , &c.
& parlant à luy , ledit fieur de Laval a declaré audit fieur de la
Grand'Cave , que par le deceds de feu Claude , &c. oncle paternel
dudit Jacques , eft avenu le fief de Laval , fes appartenances & dépendances , fitué dans la Paroiffe de la Grand'Cave , que ledit fief
de Laval & fes dépendances eft tenu & mouvant en foy & hommage dudit fieur de la Grand'Cave ; mais parce que ledit Jacques
n'a pas encore l'âge requis par la Coûtume pour luy faire & porter
par luy les foy & hommage & ferment de fidelité , qu'il eft tenu faire
pour raifon dudit Fief de Laval , ledit fieur François a par ces prefentes prié & requis ledit fieur de la Grand'Cave d'accorder fouffrance
audit mineur jufqu'à ce qu'il ait atteint l'âge requis par la Coûtume ,
pour luy faire & porter lefdits foy & hommage & ferment de fidelité au defir de la Coûtume , & cependant luy donner main-levée
de la faifie feodale faite fur ledit fief de Laval , faute de ladite foy
& hommage , offrant de luy payer fes droits , frais & dépens : laquelle fouffrance ledit Seigneur de , &c. a par ces prefentes volontairement accordé audit mineur jufqu'audit temps & âge , à la charge qu'auffi-toft qu'il fera parvenu en l'âge requis par la Coûtume ,
il portera lefdits foy & hommage & ferment de fidelité , & que cependant il donnera fon aveu & dénombrement dans le temps de la
Coûtume : Reconnoiffant ledit fieur de la Grand'Cave , avoir receu dudit fieur François , qui luy a baillé & payé comptant pardevant les Notaites , fouffignez en louïs d'or , &c. la fomme de
à laquelle lefdites parties efdits noms ont compofé enfemble , tant
pour les profits feodaux qui font deûs audit fieur de , &c. au fujet
de ladite mutation , que pour les fruits qui luy font acquis en pure

perte, frais de ladite saisie feodale, établissement de Commissaire
& autres quelconques, dont, &c.

En ce faisant ledit sieur de la Grand'Cave a par ces presentes
baillé pleine & entiere main-levée audit sieur François audit nom,
de la saisie feodale faite à sa requeste sur ledit fief de Laval, qu'il
consent & accorde estre & demeurer nulle & sans effet, mesme
acquitte & décharge par ces presentes ledit mineur de tous les profits de fief qu'il luy devoit à cause de ladite mutation dudit fief de
Laval. Ensemble des frais de ladite saisie feodale & établissement
de Commissaire & autres quelconques, &c.

Aveu & dénombrement.

Aujourd'huy datte des presentes est comparu pardevant les Notaires, &c. Claude, lequel a reconnu & confessé estre homme, sujet
& vassal de haut & puissant Seigneur Messire Jacques, Comte, &c.
reconnoist & confesse tenir de luy noblement en plein fief & hommage, rachat & quint denier, & à tel autre droit & devoir que peut
estre tenu ledit fief, à cause de sadite Seigneurie ; sçavoir le fief du
Clos, consistant, &c. auquel fief sont dûs plusieurs honneurs, &
duquel relevent plusieurs vassaux & sujets, lesquels doivent par chacun an rentes, tant en deniers que grains, chappons, poulets, corvées, montant en deniers à la somme de, &c. en grains à
boisseaux mesure de, &c. en consequence desquelles choses cy-dessus declarées est deu audit Seigneur la foy & hommage, rachat &
chambellage quand le cas y échet, & autres droits deûs, tant par
ses vassaux & sujets, que par les Marchands forains vendans & étal-
lans és jours de marchez, & foires audit lieu : comme aussi appartient audit Seigneur toute connoissance de Justice moyenne & basse,
& le reconnoist estre son superieur & luy devoir obeïssance ainsi
qu'il appartient, protestant ledit sieur Claude par les presentes, que
s'il y a quelque chose obmise à employer au present aveu & dénombrement, de l'y mettre & ajoûter si-tost qu'il sera venu à sa connoissance, aussi s'il se trouvoit qu'il y eût plus mis, & avoüé qu'il
n'est tenu, il le pourra oster & retracter, & sans autrement préjudicier
à sondit Seigneur ny à luy, n'estant ledit sieur Claude à present saisi de ses titres ; & pour presenter & bailler le present aveu & tenuë,
& en prendre acte de reception, ledit sieur Claude a en son absence constitué son Procureur A. auquel il donne pouvoir de ce faire, promettant avoir agréable, &c. sous l'obligation de ses biens.

Réünion d'une roture à un fief.

Furent prefens Maiftre Nicolas, &c. & Damoifelle Marie fa femme de luy autorifée, &c. lefquels ont dit que par Contract paffé pardevant les Notaires fouffignez, le   jour, &c. pour l'amitié qu'ils portoient à Jacques leur fils, ils luy auroient fait don entre-vifs de la Terre & Seigneurie de, &c. declarée audit Contract, à la referve de l'ufufruit, & aux claufes & conditions portées par iceluy ; & ledit fieur Nicolas pere ayant cejourd'huy acquis de Jean, &c. une ferme & heritages fituez en la Parroiffe de ladite Terre & Seigneurie, & en la cenfive d'icelle, par Contract d'échange paffé pardevant lefdits Notaires, dans le deffein d'en faire auffi par lefdits fieur & Damoifelle pere & mere, don, ceffion & tranfport, irrevocablement audit Jacques leur fils, aux mefmes charges & refervations, & de la réünir au corps de ladite Terre. A cét effet lefdits fieur & Damoifelle comparans pour la bonne amitié qu'ils ont & portent audit Jacques leur fils prefent & acceptant, luy ont fait don, ceffion & tranfport entre-vifs & irrevocable de ladite ferme & heritages, &c. tenus en la cenfive de ladite Terre & Seigneurie de, &c. pour d'icelle ferme & heritages augmenter le domaine de ladite Seigneurie, & iceux eftre joints, réünis & incorporez au corps d'icelle, infeparablement tenus & reputez infeodez, & de mefme nature & qualité que ladite Terre & Seigneurie, & ainfi en joüir & ufer par ledit Jacques, fes hoirs, fucceffeurs & ayans caufe à toûjours paifiblement, & pour tenir nature de propre audit Jacques, aprés le decez toutefois defdits donateurs, qui s'en font refervez & refervent, & au furvivant d'eux l'ufufruit leurs vies durant, fe conftituans, &c. cette prefente donation ainfi faite à la charge de ladite réünion d'icelle roture au fief, & auffi que pendant la vie defdits pere & mere, & du furvivant d'eux, ledit Jacques ne pourra aucunement vendre, aliener ny hypothequer ladite Terre & Seigneurie, ferme & heritages cy-deffus declarez, partie ny portion d'iceux, fans l'exprés confentement par écrit d'eux ou dudit furvivant, & auffi à condition qu'au cas que ledit Jacques predecede fefdits pere & mere, & qu'ils ou l'un d'eux le furvive, le prefent don fera & demeurera nul, comme non advenu, & retournera aufdits donateurs, ou au furvivant d'eux, pour en joüir & difpofer comme ils euffent pû faire auparavant ladite prefente donation, & neanmoins ledit survivant joüira du total sa vie durant, sans que les heritiers du predecedé le puissent troubler & empescher. Et pour faire insinuer au Greffe du Chastelet, &c.

Erection de roture en fief.

Fut present tres-haut & illustre Monseigneur le Duc, &c. Comte de, &c. lequel Seigneur Duc sur la priere & requisition à luy faite par Maistre Claude, &c. d'eriger en fief les heritages cy-aprés declarez appartenans audit Maistre Claude à juste titre, situez dans l'étenduë de la Justice de   dependans du Comté de   appartenant audit Seigneur Duc, lequel desirant gratifier ledit Maistre Claude par la bienveillance qu'il a pour luy, & le dessein de luy procurer autant d'avantage qu'il luy est possible, ledit Seigneur Duc a par ces presentes erigé & creé lesdits heritages, sçavoir est, &c. *Il faut faire une enumeration des terres contenuës dans l'erection*, le tout en un seul fief, que ledit Seigneur Duc a nommé le fief de la Grange, & en outre a permis audit Maistre Claude & aux siens de faire bastir une maison dans lesdits heritages, en tel endroit & de telle maniere que voudra ledit Maistre Claude ou les siens, & faire clorre & fermer de fossez ladite maison & pourpris d'icelle, y faire pont-levis, planchettes, tours & tourelles, & autres choses requises, tant pour la défense & garde de ladite maison, que pour l'ornement & la decoration d'icelle, de faire bastir un colombier à pied, soit dedans ou dehors l'enclos de ladite maison dudit fief, & d'avoir une garenne fermée de murailles : De plus, ledit sieur Duc a attribué & accordé audit Maistre Claude moyenne & basse Justice sur tous lesdits heritages, & tous droits & prerogatives, &c. pour dudit fief de la Grange, ses appartenances & dépendances cy dessus declarez, joüir, tenir & posseder noblement à l'avenir par ledit Maistre Claude, ses hoirs & ayans cause & à toûjours. Et en consequence de ladite erection ledit sieur Duc a affranchi, quitté & déchargé à toûjours lesdits heritages, terres, métairies cy-dessus declarez, de toutes charges & redevances censuelles & roturieres, desquelles ils estoient cy-devant tenus & chargez envers ledit Seigneur Duc, à cause dudit Comté de, &c. sans que cy-aprés ledit Maistre Claude, sesdits hoirs & ayans cause, en soient aucunement tenus, à la charge & reserve neanmoins de la Haute Justice annexée audit Comté, & des foy & hommage que ledit

Maiftre Claude , fefdits hoirs , fucceffeurs & ayans caufe , feront
tenus faire & porter audit Seigneur Duc & à fes fucceffeurs audit
Comté de , &c. quand le cas y écherra , felon & conformément
à la Coûtume du lieu ; & dés à prefent pour cette fois , aprés que
ledit Maiftre Claude s'eft mis en devoir de vaffal , & qu'il a fait
& porté la foy & hommage , & prefté le ferment de fidelité audit
Seigneur Duc , pour raifon dudit fief de la Grange , & compofé
des droits , ledit Seigneur l'a receu & reçoit , car ainfi l'a voulu &
accordé ledit Seigneur Duc , mandant par ces prefentes au Bailly
& autres Officiers dudit Comté de , &c. prefens & à venir , de
laiffer joüir & ufer paifiblement ledit Maiftre Claude , fes hoirs ,
fucceffeurs & ayans caufe du contenu cy-deffus , & comme il eft
accoûtumé à l'endroit des autres vaffaux dudit Comté , fans permettre ny fouffrir qu'il y foit fait aucun empefchement , nonobftant l'ancienne qualité cenfuelle & roturiere defdits heritages , laquelle ledit Seigneur a amortie , abolie & éteinte , & fur ce impofe
filence à fon Procureur Fifcal & Receveur audit lieu , & à tous autres fes Officiers & fujets. Car ainfi a voulu & accordé ledit Seigneur Duc audit Maiftre Claude prefent & acceptant , lequel a
tres-humblement remercié ledit Seigneur Duc , & a promis &
promet tant pour luy que pour fes hoirs , fucceffeurs & ayans caufe , entretenir le contenu aufdites prefentes felon leur forme & teneur , &c.

On demande fi le droit d'aîneffe auroit lieu aprés le decez de celuy en faveur duquel l'erection de la roture en fief auroit efté faite. Il faut dire que l'aîné feroit bien fondé de le pretendre ; la raifon eft que les biens d'un deffunt fe partagent entre fes heritiers
felon leur nature & qualité telle qu'elle eft au jour de fon decez ,
& il n'importe qu'au temps de l'acquifition l'heritage fût tel que le
droit d'aîneffe n'y peut eftre pris , de mefme que quand le proprietaire d'un fief acquiert une roture eftant dans la cenfive de fon
fief , en ce cas la roture eft réünie au fief de plein droit , & commence dés lors à faire partie dudit fief , & elle eft & demeure feodale ; de forte qu'avenant la mort de celuy qui a fait réunion , tout
le fief y comprife la roture réünie , fe doit partager noblement &
feodalement entre fes heritiers , ce qui ne fouffre point de difficulté. Il eft vray qu'un pere ne peut pas faire d'un fief une roture
au prejudice du droit d'aîneffe appartenant à fon fils aîné , parce

que c'est une faveur que la Coûtume accorde aux aînez, à laquelle les peres & meres ne peuvent point prejudicier en aucune maniere, & par quelque disposition que ce soit; mais il ne faut pas dire au contraire, qu'un pere ne puisse pas augmenter les droits d'aînesse par l'erection d'une roture en fief du consentement du Seigneur dominant, car la raison pour laquelle le pere ne peut pas prejudicier au droit d'aînesse, ne peut pas l'empescher de faire quelque chose pour augmenter ledit droit.

Il est donc constant qu'un pere ne peut pas au prejudice du droit d'aînesse faire convertir un fief en roture, ny declarer par quelque disposition que ce soit, qu'il veut & entend qu'un fief qu'il a, soit partagé aprés sa mort également entre ses enfans, & nonobstant cette declaration le fils aîné pourroit pretendre son droit d'ainesse dans ledit fief. Mais quand un pere fait une acquisition d'une roture estant dans sa censive, il peut dans le Contract declarer qu'il veut & entend tenir & posseder cét heritage comme roturier, & selon sa qualité & nature au temps de son acquisition, empeschant expressement la réünion, laquelle se feroit autrement de plein droit, conformement à l'article 53. de la Coûtume de Paris, qui porte que *les heritages* acquis par un Seigneur de fief en sa censive, sont réünis à son fief, & censez feodaux, si par exprés le Seigneur ne declare qu'il veut que lesdits heritages demeurent en roture.

De cét article il s'ensuit que la declaration se doit faire *incontinenti*, c'est à dire en faisant l'acquisition; car *ex intervallo* elle seroit inutile & sans effet, & n'empescheroit point l'aîné de prendre son droit d'aînesse sur ladite roture réünie : La raison est que la réünion se faisant *ipso jure*, & dés le temps de l'acquisition, il n'est plus au pouvoir du pere de prejudicier au droit d'aînesse qui semble estre dés lors acquis au fils aîné, au cas toutefois que le fief & la roture acquise se trouvent dans la succession du pere, Que si l'acquisition se faisoit d'une roture par succession, & que la roture tombât dans le lot de celuy en la censive duquel elle seroit, il faudroit qu'il fît sa declaration pardevant les Notaires, comme quoy il voudroit & entendroit que cette roture conservât sa qualité de roture, & demeurât dans sa censive & mouvante de son fief, pour estre possedée & partagée aprés sa mort entre ses enfans ou autres heritiers comme telle.

La

La declaration se peut faire dans le Contract d'acquisition, ou dans un acte separé.

Que si l'acquisition estoit faite d'une roture par un mari, estant dans la censive de sa femme, en ce cas la femme pourroit faire sa declaration aprés la mort de son mari, au cas que cette roture ou partie d'icelle tombast dans son lot de la communauté, qu'elle voudroit & entendroit qu'elle conservât sa qualité de roture, pour estre partagée roturierement entre ses enfans, dautant que telle declaration se peut faire suivant ledit article 53. mais quant à la femme il n'est pas necessaire qu'elle la fasse au temps de l'acquisition; car l'acquisition se faisant par le mary & en son nom, & le mary estant le maistre d'icelle pour en pouvoir disposer à sa volonté, telle declaration se trouveroit inutile. De plus, la femme estant en pouvoir de mary on ne luy impute pas, si elle n'a pas fait ce qu'elle avoit droit de faire, & ce qu'elle auroit fait autrement.

Il y a plus de difficulté, sçavoir si la femme venant à mourir avant son mary, pourroit faire cette declaration par testament ou autrement, & si elle vaudroit au cas que ladite roture se trouvast dans les biens de la communauté au jour de son decez ? Je ne fais point de difficulté qu'elle ne le pût faire, sans pour cét effet qu'il fust besoin de l'autorité de son mary, parce que la Coûtume le permet, & que ce n'est point un acte qui emporte l'alienation de ses biens, ou l'obligation ou engagement d'iceux.

Declaration pour empescher la réünion d'une roture au fief.

Aujourd'huy est comparu pardevant les Notaires soussignez M. Nicolas, &c. lequel à l'instant du Contract de vente passé presentement pardevant lesdits Notaires entre luy & Jacques, &c. par lequel ledit Jacques luy auroit vendu, cedé, quitté & transporté, &c. une métairie, terres & heritages, &c. estant en la censive du fief de, &c. appartenant en propre audit M. Nicolas, auroit declaré, comme d'abondant il declare, qu'encore qu'au moyen de ladite acquisition ladite metairie, terres & heritages compris dans ladite acquisition seroient de plein droit réünis audit fief, & feroient ainsi partie dudit fief, & seroient tenus noblement & feodaux, ainsi que ledit fief, neanmoins l'intention & la volonté dudit M. Nicolas, auroit toûjours esté & seroit encore à present qu'il n'y a aucune réünion de la métairie, terres & heritages audit fief; mais au contraire veut & entend qu'ils soient & demeurent separez, comme si ladite acquisition n'avoit point esté faite, & ainsi l'a protesté ledit sieur Nicolas, voulant que lesdites métairie, terres, & heritages soient par luy & les siens possedez roturierement, & que lesdites métairie, terres & heritages cy-dessus declarez se trouvant en sa succession au jour de son decez, soient partagez entre ses enfans comme biens roturiers, sans préciput & droit d'aînesse selon leurdite qualité de roture, & qu'ils soient & demeurent toûjours en la censive dudit fief, nonobstant ladite acquisition, & quoy qu'il n'en soit faite aucune mention dans ledit Contract de vente passé, comme dit est, ce jourd'huy entre ledit, &c. lequel pour ce regard ne pourra prejudicier à l'intention & à la volonté dudit sieur, dont il a requis acte ausdits Notaires.

Pareillement quand le Seigneur d'un fief dominant fait acquisition du fief mouvant de luy, en ce cas le fief servant est réüni au fief dominant, pour ne faire qu'un seul & mesme fief; la raison est que ces qualitez de servant & de dominant sont éteintes dés le moment que les deux heritages appartiennent à la mesme personne; car on ne peut pas se devoir à soy-mesme la foy & homma-ge, ou la recevoir de soy-mesme; & dautant que le fief servant faisoit autrefois partie du fief dominant de la vente, que si ces deux fiefs viennent à appartenir à la mesme personne, ils perdent ces deux qualitez, & ils ne font plus qu'un mesme fief, lequel est ser-vant à l'égard de celuy duquel il releve, & est dominant pour tous ceux qui relevoient de ces deux fiefs réünis avant leur réünion. Neanmoins il est permis à celuy qui fait l'acquisition, d'empescher cette réünion en declarant qu'il veut & entend que lesdits deux fiefs conservent chacun leur qualité, l'un de dominant & l'autre de servant, ce qui se doit faire *incontinenti*; car la declaration estant faite *ex intervallo*, elle n'empescheroit pas que la réünion n'eût son effet, estant faite *ipso jure*, dés le temps de l'acquisi-tion : elle se peut faire en cette maniere, ou autre semblable.

Declaration pour empescher la réünion du fief & de l'arriere-fief.

Aujourd'huy est comparu pardevant les Notaires soussignez, M. Ni-colas, &c. lequel à l'instant du Contract de vente passé presentement pardevant lesdits Notaires entre luy & Jacques, &c. par lequel le-dit Jacques luy auroit vendu, cedé, transporté, &c. le fief de la Grange, &c. relevant en plein fief de ladite Terre & Seigneurie de la Charbonniere appartenant audit Maistre Nicolas, auroit declaré, comme d'abondant il declare, qu'encore qu'au moyen de ladite acquifition du fief de la Grange, ledit fief feroit tacitement réüni audit fief de la Charbonniere, pour ne faire enfemble qu'un feul & mefme fief, neanmoins l'intention & la volonté dudit Maiftre Nicolas auroit toûjours efté & feroit qu'il n'y ait aucune réünion defdits deux fiefs, mais qu'il veut & entend qu'ils foient & demeurent feparez, comme fi ladite acquifition n'avoit point efté faite, & ainfi l'a protefté ledit fieur, & d'en pouvoir joüir & difpofer par luy & les fiens, comme d'un acqueft feparément & fans aucune confufion de l'un avec l'autre ; ce faifant que ledit fief de la Grange releve & foit mouvant en plein fief dudit fief de la Charbonniere, nonobftant ladite acquifition, & quoy qu'il n'en ait efté fait aucune mention dans ledit Contract de vente, lequel pour ce regard ne pourra nuire ny prejudicier à l'intention & proteftation fufdite, dont ledit fieur a requis acte pour luy fervir ainfi que de raifon.

Il faut obferver icy pourquoy on dit que quand le Seigneur du fief dominant acquiert le fief fervant, ou au contraire quand le vaffal acquiert le fief dominant fans declaration, la réünion fe fait de l'arriere-fief au fief : La raifon eft que cette réünion fe dit eu égard non pas à l'acquereur, mais au Seigneur du fief, duquel un de ces deux fiefs releve en plein fief, & l'autre en arrierefief, car par le moyen de la réünion le fief auquel fe fait la réünion, & le fief qui eft réuni, relevent tous deux en plein fief du Seigneur proprietaire du fief dominant ; ainfi à fon égard le fief tenu de luy en arriere-fief eft réüni au fief fervant : car un arriere-fief ne fe peut point réünir au fief du Seigneur Suzerain, parce que cette réünion prejudicieroit aux droits du Seigneur immediat, auquel appartiendroit le fief auquel fe feroit la réünion, ce qui eft de confequence à obferver.

Reconnoiffance des droits cenfuels & autres droits Seigneuriaux.

Aujourd'huy eft comparu pardevant les Notaires, &c. Jacques, &c. demeurant, &c. lequel a volontairement reconnu & confeffé qu'il eft proprietaire d'une maifon & de plufieurs heritages fituez au terroir de, &c. tenus & mouvans en la cenfive du Seigneur de la Grange en la Parroiffe de, &c. chargez des cens cy-aprés declarez, portant lots & ventes, defauts, faifines & amendes quand le cas y échet, desquels heritages & terres la teneur ensuit.

Premierement, une maison consistant, &c. size, &c. chargeé de six deniers de cens.

Item, six arpens de terre labourable en une piece size, &c. tenant d'un costé à, &c. d'un autre costé tirant vers, &c. chargée de six deniers de cens par chaque arpent.

Item, &c.

Lequel cens ledit Jacques a promis, sera tenu & promet payer & continuer par chacun an audit Seigneur le lendemain du jour & feste de Noël, auquel les cens dûs audit Seigneur ont de coûtume d'estre payez au Bureau de sa recepte, tant & si longuement qu'il sera detenteur, proprietaire & possesseur desdits heritages, ou de partie & portion d'iceux, &c.

CHAPITRE V.

Des Actes qui se font en consequence des procez.

IL y a plusieurs Actes qui se font en consequence des procez, ou pour y parvenir, ou pour les faire cesser, ou pour les continuer, comme sont les procurations *ad lites* & autres, les compromis, les transactions, les actes d'appel, les renonciations aux appellations interjettées, les inscriptions en faux, & autres semblables qui se verront sous ce Chapitre.

Procuration ad lites.

Voyez cy-dessus page 266.

Revocation de Procureur.

Aujourd'huy est comparu pardevant les Notaires, &c. Charles, &c. lequel a dit & declaré qu'il revoquoit & revoque par ces presentes Maistre Nicolas, &c. Procureur au Parlement; ensemble toutes les Procurations & pouvoirs qu'il luy a donnez par écrit, ne voulant & n'entendant qu'il s'immisce plus en aucunes de ses affaires, & en son lieu a fait & constitué son Procureur general & special Maistre Jacques, &c. aussi Procureur en la Cour; auquel il a donné pouvoir & puissance d'occuper en toutes & chacunes ses causes & affaires, reprendre les procez & instances déja commencées à poursuivre par ledit Maistre Nicolas, & en iceux proceder suivant les derniers erremens, plaider &c. opposer, &c. appeller, &c. élire domicile, &c. substituer, &c. retirer dudit Maistre Nicolas toutes ses pieces, & en bailler décharge, & luy faire signifier la presente revocation, & à tous autres qu'il appartiendra, & generalement, &c. Promettant, &c.

Procuration pour intervenir en une instance.

Voyez cy-dessus page 268.

Main-levée de saisie & arrest.

Fut present Charles, &c. lequel a fait & baillé pleine & entiere main-levée à Claude, &c. des saisies & arrests faits à sa requeste sur ledit Claude, entre les mains des locataires de sa maison, sise rue, &c. & entre les mains de Nicolas, &c. des arrerages d'une rente de, &c. deuë audit Claude par ledit Nicolas, consentant & accordant ledit Charles que lesdites saisies & arrests soient & demeurent nuls, & que lesdits locataires de ladite maison & ledit Nicolas, payent & vuident leurs mains en celles dudit Claude, de ce qu'ils luy doivent, quoy faisant ils en seront bien & valablement quittes & déchargez, comme par ces presentes ledit Charles les en quitte & décharge, sans préjudice toutefois de son deu, tant en principal, interests, que frais & dépens. Promettant, &c. Fait & passé és Etudes des Notaires, &c.

Main-levée d'une saisie réelle & opposition.

Fut present en sa personne Charles, &c. lequel a baillé, consenti & accordé par ces presentes pleine & entiere main-levée à Jacques, &c. de la saisie réelle & établissement de Commissaire faites à sa requeste, par exploit de Jean Bonjour, Sergent au Chastelet de Paris le　　　　jour, &c. d'une maison appartenant audit Jacques, sise à Paris, &c. où est pour enseigne, &c. ensemble de l'opposition aussi formée à sa requeste au Greffe dudit Chastelet de Paris, aux criées, vente & adjudication par decret d'une autre maison sise, &c. appartenant audit Jacques & sur luy saisie & criée à la requeste de, &c. consentant & accordant ledit Charles que lesdites saisie réelle & opposition soient & demeurent nulles & de nul effet, comme

non faites ny avenuës, & que Maistre   Forcadel, Commissaire &
Receveur general aux saisies réelles, établi au regime & gouvernement desdites deux maisons & heritages, rende compte de sa commission, & qu'il paye & vuide ses mains en celles dudit Jacques des
deniers qu'il a receus des loyers d'icelles, quoy faisant il en sera & demeurera bien & valablement quitte & déchargé, comme par ces
presentes ledit Charles pour son regard l'en décharge, à la charge
de par ledit Jacques payer les droits, frais & salaires dudit Commissaire, & d'en acquitter ledit Charles, sans aucun préjudice
de son dû, interests, frais & dépens. Tout ce que dessus stipulé,
requis & accepté par ledit Jacques à ce present. Promettant, &c.
fait & passé és Estudes, &c.

Acte de caution en consequence de ladite main-levée.

Furent presens Marie, &c. femme dudit Jacques, & de luy pour
ce autorisée pour faire & passer ce qui ensuit, & Antoine frere de
ladite Marie, &c. lesquels ont declaré & reconnu qu'à leur priere
& requeste Maistre Charles, &c. a fait & accordé pleine & entiere main-levée audit Jacques, de la saisie réelle & établissement de
Commissaire, & opposition à autre saisie réelle, le tout fait à sa
requeste, sur deux maisons appartenant audit Jacques & Marie sa
femme, l'une sise, &c. & l'autre &c. A cette cause lesdits Marie
& Antoine son frere ont promis, seront tenus & s'obligent par
ces presentes avec ledit Jacques, l'un pour l'autre, & chacun d'eux
seul pour le tout, sans division ny discussion, renonçans aux benefices de division, ordre de droit, &c. audit Charles à ce present
& acceptant, de luy bailler & payer, ou au porteur des presentes
dansle jour de   prochain, la somme de mille livres de principal, interests d'icelle, frais & dépens, suivant la liquidation & arresté qui en sera fait à l'amiable, le tout adjugé audit Charles à l'encontre dudit Jacques par Sentence de, &c. intervenuë sur l'obligation faite par ledit Jacques audit Charles de la somme de mille
livres, passée, &c. pour les causes y contenuës : de laquelle somme, interests d'icelle, frais & dépens, lesdits Marie & Antoine se
reudent & constituent pleiges, cautions & principaux debiteurs, &
en font leur propre fait & dette, solidairement comme dessus pour
ledit Jacques envers ledit Charles, lequel moyennant ce a surcis
toutes poursuites & contraintes contre ledit Jacques jusques audit
jour de, &c. Car ainsi a esté accordé entre les parties, *élection*

de domicile, &c. Promettant, &c. Fait & passé, &c.

Main-levée generale.

Fut present Charles, &c. lequel a fait & accordé pleine & entiere main-levée à Jacques, &c. de toutes & chacunes les saisies & arrests faits à la requeste dudit Charles, entre les mains de ses debiteurs, locataires & autres personnes que ce soit, mesme des executions de ses meubles, consentant & accordant ledit Charles, que lesdites saisies, arrests & executions soient & demeurent nuls & de nul effet, comme non faits ny avenus, & que lesdits debiteurs, locataires & gardiens payent & vuident leurs mains & rendent audit Jacques tout ce qu'ils peuvent devoir & avoir appartenant audit Jacques, quoy faisant ils en seront & demeureront valablement déchargez, comme par ces presentes il les décharge. Promettant, &c.

Main-levée de partie de choses saisies.

Fut present Charles, &c. lequel a consenti & accordé par ces presentes, que nonobstant la saisie & arrest faits à sa requeste par exploit de, &c. Sergent, &c. du   jour, &c. és mains de Claude, &c. locataire d'une maison appartenant audit Jacques, des loyers de ladite maison, que ledit Claude paye & vuide ses mains en celles dudit Jacques des loyers qu'il peut devoir de ladite maison ; quoy faisant ledit Claude en demeurera valablement quitte & déchargé, comme par ces presentes ledit Charles l'en décharge jusques à present, à la charge que pour les termes à échoir ladite saisie & arrest tiendra, & aura force & vertu jusques à ce que ledit Jacques ait satisfait aux causes de ladite saisie, & ait payé audit Charles, &c.

Consentement d'élargir un prisonnier.

Fut present Charles, &c. lequel a consenti & accordé l'élargissement de la personne de Jacques, &c. hors des prisons du grand Chastelet, esquelles il a esté constitué à sa requeste, faute, &c. & qu'en ce faisant le Geolier & Garde desdites prisons en soient & demeurent valablement déchargez, comme par ces presentes ledit Charles les en décharge.

Promesse d'un prisonnier de se réintegrer.

Fut present Charles, &c. à present prisonnier és prisons de, &c. mis entre les guichets d'icelles pour faire & passer ce qui ensuit : le-

quel a declaré & reconnu qu'à sa priere & requeste, & pour le delivrer & mettre hors desdites prisons, Maistre Jean, &c. Commissaire Examinateur audit Chastelet de Paris, s'est chargé de sa
personne, & a promis le réintegrer esdites prisons toutes fois & quantes, par acte fait au Greffe de la Cour de Parlement ce jourd'huy,
en consequence de l'Arrest de ladite Cour du jour du present mois,
&c. donné entre luy & Nicolas, &c. porteur des quittances des
parties casuelles de sa Majesté, à la requeste duquel il a esté constitué prisonnier pour le payement de la somme de , &c. portée
par Arrest du Conseil rendu entre les dessusdits , &c. A cette
cause ledit Charles a promis, sera tenu & s'oblige par ces presentes
envers ledit Commissaire, a ce present & acceptant, de se representer & réintegrer esdites prisons, &c. dans huit jours prochains, ou
de consigner ladite somme, ou autrement le faire décharger de ladite garde & charge de sa personne , & de l'acquitter & indemniser
de toutes pertes, dépens, dommages & interests qu'il en pourroit
encourir & succomber.

Intervention de caution.

A ce faire sont intervenus & furent presens Damoiselle Marie,
&c. femme dudit Charles & de luy authorisée à l'effet qui ensuit,
demeurant, &c. & Maistre Claude, &c. lesquels volontairement se
sont rendus pleiges & cautions dudit Charles, &c. envers ledit Maistre Jean Commissaire, &c. de toutes les promesses que ledit Charles luy a faites cy-dessus , tant en principal que dépens , dommages
& interests, & se sont obligez & s'obligent par ces presentes solidairement l'un pour l'autre, & chacun d'eux seul pour le tout, sans
division ny discussion, renonçans aux benefices de division, ordre
de droit, discussion & fidéjussion, tout ainsi que ledit Charles est
cy-dessus obligé , dont ils font leur propre fait & derte solidairement, comme dit est, & ont eleu leur domicile, &c. Promettant,
&c.

Acte de caution pour délivrer un prisonnier.

Fut present en sa personne Pierre , &c. lequel a declaré & reconnu qu'à sa priere & requeste Jacques , &c. a consenti l'élargissement
de la personne de Charles, &c. hors des prisons du Grand Chastelet de Paris, où il l'avoit fait constituer à sa requeste , faute de payement de la somme de , &c. que ledit Charles & sa femme luy devoient,

voient par , &c. en laquelle fomme , &c. A cette caufe ledit Pierre
a promis , fera tenu , & s'oblige par ces prefentes audit Maiftre
Jacques de reprefenter & reintegrer ledit Charles efdites prifons
du grand Chaftelet , toutes fois & quantes qu'il en fera par ledit Jacques requis , ou de luy bailler & payer faute de faire ladite repre-
fentation trois jours aprés une fimple fommation , ladite fomme de ,
&c. interefts & dépens , fans aucune forme ny figure de procez ,
dont ledit Pierre fait fon propre fait & dette ; & fi ledit Pierre eftoit
contraint de faire ledit payement , en le faifant ledit Jacques le
fubrogera en fon lieu & droits pour la repetition d'iceluy contre ledit Charles & fa femme , ainfi qu'ils font obligez & condamnez ,
&c. & luy en faire ceffion & tranfport fans toutefois aucune garantie , reftitution de deniers , ny recours quelconque , en quelque forte & maniere que ce foit , finon de fes faits & promeffes feulement
& luy mettra és mains les obligations , Sentences , pieces & procedures , &c.

Intervention des debiteurs.

A ce faire font intervenus lefdits Charles & Marie fa femme , de
luy authorifée pour l'effet des prefentes demeurans , &c. lefquels ont
promis , feront tenus l'un pour l'autre , chacun d'eux feul pour le tout ,
fans divifion ny difcuffion , renonçans , &c. d'acquitter , garantir &
indemnifer ledit Pierre des promeffes cy-deffus par luy faites , &
de tout le conetenuen ces prefentes , en forte qu'il n'en fouffre aucune peine , dommages ny interefts , & outre de luy fournir quittance & décharge valable de ladite fomme de　　interefts , frais & dépens ; ou autrement l'en faire valablement décharger dans trois mois
prochains pour tout delay , & pour l'execution defdites prefentes
dépendanfes , les parties ont éleu & nommé leurs domiciles , &c.

Autre.

Fut prefent Jacques , &c. lequel a confenti & accordé l'élargiffement
de la perfonne de Charles hors les prifons de , &c. où il a efté conftitué à fa requefte , & outre luy a baillé main-levée de l'execution
& faifie de fes biens meubles , confentant & accordant que le Geolier & Garde defdites prifons & le gardien defdits meubles en foient
& demeurent valablement déchargez , comme par ces prefentes ledit Jacques les en décharge , & ce au moyen de ce que Marie femme dudit Charles & de luy authorifée à l'effet des prefentes , de-

meurant, &c. à ce presente, a promis & s'est obligée avec sondit
mary de bailler & payer solidairement l'un pour l'autre, &c. audit
Jacques la somme de, &c. en quoy ledit Jacques, &c. en vertu de
quoy il a fait faire le present emprisonnement & execution de ses
meubles, avec les frais & dépens faits faute dudit payement, le
tout dans trois mois prochains, desquels consentement & main-levée cy-dessus a esté fait deux actes separez des presentes, qui ne serviront avec lesdites presentes que d'un seul & mesme effet. Promettant, &c.

Desaveu d'un emprisonnement.

Aujourd'huy est comparu pardevant les Notaires Jacques, &c. lequel
a dit & declaré, qu'il n'adonné aucune charge à Claude, &c. Archer du sieur Prevost, &c. d'emprisonner un nommé Charles, lequel
il a constitué prisonnier és prisons de, &c. à la requeste dudit Jacques
sous pretexte de, &c. & au préjudice de ce que ledit Jacques a dit
audit Claude Archer, qu'il ne se portoit point partie contre ledit
Charles, desavoüant ledit emprisonnement, & en tant que besoin
seroit, n'empesche point que ledit Charles soit mis hors desdites prisons, & que le Geolier en soit valablement déchargé à son égard;
dont & de ce que dessus, tel stipulant pour ledit Charles à ce present,
a requis acte aux Notaires soussignez, afin de recouvrer les dommages & interests dudit Charles contre ledit Claude Archer & autres qu'il appartiendra, autres toutefois que ledit Jacques, & autrement luy servir en temps & lieu ainsi que de raison, à luy octroyé,
Fait, &c.

Acte d'appel d'une Sentence.

Aujourd'huy est comparu pardevant, &c. Jacques, &c. lequel a
declaré qu'il s'est porté & se porte par ces presentes pour appellant
d'une Sentence renduë par, &c. le   jour, &c. à l'encontre de
luy au profit de Claude, &c. ensemble de tout ce qui s'en est ensuivi, pour les raisons, torts & griefs à luy faits par ladite Sentence,
qu'il déduira en temps & lieu, dont il a requis acte ausdits Notaires à luy octroyé. Pour lequel faire signifier audit Claude & à tous
autres qu'il appartiendra, ledit Jacques a fait & constitué son Procureur le porteur des presentes, auquel il a donné pouvoir de ce
faire. Fait, &c.

Renonciation à l'acte d'appel.

Aujourd'huy est comparu , &c. Jacques , &c. lequel a dit & declaré qu'il renonçoit , comme de fait par ces presentes il renonce à l'appel par luy interjetté de la Sentence contre luy donnée par , &c. le   jour , &c. au profit de Claude , &c. consentant & accordant que ladite Sentence sorte son effet, & soit executée selon sa forme & teneur , à laquelle il a acquiescé & acquiesce par ces presentes pour éviter à plus grand procez , & à frais , dont ledit Jacques a requis & demandé acte ausdits Notaires, à luy octroyé pour luy servir , mesme pour le faire signifier , &c. pourquoy faire il a constitué son Procureur le porteur des presentes , &c.

Desistement d'un procez pour injures.

Voyez cy-dessus page.

Opposition à une vente de meubles.

Aujourd'huy est comparu , &c. Charles, lequel a dit & declaré qu'il s'est opposé & s'oppose par ces presentes à la vente & delivrance des biens meubles saisis sur Jacques, &c. à la requeste de Claude, &c. par exploit, &c. en datte du   jour , &c. pour les causes & moyens qu'il déduira en temps & lieu , dont il a requis acte ausdits Notaires qui luy ont octroyé le present pour luy servir ce que de raison. Et pour faire signifier cesdites presentes à qui il appartiendra procedant à ladite vente & autrement , ledit Charles a fait & constitué son Procureur special & general le porteur des presentes , auquel il en a donné & donne tout pouvoir , & de faire pour cét effet tout ce qui sera besoin , & necessaire : *élection de domicile , &c.*

Opposition à un mariage.

Aujourd'huy, &c. Charles, &c. lequel a dit & declaré qu'il s'est opposé & oppose par ces presentes au mariage futur entre Jacques , &c. d'une part , & Marie, &c. d'autre part pour les causes & moyens que ledit Charles dira en temps & lieu , dont il a requis acte ausdits Notaires à luy octroyé. Et pour faire signifier ces presentes à tous ceux qu'il appartiendra , ledit Charles a fait & constitué son Procureur special & general le porteur d'icelles , luy en donnant tout pouvoir, *élection de domicile , &c.*

Ggg ij

Renonciation à une succession.

Aujourd'huy est comparu, &c. Charles, &c. lequel a dit & declaré qu'il s'est abstenu & s'abstient par ces presentes, & renonce purement & simplement à la succession de deffunt Jacques, &c. son pere, aprés avoir dit & affirmé en son ame pardevant lesdits Notaires, qu'il ne s'est aucunement immiscé dans les biens de ladite succession, & qu'il n'en a rien pris, soustrait ny apprehendé aucune chose, & qu'il s'est tenu & tient au douaire & conventions matrimoniales de deffunte Damoiselle Marie, &c. sa mere, au jour de son deceds femme dudit Jacques, dont & de tout ce que dessus ledit Charles a requis ausdits Notaires à luy octroyé. Et pour le faire signifier à qui il appartiendra, & pour faire pareille renonciation & affirmation que dessus pardevant tous Juges, si besoin est, & qu'il en soit requis ledit Charles a fait & constitué, &c.

Ces termes, *s'abstenir* & *s'immiscer*, sont propres & particuliers des successions directes, & on ne s'en sert pas pour les successions collaterales; on dit *renoncer* & *apprehender*.

Renonciation par une Veuve à la Communauté.

Aujourd'huy est comparuë, &c. Marie, &c. veuve de deffunt Charles, &c. demeurante, &c. laquelle a dit & declaré avoir renoncé & renonce par ces presentes, à la communauté de biens qui a esté entr'elle & ledit deffunt son mary, aprés qu'elle a affirmé en son ame pardevant lesdits Notaires, n'avoir pris, soustrait, ny apprehendé aucune chose estant de ladite communauté, sur les biens de laquelle & autres biens dudit deffunt, ladite veuve entend prendre & avoir ses conventions matrimoniales, & tout ce qui luy a esté accordé par son Contract de mariage fait avec ledit deffunt, à quoy elle s'est tenuë & se tient par ces presentes, dont & de tout ce que dessus ladite veuve a requis acte ausdits Notaires, qui luy ont octroyé le present pour luy servir ce que de raison, & pour faire signifier cesdites presentes, &c.

Des Compromis.

Ompromis est une convention par laquelle les parties choisissent une ou plusieurs personnes, au jugement desquelles ils se remettent & rapportent pour decider leurs differends, & promettent d'y acquiefcer fur peine de payer par le contrevenant aux acquiefçans une certaine fomme.

Ceux dont les parties conviennent font appellez Arbitres : quelquefois les Juges ordinaires donnent des Arbitres aux parties pour terminer leurs differends.

Il faut icy obferver une difference entre les Arbitres & Arbitrateurs ou amiables Compofiteurs ; en ce que les Arbitres font tenus dans l'inftruction & jugement de garder les formalitez de Juftice, & l'ordre de droit ; c'eft pourquoy l'Ordonnance de 1667. titre 31. article 2. porte que les Arbitres feront tenus en jugeant les differends, de condamner indefiniment aux dépens celuy qui fuccombera ; neanmoins le mefme article permet aux parties de mettre dans les compromis la claufe portant pouvoir aux Arbitres de remettre les dépens, de les moderer & liquider. Mais les Arbitrateurs & amiables Compofiteurs compofent les differends de ceux qui fe font rapportez à leur jugement, fommairement & fans s'arrefter aux regles de Droit, ny aux formalitez de Juftice.

Les mineurs peuvent eftre Arbitres, pourveu qu'ils foient dans un âge auquel ils puiffent eftre receus Avocats, car il n'eft pas neceffaire d'eftre Avocat pour eftre Arbitre.

Les femmes ne peuvent point eftre Arbitres, parce qu'il feroit abfurde qu'une femme eût rendu une Sentence, de laquelle il pourroit eftre appellé pardevant une Cour Souveraine.

Les Abbez & Prieurs Conventuels, & les Moines Clauftraux ne peuvent point auffi eftre Arbitres.

Pareillement celuy qui a efté Rapporteur d'un procés ne peut point eftre Arbitre.

Le compromis emporte l'alienation des biens, parce que celuy qui a compromis pendant fon procés par arbitrage, fouffre l'alienation & la perte du principal dont il s'agit ; & de plus il eft auffi condamné aux dépens ; c'eft pourquoy ceux qui ne peuvent point aliener, ne peuvent point compromettre, comme font les pupilles, fi ce n'eft avec l'authorité de leurs tuteurs : pareillement les prodigues, les furieux & les mineurs ne peuvent point compromettre, fi ce n'eft avec l'authorité de leurs curateurs, ny la femme fi elle n'eft authorifée par fon mary. D'où il s'enfuit auffi que le Procureur *ad lites* ne peut point compromettre pour fa partie, qu'en vertu d'une procuration fpeciale, autrement il feroit fujet à defaveu.

G g g iij

Les parties ne peuvent point convenir dans le compromis , qu'il ne leur sera pas permis d'appeller , parce qu'elles ne peuvent pas donner plus de pouvoir au jugement de l'Arbitre , que celuy qui luy est donné par les Ordonnances. Or par l'Ordonnance du Roy François I. les jugemens des Arbitres n'ont force que de Sentence , dont il peut estre interjetté appel aux Cours Souveraines. Et quoy-que regulierement chacun puisse renoncer à son droit , neanmoins cela se doit entendre , pourveu que ce soit sans prejudicier aux droits d'un tiers ; & si telle convention des parties estoit valable , elle prejudicieroit aux Cours Souveraines , en ce qu'elle donneroit autant de force aux jugemens des Arbitres , qu'aux Arrests ; outre que ce seroit contrevenir à l'Ordonnance.

Il est au pouvoir des parties d'apposer une peine dans le compromis contre le contrevenant , ou de n'y en apposer aucune , & en l'un & l'autre cas le jugement des Arbitres a l'authorité d'une Sentence dont l'appel va au Parlement & en la Grand' Chambre , parce que l'appellation d'une Sentence arbitrale , quoy que renduë sur production des parties , est toûjours verbale.

Quand une peine est apposée au compromis , elle est deuë par celuy qui a appellé , dés lorsqu'il a interjetté son appel , sans qu'il soit recevable à renoncer à son appel , & à s'en faire relever , quoy-que ce fût le mesme jour. Et si plusieurs ont appellé , la peine est deuë *in solidum* , à ceux qui ont acquiescé.

Avant que l'appellant ait payé la peine encouruë par son appel , toute Audience luy est déniée.

Un mineur pour lequel le tuteur a compromis avec une peine contre le contrevenant , n'est pas obligé de payer la peine , parce que celuy qui ne peut pas aliener , ne peut pas compromettre ; mais le jugement ne laisseroit pas d'avoir authorité d'une Sentence , dont l'appel seroit porté au Parlement.

On ne peut point apposer dans un Compromis cette peine que celuy qui appellera du jugement de l'Arbitre , perdra tous les droits qu'il peut pretendre dans le different dont il s'agit , parce qu'elle osteroit aux parties la faculté d'appeller du jugement de l'Arbitre , ce qui ne se peut , ainsi qu'il a esté dit cy-dessus.

On doit dans le compromis definir le temps dans lequel les Arbitres nommez par les parties rendront leur jugement , & ce temps estant expiré le pouvoir est fini , à moins que le temps ne soit prorogé par les parties , soit pardevant Notaires ou sous signature privée : & le temps eſtant paſſé les parties ne ſont pas obligées de le proroger, & elles ſont remiſes dans l'état qu'elles eſtoient devant que d'avoir paſſé le compromis.

Toutefois il n'eſt pas neceſſaire pour la validité d'un compromis, que les parties declarent le temps dans lequel l'Arbitre ſera tenu de rendre ſa Sentence; quoy qu'il ſemble que ce ſeroit donner à l'Arbitre un pouvoir indefini & ſans bornes, tel que le Juge a; c'eſt auſſi pour cela qu'on n'obmet pas ordinairement de limiter le temps, ſauf aux parties à le proroger, au cas que l'Arbitre n'ait pû rendre ſa Sentence pendant le temps porté par le compromi.

La raiſon pour laquelle le compromis eſt valable, quoy que le temps n'y ſoit pas exprimé, & que la Sentence renduë en conſequence par l'Arbitre, eſt bonne, eſt qu'une partie ne ſeroit pas recevable à vouloir faire declarer nul un jugement qui auroit eſté rendu par le conſentement qu'il auroit preſté, & le pouvoir qu'il en auroit donné à celuy qui l'auroit rendu. Mais parce qu'il ne ſeroit pas juſte qu'un Arbitre pût abuſer de la facilité des parties, & differer à ſa volonté le jugement du procez, pour la deciſion duquel il auroit eſté choiſi; ou qu'une des parties pût par ce moyen empeſcher le jugement d'un procés par colluſion & intelligence avec l'Arbitre, il eſt permis en ce cas à l'une des parties contre la volonté de l'autre, de proteſter de nullité du jugement qui ſeroit rendu par aprés par l'Arbitre; de ſorte que le jugement de l'Arbitre ſeroit valable, s'il eſtoit rendu avant qu'une des parties s'y fût oppoſée; mais dés lorſqu'il y a oppoſition, l'Arbitre n'a plus de pouvoir, dautant que ſon pouvoir n'eſtant borné par aucun temps, il eſt au pouvoir d'une des parties de le détruire, ſans que l'on luy puiſſe oppoſer qu'elle contrevient à ſon propre fait.

Il y a certaines cauſes deſquelles on ne peut pas compromettre.

Premierement des delits, ſi ce n'eſt pour des intereſts civils qu'on pretende en conſequence des delits commis, ou pour les crimes qu'on pourſuit civilement, comme pour le crime d'injure, ou pour l'eſtimation d'une choſe volée, ou pour les dépens d'un procés criminel: car pour ce qui regarde l'intereſt public dans les crimes, comme pour la peine qui eſt deuë aux criminels, & la vangeance publique, il n'eſt pas au pouvoir des particuliers d'en tranſiger ny d'en compromettre, ou de la remettre, parce qu'elle ne dépend pas des particuliers, & ce n'eſt pas à eux à la pourſuivre, mais au Procureur du Roy, qui pourſuit l'intereſt du Roy & du public.

En second lieu , pour des alimens futurs laissez par testament.

En troisiéme lieu , pour des causes de mariage , comme pour la validité des nopces , parce que ce n'est pas aux laïques particuliers prendre connoissance des choses spirituelles , autrement il arriveroit souvent que les mariages seroient contractez ou dissous contre l'intention de l'Eglise & des Canons.

En quatriéme lieu pour les Benefices , autrement ce seroit donner lieu à la simonie & à la confidence.

Acte de compromis entre heritiers paternels ou maternels , & un
legataire universel.

Furent presens Jacques , &c. François , &c. à cause de Damoiselle Marie , &c. sa femme , heritiers du costé paternel de deffunt Claude , vivant , &c. demeurant à Paris , &c. & Charles , &c. demeurant , &c. tant pour luy que pour & au nom & se faisant fort de Damoiselle Marguerite , &c. sa sœur , heritiers du costé maternel dudit deffunt Claude , d'une part : Et Nicolas , &c. legataire universel des meubles & acquests , immeubles dudit deffunt Claude , d'autre part : Disans les parties , qu'elles estoient en procés aux Requestes du Palais à Paris sur la demande dudit Nicolas , à ce que lesdits heritiers paternels & maternels luy fissent & accordassent la delivrance pure & simple du legs universel à luy fait par ledit deffunt Claude par son testament & ordonnance de derniere volonté , receu & passé pardevant　　　　　Notaires , &c. le　　　　jour , &c. Et sur les deffenses desdits heritiers , suggestion , inofficiosité , demandes incidentes de remplois de propres , & autres raisons par eux alleguées & proposées contre ledit testament , & sur l'entremise des parens & amis desdites parties , desirans terminer ledit procez , & éviter la longueur , vexation & dépens , icelles parties ont convenu & accordé d'en sortir à l'amiable par la voye d'Arbitres. Et à cét effet ont par ces presentes nommé pour juger Arbitres dudit procés , sçavoir lesdits heritiers paternels & maternels , Maistre Jean , &c. Avocat au Parlement , & ledit Nicolas , Maistre Guillaume , &c. aussi Avocat en ladite Cour , ausquels ils ont donné plein pouvoir de juger & terminer ledit procés , circonstances & dépendances d'iceluy , és mains desquels icelles parties ont promis & seront tenus mettre & produire leurs titres & pieces , memoires , & tout ce dont ils voudront se servir , dans quinze jours prochains , pour dans quinze jours aprés rendre par lesdits sieurs Arbitres leur jugement

arbitral

arbitral fur ce qui fera trouvé produit pardevers eux , fans forclu-
fions ny fignifications ou fommations : Et où ils ne pouroient pas
s'accorder , lefdites parties leur ont donné pouvoir de nommer &
appeller avec eux tel Avocat qu'ils voudront prendre & choifir entre les plus anciens de ladite Cour , au dire & jugement defquels
fieurs Arbitres lefdites parties promettent d'obeïr & fatisfaire , comme fi c'eftoit un Arreft de la Cour de Parlement , à peine de la
fomme de mille livres que chacun des contrevenans fera tenu payer
aux acquiefçans , auparavant quede pouvoir eftre receu à dire ny alleguer aucune chofe contre ledit jugement arbitral , laquelle peine
tournera en pure perte aufdits contrevenans ou contrevenant. Car
ainfi a efté accordé entre les parties. Et pour l'execution des prefentes & dépendances lefdites parties ont éleu leur domicile, &c.

Prorogation du Compromis.

Et le dixiéme jour , &c. audit an 1681. font comparus pardevant
les Notaires fouffignez lefdits, &c. d'une part , & ledit Nicolas d'autre , lefquels n'ayant les Arbitres nommez au Compromis cy-deffus écrit , pû juger le procez y mentionné , & que le temps de ce
faire eft paffé, ont par ces prefentes prorogé & continué le temps
pour rendre ledit jugement arbitral jufqu'au dernier jour du prefent
mois. Promettant les parties obeïr & fatisfaire audit jugement arbitral fur les peines, felon & ainfi qu'ileft porté audit compromis. Promettant , &c.

Il faut icy obferver que dans le compromis il faut donner pouvoir
aux Arbitres de prendre quelqu'un pour Surarbitre pour , decider
conjointement les differends mentionnez dans ledit compromis, en
cas qu'ils ne s'accordaffent pas enfemble , car autrement ils n'auroient pas droit d'en prendre , & le compromis fe trouveroit fans
execution : quelquefois on convient que fi les Arbitres nommez
ne s'accordent pas, ils prendront trois Surarbitres , & cette claufe
eft avantageufe pour celuy qui eft le mieux fondé, car il eft plus facile que deux fe trompent que trois. Il faut toûjours que les Surarbitres foient pris en nombre impair , comme un ou trois ou cinq ,
de peur que fi les Arbitres & Surarbitres eftoient en nombre pair ,
ils ne fuffent partagez ; & qu'ainfi ils ne puiffent rendre aucun jugement.

H h h

Des Transactions.

LA Transaction est une espece de convention qui se fait touchant la decision d'un procez ou d'un differend, dont l'evenement soit incertain, en donnant, promettant ou retenant quelque chose par l'une des parties. Ainsi les Transactions ne se font que de choses dont l'issuë est douteuse & incertaine ; de là vient qu'on ne transige pas de choses qui ont esté jugées, au cas qu'il n'y ait plus lieu de se pourvoir contre le jugement par quelque moyen que ce soit. La transaction se peut faire de toutes choses qui peuvent estre le sujet d'un procés.

On ne peut transiger des difficultez qui naissent à l'occasion d'un testament, qu'aprés avoir interpreté l'esprit & la volonté du Testateur par les termes dont il a exprimé ses dernieres ordonnances.

Il n'est pas permis de transiger des alimens futurs laissez par testament ou autre derniere volonté, si la transaction n'est faite par authorité du Juge & avec connoissance de cause, autrement elle seroit sujette à cassation ; car il arriveroit souvent que les alimentaires seroient privez de leurs alimens contre la volonté & l'intention des Testateurs.

Il n'en est pas de mesme des alimens qui sont dûs pour le temps passé, dont celuy auquel ils sont dûs, peut librement convenir & transiger sans la connoissance du Juge; & sans que les transactions qui en seroient faites, pussent estre cassées sous pretexte de lezion de la part de celuy à qui lesdits alimens seroient dûs ; parce que le temps estant passé pour lequel ils estoient dûs, on ne les doit plus proprement appeller de ce nom ; & leur cause est bien moins favorable, celuy auquel ils ont esté laissez, n'ayant pas manqué de vivre par un autre moyen.

Les transactions ne sont pas receuës en France à l'égard des crimes publics, quant à la peine & à la vengeance, mais bien quant aux interests civils; parce que la peine & la vengeance des crimes est publique, & la poursuite en appartient au Roy, & les particuliers n'y peuvent point déroger par quelque convention ou accord que ce soit; mais les interests civils dûs à quelqu'un en consequence d'un delit commis, sont particuliers. L'Ordonnance de Charles V. l'an 1356. art. 2. deffend expressément à toutes personnes de faire aucunes

compofitions & conventions pour les crimes. Les tranfactions qui
font contre les bonnes mœurs , font nulles & de nul effet ; comme
celle par laquelle un debiteur fe feroit obligé de payer un intereft
illicite & ufuraire ; neanmoins celle qui feroit faite pour faire cefler
la pourfuite d'un intereft payé en confequence d'un Contract ufuraire , feroit valable.

Les mineurs ne peuvent tranfiger fans le confentement de leurs
Tuteurs , parce que la tranfaction eft une efpece d'alienation.

Les Procureurs ne peuvent auffi tranfiger fi ce n'eft en vertu d'u-
ne procuration fpeciale , par la mefme raifon.

Les tranfactions doivent eftre redigées par écrit , autrement elles feroient de nul effet.

Elles ne font point fujettes à refcifion fous pretexte de lezion, quelque enorme qu'elle foit , fuivant l'Edit de Charles IX. l'an 1560.
fi ce n'eft en faveur des mineurs , ou de ceux qui ont tranfigé de
leurs interefts par le dol de leur partie, avec une perte & un dommage confiderable , foit par la fuppreffion des pieces & actes neceffaires , ou par fuppofition de faux titres ; ou qu'ignorant le jugement du procés qui auroit efté jugé , dont la partie auroit connoiffance , ils auroient tranfigé ; car en ce cas il y a lieu à la refcifion
à caufe du dol perfonnel , ou en faveur de ceux qui auroient efté
contraints de tranfiger par violence & par une jufte crainte qui leur
auroit efté caufée par leur partie.

Acte de tranfaction faite fur le compromis cy-deffus que les Arbitres ont
fait paffer aux parties au lieu de les juger , pour terminer
fans appel leur differend.

Furent prefens lefdits Jacques, &c. & François, &c. à caufe de Damoifelle Marie, &c. fa femme, heritiers du cofté paternel de deffunt
Claude , &c. & Charles tant pour luy & en fon nom , que pour &
au nom de Marguerite , &c. fa fœur , heritiers du cofté maternel
dudit deffunt Claude , d'une part : & Nicolas , &c. legataire univerfel des meubles & acquefts immeubles dudit deffunt Claude , d'autre part , fans que ladite qualité de legataire univerfel prife par ledit Nicolas , puiffe prejudicier au contenu du prefent Contract : difans les parties qu'elles eftoient en procés en la Cour de Parlement
fur l'appel interjetté par ledit Nicolas d'une Sentence renduë par
Meffieurs des Requeftes du Palais du   jour , &c. portant que
delivrance feroit faite par lefdits heritiers paternels & maternels au-

dit Nicolas du don & legs univerfel à luy fait par ledit deffunt Claude de fes meubles & acquefts immeubles, en rembourfant au préalable aufdits heritiers la fomme de dix mille livres, avec les interefts à raifon du denier vingt depuis le deceds dudit deffunt, & foûtenoit eftre bien fondé en fon appel à l'égard dudit remplacement. A quoy lefdits fieurs heritiers paternels & maternels répondoient, que ladite Sentence eftoit au contraire trop favorable audit Nicolas, & avoient plus fujet de fe plaindre de ladite Sentence, & d'en interjetter appel ; dautant qu'il eftoit certain que ledit Nicolas poffedoit l'efprit dudit deffunt Claude, lequel il avoit fuggeré & porté à faire ledit teftament & legs univerfel, joint l'inofficiofité & oubliance de fes proches parens. Au fonds, qu'à l'égard du remplacement il avoit efté bien jugé, parce que le deffunt avoit vendu & aliené fes biens propres pour les remplacer en d'autres heritages : entre autres la ferme & métairie de, &c. qui appartenoit audit deffunt de fon propre, par le deceds & fucceffions de deffunts, &c. fes pere & mere ; aufquels ladite ferme & métairie appartenoit de leur acquifition faite pendant leur communauté : de laquelle vente il auroit receu la fomme de dix mille livres, qu'il auroit remplacé & remployé en l'achat qu'il a fait du Fief & Terre & Seigneurie de, &c. par Contract, &c. que ledit Nicolas entend comprendre dans fon legs univerfel : que c'eftoit un remplacement de propre aliené, & que ledit Fief, Terre & Seigneurie de, &c. leur devoit appartenir, & leur tenir pareil lieu de propre qu'eut fait ladite ferme & métairie, jufques à concurrence du prix d'iceluy : que fon legs univerfel n'eftoit que des meubles & acquefts, & non pas des propres, ny du quint defdits propres. Repliqué par ledit Nicolas que ledit Fief, Terre & Seigneurie de, &c. eftoit une acquifition faite par ledit deffunt de fes deniers particuliers, provenans de fes revenus, qu'on ne peut pas dire que les deniers de l'acquifition dudit fief foient procedez de la vente de ladite ferme & métairie, parce que ledit deffunt avoit vendu ladite ferme & métairie plus de dix ans avant l'acquifition dudit fief de, &c. & qu'il auroit employé le prix d'icelle métairie à d'autres effets : & qu'on pourroit dire avec plus de raifon que le prix de ladite métairie auroit efté employé au baftiment & augmentation que ledit deffunt a fait faire en fa maifon à Paris ruë, &c. parce que ledit baftiment a efté fait & payé entre les temps & acquifitions defdites métairie & fief de, &c. ce qui fe prejuge d'abondant par le teftament dudit deffunt, par lequel il de-

clare que ledit baftiment n'eft point compris audit legs univerfel,
& a entendu qu'il fût joint & incorporé à la maifon, pour demeurer
propre à fes heritiers. Ce qui fait connoiftre que le prix de ladite
métairie a efté employé audit baftiment, & non pas à l'acquifition
dudit fief de, &c. fait deux ans aprés ledit baftiment ; que ledit deffunt l'a ainfi tacitement declaré par fondit teftament, auquel il n'a
point parlé dudit fief; ce qu'il eut fait comme dudit baftiment, s'il
n'avoit voulu & entendu que ledit fief fût compris audit legs univerfel. Sur lequel differend, & pour terminer d'iceluy, les parties auroient
nommé des Arbitres de part & d'autre, lefquels auroient dit qu'il
y avoit lieu d'alleguer fuggeftion, & auffi de foûtenir le remplacement du prix de ladite ferme & métairie fur ledit Fief, Terre &
Seigneurie de , &c. du moins fur les autres biens compris audit
legs univerfel, joint l'inofficiofité dudit Teftament : & neanmoins
pour mettre fin à l'amiable à tous procés & differends, lefdites
parties par l'avis defdits Arbitres, ont fait & accordé ce qui enfuit:
C'eft à fçavoir que lefdits Sieurs & Dames heritiers fufdits & fufnommez, & ledit Nicolas, ont par ces prefentes acquiefcé & ac-
quiefcent à ladite Sentence des Requeftes du Palais du
jour, &c. cy-deffus mentionnée ; veulent & confentent qu'elle foit
executée felon fa forme & teneur : Ce faifant lefdits heritiers ont
fait & font par ces prefentes audit Nicolas, ce acceptant, la delivrance dudit legs univerfel à luy fait par ledit deffunt, par fondit
Teftament en datte du, &c. cy-deffus mentionné : confentans &
accordans que ledit Nicolas en obtienne tel Arreft & jugement
plus ample s'il en eft befoin pour fa plus grande fureté ; pour dudit legs joüir, faire & difpofer par luy, fuivant la volonté & intention dudit deffunt, & ainfi qu'il eft porté par fondit Teftament.
Et moyennant ce ledit Nicolas a accordé aufdits heritiers de leur
bailler & payer la fomme de dix mille livres, & l'intereft d'icelle,
au lieu de la valeur du revenu dudit Fief, Terre & Seigneurie de,
&c. depuis le deceds dudit deffunt jufques à l'actuel payement de
ladite fomme : laquelle fomme de dix mille livres ledit Nicolas a
promis, fera tenu, promet & s'oblige bailler & payer aufdits Sieurs
& Dames heritiers en leur maifon à Paris, ou au Porteur des prefentes, fçavoir moitié d'huy en un an prochain, & l'autre moitié
un an aprés enfuivant, avec lefdits interefts à raifon de l'Ordonnance, jufques à l'actuel payement : auquel payement tant en principal qu'interefts, ledit Fief, Terre & Seigneurie de, &c. & tous

les autres biens donnez & leguez audit Nicolas par ledit deffunt par
sondit Testament, sont & demeurent par privilege & preference
speciale affectez, obligez & hypothequez ; & generalement ledit Nicolas y a obligé, affecté & hypothequé tous & chacuns ses autres
biens meubles & immeubles, presens & à venir, sans que la generale obligation déroge, &c. & en ce faisant & moyennant ce que
dessus, les parties sont hors de Cour & de procez sans dépens de
part ny d'autre. Car ainsi, &c. *élection de domicile*, &c.

Transaction sur un recellé ou omission faite à un inventaire.

Furent presens Damoiselle Marie, &c. veuve de Jacques, &c.
d'une part, & Pierre, &c. & Marguerite sa femme, de luy authorisée à l'effet des presentes, à cause d'elle seule, heritiere dudit
deffunt Jacques son frere, d'autre part. Disans les parties qu'à l'instant du deceds dudit défunt avenu le troisiéme jour, &c. inventaire auroit esté fait à leur requeste des biens qui s'estoient trouvez en
la maison dudit défunt, & disoient lesdits Pierre & Marguerite sa
femme, que ladite Damoiselle Marie, non contente des grands
avantages à elle faits par ledit défunt, tant par son Contract de
mariage, que par le don mutuel fait entr'eux, ils ont découvert
depuis deux mois que ladite Marie avoit recellé & fait emporter la
nuit du deceds dudit défunt, une cassette où il y avoit des obligations & autres pieces & papiers, or & argent pour plus de trois mille livres, dont s'estant plaints pardevant Monsieur le Lieutenant
civil, ils auroient obtenu permission de faire enqueste ; concluoient
à ce que ladite Marie fût décheuë & privée de son don mutuel, &
des droits de Communauté & des avantages qu'elle avoit receus
dudit défunt Jacques son mary. A quoy de la part de ladite Marie
estoit dit, que la procedure & la pretention desdits Pierre & sa femme, estoient ordinaires aux heritiers de ceux qui avoient disposé
d'une partie de leurs biens ; dénioit le recellé & soustraction mise en
avant, & que c'estoit une vexation & injure qu'ils luy faisoient
mal à propos, & inconsiderément, au lieu d'avoir quelque respect
& honneur pour la memoire dudit défunt, & que tout le pretexte
de leur procedure estoit à cause d'une obligation de quatre cent livres, à prendre sur Jean, &c. laquelle n'avoit point esté invento-
riée audit inventaire, mais qu'il n'y avoit point de sa faute ; qu'elle
ne sçavoit pas toutes les affaires de son mary, lequel avoit mis cette obligation entre les mains d'un Procureur pour en poursuivre le

payement; dequoy dés lors elle auroit averti la femme dudit Jean;
& qu'ainfi elle ne pouvoit pas eftre reprefentée pour la comprendre audit inventaire; demandoit reparation, dommages, interefts
& dépens. Repliqué par lefdits Pierre & fa femme, qu'il y a recelé
de mauvaife foy, dautant que ladite Marie avoit receu depuis deux
mois ladite fomme dudit Jean, auquel elle avoit rendu le brevet
de ladite obligation fans quittance ny autre acte. Ce qui a efté dénié
par ladite Marie, & offroit de reprefenter ladite obligation fi toft
qu'elle l'auroit receuë des mains d'un Sergent, auquel elle l'avoit
baillée pour contraindre ledit Jean; & que toute l'omiffion qu'elle
avoit faite, eftoit de n'avoir pas declaré par acte que ladite obligation s'eftoit trouvée depuis ledit inventaire : & fur le furplus dudit
pretendu recelé lefdits Pierre & fa femme auroient fait faire enque-
fte, & fait ouïr plufieurs témoins & voifins de la maifon dudit défunt, contre lefquels ladite Marie auroit fourni de reproches tres-
pertinens : Et fur le tout les parties appointées. Et confiderant les
parties l'aigreur conceuë entr'eux, & qui fe pourroit encore augmenter par la fuite & jugement du procez, & defirans iceluy terminer à l'amiable, elles ont par l'entremife de leurs parens & amis,
& confeil de leurs Avocats, pour eviter plus grande vexation,
frais & dépens, elles ont tranfigé & accordé ainfi qu'il enfuit :
C'eft à fçavoir que lefdits Pierre & fa femme fe font defiftez & départis, fe defiftent & departent par ces prefentes, de toutes leurs
procedures, demandes & conclufions par eux prifes & formées contre ladite Marie, confentans & accordans que le tout, mefme l'en-
quefte, & tout ce qui s'en eft enfuivi, foit & demeure nul, comme
le tout non fait ny avenu. Comme auffi ladite Marie s'eft defiftée
& départie de la reparation par elle requife, dommages & interefts.
Car ainfi a efté convenu & accordé entre les parties. Promettant,
&c.

Acte particulier au fujet de la precedente Tranfaction.

Furent prefens en leurs perfonnes ladite Marie, &c. d'une part,
& lefdits Pierre & Marguerite fa femme de luy authorifée, &c.
d'autre part, lefquels ont declaré & reconnu qu'outre le contenu
au Contract de tranfaction fait entr'eux paffé pardevant les Notaires fouffignez, ce jourd'huy, & moyennant & en faveur d'iceluy, qui autrement n'eut efté fait, ils ont convenu & accordé ce
qui enfuit : Sçavoir que ladite Marie fera tenuë de faire inventorier

dans l'inventaire fait à sa requeste & en leur presence, des biens delaissez aprés le deceds dudit deffunt, par les Notaires soussignez, le　　jour, &c. l'obligation de la somme de　　par Jean, &c. au profit dudit Jacques, &c. qui a esté recouvrée depuis le deceds dudit deffunt, il y a environ deux mois, lequel inventaire lesdits Pierre & sa femme ont consenti, en tant que leur presence y soit requise ; & outre que ladite Marie sera & demeurera garante & responsable de ladite somme de, &c. comme par ces presentes elle s'y soumet, & se rend & constituë caution & principale debitrice de ladite somme de, &c. pour lesdits Pierre & sa femme, solidairement elle seule pour le tout, sans division ny discussion, renonçant aux benefices de, &c. pour rendre moitié de ladite somme par ses heritiers ausdits Pierre & sa femme, leurs hoirs & ayans cause, aprés que ledit don mutuel d'entre ledit défunt son mary & elle sera fini. Et encore a ladite Marie presentement baillé, compté & delivré ausdits Pierre & sa femme, qui ont receu d'elle en la presence desdits Notaires soussignez, la somme de, &c. pour par ladite Marie vivre en repos, & sortir d'affaires, pour le remboursement de leurs frais & dépens du procez qui a esté entr'eux mentionné par ledit Contract de transaction. Dont, &c.

Transaction entre le proprietaire qui veut rentrer dans sa maison par privilege, & le locataire d'icelle qui a fait des avances, & donné argent par forme de pot de vin, par son bail.

Furent presens Jacques, &c. demeurant, &c. d'une part : & Charles, &c. demeurant, &c. en la maison cy-aprés declarée, d'autre part. Disans les parties que ledit Jacques a fait bail audit Charles de ladite maison où il demeure, où est pour enseigne, &c. pour six années, qui ont commencé le, &c. moyennant la somme de six cens livres de loyer par chacun an, en faveur duquel ledit Charles auroit payé & avancé audit Jacques la premiere année, qui tiendroit lieu du payement de la derniere année dudit bail, & ainsi estoit obligé de payer chacun terme dés lors dudit bail : ce qu'il a fait, & a payé le terme écheu au jour de, &c. & a continué de terme en terme, jusques à present, & entend continuer pendant les cinq premieres années ; & outre a donné audit Jacques la somme de deux cens livres en forme de pot de vin, en faveur dudit bail. En laquelle maison ledit Jacques vouloit rentrer, & a fait à cette fin assigner ledit Charles pardevant Monsieur le Lieutenant Civil du

nouveau

nouveau Chastelet. Soûtenoit ledit Charles que ledit Jacques n'é-
toit pas recevable en sa demande de rentrer en sa maison : mais,
disoit ledit Jacques, qu'il estoit aussi locataire de la maison où il de-
meuroit, que le proprietaire ne luy vouloit point faire un nouveau
bail, & qu'ainsi il estoit obligé de déloger. Et qu'ayant une maison à luy appartenant, il avoit droit d'y rentrer, nonobstant le
bail qu'il en avoit fait audit Charles. Que c'estoit le privilege fait
en faveur des proprietaires, offrant de luy rendre l'année qu'il luy
avoit avancée, & le pot de vin qu'il luy avoit donné. Repliqué par
ledit Charles, & perseveré en ce qu'il a dit cy-dessus ; dit outre
qu'il est considerable qu'il y a douze ans qu'il demeure dans ladite
maison, qu'il y avoit acquis toutes ses habitudes & connoissances;
que ce luy seroit un notable préjudice s'il estoit obligé de sortir de
ladite maison, dont il auroit fait bail sous la bonne foy dudit Jacques, esperant qu'il y demeureroit au moins pendant le temps porté
par ledit bail ; qu'il s'est incommodé pour donner par avance audit
Jacques une année dudit bail, & ladite somme de deux cent livres
par forme de pot de vin : adjoûtoit que ledit Jacques n'avoit peut-
estre pas le dessein d'y venir demeurer en personne ; mais de la
loüer à un autre. Sur lesquelles contestations Sentence seroit inter-
tervenuë de Monsieur le Prevost de Paris ou son Lieutenant Civil audit nouveau Chastelet le   jour, &c. par laquelle ledit
Jacques a esté declaré recevable en sa demande de rentrer en sa
maison, suivant le privilege octroyé en faveur des proprietaires des
maisons. Neanmoins ordonné que le locataire en joüira une année, du jour de, &c. & qu'à pareil jour, &c. il sera tenu vuider &
sortir, luy & sa famille & biens de ladite maison, & la rendre audit Jacques audit jour, en rendant par ledit Jacques audit Charles
l'année qu'il luy a avancée, & ledit pot de vin & sans dépens ; de laquelle Sentence les parties s'en seroient départis de part & d'autre,
& rendus appellans en la Cour de Parlement : Pour causes d'appel
dudit Jacques, il disoit qu'il recevoit grief, en ce qu'il estoit délogé,
& qu'il falloit qu'il sortît de la maison où il demeure au jour, &c.
affirmoit que sa maison estoit pour le loger, & non autre. Qu'il
n'y avoit point d'apparence de donner un an à un locataire pour
sortir d'une maison : que c'estoit au prejudice & contre l'intention
du privilege des proprietaires des maisons, qu'il suffisoit de luy
donner six mois au plus, dans lesquels mesme il souffroit le délo-
gement de trois mois. Et de la part dudit Charles, pour cau-

ses d'appel estoit dit qu'il souffroit grief, en ce qu'en tout cas il ne
luy estoit adjugé aucuns dommages & interests, ce qui est contre l'ordre & usage, & avec plus de raison on luy en devoit ad-
juger, attendu ses avances, & pot de vin par luy payez audit Iacques. Repliqué par ledit Iacques que le temps d'un an à luy octroyé
pour sortir, au lieu de six mois, luy tenoit lieu de dommages &
indemnitez : que si ledit Charles vouloit sortir & luy rendre sa maison dans six mois, il luy offroit la somme de cent cinquante livres
pour son indemnité. Sur lesquelles raisons & contestations les parties estoient en voye d'entrer en grand procez ; pour à quoy obvier
& le terminer, & éviter à plus grande vexation de part & d'autre,
& aux frais & dépens qui s'en pourroient ensuivre, icelles parties par
l'avis de leur conseil & amis, ont transigé & accordé selon & ainsi
qu'il ensuit. C'est à sçavoir que lesdites parties se sont par ces presentes desistées & départies des appellations par eux interjettées respectivement de ladite Sentence du   jour, &c. ont declaré & promis ne se point servir ny prévaloir de ladite Sentence,
& en ce faisant ont convenu & accordé que ledit Charles sortira,
luy, sa famille & biens, au jour de, &c. de ladite maison où il demeure à present appartenant audit Iacques, & luy rendra vuide &
vague audit jour, & fera les menuës reparations ; aprés que ledit
Iacques a juré & affirmé que ladite maison estoit pour le loger, &
non autre. Et pour l'indemnité dudit Charles, ledit Iacques luy a
accordé, & dés à present remis & quitté les deux termes de, &c.
& outre ledit Iacques a presentement rendu & payé audit Charles,
qui a receu en la presence desdits Notaires soussignez, en loüis
d'or, &c. la somme de huit cent livres, tant pour l'année avancée
du loyer de ladite maison, que pour le pot de vin en faveur dudit
bail, dont ledit Charles se tient content, & en quitte ledit Iacques & tous autres : & au moyen de ce ledit bail à loyer demeure
nul & resolu, & les parties hors de Cour & de procez, sans dépens, ny autres dommages & interests de part & d'autre. Et quittes en outre de toutes choses generalement quelconques du passé
jusques à ce jourd'huy ; car ainsi, &c.

Transaction pour une obligation solidaire acquittée par l'un des coobligez,
un d'iceux estant devenu insolvable.

Furent presens en leurs personnes Jacques, &c. tant en son
nom, que se faisant & portant fort de Marie, &c. sa femme, cy-

devant veuve de Georges, &c. & comme tuteurs conjointement
des enfans mineurs dudit deffunt Georges & d'elle, d'une part : &
Charles, &c. demeurant, &c. d'autre part. Difans lefdites parties
que ledit deffunt Georges, ledit Charles & Jean, &c. demeurant,
&c. auroient enfemble emprunté de Nicolas, &c. la fomme de
quatre mille livres, qu'il leur avoit preftée pour leurs affaires particulieres, & auroient partagé ladite fomme également, & par
tiers qu'ils auroient promis rendre audit Nicolas dans un an, ainfi
qu'il eft porté par l'obligation de ce faite & paffée pardevant
Notaires, le   jour, &c. Et en laquelle fomme & aux interefts d'icelle lefdits Georges, Charles & Jean auroient efté condamnez envers ledit Nicolas, par Sentence donnée par Monfieur
le Prevoft de Paris, ou fon Lieutenant Civil au nouveau Châtelet, du   jour, &c. En vertu defquelles obligation & Sentence ledit Nicolas auroit fait plufieurs pourfuites & contraintes
contr'eux, & auroit à la requifition defdits Georges & Charles fait
faifir & exécuter les biens meubles, marchandifes & effets appartenans audit Jean, en cette ville de Paris, & fait vendre la plus
grande partie d'iceux, où feroient intervenus plufieurs oppofans,
entre lefquels par Sentence du, &c. eft ordonné que fur les deniers
provenans de la vente defdits effets, aucuns d'iceux creanciers privilegiez feroient payez par preference à tous autres des fommes
montant enfemble à plus de, &c. & le furplus feroit baillé aux autres creanciers par contribution au fol la livre ; de maniere qu'il
n'y a guere d'efperance de rien recouvrer de ladite fomme de quatre mille livres & interefts dudit Jean, & joint que ledit Jean s'eft
abfenté & a abandonné fon trafic & fa maifon, ce qui a obligé ledit Nicolas de recourir contre lefdits Georges & Charles, & auroit
fait faifir & arrefter les biens & effets dudit Georges, & fait faifir
réellement la maifon dudit Charles ; pendant lefquelles pourfuites
ledit Georges feroit decedé, & un an aprés ladite Marie fa femme
fe feroit remariée avec ledit Jacques, & auroient efté élûs tuteurs
defdits enfans conjointement, contre lefquels ledit Nicolas auroit
continué fes pourfuites & contraintes rigoureufes : de forte que
pour les faire ceffer, lefdits Jacques & Marie fa femme auroient
efté obligez d'emprunter de l'argent pour payer & acquiter la dette dudit Nicolas, auquel ils ont payé la fomme de quatre mille
cinq cent livres, tant pour le principal que pour les interefts,
frais & dépens par luy faits contr'eux, & ceux faits contre ledit

Jean à leur requisition, & d'icelle somme ils en avoient retiré quittance dudit Nicolas, lequel leur auroit fait transport avec subrogation en ses droits & hypoteques, noms, raisons & actions : en consequence duquel transport & de la subrogation, & de la solidité portée par ladite obligation ledit Jacques auroit repris l'instance de saisie & criées de la maison dudit Charles, & entendoit en poursuivre le decret & adjudication, & continuer les poursuites sur les deniers & revenus, pour le remboursement de la somme de quatre mille cinq cent livres, du moins pour les deux tiers de ladite somme de quatre mille livres de principal, & des interests d'icelle, l'autre tiers estant confus en la personne dudit Jacques esdits noms: Et à l'égard des dépens faits contre ledit Jean, soûtenoit que ledit Charles les devoit entierement, attendu que ledit Nicolas en la place duquel il estoit subrogé, les avoit faits, & avoit poursuivi ledit Jean à la priere & requisition dudit Charles qui estoit son parent, & qui prévoyoit l'abandonnement de ses biens : car ledit Nicolas n'eût eu garde sans la requisition dudit Charles, de faire des frais contre ledit Jean, lequel il prevoyoit insolvable, ayant deux autres debiteurs bons & solvables. A quoy ledit Charles répondoit que ledit Jacques ne pouvoit pas se prevaloir de ladite cession & subrogation des droits dudit Nicolas, pour pretendre & dire que l'obligation solidaire devoit estre executée contre ledit Charles seul, solidairement pour le tout, ny pour les deux tiers; qu'il estoit absurde d'en faire la proposition, que ledit Jacques n'avoit pas consideré qu'entre luy qui represente ledit deffunt Georges, & lesdits Charles & Jean n'y avoit point de solidité l'un contre l'autre; que si un des coobligez venoit à manquer & abandonner, les autres coobligez en devoient supporter la perte entr'eux également : que pour avoir pris la cession & subrogation des droits dudit Nicolas, cela ne luy donnoit point le pouvoir, à luy qui est debiteur, de conclure contre ledit Charles solidairement pour lesdits deux tiers; qu'il est vray que ledit Nicolas creancier originaire, ou un tiers, son cessionnaire & subrogé, autre que debiteur, pouvoit agir contre ledit Charles seul, & le contraindre au payement de toute la somme solidairement : qu'il pouvoit faire ladite contrainte contre ledit Charles, comme il l'a faite contre ledit Georges, sa veuve & enfans; que s'il l'eût faite ledit Charles eût payé & pris cession & subrogation aux droits dudit Nicolas, comme ledit Jacques a fait ; mais pour cela ledit Charles n'eût pas pretendu ny pris la conclu-

fion contre ledit Jacques ; qu'il eût esté abfurde, dautant qu'ils
font tous debiteurs, & doivent s'entr'acquitter l'un l'autre, & chacun pour leur part & portion, tant en principal qu'interefts, frais
& dépens, & doivent fupporter également les pertes & évictions
des abandonnemens de leurs coobligez. Quant à ce que ledit Jacques dit que les pourfuites & frais faits contre ledit Jean ont efté
faits à la priere & requefte dudit Charles avec promeffe de les luy
rembourfer, ledit Charles le dénie, & ne peut ledit Jacques le verifier.
Repliqué par ledit Jacques qu'en l'obligation dont eft queftion, ledit
Georges ne fe foucioit pas que ledit Jean y entrât à caufe que fes
affaires eftoient douteufes, & que c'eft une furprife premeditée
par ledit Charles, afin de faire porter audit deffûnt Georges la moitié de la perte. A l'égard des pourfuites & frais faits contre ledit
Jean, foûtient que ç'a efté à la priere & requifition dudit Charles
fon parent, afin que fes affaires eftant pour lors dans le defordre,
& ne voulant pas paroiftre, l'on pût recouvrer quelque partie de
ladite dette, & qu'il s'en rapporte à fon ferment : Quant à la furprife mife en avant, dit par ledit Charles que ledit Jacques a tort,
& luy fait injure ; & que cela eft abfurde, & que quand mefme ledit
Jean n'eût point entré en l'obligation, & qu'elle n'eût efté faite que
par lefdits George & Charles, ils en euffent efté tenus chacun pour
moitié, de forte qu'il n'importe que ledit Jean y foit entré ou non.
Perfeveré par ledit Jacques en fes dires & raifons, & y adjoûtant
a foûtenu qu'en tous cas la conclufion par luy prife contre ledit
Charles eft recevable & jufte, & que ledit Charles doit eftre condamné folidairement à luy payer les deux tiers de ladite fomme
de quatre mille livres & interefts, & tous les dépens : Et que pour
le tiers deu par ledit Jean, ledit Charles doit pourfuivre & faire
faire la difcuffion de fes biens meubles & immeubles, fauf aprés la
difcuffion faite à contribuer par ledit Jacques à ce qui défaudra.
Soûtenu au contraire par ledit Charles, & que pour avoir ledit Jacques pris le premier ceffion & fubrogation des droits dudit Nicolas, il n'avoit pas cét avantage que ledit Charles dût faire cette
difcuffion à fes frais & diligences, qu'il pouvoit prendre auffi bien
que luy ladite ceffion & fubrogation, & que neanmoins il ne
luy eût pas fait un procez fi mal à propos ; & enfin qu'il ne pouvoit luy demander que le tiers de ladite dette ; fur lefquelles conteftations les parties eftoient en terme d'entrer en grands procez,
pour à quoy obvier, & aux grands frais & dépens, & vexations,

elles ont par l'avis de leur conseil auquel ils en ont communiqué
fait & accordé ensemble ce qui ensuit : C'est à sçavoir que ledit
Charles payera & remboursera audit Jacques la somme de , &c.
pour son tiers de ladite somme de quatre mille livres de principal,
& des interests dudit tiers échûs jusques à ce jourd'huy , laquelle
somme de , &c. ledit Charles a promis, sera tenu & s'oblige de rendre , bailler & payer audit Jacques , ou au porteur des presentes,
d'huy en quinze jours prochains pour tout delay ; & cependant &
jusques à l'actuel payement luy payer le profit & interest dudit
principal. Et à l'égard du tiers dû par ledit Jean, tant en principal qu'interests , & des frais faits contre luy par ledit Nicolas pour
le payement de ladite somme de quatre mille livres & des interests
d'icelle , la poursuite du recouvrement en sera faite à frais communs , & à la diligence desdits Jacques & Charles : & si dans un an
d'huy il ne s'en peut rien recouvrer , ledit Charles a promis & s'o-
blige de bailler & payer audit Jacques en la fin de ladite année , la
somme de , &c. pour sa moitié du tiers dû par ledit Jean , avec le
profit & les interests de la moitié dudit tiers , à compter de ce
jourd'huy jusqu'à l'actuel payement, le tout fanchement & quittement , & sans obligation ny retention de frais, desquels sera fait
compte, & seront remboursez entr'eux aprés la discussion des biens
dudit Jean, & ce qui pourra provenir de ladite discussion , tant en
principal qu'interests, & dépens, ladite somme de , &c. préalablement prise par ledit Charles, sera partagé entre ledit Charles & Jacques à l'instant de ladite reception chacun par moitié : laquelle reception ne pourra estre faite sans le consentement l'un de l'autre ;
& moyennant ces presentes ledit Jacques a fait & baillé pleine &
entiere main-levée audit Charles de la saisie réelle & criées de sa
maison , & de toutes autres saisies & arrests qui peuvent avoir esté
faits de ses biens , consentant & accordant que les exploits de ce
faits soient & demeurent nuls , & les Commissaires & Gardiens
déchargez. Car ainsi , &c.

Transaction entre le bailleur d'un heritage à rente , & le creancier
qui a fourni ses deniers pour y bastir , & autres creanciers
du preneur.

Furent presens en leurs personnes Maistre Claude, &c. demeurant à Paris, &c. d'une part, & Jacques, &c. demeurant, &c. d'autre part. Disans & reconnoissans les parties, sçavoir ledit Maistre

Claude qu'il a baillé à titre de rente à Jean, &c. une place de terre sise, &c. moyennant cent livres de rente rachetable de la somme de deux mille livres, à la charge d'y baftir une maifon par
ledit Jean dans un an prochain, par Contract passé pardevant
Notaires, &c. le   jour, &c. En vertu duquel Contract, & faute de payement des arrerages de ladite rente, ledit
Maiftre Claude auroit fait proceder par voye de faifie réelle & établiffement de Commiffaire fur ladite maifon és lieux d'icelle, ainfi
qu'ils fe confiftoient. A quoy de la part dudit Jacques eftoit dit que
pour parvenir aufdits baftimens ledit Jean n'ayant des deniers fuffifans, auroit emprunté dudit Jacques la fomme de deux mille livres, pour laquelle fomme ledit Jean & Marie fa femme, luy auroient conftitué folidairement cent livres de rente, par Contract paffé pardevant, &c. le   jour, &c. & par ce Contract auroient
lefdits Jean & Marie fa femme declaré que ladite fomme de deux
mille livres eftoit pour convertir & employer avec d'autres deniers qu'ils avoient, au baftiment & conftruction de ladite maifon,
& auroient promis faire ledit employ inceffamment & à mefure que
ledit baftiment fe feroit, & en tirer quittances des Ouvriers, dans
lefquelles il feroit declaré que les fommes qui feroient portées par
icelles provenoient & faifoient partie de ladite fomme de deux mille
livres, avec fubrogation dudit Jacques aux droits, privileges & hypotheques defdits ouvriers, & de fournir copies valables defdites
quittances, portans lefdites declarations & fubrogations audit Jacques dans fix mois, à l'effet d'eftre ledit Jacques fubrogé au lieu,
place & privileges defdits ouvriers; le tout pour la plus grande fureté dudit Jacques, & garantie de fadite rente. Ce qui auroit efté
effectué par lefdits Jean & Marie fa femme, & auroient fait lefdits
emplois, & retiré quittances, portans lefdites declarations & fubrogations faites, tant par lefdits ouvriers que par ledit Jean ; & de-
meuroit d'accord ledit Jacques que ledit Maiftre Claude eftoit proprietaire & bailleur de la place, mais foûtenoit avoir un privilege
fpecial & preference fur ladite maifon, laquelle n'eût point efté
baftie s'il n'eût fourni les deniers pour la baftir & conftruire ; &
par confequent la place auroit efté inutile & de nul valeur. Repliqué par ledit Maiftre Claude, que comme bailleur du fond & de la
place, il avoit hypotheque fpeciale & preference à tous autres fur
ladite maifon en l'état qu'elle fe trouvoit à prefent : que le baftiment
n'a pû avoir de fubfiftance fans fon fond ; pour ce fujet le fond &

le baftiment font cenfez compofer un mefme corps d'heritage: Que ledit Jacques n'avoit point ignoré qu'il baftiffoit fur le fond d'autruy, & qu'il fçavoit fort bien le Contract de bail à rente fait au profit dudit Maiftre Claude, en ayant eu communication en preftant les deniers; & de plus que par fon Contract de conftitution il a ftipulé l'employ de fes deniers pour le baftiment de ladite maifon; ce qui fait prefumer une obligation precedente: & par confequent qu'il eft indubitable à l'égard dudit Maiftre Claude que le baftiment & les materiaux d'iceluy ne doivent plus eftre confiderez, qu'ils ne font qu'acceffoires du fond, & qu'ils le fuivent, & qu'ils font cenfez de mefme nature & qualité. D'ailleurs difoit ledit Maiftre Claude que ledit Jacques ne pouvoit pas pretendre un privilege & preference certain, quand bien toutes ces raifons' cefferoient, dautant qu'il n'y a point eu de marchez faits entre ledit Jean & lefdits Ouvriers, que les quittances rapportées portoient bien lefdites declarations & fubrogations, mais qu'en la plufpart d'icelles lefdits Ouvriers n'avoient point fubrogé ledit Jacques en leurs privileges & droits; joint que l'on fcait la fraude & l'abus qui fe commet en cette matie- re, & que les Ouvriers ne refufent point de donner telles quittan- ces & fubrogations; & mefme qu'il s'eft trouvé des ouvriers qui ont donné plufieurs quittances d'une mefme fomme, & mefmes fubro- gations fous des contre-lettres, pour appliquer à autant de Con- tracts de la mefme nature, que celuy dudit Jacques: & qu'ainfi il eft bien aifé de tromper & frauder un legitime creancier; ce qui ne pourroit en tout cas s'étendre contre ledit Maiftre Claude proprie- taire du fonds; que s'il croioit qu'il y eût quelque difficulté en fes conclufions, il feroit interroger lefdits Ouvriers & ledit Jac- ques, & découvriroit d'autres preuves, que les deniers dudit Jacques n'ont point efté employez audit baftiment, & que ledit Jean avoit lors des deniers à luy appartenans fuffifamment. Soûtenu au con- traire par ledit Jacques, que la caufe pourquoy il n'y a point de marchez faits avec lefdits Ouvriers, eft que ledit Jacques faifoit tra- vailler à la journée, & qu'il achetoit les materiaux luy mefme, ce qui eft notoire, & n'en peut ledit Maiftre Claude difconvenir, ayant fouvent vifité ledit baftiment pendant le temps qu'il fe faifoit: ce qui fera encore verifié veritable par lefdits Ouvriers s'il eft be- foin, & le feroit par ledit Jean fans fon abfence. Quant aux quit- tances & fubrogations, elles font en bonne forme & veritables. Et fur ce que ledit Maiftre Claude dit que la fubrogation n'eft pas en

femble

toutes les quittances, il eft vray qu'il y en a quelques-unes, montant
enfemble à la fomme de, &c. payez à plufieurs Ouvriers, mais cela
n'eft pas confiderable, & qu'en toutes les autres quittances qui font
de groffes fommes, lefdites fubrogations y font & en bonnes formes : & quant à ce que ledit Maiftre Claude dit que les deniers n'ont
point efté employez audit baftiment, & que ledit Jean en avoit
pour lors fuffifamment pour faire iceluy, ledit Jacques a foûtenu
au contraire que c'eft un fait mis en avant, lequel ledit Maiftre Claude ne peut pas juftifier, & il faudroit pour eftre crû qu'il juftifiât
d'un autre creancier qui auroit fourni les deniers pour ledit baftiment, & mefme quand cela feroit, il juftifieroit bien que ce font fes
propres deniers qui ont fervi & ont efté employez pour ledit baftiment : pour raifon de quoy ledit Jacques fe feroit oppofé aux criées
de ladite maifon afin d'eftre preferé : comme auffi feroient intervenus plufieurs creanciers dudit Jean, qui prétendoient auffi privilege & hypotheque fpeciale. Sur lefquelles conteftations feroit intervenuë Sentence de Monfieur le Prevoft de Paris ou fon Lieutenant
civil en l'ancien Chaftelet entre lefdits Maiftre Claude, Jacques &
Maiftre Charles, &c. Procureur defdits autres creanciers oppofans, le
    jour, &c. par laquelle eft dit que ledit baftiment fera prifé & efti-
mé par Experts & gens à ce connoiffans, & que fur le prix de la vente d'icelle maifon ledit Jacques prendra la fomme de deux mille livres fur & tant moins du fort principal de fa rente, en baillant par luy
bonne & fuffifante caution pour l'intereft des autres oppofans : Et
pour le furplus dudit principal & des arrerages de ladite rente, il
fe pourvoira ainfi qu'il avifera bon eftre. Et à l'égard dudit Maiftre
Claude, du confentement defdits autres creanciers oppofans, ordonné qu'il fera payé par preference à tous, du fort principal & arrerages des cent livres de rente de bail d'heritage dudit fond à luy
dûs fur le prix de la vente d'icelle maifon, lefdites deux mille livres prifes préalablement fous ladite caution : & au furplus toutes les
parties fe pourvoiront comme ils aviferont bon eftre & fans dépens. De laquelle Sentence ledit Jacques auroit interjetté appel en
la Cour de Parlement, l'appel relevé, & fur iceluy fait appeller ledit Maiftre Claude, pendant lequel ledit Jacques auroit appris que
ledit Maiftre Claude avoit receu dudit Jean la fomme de, &c. pour
la moitié de fa rente, & en a découvert la quittance paffée pardevant   Notaires, &c. le   jour, &c. laquelle quittance ledit Jacques a fait compulfer de l'Ordonnance de Juftice, la-

K k k

quelle il cachoit, non pas dans le deffein d'en profiter en son particulier, mais pour conferver quelque fomme d'argent audit Jean, afin de luy en ayder en la néceffité de fes affaires : & vouloit ledit Jacques conclurre contre ledit Maiftre Claude, à ce qu'il fût debouté de fa demande du total de fa rente, attendu fa mauvaife foy, au prejudice & perte tant de luy que defdits autres creanciers oppofans : fur quoy lefdits Maiftre Claude & Jacques à leur égard, & fans approuver par ledit Jean le dire dudit Jacques, & fans auffi prejudicier par ledit Jacques à fon appel de ladite Sentence à l'égard defdits autres creanciers oppofans, ont fait, tranfigé & accordé ainfi qu'il enfuit par l'avis de leur confeil & amis : C'eft à fçavoir que ledit Maiftre Claude ne pourra fe fervir ny prévaloir de ladite Sentence du   jour, &c. ny de fon Contract de conftitution & bail à rente, que pour la fomme de, &c. de principal, & pour les arrerages de, &c. échus depuis le   jour, &c. auquel il a receu le rachat de la moitié de fa rente & les arrerages du total : & que fur le prix qui proviendra de la vente de ladite maifon, lefdits Maiftre Claude & Jacques recevront concurremment leurs fommes de, &c. chacun cy-deffus declarées, ou partie d'icelles, à mefure qu'elles feront payées, chacun par moitié, nonobftant le privilege, hypotheque & preference dudit Maiftre Claude, dont il ne pourra fe fervir contre ledit Jacques, &c.

Tranfaction fur la validité ou invalidité de deux Teftamens.

Furent prefens en leurs perfonnes Claude, & Jacques, &c. heritiers de deffunt Jean, &c. leur oncle d'une part, & Charles, &c. legataire particulier dudit deffunt fon coufin, d'autre part. Difans les parties que ledit deffunt par fon teftament receu & paffé pardevant   Notaire à, &c. le   jour, &c. auroit donné & legué audit Charles fon coufin, une maifon & dix arpens de terre, jardin & heritages affis au village de, &c. à luy appartenans de fon acquifition, & auroit fait d'autres legs pieux & particuliers : Aprés le deceds dudit Jean avenu le   jour du mois, &c. ledit Charles auroit demandé aufdits Claude & Jacques delivrance & delaiffement à fon profit dudit legs defdites maifon & heritages, & fur leur refus les a fait affigner à cette fin pardevant, &c. à laquelle demande lefdits Claude & Jacques auroient fourni leurs défenfes, contenant que ledit teftament eftoit inofficieux ; que lefdites maifon & heritages eftoient prefque tout le bien dudit défunt ;

qu'il y avoit suggestion evidente de la part dudit Charles , lequel voyant la vieillesse & foiblesse dudit Jean ne l'abandonnoit point, & avoit entierement prevenu & preoccupé son esprit en sa faveur : d'ailleurs que ledit testament estoit nul , que les formes essentielles n'y avoient point esté gardées & observées, entr'autres que les témoins qui avoient esté appellez , estoient deux Religieux , lesquels estoient reputez morts au monde,& par consequent incapables de se mesler des affaires civiles , & de servir de témoins aux actes publics , comme sont les Contracts & testamens , qu'ils sont obligez de garder & observer les vœux de Religion , concluoient à ce que ledit testament fût declaré nul , & ledit Charles debouté de sa demande avec dépens , dommages & interests. Repliqué par ledit Charles, que ledit testament avoit toutes ses formes selon la Coûtume du lieu , avoit esté dicté & nommé par le Testateur , & à luy leu & releu par le Notaire, & en la presence des témoins,ne pouvoit estre argué de nullité ny de suggestion : dénioit avoir visité ledit deffunt pendant sa maladie qu'une seule fois , mais au contraire que c'estoit lesdits Claude & Jacques & leurs femmes qui ne bougeoient d'avec ledit deffunt leur oncle pour l'empescher de faire testament : qu'ils sçavoient les bienveillances que ledit deffunt portoit audit Charles à cause des bons offices & assistances qu'il avoit receus de luy en plusieurs occasions pendant sa vie , ne veut point dire le traitement qu'il a reçeu d'eux : que le legs que ledit deffunt luy a fait desdites maison & heritages, n'estoit qu'une petite partie de son bien & de son acquisition ; que le surplus estoit un bien suffisant , & dont ils se devoient contenter , & ne contester pas le legs qui luy avoit esté fait , & qu'ils sçavoient les bons offices qu'il avoit rendus audit deffunt , mesme à eux, qui meritoient une plus ample & plus considerable reconnoissance : Quant aux témoins que lesdits Claude & Jacques maintenoient incapables & comme morts au monde, ledit Charles dit que cela se pourroit entendre à leur égard touchant leurs personnes , & biens du monde particulierement qu'ils ne possedent point ; mais quant à la verité & integrité on n'en doit point douter ; on ne doit par consequent aucunement douter de la verité du testament. Que s'il est certain que le testament est veritable,on ne doit point s'arrester aux formes ny à la subtilité des Praticiens, de dire que le témoignage d'un Religieux touchant les choses terrestres derogeroit & contreviendroit à leur vœu de religion , il en seroit de mesme avec peu de distinction aux témoignages qu'ils portent &

K k k ij

sont receus à porter aux matieres où il s'agit d'information & actes necessaires, pour aider au public & à la punition des crimes, encore bien que la justice pourroit estre éclaircie & informée d'ailleurs que par leur moyen ; & de plus que l'un desdits Religieux estoit Vicaire du Curé, & l'autre employé à la Sacristie. Sur lesquelles contestations est intervenuë Sentence dudit, &c. le   jour, &c. par laquelle ledit testament a esté declaré nul, dont ledit Charles se seroit porté appellant, & son appel relevé en la Cour de Parlement, pendant lequel appel ledit Charles auroit recouvré un autre testament precedent, fait par ledit Jean pardevant, &c. le jour, &c. par lequel ledit Jean auroit donné & legué audit Charles la mesme maison & les heritages qui en dependoient lors, le tout assis audit village, à luy appartenant de son acquisition, à la charge de fonder en l'Eglise de, &c. dudit village, un *Obiit* par chacun an à pareil jour qu'il decederoit, pendant vingt-cinq ans : & disoit ledit Charles que ledit premier testament fortifioit & confirmoit le dernier, & témoignoit l'intention dudit deffunt, & sa bienveillance envers ledit Charles, auquel il vouloit & entendoit donner ladite maison & heritages, & qu'il n'avoit point changé de volonté, & par ce moyen entendoit ajoûter audit premier testament un arpent de jardin que ledit défunt avoit acquis en l'année, &c. joignant & dépendant de ladite maison, & compris audit dernier testament, sans charge obligatoire dudit *Obiit*. A quoy lesdits Claude & Jacques répondoient, que l'un ny l'autre desdits testamens ne devoient subsister, que le dernier estoit nul, pour les raisons & par la Sentence cy-dessus dattée & mentionnée, & ledit premier estoit revoqué par ledit défunt, par acte estant en fin d'iceluy, receu par ledit Notaire le   jour, &c. & que c'estoit une vexation & trouble à eux fait par ledit Charles. Repliqué par ledit Charles que ladite revocation estoit faite par ledit Jean dudit premier testament seul en consequence dudit dernier testament, qu'il entendoit valoir & subsister, ce qui estoit tres-évident & certain par la datte mesme de ladite revocation, qui est de sept jours aprés ledit dernier testament, & sans parler d'iceluy, qui estoit encore une confirmation & perseverance continuelle de sa bonne volonté & intention de donner audit Charles ladite maison & dix arpens de terre, &c. & ayant les parties desiré terminer ledit procés à l'amiable, ils auroient nommé pour Arbitres les personnes de Maistres, &c. Avocats en la Cour de Parlement, lesquels auroient esté d'avis de

la nullité dudit dernier teftament , & que le premier teftament n'a-
voit point efté revoqué , & devoit fubfifter au defaut du dernier.
En confequence duquel avis & jugement arbitral , les parties ont
tranfigé , traité & accordé ce qui enfuit : C'eft à fçavoir que conformément à l'avis & jugement defdits fieurs Arbitres, ledit Charles a confenti & accordé que ledit dernier teftament foit & demeure nul : & lefdits Claude & Jacques ont auffi confenti & accordé
que ledit premier teftament du ' jour, &c. ait lieu , & foit executé
felon fa forme & teneur , nonobftant ladite revocation‡ eftant en
fin d'iceluy ; qui n'a efté faite qu'à deffein que ledit dernier teftament eût lieu & fût executé : ce faifant lefdits Claude & Jacques
feuls heritiers dudit deffunt Jean, &c. ont fait & confenti par çes
prefentes pleine & entiere delivrance audit Charles, ce acceptant,
de ladite maifon & heritages qui en dépendoient lors dudit premier teftament , & qui font contenus dans iceluy , pour en jouïr ,
faire & difpofer par luy, fes hoirs & ayans caufe, comme de chofe
à luy appartenant à jufte titre, à commencer ladite jouïffance du
jour du deceds dudit deffunt, à la charge de la fondation dudit *Obiit,*
à laquelle ledit Charles s'eft obligé & s'oblige par ces prefentes, fuivant & conformément au premier teftament , &c. car ainfi a efté
convenu & accordé entre lefdites parties. Promettant , &c.

Autre Tranfaction entre la veuve d'un deffunt en fecondes nopces, & les
enfans dudit deffunt d'un premier lit, pour raifon du remeré d'un he-
ritage à elle cedé par lefdits enfans , en payement de fa dot & conven-
tions matrimoniales.

Furent prefens en leurs perfonnes Damoifelle Marie , &c. veuve
de deffunt Jacques , &c. vivant , &c. demeurant, &c. d'une part;
& Claude & Charles, &c. demeurans , &c. & Jean, &c. Marguerite , &c. fa femme , de luy authorifée pour l'effet des prefentes, demeurant, &c. lefdits Claude, Charles & Marguerite freres & fœurs,
enfans heritiers dudit deffunt Jacques leur pere, & de deffunte Nicole , &c. jadis fa premiere femme leur mere, d'autre part : Difans
les parties qu'aprés le deceds dudit deffunt Claude feellé & inventaire auroit efté fait des biens par luy delaiffez à la requefte & en
prefence des parties ; & que pour les conventions & pretentions de
ladite Marie tant à caufe de la communauté qui avoit efté entre ledit deffunt & elle, & pour la reprife & remplacement de ce qu'elle
avoit apporté en mariage , ftipulations & avantages, doüaire, pre-

ciput , & autres droits qui luy pouvoient appartenir suivant son Contract de mariage , auroit esté convenu & composé entr'eux à la somme de quatre mille huit cent livres , pour laquelle somme lesdits Claude , Charles , Jean & sa femme , auroient cedé , quitté & transporté à ladite Marie une maison , & douze arpens , tant terres que vignes en plusieurs pieces , situez au village , &c. qui appartenoient ausdits heritiers , & qui avoient esté acquis par leursdits pere & mere pendant leur mariage , à condition & faculté expressément accordée entr'eux de remeré de cinq ans , dans lequel temps lesdits heritiers pourroient retirer & se remettre en possession , proprieté & jouïssance de ladite maison & heritages , en rendant & payant à ladite Marie pareille somme de quatre mille huit cent livres ; lequel temps de cinq ans , non seulement iceluy temps , mais encore six années par delà se sont passées sans avoir retiré ladite maison & heritages , ny fait ny offert le remboursement d'iceluy : mais disoient lesdits heritiers que bien que le Contract fût en forme de vente , cession & delaissement , & qu'il contint les mots ordinaires dont on se sert dans les Contrats de ventes , neanmoins soûtenoient que ce n'estoit en effet qu'un engagement , & un assignat pour sureté de ladite somme de quatre mille huit cent livres , & des interests d'icelle somme , tant & si longuement qu'ils auroient la commodité de les retirer , ce qu'ils pensoient faire dans les cinq ans suivant la clause de remeré stipulée dans ce temps , & ne s'estoient pas souciez par bienveillance de laisser à ladite Marie la jouïssance desdites maison & heritages , quoy que le prix desdites quatre mille huit cent livres fût beaucoup moindre que la valeur d'iceux , ne croyans pas que ladite Marie dût leur refuser de leur rendre & les remettre en la proprieté & jouïssance , en luy remboursant ladite somme : pour raison de quoy lesdits heritiers auroient fait assigner ladite Marie pardevant Monsieur le Prevost de Paris , ou son Lieutenant Civil , au nouveau Chastelet , aux fins de se voir condamner à leur quitter & delaisser lesdites maison , terres & vignes qu'ils luy avoient baillé en payement de sa dot , doüaire , conventions & stipulations portées par son Contract de mariage , en luy payant & remboursant ladite somme de quatre mille huit cent livres. A quoy ladite Marie au contraire soûtenoit que le Contract qu'elle avoit passé avec lesdits heritiers , estoit une veritable vente desdits heritages ; que la faculté de remeré estoit precise de cinq ans , qui se doit entendre qu'après ledit temps elle demeurera pro-

prietaire pure & fimple , & lefdits heritiers décheus faute d'a-
voir fommé ladite Marie de rendre lefdites maifon & heritages ,
& d'intenter leur action dans lefdites cinq années ; que comme tous les retraits ont efté affujettis à diverfes formalitez tres-
rigoureufes , qu'auffi le laps de temps en quelque retrait que ce
foit , feodal , lignager ou conventionnel , avoit toûjours efté jugé
peremptoire & exclufif du retrait , & non point un temps
comminatoire ; & joint qu'elle a joüy defdites maifon & heritages plus de fix ans aprés lefdites cinq années , en la prefence defdits heritiers , paifiblement & fans aucun contredit ny in-
quietation , & fous la bonne foy du Contract ; ce qui luy a acquis
prefcription en confequence de la Coûtume de Paris ; qu'elle avoit
acheté lefdites maifon & heritages leur jufte valeur , en l'é-
tat qu'ils eftoient lors ; qu'on ne pouvoit pas pretendre ny prefumer
eftre un engagement , ny un Contract pignoratif , que la pignora-
tion pourroit eftre alleguée fi la vente avoit efté faite à caufe de
deniers prétez par promeffe , ou par obligation , pour l'acquit defquels on feindroit vendre un fond d'heritage à vil prix & à faculté
de remeré , pour en tirer par l'acquereur plus grand profit qu'il ne
feroit par conftitution de rente ou adjudication d'intereft : Et alors
les ventes de cette qualité pourroient eftre prefumées des Contracts
pignoratifs ; & qu'en ces rencontres on peut eftre receu à retirer
l'heritage vendu aprés le temps du remeré expiré , & jufques à trente ans : mais au fait dont eft queftion d'aller prefumer une pigno-
ration & un engagement fans ftipulation , & contre les raifons &
moyens des Contracts de ventes , qui font pour la reftitution de la
dot , doüaire & conventions matrimoniales de ladite Marie , &
aprés onze ans , qu'il n'y avoit point d'apparence , qu'il fuffifoit
d'avoir contracté de bonne foy , & accepté lefdites maifon & heritages pour le prix qu'ils valoient. Repliqué par lefdits heritiers que
le Contract ne pouvoit eftre reputé une veritable vente , mais un
engagement , qu'il y avoit grande difference entre ces deux Contracts : & de plus que la vilité de prix (car ils ont dit & repetent que
lefdites maifon & heritages valoient beaucoup mieux lors du Contract que le prix y porté , & qu'ils avoient octroyé lefdites maifon &
heritages à ladite Marie par bienveillance) avec la faculté de remeré
fe recontrans , ce font les deux marques du Contract pignoratif &
ufuraire , & n'eft reputé d'ordinaire qu'un affignat : & d'ailleurs

qu'audit Contract dont est question, n'estoit point dit ces mots, *&*
à faute de faire ledit remboursement dans lesdits cinq ans, lesdits ven-
deurs seront décheus & privez de ladite faculté de remeré, & l'acque-
reur demeurera proprietaire incommutable purement & simplement des-
dites maison & heritages sans aucun acte de Justice, signification ny
sommation quelconque ; que c'est une suite & clause expresse qui se
met aux Contracts où il y a faculté de remeré. Disoient aussi que
la faculté de remeré dans cinq ans n'estoit que comminatoire, &
que n'ayant esté suivie ny authorisée d'aucune Sentence qui les ait
declarez décheus de ladite faculté, l'action comme de toutes les autres clauses penales en estoit prorogée jusques à trente ans. Sur lesquelles contestations seroit intervenuë Sentence dudit sieur Prevost de Paris ou son Lieutenant Civil au nouveau Chastelet le
jour, &c. par laquelle ladite Marie auroit esté condamnée d'abandonner & delaisser lesdites maison & heritages au profit desdits heritiers, en la remboursant par eux de ladite somme de, &c. & sans
dépens. De laquelle Sentence ladite Marie auroit interjetté appel
en la Cour de Parlement pour les torts & griefs qu'elle pretendoit luy avoir esté faits par icelle pour les raisons cy-dessus par
elle alleguées, & autres qu'elle entendoit déduire ; & d'abondant
qu'en tout cas & evenement elle devoit estre remboursée des impenses & meliorations qu'elle avoit fait faire sur ladite maison qui
montoient à prés de mille livres, comme aussi des droits de lods &
ventes qu'elle auroit payez de l'acquisition qu'elle avoit faite desdites maison & heritages, frais & loyaux cousts ; & outre qu'il luy estoit
dû deux années de loyers & fermages desdites maison & heritages, que les fermiers se prevalans de l'action intentée contr'elle
pour la depossedr par lesdits heritiers, ont fait refus de luy payer
quelque diligence qu'elle en ait pû faire ; dont de tout ce que dessus quand bien par l'issuë de l'appel la Sentence seroit confirmée,
lesdits heritiers ne pourroient pas s'excuser ny se dispenser de luy
payer & rembourser. Que pour mettre fin à ces procés & aux vexations & grands frais qui s'en pourroient ensuivre, elle a declaré
ausdits heritiers ses pretentions susdites, & que par icelles elle leur
demande la somme de quinze cent liures, outre & pardessus ledit
principal ; sçavoir mille livres pour lesdites impenses & meliorations, suivant les marchez & quittances qu'elle en a faits & retirées
des Ouvriers, qu'elle leur mettra és mains, trois cent, &c. pour les-

dits

dits droits de lods & ventes, & la fomme de, &c. pour lefdites deux
années de loyer & fermages defdites maifon & heritages, fuivant
le bail qu'elle en a fait à Claude, &c. à prefent fermier defdites
maifon & heritages qu'elle mettra auffi és mains defdits heritiers
avec les pourfuites & procedures qu'elle a faites contr'eux pour le
payement defdits loyers; & a fommé & interpellé lefdits heritiers
de declarer & répondre pertinemment & ponctuellement & fans
ambiguité fur fes dires & propofitions cy-deffus declarées, dans un
jour precifément & fans autre delay ny remife, avec proteftation
à faute d'accepter & fatisfaire à fefdits dires & propofitions en la
forme & maniere cy-deffus & non autrement de revoquer icelles,
& de fait comme pour lors audit defaut elle les revoquoit & entendoit pourfuivre inceffamment fondit appel, auquel lefdites propofitions ne pourroient nuire ny prejudicier. A quoy par lefdits heritiers eftoit répondu que lefdites impenfes & meliorations ne pouvoient pas monter à cettedite fomme de mille livres, que les quittances qu'elle en avoit retirées des Ouvriers, eftoient frauduleufes,
& fous feings privez, qu'ils demeuroient d'accord de payer & rembourfer à ladite Marie lefdites impenfes & meliorations à leur jufte
valeur, felon l'eftimation qui en feroit faite par Experts & gens à
ce connoiffans; & d'ailleurs qu'elle avoit joüy defdites impenfes &
meliorations depuis plufieurs années, dont elle devoit porter icelles à proportion : Quant aux droits de lods & ventes qu'elle difoit
avoir payez entierement, qu'elle ne l'ofoit affirmer par ferment,
& qu'on fçait la remife, & comme les Seigneurs & Fermiers en
ufent ordinairement. A l'égard defdites deux années de loyer qu'elle veut que lefdits heritiers luy rembourfent, n'en ayant pas efté
payée par les fermiers, qu'elle n'y eft point du tout recevable contre
lefdits heritiers, qu'elle a dû & doit s'en faire payer par lefdits fermiers,
que lefdits heritiers ne l'en ont point empefché par faifie, ny empefchement quelconque, foit par écrit ou verbalement. Et fur ce qu'elle
allegue à prefent que les trois jours font paffez, par confequent que
fes propofitions font revoquées & nulles, lefdits heritiers répondent
que la revocation ou acceptation leur eft indifferente, neanmoins
que telle revocation n'eft que comminatoire, & pour ce que le
temps de trois jours a efté trop bref pour répondre & refoudre fur
lefdits dires & propofitions. Sur quoy les parties eftoient encore
en termes de rentrer en nouveau procés, pour à quoy obvier & terminer toutes leurs conteftations, par l'avis de leur confeil & amis,

elles ont fait, transigé & accordé ce qui ensuit: c'est à sçavoir que ladite Marie suivant & conformément à la Sentence du　　　　jour, &c. s'est desistée & départie, se desiste & départ par ces presentes, de la proprieté, possession & jouïssance desdites maison & heritages, tant terres que vignes situez comme dit est , &c. portez & mentionnez plus amplement par ledit Contract fait à faculté de remeré cy-dessus datté , dont elle s'est desaisie , demise & dévestuë , pour au nom & profit desdits heritiers sus-nommez, ce acceptans, consentant & accordant qu'ils en soient resaisis & revestus , remis & receus en bonne possession & saisine par le Seigneur du lieu , selon & ainsi qu'il appartiendra : Pour desdites maison & heritages joüir , faire & disposer en pleine proprieté par lesdits heritiers , leurs hoirs , & ayans cause à leur volonté , comme de chose à eux appartenant à juste titre , à commencer ladite jouïssance du jourd'huy saint Martin d'hyver , en avant & à toûjours franchement & quittement de toutes dettes & hypotheques quelconques , procedans de la part & du fait de ladite Marie : & ce moyennant le payement & remboursement que lesdits heritiers ont presentement fait à ladite Marie de ladite somme de quatre mille huit cent livres , réellement comptée, nombrée , baillée & delivrée en la presence des Notaires soussignez , en loüis d'or & d'argent , & autres monnoyes , le tout bon & ayant cours , par iceux heritiers à icelle Marie , qui a pris & receu d'eux ladite somme , dont elle s'est tenuë & tient contente , & en a quitté & quitte lesdits heritiers & tous autres. Au moyen de quoy ladite Marie a presentement rendu & mis és mains d'iceux heritiers ledit Contract de delaissement à faculté de remeré à elle par eux fait, cy-dessus datté & mentionné , estant en parchemin, en marge duquel est la saisine , signé Jacques , en datte du　　　　jour, &c. sur lequel Contract & sur ladite Sentence , minutte d'iceux, & autres pieces , faisans mention de ce que dessus , les parties ont consenti & accordé estre écrit & fait mention en substance du contenu en ces presentes , par tous Notaires sur ce requis , à la seule exhibition des presentes , sans que leur personne y soit requise , à la charge que tous lesdits écrits & mentions ne serviront avec cesdites presentes que d'un seul & mesme effet & acquit.

Et pour le regard desdites impenses & meliorations , droits de lods & ventes & loyers de deux années , écheus ce jourd'huy desdites maison & heritages , les parties en ont convenu & accordé ensemble à la somme de douze cent livres , sçavoir , &c. pour laqueladite somme de douze cent livres, ladite Marie a confessé avoir eu & receu desdits heritiers la somme de quatre cént livres, presentement baillée, comptée & delivrée, en la presence desdits Notaires soussignez, en loüis d'or & d'argent, dont elle s'est contentée, quittant, &c. & le surplus montant à la somme de huit cent livres, lesdits heritiers sus-nommez ont promis, seront tenus, & s'obligent l'un pour l'autre, & chacun d'eux seul pour le tout, sans division ny discussion, renonçans aux benefices de division, ordre de droit, discussion & formé de fidejussion, le bailler & payer à ladite Marie, ou au porteur des presentes pour elle dans six mois, d'huy prochains venans, sans aucun interest pendant ledit temps: & en ce faisant ladite Marie a presentement baillé & mis és mains desdits heritiers le marché fait entr'elle & le Maçon qui a fait les ouvrages desdites impenses & meliorations, passé pardevant, &c. avec plusieurs quittances qu'elle a retirées des payemens par elle faits desdits ouvrages, montant ensemble à la somme de, &c. comme aussi moyennant ce ladite Marie a dés à present & par ces presentes fait cession & transport, & promet garantir de ses faits & promesses seulement ausdits heritiers, ce acceptans, de ladite somme de, &c. qu'elle a dit, juré & affirmé luy estre loyalement & entierement deuë par ledit fermier pour lesdites deux années, écheuës ce jourd'huy jour saint Martin d'hyver, du loyer desdites maison & heritages, les a mis & subrogé en son lieu, droits, noms, raisons & actions, pour en recevoir le payement le plûtoft qu'ils pourront, & en faire ce que bon leur semblera dés à present. Et à cette fin ladite Marie leur a baillé & mis és mains presentement le bail à loyer qu'elle a fait d'iceux audit fermier pour six années qui expireront au jour saint Martin d'hyver, &c. moyennant la somme de, &c. par chacun an, passé pardevant, &c. lequel bail lesdits heritiers seront tenus entretenir pour le temps & aux charges & conditions y portées, ou autrement en indemniser par eux ladite Marie envers ledit fermier, & moyennant le contenu au present Contract les parties se sont mises & mettent hors de Cour & de procez, sans aucuns dépens, dommages ny interests de part & d'autre : car ainsi a esté convenu & accordé entre les parties, &c. *élection de domicile*, &c. Promettant, &c. obligeant, &c.

Quittance & subrogation en consequence du precedent Contract.

Fut presente ladite Marie veuve, &c. demeurante, &c. laquelle

a reconnu & confeſſé avoir eu & reçeu de, &c. heritiers, &c. par
les mains de Claude l'un d'iceux, à ce preſent & acceptant, la ſomme de huit cent livres, preſentement comptée, baillée & delivrée
en la preſence des Notaires ſouſſignez, en loüis d'or & d'argent,
le tout bon, &c. que leſdits heritiers avoient promis & s'eſtoient
obligez ſolidairement bailler & payer à ladite Marie dans ſix mois,
par Contract paſſé entr'eux pardevant les Notaires ſouſſignez le
jour ſaint Martin d'hyver dernier paſſé, pour les cauſes y contenuës : de laquelle ſomme de huit cent livres, ladite Marie ſe tient
contente & ſatisfaite, & en a quitté & quitte leſdits heritiers & tous
autres. A ce faire eſt intervenu Jacques, &c. Maçon demeurant,
&c. eſtant de preſent en cette ville de Paris, &c. lequel a reconnu & confeſſé avoir eu & receu de ladite Marie la ſomme de trois
cent livres preſentement par elle à luy comptée, baillée & delivrée
en la preſence des Notaires ſouſſignez, en loüis d'or & d'argent,
des deniers cy-deſſus par elle reçus deſdits heritiers, ledit payement de trois cent livres fait audit Jacques Maçon pour demeurer
quitte des ouvrages de maçonnerie & charpenterie par luy faits en
ladite maiſon mentionnée audit Contract d'acquiſition ſiſe, &c.
ſuivant l'obligation faite & paſſée par ladite Marie au profit dudit
Maçon, pardevant, &c. le　　　jour, &c. de laquelle ſomme de
trois cent livres ledit Jacques Maçon ſe tient content, & en quitte
ladite Marie & tous autres. Et à la requiſition deſdits heritiers ledit Maçon & ladite Marie ont ſubrogé & ſubrogent par ces preſentes, iceux heritiers aux droits, privileges & hypotheques que
ledit Maçon avoit ſur ladite maiſon, ſans toutefois aucune garantie ny recours quelconque de la part dudit Maçon, le tout pour
la plus grande ſureté deſdits heritiers, & garantie du delaiſſement
à eux fait par ladite Marie deſdites maiſon & heritages par ledit
Contract du　　　jour, &c. & aux fins de ladite ſubrogation, ledit Maçon a preſentement baillé & delivré auſdits heritiers ladite
obligation, eſtant en parchemin, du conſentement de ladite Marie, conſentant les parties que ſur ladite obligation il ſoit écrit &
fait mention en ſubſtance du contenu en ces preſentes, tant en
preſence qu'en abſence, ce qui ne ſervira avec ceſdites preſentes
que d'un meſme effet : declarant & affirmant ladite Marie que de
ſa part & de ſon fait leſdites maiſon & heritages n'ont eſté pendant
qu'elle en a eu la proprieté & jouïſſance, & ne ſont chargez, affectez ny hypothequez à aucunes dettes ny charges quelconques, &

en cas qu'il s'en trouve de sa part & de son fait , elle promet en acquitter & indemniser lesdits heritiers , & leur en fournir quittance & décharge valable à l'instant qu'elles paroistront , à peine de tous dépens , dommages & interests , sans neanmoins approuver par lesdits heritiers que ladite Marie ait pût charger ny hypothequer icelle maison & heritages : Car ainsi a esté accordé entre les parties. *Election de domicile* , &c.

Transaction pour raison de la tutelle ostée au pere , & de la renonciation à la communauté faite par ses enfans mineurs.

Furent presens Iacques , &c. pere , tuteur & legitime administrateur des enfans mineurs de luy & de deffunte Marie, &c. jadis sa femme, d'une part, Claude, &c. Oncle maternel & tuteur élû desdits enfans mineurs, d'autre part, & Jean & Nicolas, &c. aussi oncles maternels desdits mineurs , encore d'autre part: disans les parties qu'elles sont en procez en la Cour de Parlement, tant sur l'apel interjetté par ledit Jacques, de la Sentence donnée au nouveau Chastelet de Paris , le   jour , &c. sur l'avis des parens desdits Mineurs, portant ledit Claude avoir esté élû leur tuteur , que sur la renonciation faite le lendemain par ledit Claude pour sesdits mineurs à la communauté , qui a esté entre ledit Iacques & ladite deffunte Marie sa femme leur mere, ameublissement de la somme de six mille livres portée par leur Contract de mariage , rapport de la dot & partage demandé par lesdits Claude , Iean & Nicolas, oncles maternels desdits mineurs , & soûtenoit ledit Iacques que ladite pretenduë élection de tuteur estoit une entreprise desdits parens maternels, par la brigue & suscitation desdits Claude, Iean & Nicolas, & principalement dudit Iean , non seulement en haine du differend qu'ils ont eu , & ont pour raison de la succession de défunte Marguerite mere desdits Marie , Claude , Iean & Nicolas; mais principalement à dessein de faire ladite renonciation , afin d'avoir le maniement du bien desdits mineurs , & prendre le plus beau & le plus clair de la communauté , aneantir ledit ameublissement , & faire ledit rapport & partage , ce faisant ruiner tant ledit Iacques que sesdits enfans mineurs. Au contraire , disoient lesdits oncles & parens maternels, qu'ils avoient de grandes raisons d'empescher que ledit Iacques fût tuteur de ses enfans , afin d'éviter la perte & la dissipation de leurs biens ; dautant , en premier lieu , que son mauvais ménage & sa mauvaise conduite estoient connus , ayant eu des biens considerables de son costé , & qu'il a eu & recüeilli du cofté de fa femme plus de vingt mille livres en heritages, la plufpart defquels avoient efté vendus; que fon inventaire ne monte pas à douze mille livres, qui ne fuffifent pas à beaucoup prés pour le remploy des propres & reprifes defdits mineurs, que par le Contract de mariage defdits Iacques & Marie, a efté ftipulé, qu'elle & fes enfans pourront renoncer à la communauté ou l'accepter, & en cas de renonciation reprendre franchement & quittement tout ce qu'elle a apporté en mariage, ce qu'elle a mis en la communauté, & ce qui luy eft échû pendant ledit mariage, par fucceffion, donation, ou par quelque autre maniere que ce foit; que pour le profit defdits mineurs & conferver le refte de leur bien, il a fallu élire un autre tuteur que ledit Iacques leur pere, afin de renoncer à la communauté, & reprendre ledit bien, fuivant ledit Contract de mariage; dautant que fi ledit Jacques eut efté tuteur defdits enfans, il ne l'eut pas fait, & ainfi lefdits mineurs euffent perdu le refte qu'ils peuvent avoir pour lefdits remploy & reprifes: D'ailleurs, qu'il n'eut pas fait demande & contefté contre luy-mefme pour raifon des fix mille livres d'ameubliffement, à prendre fur les heritages de ladite Marie leur mere, portez audit Contract de mariage, lequel ameubliffement lefdits parens eftiment ne pouvoir fubfifter; mais doit eftre nul & revoqué, attendu le défaut d'omologation d'iceluy en Juftice, qui avoit efté expreffement ftipulé par ledit Contract de mariage; en forte qu'il eftoit entierement neceffaire d'élire un autre tuteur que ledit Jacques, pour conferver le peu de bien qui refte aufdits mineurs; & avoient encore lefdits Claude, Jean & Nicolas conclud qu'il fût ordonné avec lefdits Jacques & parens, que lefdits enfans rapporteront la maifon & heritages qui ont efté donnez à leur mere en mariage, pour eftre procedé au partage de tous les biens de la fucceffion de ladite deffunte Marguerite leur mere, & ayeule maternelle defdits mineurs, & que lefdits enfans ne pouvoient eftre receus à renoncer à la fucceffion de leurdite ayeule, & fe tenir à la donation faite à leur mere, attendu que ladite donation eftoit imparfaite, n'ayant pas efté infinuée au defir des Ordonnances. Repliqué par ledit Jacques, que ces dires font calomnies, & des pretextes contre la verité, dautant que lefdits oncles & parens maternels ne peuvent juftifier le mauvais ménage & mauvaife conduite dudit Jacques qu'ils ont avancé: Qu'il eft vray qu'il avoit quelque bien de fon

cofté , & qu'il en a eu auffi du cofté de fa deffunte femme pour
plus de vingt-cinq mille livres ; mais qu'ils fçavent bien les pertes
qu'il a fouffertes , tant par l'incendie & le vol qui luy a efté fait
dans fa maifon , qui eft un accident inopiné , auquel la femme
doit contribuer , que par les banqueroutes qu'on luy a faites , que
nonobftant ces pertes il n'eft pas vray qu'il ait vendu tous les heritages de fa deffunte femme , & qu'il n'en a vendu que pour dix
mille livres , dont il y en a fix mille qui luy appartiennent par le
moyen de l'ameubliffement ; de forte qu'il y en a encore pour dix
mille livres ou environ , qui confiftent en la maifon & heritages
fituez , &c. qui ne font ny alienez ny hypotequez à aucunes dettes : De plus , que fon inventaire montoit , les dettes paffives déduites , à plus de quinze mille livres franchement & quittement.
Pour le regard de la renonciation à la communauté , il eft vray
qu'elle eft accordée aux enfans ; mais qu'en cas de renonciation par
les enfans,il faut déduire & luy laiffer les fix mille livres à luy ameu-
blis par le Contract de mariage, que c'eft la raifon & ç'a efté l'intention des parties au Contract de mariage,& que c'eft une omiffion du
Notaire de n'avoir pas mis en la claufe de la reconciation & reprife ces mots , *à l'exception de l'ameubliffement* , qu'autrement , outre
l'injuftice il y auroit de la contrarieté,joint qu'il en faut venir à cette raifon neceffaire que l'on doit ameublir une partie du bien de la
future époufe , que quand il n'y a argent ny meubles on ameu-
blit des heritages , pour fupporter les frais des nopces , des meubles & des habits , & il ne feroit pas raifonnable que le mary fup-
portât tous ces frais , & que la femme ne fût point obligée d'y
contribuer en aucune façon. Quant à ce que lefdits parens maternels difent , que le Contract de mariage n'a point efté omologué
en Juftice , & qu'ainfi l'ameubliffement eft nul , dit ledit Jacques
que l'omologation n'eft qu'une formalité non neceffaire , & que le
Contract eft fuffifamment omologué , confirmé & autorifé quand
il a efté fait du confentement des pere & mere & des parens , &
cela ne fe refufe point en Juftice , la mention qui en eft faite dans
le Contract, & la conftitution de Procureur pour cét effet , eft un
ftile de Notaire. Pour ce qui regarde le rapport & partage demandé par lefdits Claude , Jean & Nicolas , dit ledit Jacques
qu'ils n'y font point recevables ; que lefdits enfans peuvent &
leur eft loifible de venir à partage avec leurs oncles , en rapportant les heritages en nature , & les prix de ceux vendus qu moins

prenans desdits prix , suivant la Coûtume , ou de renoncer à la succession : Ce faisant eux tenir à ce qui avoit esté donné à leur mere par leur ayeule en mariage, ce que lesdits enfans opteront en temps & lieu. Que lesdits Claude, Jean & Nicolas ne se peuvent prevaloir du défaut d'insinuation , que quoy que le Contract de mariage porte donation & consentement de faire insinuer dans les quatre mois, que ce n'est aussi que le stile des Notaires , & une forme non necessaire. Que l'heritage donné est en effet la dot & le fournissement du mariage qui fait partie & équipolle à partage, non sujet à insinuation. Que lesdits Claude, Jean & Nicolas ne disent point que la donation soit immense, & que leur légitime ne leur peut estre fournie ; de maniere qu'il se voit clairement que c'est une injure que luy a voulu faire ledit Jean, qui s'est servy & a abusé des noms & de la facilité des autres parens maternels , qui n'ont pas consideré la consequence dangereuse de cette entreprise, & la separation , éloignement , mépris & oubli entre le pere & les enfans, mesme la rüine desdits enfans, estans sous la tutelle dudit Claude, que ledit Jean a fait nommer tuteur à l'effet de gerer la tutelle sous son nom ; mais que desirant ledit Jacques remedier & prevenir le mal-heur qui peut suivre de cette entreprise, entretenir le respect & l'obeïssance que ses enfans luy doivent, & son amitié envers eux , les retenir & avoir les yeux sur leurs mœurs & sur leurs actions, & les instruire à la vertu ; & pour montrer à leurs parens maternels qu'il n'est pas déchû de tous biens & amis , il offre de leur bailler bonne & suffisante caution du bien desdits enfans, estimant que touché de l'amour paternel, & évitant l'abandon desdits enfans, son renom ny son trafic n'en seront point à mépriser : Surquoy & sur tous les articles & differends cy-dessus, les parties par l'avis de leurs Avocats & conseil ont fait & accordé ce qui ensuit : C'est à sçavoir que sous la caution de Charles à ce present, qui s'est soûmis & obligé à la conservation du bien desdits mineurs , & au reliqua du compte que ledit Jacques leur pere leur rendra, dont ledit Charles fait par ces presentes son propre fait & dette solidairement ; lesdits Claude, Jean & Nicolas & les autres parens desdits mineurs comparans susnommez, sont d'avis & ont consenti & accordé que ledit Jacques soit & demeure tuteur desdits mineurs ses enfans, pour regir & gouverner leurs personnes & biens, & pour subrogé tuteur ledit Claude, ce faisant iceluy Claude déchargé de la tutelle plus

qu'en

qu'en confequence de la renonciation faite par ledit Claude pour
lefdits mineurs, à la communauté d'entre ledit Jacques & ladite
deffunte Marie leur mere, & tout ce qui luy eft avenu & échû par
la fucceffion de ladite Marguerite leur ayeule, dont de tout, enfemble des fruits & revenus, ledit Jacques tiendra compte & recepte à fefdits enfans, diftraction toutefois préalablement faite au
profit dudit Jacques de la fomme de fix mille livres d'ameubliffement porté audit Contract de mariage, laquelle fomme appartiendra audit Jacques. Plus, que ledit Jacques pour fefdits enfans fe pourra
tenir à la dot de ladite deffunte Marie leur mere portée audit Contract de mariage; en faifant renoncer à la fucceffion de ladite deffunte Marguerite leur ayeule, ou bien venir à ladite fucceffion, &
faire partage d'icelle avec leurs oncles, en rapportant ou moins prenant fuivant la Coûtume. Et au moyen de ce, lefdits Claude, Jean
& Nicolas ne pourront plus alleguer, ny fe prévaloir defdits pretendus defauts d'omologation & infinuation, & font les parties
hors de Cour & de procez. Promettans lefdites parties entretenir
le contenu au prefent Contract fous l'obligation de leurs biens, &
pour la plus grande fureté & validité d'iceluy; ils ont confenti qu'il
foit omologué & authorifé en la Cour de Parlement, pour eftre
entretenu & executé felon fa forme & teneur. Et pour ce faire ils
ont conftitué leur Procureur, le porteur, &c. Car ainfi, &c.

*Tranfaction fur la refcifion d'une Tranfaction faite entre
le tuteur & le mineur, &c.*

Furent prefens Jacques, &c. d'une part & Claude, &c. d'autre :
Difans que le   jour de   1679. ils auroient paffé une
tranfaction enfemble pour raifon de la tuition & adminiftration
que ledit Jacques avoit euë de la perfonne & des biens dudit Claude, par laquelle ledit Claude auroit déchargé ledit Jacques de la
reddition de fon compte, mefme ratifié & confirmé l'adjudication
par decret faite audit Jacques d'une maifon qui appartenoit audit
Claude fur luy faifie, le tout moyennant la fomme de deux mille
livres que ledit Jacques luy auroit payée, contre laquelle tranfaction
ledit Claude auroit obtenu lettres Royaux de récifion le   jour,
&c. fondées fur ce que ledit Claude n'avoit eu connoiffance de ce
fur quoy il avoit tranfigé, fçavoir de la recepte & dépenfe que ledit Jacques avoit faite pour luy comme & en qualité de fon tuteur,
dont il n'avoit jamais rien veu par écrit, qu'il y avoit du dol, en

ce que le tuteur sçavoit s'il devoit ou s'il luy estoit dû, & combien
il devoit, ce qui n'estoit pas en la connoissance du mineur. Aprés
que ledit Jacques n'a pû ny dû se rendre adjudicataire de la maison
dudit Claude, que c'est peut-estre luy qui en a poursuivi les criées
& le decret indirectement sous le nom d'autruy ; afin de s'approprier
cette maison : & oûtre que par ledit decret & ordre ledit Claude
a veu que ledit Jacques a fait entrer au prix d'iceluy une somme
de deux mille livres, dont il avoit pris cession d'un pretendu creancier de son pere, qu'il est bien aisé à un tuteur de mauvaise con-
science, qui s'est saisi des titres & papiers de son pupille, de trouver des creanciers desquels il prendra cession pour peu de chose ;
qu'en cas moins favorable les pactions faites au profit des Officiers
de droits, & procez pendans en leurs Jurisdictions sont reprouvées,
qu'il y va de l'interest public, il y a du dol, que si la dette est deuë,
il la doit acquitter pour son mineur, & non pas en prendre cession
pour en profiter à son prejudice ; qu'il est constant que tout tuteur
& autres personnes qui ont manié le bien & fait les affaires d'autruy, en doivent rendre compte par détail ; que si ledit Jacques
eût ainsi dressé son compte, il y eut employé tout ce qu'il a reçeu,
dépensé & geré, & ledit Claude eut veu & examiné chaque article & les eut accordez ou debattus selon raison, & n'eut pas alloüé
cette somme de deux mille livres, concluoit par lesdites lettres, joint
qu'il estoit dans le temps de restitution, que ladite transaction fût
cassée & rescindée, & les parties remises en pareil état qu'elles
estoient auparavant icelle. A quoy de la part dudit Jacques estoit
allegué la faveur des transactions que l'Ordonnance, rejette toute
lezion, & n'a donné qu'un seul moyen de les retracter, sçavoir
quand elles sont faites par le dol d'une des parties. Or il soûtient
qu'il ne se trouvera nul dol ny mauvaise foy de sa part, qu'il faut
considerer qu'il a transigé avec un majeur âgé de trente ans, qu'il
ne s'agit que de fruits & de meubles, dont la libre & entiere disposition appartient au majeur, bien que le tuteur dût par la reddition de son compte, l'oyant luy a pû remettre & donner, que par
la transaction il se voit que ledit Claude n'a pas eu dessein de compter, afin d'eviter aux debats, procez & frais, que comme le tuteur ne seroit pas recevable à se departir de la transaction pour a-
voir accordé plus qu'il n'eût dû par l'issuë du compte, par mesme
raison la partie adverse majeur est mal fondé sous pretexte de lezion de vouloir se departir de ladite transaction. Quant à l'adjudi-

cation par decret de ladite maison , ledit Jacques dit que ledit Claude a tort de l'accuser d'intelligence, qu'il se verra par les procedures, par les poursuites & subrogations aux criées de trois creanciers legitimes, les remises & delais, enfin que si ledit Jacques n'eût enchéri, ladite maison eût esté adjugée à vil prix, soûtenant qu'il n'y a aucun vice ny dol ; neanmoins qu'il offroit rendre ladite maison audit Claude sans fraude , en le remboursant du prix principal & interests d'iceluy, à raison de l'Ordonnance, au lieu du loyer & de ses ameliorations , frais & loyaux coufts ; & pour le regard de la cession qu'il avoit euë de cette somme de deux mille livres, dit que la raison en est, que le creancier d'icelle estoit le plus rigoureux, & s'il ne l'eût fait , que ladite maison eut esté dessors venduë à vil prix , que la dette estoit legitimement deuë , que ledit Claude n'avoit aucun interest , ou que son tuteur , ou un étranger fût son creancier, joint qu'il n'avoit aucuns deniers à luy, au contraire : Sur lesquelles contestations les parties estoient en état d'entrer en grands procez , pour lesquels terminer & juger à l'amiable & entretenir la paix comme leur proximité le requiert , elles auroient nommé & convenu de nobles hommes , &c. leurs Avocats pour Arbitres & amiables Compositeurs par compromis passé entr'eux le , &c. sur les peines y contenuës; de l'avis desquels Arbitres elles ont fait & transigé & accordé ce qui ensuit: C'est à sçavoir que lesdites parties en consequence desdites lettres de rescision , se sont desistées & departies par ces presentes de ladite transaction sus-dattée , consentent & accordent qu'elle soit & demeure nulle comme non faite ny avenuë , ce faisant sera ledit Jacques tenu & a promis presenter dans un mois le compte de la tuition , regime & administration qu'il a euë de la personne & biens dudit Claude, depuis qu'il a esté éleu son tuteur jusques au temps que ladite charge a esté finie , & iceluy compte rendre & examiner incessamment pardevant lesdits sieurs Arbitres, par l'avis & jugement desquels & du tiers suivant ledit compromis lesdites parties passeront pour la decision dés debats qui se pourront former sur les articles dudit compte , sur les peines contenuës audit compromis, auquel compte ledit Jacques couchera en dépense ladite somme de deux mille livres payée audit Claude par ladite transaction , qui luy sera alloüée ; comme aussi ledit Claude a ratifié par ces presentes ladite adjudication par decret faite audit Jacques de ladite maison, consent qu'elle ait lieu, tienne & sorte son plein & entier effet ; ce faisant que ledit Jacques

M m m ij

jouïſſe, faſſe & diſpoſe, ſes hoirs & ayans cauſe d'icelle maiſon comme de choſe leur appartenant, & que ſur le prix d'icelle ladite ſomme de deux mille livres à luy cedée luy ſoit entierement déduite & entrée audit prix: Car ainſi, &c.

Tranſaction pour raiſon d'un droit de relief, ou rachat feodal d'une terre noble.

Furent preſens Meſſire Pierre Chevalier Seigneur du Parc, &c. d'une part, & Nicolas, Eſcuyer Seigneur du Puis, &c. d'autre part : Diſans les parties que par le deceds de deffunt Claude vivant Eſcuyer Seigneur dudit fief du Puis, oncle maternel dudit Nicolas, & par le partage fait de ſes biens entre ſes heritiers ſeroit avenu & échû audit Nicolas ledit Fief & Seigneurie du Puis, relevant en plein fief, foy & hommage de ladite Seigneurie du Parc, à cauſe de laquelle mutation eſt dû au Seigneur du Parc, droit de relief ou rachat, qui conſiſte aux fruits & revenus d'une année ſuivant la Coûtume du lieu, & entendoit ledit ſieur du Parc prendre & lever la dépouïlle & les droits du Fief du Puis, la preſente année, offrant de rembourſer le Fermier de ſes labours & ſemences. A quoy diſoit ledit Nicolas que la demande dudit Meſſire Pierre n'eſtoit pas, ſauf correction, raiſonnable pour pluſieurs raiſons, ſçavoir que la Coûtume qui a accordé ce profit de fief au Seigneur dominant, n'a eu intention d'empeſcher la libre diſpoſition aux vaſſaux de leurs Terres, & de les affermer, que la plus grande partie dudit fief du Puis eſtoit baillée à un Fermier, lequel s'il eſtoit depoſſedé pretendroit de grands dommages & intereſts contre luy, à cauſe de la fertilité de la preſente année, qui le peut recompenſer de la ſterilité des autres precedentes, ſoûtenoit que ledit Meſſire Pierre devoit ſe contenter de prendre la redevance deuë par le Fermier ſuivant le bail, que pour le regard du ſurplus dudit fief il conſiſtoit en une piece de terre, bois taillis, prez & étangs à poiſſon, étant autour de la maiſon dudit fief, le tout retenu & exploité par ledit ſieur Nicolas par ſes mains, offroit laiſſer audit Meſſire Pierre la recolte de ladite terre, prez & lieux pour la ſerrer ; & quant à la maiſon, bois & eſtangs à poiſſon luy payer la valeur du revenu d'une année, ſuivant l'eſtimation ſur le pied & à proportion du croiſt dudit bois & étangs, ſi mieux n'aimoit ledit ſieur prendre pour tout ledit ſurplus la ſomme de cinq cent livres qui eſtoit plus que ſon droit ne pouvoit monter. Repliqué par ledit Messire Pierre que le bail à ferme estoit fait en fraude de ses droits, sur l'intention que ledit deffunt avoit de vendre son fief, qu'en effet il avoit desiré plusieurs fois de composer des droits de ladite vente avec ledit Messire Pierre. Soûtenu au contraire par ledit sieur Nicolas, que le bail avoit esté fait de bonne foy, non suspect de fraude fait par ledit deffunt Claude, qui ne pensoit aucunement à cette mutation, & que pour luy il n'a jamais eu connoissance qu'il eût eu dessein de vendre ledit fief ; mais qu'en tout cas ledit Seigneur Pierre ne devoit pas profiter de la fertilité de la presente année ; sur lesquelles contestations seroit intervenu Sentence du Bailly de , &c. du   jour ; &c. par laquelle auroit esté ordonné que prisée & evaluation seroit faite par gens à ce connoissans dont les parties conviendroient, d'une année commune de six, du revenu de tout ledit fief, & la valeur d'icelle payée audit Seigneur du Parc pour son droit de relief sans dépens. En execution de laquelle Sentence les parties auroient convenu d'Experts de part & d'autre, mais prevoyans nouveaux differends sur ladite prisée & suite d'icelle, elles ont par l'avis de leur conseil afin de conserver la paix & bonne intelligence, traité & accordé ainsi qu'il ensuit, sçavoir que ledit sieur du Puis a remis & quitté, remet & quitte par ces presentes audit Nicolas, ledit droit de rachat ou relief à luy appartenant de la mutation cy-dessus dudit fief du Puis avenu audit sieur Nicolas par le deceds & succession dudit deffunt Claude son oncle, & par le partage fait avec ses coheritiers, tant de ce qui est baillé à ferme par le bail sus-datté, que de ce qui est exploité par les mains dudit sieur Nicolas, & de tout ce qui dépend dudit fief, le tout pour & moyennant la somme de quinze cent livres, qui est le prix dudit bail, laquelle somme ledit sieur Pierre prendra & recevra par mains dudit fermier au jour saint Martin d'hyver prochain, & que ledit Nicolas promet luy garantir & faire valoir, & outre la somme de sept cent livres pour ce qui est retenu & exploité par les mains dudit sieur Nicolas, & pour tout le surplus dudit fief, laquelle somme de sept cent livres a esté payée comptant audit sieur Pierre, laquelle luy a esté comptée, &c. & par ce moyen demeurent les parties hors de Cour & de procés sans dépens, dommages & interests de part & d'autre, &c.

M m m iij

CHAPITRE VI.

Des Actes concernans les Benefices.

AVant que de donner la maniere comment se font les actes concernans les Benefices, il est à propos d'exposer sommairement les principaux points de cette matiere.

Benefice Ecclesiastique est une certaine portion du bien de l'Eglise, assignée à un Ecclesiastique, pour en joüir sa vie durant, pour retribution du service qu'il rend ou doit rendre à l'Eglise, dans la fonction & le ministere auquel il est appellé.

Il y a plusieurs sortes de benefices Ecclesiastiques.

Premierement les uns sont simples ou ont charge d'ames.

En second lieu les Benefices sont seculiers ou reguliers.

En troisiéme lieu ils se divisent en consistoriaux & non consistoriaux.

En quatriéme lieu ils sont electifs ou collatifs : les collatifs dependent du collateur ordinaire, ou sont en patronage.

Les Benefices ayans charge d'ames sont les Archevêchez, Evêchez, Cures, Abbayes & Prieurez conventuels.

Les Benefices qui n'ont point charge d'ames, sont les Chanoinies, les Chapelles, & les Prieurez non conventuels.

Les Benefices seculiers sont ceux qui ne peuvent estre possedez que par des seculiers. Les Benefices reguliers sont ceux qui sont affectez aux personnes qui ont fait profession dans quelque Ordre de Religieux, comme les Abbayes, les Prieurez conventuels, les Offices Claustraux : de sorte que les Religieux d'un Ordre ne peuvent point posseder les Benefices dependans d'un autre Ordre ; ainsi les Religieux de l'Ordre de saint Benoist ne peuvent posseder ceux qui dépendent de l'Ordre de saint Augustin, d'où il s'ensuit que pour pouvoir estre pourveu d'un Benefice Regulier, il faut estre Religieux profez de l'Ordre dont dépend le Benefice ; & les Collateurs ne les peuvent conferer qu'à des Religieux profez dudit Ordre.

Neanmoins les seculiers peuvent estre pourveus de Benefices Reguliers, au cas qu'ils leur soient donnez en commande, comme sont les Abbayes & Prieurez conventuels ; & il n'y a que le Pape feul qui puiffe donner des provifions de tels Benefices en commande, parce qu'il n'y a que luy qui puiffe difpenfer de la regle, *Regularia Regularibus, fæcularia Sæcularibus.*

Les Benefices confiftoriaux font les Archevêchez, Evêchez & Abbayes, lefquels eftoient autrefois electifs ; mais par le Concordat ils ont ceffé d'eftre électifs, ils font feulement conferez par le Pape fur la nomination du Roy. Ils font appellez Confiftoriaux, parce qu'on n'en expedie point de provifions, qu'elles n'ayent efté propofées & refoluës au Confiftoire, c'eft à dire en l'affemblée des Cardinaux où le Pape prefide.

Les Benefices électifs font ceux aufquels on pourvoit par élection, comme les Benefices qui dépendent d'un Ordre, & qui font donnez à un de l'Ordre par élection ; comme des Cures & des Prieurez conventuels, & des Abbayes Regulieres.

Les Benefices collatifs font ceux qui font conferez par un collateur à qui bon luy femble, en cas de vacance, pourveu que ce foit à perfonnes qui ayent les capacitez requifes.

Les Benefices qui font en Patronage, ce font ceux que les collateurs ne peuvent conferer qu'à ceux qui leur font prefentez par les Patrons, pourveu qu'ils ayent les qualitez & capacitez requifes.

Il y a trois qualitez requifes pour poffeder un Benefice, fçavoir l'Ordre, l'âge & le degré.

Il y a cinq degrez dans les Ordres, fçavoir la Tonfure, les quatre Mineurs, le Soufdiaconat, le Diaconat & la Prêtrife.

Il fuffit d'avoir la Tonfure pour pouvoir eftre pourveu d'un Benefice, mais fi c'eft une Cure il fuffit de pouvoir eftre promeu à la Prêtrife dans l'an, à compter du jour de la provifion.

Quant à l'âge requis pour poffeder un Benefice, ils font differents fuivant la diverfité des Benefices, car

I. Pour les Archevefchez & Evefchez il faut avoir 27. ans.

II. Pour les Cures & les dignitez ayans charge d'ames, 24. ans accomplis & vingt-cinq commencez.

III. Pour les Abbayes & Prieurez conventuels 23. ans.

IV. Pour les Dignitez qui n'ont point charge d'ames 20. ans.

V. Pour les Prebendes des Eglifes Cathedrales 14. ans.

VI. Pour les Prebendes des Eglifes Collegiales 10. ans.

VII. Pour les fimples Chapelles fept ans.

Pour pouvoir eftre pourveu de Benefices il n'eft pas neceffaire d'eftre Gradué fi ce n'eft pour les Benefices qui vaquent aux mois affectez aux Graduez, ou pour de certains Benefices, scavoir pour les Cures des Villes & lieux murez, lesquels ne peuvent estre conferées qu'à des Graduez, ou au moins à ceux qui ont leur *quinquennium*, c'est à dire qu'ils soient Maistres és Arts & qu'ils ayent fait leurs trois années de Theologie. Par l'Edit de l'an 1606. on ne peut estre pourveu d'aucune Dignité dans une Eglise Cathedrale, ou de la premiere Dignité dans une Eglise Collegiale, qu'on ne soit Gradué en Theologie ou en Droit Canonique.

Les Prebendes Theologales ne peuvent estre conferées qu'à des Docteurs en Theologie.

Pour posseder un Benefice avec juste titre il faut avoir des provisions de celuy qui a droit de le conferer, & qui l'a conferé dans le temps qu'il le pouvoit faire, scavoir pendant la vacance du Benefice.

Un Benefice est vaquant par plusieurs causes.

Premierement par la mort naturelle du Titulaire.

En second lieu par sa demission ou resignation pure & simple, entre les mains du Collateur, pour en disposer par le Collateur en faveur de qui il voudra.

En troisiéme lieu par resignation en faveur d'un particulier entre les mains du Pape; & par le moyen d'icelle le Pape est absolument obligé de conferer le Benefice à celuy en faveur duquel la resignation a esté faite, autrement les provisions qu'il donneroit à un autre seroient nulles.

En quatriéme lieu par permutation, ce qui arrive quand deux Beneficiers resignent respectivement leurs Benefices en faveur l'un de l'autre pour cause de permutation Canonique. Que si un des permutans est evincé du Benefice qui luy a esté donné en permutation, il a droit de reprendre le sien. Les Evesques peuvent admettre les permutations sans qu'il soit besoin de recourir au Pape.

Par l'art. 13. de la declaration du Roy sur l'Edit du Controle du mois d'Octobre 1646. verifié au Parlement au mois d'Aoust 1649. il n'est requis autre chose pour la validité des permutations, sinon qu'elles soient admises & les provisions insinuées au Greffe des insinuations Ecclesiastiques, avant le deceds de l'un des copermutans.

En sixiéme lieu par la profession Monachale du Titulaire d'un Benefice seculier; car en ce cas le Benefice est vacant & impetrable.

En septiéme lieu par le mariage contracté par le Titulaire, auquel cas le Benefice est aussi vacant & impetrable. Dans ce cas & dans

le

le precedent, le Titulaire ne peut plus resigner son Benefice, & il est vacant *ipso jure.*

En huitiéme lieu par incompatibilité ; quand le Titulaire d'un Benefice est pourveu d'un autre Benefice qui soit incompatible avec le premier, en ce cas le premier est vacquant, s'il ne s'en defait dans l'an.

Tous les Benefices ayant charge d'ames & qui requierent residence, sont incompatibles.

En neuviéme lieu par l'inhabilité du possesseur, comme s'il est étranger ou bastard ; car les étrangers sont incapables de posseder des Benefices dans ce Royaume par les Ordonnances Royaux, à moins qu'ils ne soient naturalisez : & les bastards en sont pareillement incapables par la disposition du droit Canonique, à moins qu'ils n'obtiennent dispense du Pape ; toutefois pour de simples Chapelles il n'est pas besoin de dispense du Pape pour les bastards.

En dixiéme lieu par l'irregularité & indignité du possesseur, comme quand il a commis quelque crime qui fasse vacquer le Benefice de plein droit, comme sont les crimes de leze-Majesté divine & humaine, l'homicide, la sodomie, l'heresie, la simonie, la confidence. Il y a encore d'autres cas ausquels un Beneficier fait vacquer son Benefice par son indignité, comme s'il porte les armes, ou s'il exerce quelque art infame, comme de Comedien : s'il a gardé ou fait garder le corps d'un deffunt pour avoir le temps de courir un Benefice ; car l'ayant obtenu par ce moyen il est impetrable : ou s'il avoit obtenu en Cour de Rome un Benefice avant la mort du Titulaire comme vacquant par mort.

En onziéme lieu quand le Benefice est abandonné par le Titulaire, ou qu'ayant des provisions il les ait gardées sans en prendre possession.

Touchant la collation des Benefices il faut observer, qu'il y a difference entre Collateur, Patron & Presentateur.

Le Collateur est ordinairement l'Evesque Diocesain ; neanmoins le Pape comme Ordinaire des Ordinaires, a droit de prevention sur tous les Collateurs, & les ayant prevenus, ses provisions l'emportent sur celles des Ordinaires.

Les Collations des Ordinaires doivent estre redigées par écrit, & les lettres qui en sont expediées, doivent estre attestées par deux témoins, dont les noms doivent estre inserez dans lesdites lettres ; mais il faut que ces témoins ne soient point parens ny domestiques

N n n

de l'Evefque ou autre Collateur, ny de celuy en faveur de qui la collation eft faite.

Il y a des Chapitres qui conferent auffi plufieurs Benefices, & dans certains tous les Chanoines conjointement conferent les Benefices dépendans de leur collation : il y en a d'autres où chaque Chanoine donne à fon tour les Benefices qui tombent dans fa femaine, en nommant & prefentant au Chapitre celuy qu'il veut gratifier, & fur fa nomination le Chapitre fait expedier des provifions.

Il faut obferver en ce lieu, que les Collateurs font obligez abfolument en trois cas de conferer les Benefices à ceux qui leur demandent des provifions.

Le premier eft, quand la refignation eft faite en faveur d'un particulier, parce qu'en ce cas le Pape qui peut feul admettre ces fortes de refignations, eft neceffairement obligé de conferer à celuy en faveur duquel la refignation eft faite ; autrement fes provifions feroient nulles.

Le deuxiéme eft quand la refignation eft faite pour caufe de permutation ; parce qu'en ce cas le Collateur qui admet la refignation, foit le Pape ou l'Evefque, eft abfolument obligé de conferer au copermutant en faveur duquel elle eft faite.

Le troifiéme eft quand les Benefices font requis en vertu de graces expectatives, ou de prefentations des Patrons.

Il y a deux fortes de graces expectatives dans le Royaume qui font celles des Indultaires, & celles des Graduez, dont il fera parlé cy-aprés.

Droit de prefentation eft le droit de nommer à l'Evefque ou à un autre Collateur, une perfonne pour eftre par luy pourveuë d'un Benefice vacant fur la nomination du Patron.

Droit de patronage eft un droit qui appartient à ceux qui ont fondé ou doté les Eglifes, par lequel ils peuvent prefenter aux Benefices qui ont efté par eux fondez, quand ils viennent à vaquer.

Il y a cette difference entre le Patron & le Prefentateur, que le Patron eft Prefentateur, & non pas au contraire, dautant qu'il y a des benefices annexez à des Corps & Colleges Ecclefiaftiques, qui ont droit de prefentation, quoy-qu'ils ne foient point Patrons.

L'Evefque ou autre Collateur eft abfolument obligé de donner des provifions à celuy qui eft nommé par le Patron.

Il y a deux fortes de Patrons, fçavoir les Ecclefiaftiques & les Laïques.

Les Ecclefiaftiques font ceux qui ont droit de Patronage, à caufe de quelque Benefice dont ils font pourveus.

Les Patrons Laïques font ceux qui poffedent ce droit de leur chef comme attaché à leur famille, ou à quelque.Terre & Seigneurie qui leur appartient.

Les Patrons font obligez de prefenter dans certain temps, fça-voir les Ecclefiaftiques dans fix mois, & les Laïques dans quatre.

Le Patron ne fe peut pas prefenter foy-mefme, mais il peut pre-fenter toute autre perfonne, mefme fon fils.

Si le droit de Patronage appartient à un Ecclefiaftique & à un Laïque, le temps pour prefenter eft de fix mois.

Le temps de fix mois ou de quatre mois commence dés que le Benefice vaque de droit ou de fait.

L'Indult eft une grace expectative qui eft accordée à Monfieur le Chancelier, à Meffieurs les Prefidens du Parlement, les Mai-ftres des Requeftes, les Confeillers, Greffiers & Secretaires de la Cour, par le Pape Eugene IV. confirmée par Paul III. pour eftre chacun d'eux une fois en fa vie pourveu d'un Benefice fur la no-mination du Roy par le Collateur, auquel la nomination du Roy eft accordée.

Ceux qui ont droit d'Indult quoy-que mariez, peuvent nom-mer une autre perfonne en leur place. Un Collateur ne peut eftre obligé de fatisfaire qu'à un Indultaire; en forte que pour donner ou-verture à un nouvel Indultaire, il faut qu'il y ait changement de Ti-tulaire en l'Evefché ou Abbaye fur laquelle eft faite la nomination.

Les Indultaires venans en concurrence avec les Graduez, font preferez, parce que le droit des Indultaires eft plus ancien que ce-luy des Graduez.

Le Pape peut ufer de prevention au prejudice des Indultaires qui ont infinué leurs nominations aux Collateurs, pourveu que les cho-fes foient entieres, c'eft à dire, avant que les Indultaires ayent re-quis à l'Ordinaire le Benefice vaquant.

L'Indultaire pour obtenir un Benefice par le moyen de fon Indult, doit obtenir fes lettres de nomination du Roy, les faire enregiftrer au Parlement, infinuer & notifier au Collateur ou Patron, fur le-quel il eft nommé, auquel en doit eftre baillé copie. Enfuite s'il vient à vaquer un Benefice dépendant du Collateur fur lequel l'Indultaire eft nommé, l'Indultaire doit requerir dans les fix mois, & en cas de refus par ledit Collateur , il doit s'en faire pourvoir par l'un des Executeurs de l'Indult.

Par les Concordats arrestez au dernier Concile de Latran , les Benefices qui vaquent aux mois d'Avril & d'Octobre , sont affectez aux Graduez simples , & Janvier & Juillet aux Graduez nommez, & les Collateurs sont obligez de leur conferer les Benefices.

Tous Benefices sont sujets au droit des Graduez, excepté les Confistoriaux , les électifs & confirmatifs , & ceux qui sont à la nomination du Roy. Il faut aussi excepter les Dignitez des Eglises Cathedrales par l'Edit de l'an 1606.

Les Graduez sont ceux qui ont obtenu des degrez dans une Université : Ces degrez sont celuy de Maistre és Arts , ceux de Bachelier , Licentié , ou Docteur dans les Facultez superieures , qui sont la Theologie , le Droit & la Medecine.

On distingue deux sortes de Graduez, sçavoir les Graduez simples , & les Graduez nommez.

Les Graduez simples sont ceux qui n'ont que les Lettres de leurs degrez , avec attestation du temps d'étude. Et les Graduez nommez sont ceux qui outre cela ont des lettres de nomination , par lesquelles l'Université en laquelle ils sont Graduez, les presente aux Collateurs & Patrons pour estre pourveus des Benefices qui viendront à vaquer aux mois qui leur sont affectez.

L'attestation du temps d'étude sont Lettres Patentes de l'Université signées du Greffier & seellées du sceau de ladite Université , par lesquelles elle certifie que celuy à qui elles sont données , a étudié autant de temps qu'il est requis par le Concordat, pour acquerir le degré qu'il a obtenu.

Quand un Benefice vaque au mois d'Avril , ou au mois d'Octobre, les Collateurs ou Patrons ne sont pas obligez de le conferer au plus ancien Gradué , ou à celuy qui a un degré plus haut , mais ils peuvent en gratifier tels des Graduez simples que bon leur semble, en sorte qu'ils peuvent preferer le dernier & le moins qualifié , au plus ancien & plus qualifié , pourveu toutefois que celuy qu'ils gratifieront ait fait les insinuations & renovations telles qu'elles sont requises , c'est pourquoy on appelle ces deux mois , mois de faveur.

Le Gradué qui a ses lettres de degrez , attestation & nomination, doit faire insinuer & bailler copie au Collateur ou Patron , sur lequel il est nommé, de ses lettres de degrez, de temps d'étude & nomination une fois seulement, & enfuite tous les ans au temps de Carefme il doit renoüveler l'infinuation de fes noms & furnoms,

Mais les Collateurs & Patrons font tenus de conferer les Benefices qui vaquent aux mois de Janvier & de Juillet aux plus anciens Graduez, & fans qu'ils puiffent choifir, c'eft pourquoy ces mois font appellez mois de rigueur.

Que fi plufieurs Graduez font nommez d'une mefme année, celuy qui fera le plus digne fera preferé; de forte que les Docteurs, Licentiez ou Bacheliers en Theologie, font preferez aux Docteurs en Droit Canonique, ou Civil, ou en Medecine, & les Bacheliers en Droit Canonique ou en droit Civil, font preferez aux Maiftres és Arts. Pareillement les Docteurs en Droit font preferez aux Docteurs en Medecine; & mefme les Docteurs en Droit Canonique font preferez aux Docteurs en Droit Civil; & les Bacheliers en Droit Canonique aux Bacheliers en Droit Civil.

Les Graduez tant fimples que nommez font obligez de requerir les Benefices qui ont vaqué dans les fix mois, à compter du jour de la vacance; neanmoins fi durant ces fix mois le Pape y avoit pourveu avant qu'un Gradué eut requis, la provifion du Pape feroit bonne & valable, parce qu'il peut prevenir les Graduez auffi bien que les Indultaires. Mais un Gradué peut empefcher la prevention du Pape en faifant fa requifition au Collateur ou Patron; & fi le Collateur ou Patron le refufoit, le refus qu'il luy feroit, lieroit les mains au Pape, de forte qu'il ne pourroit conferer le Benefice par luy requis à fon prejudice.

Les Regens qui ont regenté en l'Univerfité de Paris font preferez aux autres Graduez, pourveu qu'ils ayent regenté fept ans continuels en un College celebre, c'eft à dire dans un College de plein exercice. Et ce privilege leur donne preference à tous autres Graduez, à l'exception feulement des Docteurs en Theologie de l'Univerfité de Paris.

L'indignité & incapacité de celuy qui eft pourveu d'un Benefice, donne lieu au devolut: Or le devolut eft la provifion d'un Benefice obtenuë du Pape, ou de l'Ordinaire, fondée fur defaut, ou nullité de titres, inhabilité ou incapacité en la perfonne du poffeffeur.

Le defaut de titres eft quand quelqu'un fe met & s'ingere en la poffeffion d'un Benefice fans aucune provifion Canonique, ou du moins qui foit apparente.

N nn iij

Il y a deux sortes d'incapacitez & inhabilitez qui donnent lieu au devolut ; les unes rendent nulle la provision dans son principe, les autres surviennent & annullent les provisions qui estoient valables dans leur commencement.

Celles qui annullent les provisions dans leur principe, sont celles qui sont inherentes à la personne du Beneficier, lorsqu'il est pourveu d'un Benefice, comme si c'estoit un Laïque non Tonsuré, & par consequent incapable de posseder aucun Benefice.

S'il estoit étranger non naturalisé.

S'il estoit bastard non legitimé par subsequent mariage, ou qui n'eut obtenu dispense à l'effet de posseder des Benefices.

S'il n'avoit l'âge requis pour posseder le Benefice dont il seroit pourveu.

S'il estoit marié.

S'il estoit irregulier, ce qui arrive par plusieurs causes.

Il y a de deux sortes d'incapacitez & inhabilitez qui arrivent & surviennent au possesseur d'un Benefice depuis ses provisions, comme sont les crimes & les delits qu'il commet, qui le rendent irregulier, & font vaquer son Benefice de plein droit, & les autres qui le rendent irregulier aprés les jugemens, qui declarent impetrables les benefices que possede le Beneficier.

Pareillement quand un Titulaire se marie, ou qu'il est pourveu d'un nouveau Benefice, incompatible avec celuy qu'il possede, en ces cas il devient incapable & inhabile.

Celuy qui est pourveu d'un Benefice par mort, par resignation, ou par quelque autre cause de vacance que ce soit, doit en prendre possession. Cette possession se peut prendre par Procureur fondé de procuration speciale pour cét effet, à moins qu'il n'ait obtenu ses provisions en Regale.

Le pourveu d'un Benefice peut prendre possession en vertu de toutes sortes de provisions, si elles sont données par le Collateur ordinaire, mais si elles sont obtenuës en Cour de Rome, il faut distinguer entre les provisions qui sont expediées *in forma gratiosa*, & celles qui sont expediées *in forma dignum*. On peut prendre possession en vertu de celles qui sont expediées *in forma gratiosa*, mais avant que de pouvoir prendre possession en vertu de celles qui sont expediées *in forma dignum*, il faut obtenir le *Visa* de l'Evesque Diocesain, suivant l'article 12. de l'Ordonnance de Blois, & l'article 14. de l'Edit de Melun.

Les provifions expediées *in forma gratiofa*, font celles qui font données par le Pape fur l'atteſtation des vie & mœurs de l'impetrant, par laquelle il eſt informé de fa fuffifance & de fa capacité : Mais les provifions expediées *in forma dignum*, font celles par leſquelles le Pape pourvoit l'impetrant, à condition qu'il foit trouvé capable par l'Eveſque du Diocefe où le Benefice eſt fitué, auquel il le renvoye pour eſtre examiné. De forte que fi l'impetrant eſtoit trouvé indigne ou incapable par l'Eveſque, ou par les Grands Vicaires, ils le pourroient rejetter, fans avoir égard à fes provifions de Cour de Rome.

Le *Vifa* font des lettres d'attache de l'Eveſque ou de fon Grand Vicaire, par leſquelles executant les provifions de Cour de Rome, il confere à l'impetrant le Benefice qui y eſt mentionné, aprés l'avoir examiné & trouvé capable.

Celuy qui eſt pourveu d'un Benefice doit en prendre poffeffion dans les trois ans, s'il eſt pourveu par mort ou par refignation, fuivant l'article 14. de la Declaration de l'an 1646. fur l'Edit du Contrôle ; & dans l'an s'il eſt devolutaire, fuivant l'art. 15. de ladite Declaration. Ce qui s'entend neanmoins lorfque le refignant eſt vivant, car tant que le refignant eſt vivant, le refignataire peut prendre poffeffion, pourveu que ce foit dans les trois ans, aprés lefquels les provifions font nulles. Mais fi le Refignant meurt aprés les fix mois, à compter de la datte des provifions du refignataire, fans avoir eſté depoffedé par ledit refignataire, le Benefice vaque par mort, fuivant la regle *de publicandis*, comme s'il n'avoit point eſté refigné ; & c'eſt pourquoy on dit que le refignataire eſt obligé de prendre poffeffion dans les fix mois.

La poffeffion eſtant prife il faut faire infinuer les provifions de l'acte de prife de poffeffion au Greffe des Infinuations Ecclefiaſtiques, dans le mois, à compter du jour de la prife de poffeffion.

La Regale eſt un droit de fouveraineté, par lequel le Roy jouït des fruits des Archeveſchez ou Eveſchez de fon Royaume pendant la vacance, & jufqu'à ce que le nouvel Eveſque ou Archeveſque, luy ait prété le ferment de fidelité : Et par le mefme droit le Roy confere tous les Benefices dependans defdits Archeveſchez & Eveſchez, non de ceux qui ont charge d'ames, lefquels durant la vacance du Siege Epifcopal ou Archiepifcopal, fe trouvent vaquans de droit ou de fait, ou de fait, ou de droit feulement.

L'ouverture de la Regale vient de la vaquance de l'Eveſché ou

Archevefché, par mort, promotion au Cardinalat, demiffion ou re-fignation faite par l'Evefque ou Archevefque, ou par tranflation de leurs perfonnes en un autre Evefché ou Archevefché. Comme au contraire la Regale eft clofe par lettres Patentes de main-levée de la Regale, que le Roy fait expedier au nouvel Evefque, & qui doivent eftre regiftrées en la Chambre des Comptes de Paris; & en outre il faut que ces Lettres Patentes de main-levée avec l'Ar-reft d'enregiftrement, foient fignifiées aux Officiers du Roy fur les lieux, avant que la Regale puiffe eftre clofe, comme il a efté jugé par Arreft du 15. Mars 1677.

Les Benefices vaquent en Regale quand ils ne font remplis d'au-cun Titulaire, ou quand ceux qui les poffedent n'ont aucun titre valable. Que fi le Titulaire n'avoit pris poffeffion que par Procu-reur, le Benefice feroit reputé vaquant de fait en Regale; parce qu'en matiere de Regale pour empefcher la vacance il faut que le Benefice foit rempli fans aucune fiction, de forte qu'il ne fuffit pas qu'il y ait un Titulaire legitime, mais il faut que le Titulaire foit en poffeffion vraye, legitime, & folemnelle, actuelle & effe-ctive. Il eft vray qu'en matiere Beneficiale lorfque deux Titulaires concourent enfemble, pourveus, ou par l'Ordinaire ou par le Pa-pe, celuy qui a pris poffeffion par Procureur, a acquis un droit fuf-fifant pour fe dire poffeffeur du Benefice, parce que quoy-que tel-le poffeffion foit feinte, neanmoins cette fiction de Droit a lieu, & elle produit le mefme effet que fi elle eftoit vraye, propre & a-ctuelle : Mais en matiere de Regale il faut pour empefcher la va-cance du Benefice, que la poffeffion foit prife en perfonne par le Titulaire. Ainfi tous les Benefices dont la poffeffion eft prife feu-lement par Procureur, & non en perfonne, au temps de l'ouver-ture de la Regale, font vaquans de fait, & il faut derechef fe faire pourvoir en Regale.

Pour prendre poffeffion dans les Eglifes Cathedrales, il faut fe prefenter au Chapitre, & fur fon refus prendre poffeffion en per-fonne, qui font des actes de fait qui empefchent la vacance en Regale.

Autrefois on a pretendu que le Roy n'avoit le droit de Regale que fur quelques Archevefchez & Evefchez de fon Royaume, & que plufieurs en eftoient exempts, mais le Roy par une Declara-tion du 10. Février 1673. verifiée au Parlement le 18. Avril enfui-vant, a declaré que le droit de Regale luy appartient univerfelle-

ment

ment dans tous les Archevefchez & Evefchez du Royaume , Terres & païs de fon obeïffance , à l'exception feulement de ceux qui en font exempts à titre onereux ; de forte qu'il n'eft plus permis à prefent de revoquer en doute que tous les Evefchez & Archevefchez du Royaume ne foient fujets à la Regale.

Penfion eft une portion des fruits & du revenu d'un Benefice affigné à un Ecclefiaftique par l'authorité du Pape & pour caufe legitime : elle doit eftre affignée d'une certaine fomme , à prendre fur les fruits & revenus du Benefice , laquelle regulierement ne doit point exceder le tiers , neanmoins on les fouffre ordinairement jufques à la valeur de la moitié.

Il n'y a que trois caufes pour lefquelles les penfions peuvent eftre creées fur des Benefices.

La premiere eft la refignation ; quand un Ecclefiaftique refignant fon Benefice retient & fe referve une penfion pour fa nourriture & fubfiftance.

La deuxiéme eft la permutation , quand un Benefice d'un grand revenu eft permuté avec un autre qui eft d'un moindre revenu ; car en ce cas celuy qui fe dépoüille du meilleur Benefice , peut fe referver une penfion fur iceluy , pour rendre égale la condition des permutans , ou au moins pour empefcher qu'il n'y ait une trop grande inégalité.

La troifiéme eft pour terminer un procez entre les parties , comme quand deux particuliers plaident pour un mefme Benefice , & apprehendant tous deux l'évenement du procez ils conviennent & s'accordent entr'eux en telle forte que l'un refigne fon droit à l'autre à la charge d'une penfion , par le moyen de laquelle le differend eft partagé , l'un ayant le Benefice , & l'autre une penfion fur iceluy.

Ceux qui poffedoient des Cures ou des Chanoinies pouvoient autrefois les refigner à la charge d'une penfion jufques au tiers du revenu , & fi la penfion excedoit , elle eftoit reduite à cette portion , mais le Roy par une Declaration donnée à Ath au mois de Juin 1671. a ordonné que les pourveus des Cures & des Prebendes ordinaires, ou Theologales dans les Eglifes Cathedrales ou Collegiales , ne pourront les refigner avec referve de penfion , qu'aprés les avoir actuellement defervies durant 15. années ; fi ce n'eft pour caufe de maladie connuë & approuvée de l'Ordinaire qui les mette hors d'état le refte de leurs jours de pouvoir faire les fonctions de leurs

O o o

Benefices ; de forte neanmoins qu'en ce cas la penfion ne peut pas exceder le tiers du revenu des Cures & Prebendes ; & à condition que ce tiers diftrait pour la penfion , il puiffe encore refter au Titulaire qui defervira , la fomme de trois cent livres par chacun an franche de toutes charges , fans comprendre en cette fomme le cafuel & le creux de l'Eglife , qui doit appartenir au Curé , ny les diftributions manuelles qui appartiennent pareillement aux Chanoines , & defervans , outre lefdites trois cent livres.

Portion congruë eft une certaine portion qui eft deuë au Curé ou Vicaire perpetuel qui deffert une Cure , par ceux qui perçoivent les groffes dixmes dans la Paroiffe.

Les portions congruës ont efté reglées & fixées dans le Royaume.

Premierement par l'Edit du Roy Charles IX. du mois d'Avril 1571. art. 9. à 200. livres.

Depuis elles ont efté augmentées jufques à trois cent livres par l'article 13. de l'Ordonnance du mois de Janvier 1629.

Par Declaration du Roy donnée fur les remonftrances du Clergé du 17. Aouft 1632. verifiée au Grand Confeil le 23. Mars 1633. il a efté ordonné que la fixation des portions congruës à trois cent livres par l'Ordonnance de 1629. auroit lieu feulement pour les Provinces qui font au deça la Loire ; & qu'à l'égard des Diocefes de Bretagne & des Provinces qui font au delà de la Riviere de Loire , les portions congruës demeuroient fixées à deux cent livres, comprenant dans lefdites portions congruës , les menuës dixmes, le fond des Cures , les fondations des Obits , & autres revenus ordinaires. Et à la charge auffi qu'és lieux où de toute ancienneté il y a portion de dixmes és revenus entre les Evefques , Chapitres, Abbez , Prieurs & les Curez ou Vicaires perpetuels , lefdits Curez feront tenus de fe contenter de leur ancien partage.

Cette Declaration ayant efté publiée les gros Decimateurs des Diocefes qui font au deça de la Riviere de Loire , croyant qu'ils ne devoient pas eftre de pire condition que ceux qui font au delà de ladite Riviere , ont obtenu un Arreft au Privé Confeil du Roy , le 30. May 1634. par lequel il a efté ordonné que les portions congruës feroient reduites & moderées à deux cent livres pour les Cures qui font au deça de la Riviere de Loire , de mefme que pourcelles qui font au delà de ladite Riviere ; & enfuite il y a eu une autre Declaration du Roy du 18. Decembre de la mefme année verifiée au Grand Conseil, le 11. Janvier de l'année 1635. par laquelle en confirmant ledit Arrest du Privé Conseil, & interpretant l'article 13. de l'Ordonnance de 1629. les portions congruës pour les Cures situées au deçà de la Riviere de Loire, sont reduites & moderées à la somme de deux cent livres par an, à l'égard de celles où il n'y a point de Vicaire; & à la somme de trois cent livres pour celles où les Curez ont besoin d'un Vicaire, sans comprendre dans lesdites sommes de deux cent livres ou de trois cent livres les Offrandes & droits casuels, ny les fondations des Obits, qui demeurent aux Curez & Vicaires perpetuels, & non les menuës dixmes, les revenus des fonds & domaines des Cures, & autres revenus ordinaires, qui sont precomptez sur lesdites portions congruës, nonobstant ledit article 13. de l'Ordonnance de 1629.

Il y a eu une autre Declaration du 30. Mars 1666. portant que celle de l'année 1634. sera executée, & qu'en consequence les Curez qui n'ont point de Vicaire, n'auront que deux cent livres de portion congruë, sans toutefois comprendre en ladite somme, les Offrandes, les droits casuels, c'est à dire le creux de l'Eglise, & les fondations des Obits : mais dautant que cette Declaration n'a esté registrée qu'au Grand Conseil, elle n'est point observée au Parlement ; de sorte que si une cause en matiere de portion congruë est portée au Parlement, on adjuge trois cent livres de portion congruë, & si elle est portée au Grand Conseil on n'adjuge que deux cent livres.

Les procurations en matiere Beneficiale ne doivent point estre surannées sur peine de nullité de ce qui auroit esté fait ou obtenu par le moyen d'icelles, l'Ordonnance du Roy Henri II. au mois de Juin 1550. article 10. declare nulles toutes provisions sur procurations surannées ou generales; ce qui a esté ainsi ordonné pour oster occasion à une infinité de fraudes qui se feroient par ce moyen, pour rendre les Benefices hereditaires contre l'intention de l'Eglise. Cette Ordonnance a esté confirmée par le Roy par un Edit du mois d'Octobre 1646. art. 12. par lequel il est deffendu expressément à tous Banquiers d'expedier aucunes provisions en Cour de Rome pour Benefices non Consistoriaux, sur procurations surannées sur peine de nullité, leur deffendant conformément à l'Ordonnance de l'an 1550. d'envoyer memoires, & donner charges d'obtenir dattes sur resignations, si par le mesme Courier, & dans le mefme paquet ils n'envoyent les Procurations, à peine de trois mille livres d'amende, &c.

Les Procurations en matiere Benficiale ne peuvent point eftre faites le nom en blanc du Procureur, parce que le Notaire eft obligé d'en garder minute fuivant l'Ordonnance des petites dattes art. 4. qui ordonne qu'il foit fait regiftre, non feulement des Procurations pour refigner les Benefices, mais auffi qu'elles ont efté delivrées, combien de fois, & à quelles perfonnes. Ce qui ne s'obferve pas pour les autres Procurations, dont ordinairement il ne fe fait point de minute, & dans lefquelles on met prefque toûjours le nom du Procureur en blanc, pour la commodité des parties, lefquelles paffent fouvent des Procurations pour expedier des affaires dans des lieux éloignez, fans fçavoir qui voudra fe charger de la Procuration, de forte que fi on en retenoit minute, & que dans la fuite la Procuration fût remplie d'autre nom, que de celuy qui auroit rempli la groffe de fon nom, ce feroit une efpece de fauffeté; c'eft pourquoy les Procurations fe font les noms en blanc des Procureurs.

La Cour a fait un Reglement le 20. Aouft 1678. portant l'execution de l'Edit du mois d'Octobre 1646. par lequel conformément à cét Edit, elle ordonne que tous les actes y mentionnez generalement concernant les titres de poffeffions des Benefices, mefme des revocations des refignations paffées, tant par les Notaires Royaux, qu'Apoftoliques, les minutes en feront gardées par lefdits Notaires, qui feront tenus en delivrer des groffes aux parties, leur faifant deffenfes d'y contrevenir à peine de punition, de la nullité defdits actes, & de tous dépens, dommages & interefts des parties, & que celuy qui tiendra à l'avenir les regiftres des infinuations Ecclefiaftiques fera tenu faire ferment pardevant les Baillifs & Senefchaux, ou leurs Lieutenans des lieux où ils feront établis, & que ledit Greffier ne pourra inftrumenter comme Notaire en aucun acte qui fera fujet à infinuation dans ledit Regiftre, à peine de nullité defdits Actes, & fera tenu infinuer lefdits Actes dans fon regiftre, fi-toft qu'ils luy feront prefentez fans y laiffer aucun blanc, & de faire figner fur iceluy les porteurs defdits Actes.

Par l'article 9. dudit Edit de 1646. il eft porté que toutes Procurations pour refigner ou permuter Benefices, les revocations d'icelles, & toutes Procurations pour créer & éteindre penfions, font nulles, si elles ne font paffées pardevant Notaires Royaux ou Apoftoliques, en prefence de deux témoins pour le moins, connus, domiciliez & non domeftiques, parens ny alliez dans le degré de coufin germain du refignant, ou du refignataire, & s'ils ne fignent la minute, s'ils fçavent figner, ou declarer qu'ils ne fçavent figner, dont les Notaires doivent faire mention. La mefme Ordonnance veut qu'aux prefentations & collations des Patrons & Collateurs ordinaires, affiftent deux témoins de la qualité fufdite non parens ny alliez audit degré, ny domeftiques du refignant, ny du Patron ou Collateur, lefquels doivent figner ainfi qu'il eft dit, à peine de nullité.

Il y a trois Regles de Chancellerie Romaine obfervées en France, fçavoir celle *de infirmis*, celle *de publicandis*, & celle *de verifimili notitia*.

La Regle *de infirmis*, veut que fi un Beneficier refigne fon Benefice eftant malade, la refignation ne foit valable à moins qu'il ne la furvive 20. jours aprés qu'elle a efte admife en Cour de Rome, autrement qu'elle foit nulle, & que le Benefice foit vaquant par mort, de mefme que s'il ne l'avoit point refigné.

La Regle *de publicandis*, veut que le refignataire pourveu en Cour de Rome publie fa refignation & prenne poffeffion dans les fix mois, & le pourveu par l'Ordinaire dans le mois, à compter du jour de fa provifion ; & qu'autrement la refignation demeure nulle fi le refignant vient à deceder aprés les fix mois, ou aprés le mois fans avoir efté depoffedé.

La regle *de verifimili notitia*, requiert qu'il y ait un temps fuffifant entre la mort du Beneficier par laquelle le Benefice eft devenu vaquant, & les provifions qui en ont efté obtenuës, pour eftre venu à la connoiffance de celuy qui a obtenu les provifions, & pour avoir pû faire le voyage du lieu où le deffunt eft mort, jufques à celuy où eftoit alors le Collateur. Car s'il n'y a pas un temps fuffifant, le pourveu eft cenfé avoir couru fon Benefice durant la vie du Beneficier & avant qu'il fût decedé, ce qui eft une nullité dans les provifions.

Procuration pour refigner en Cour de Rome.

Pardevant les Notaires Gardenottes du Roy au Chaftelet de Paris fouffignez, fut prefent Maiftre Antoine, &c. Preftre du Diocefe d'Evreux, Docteur en Theologie, demeurant ruë faint Jacques

Parroisse saint Benoist, lequel a fait & constitué son Procureur general & special Maistre Claude, &c. auquel il a donné pouvoir &
puissance de , pour & au nom dudit sieur constituant, resigner &
remettre és mains de nostre saint Pere le Pape, Monseigneur son
Vice-Chancelier, ou autres ayant à ce pouvoir, la Cure de , &c.
dont ledit sieur constituant est pourvû & paisible possesseur, sup-
plier sa Sainteté d'admettre ladite resignation au nom & au profit
de Maistre Jean, &c. & non d'autre ny autrement ; consentir que
toutes Lettres de provisions à ce necessaires luy en soient expediées
& delivrées, jurer & affirmer en l'ame dudit sieur constituant, comme il a presentement fait pardevant lesdits Notaires soussignez, qu'en
ladite resignation il n'y a, & n'y aura aucun dol, fraude, simonie,
ny autre convention vicieuse & illicite, & generalemenr promettant, &c. Fait & passé , &c.

Procuration pour resigner une Abbaye à charge de pension.

Pardevant, &c. fut present Maître Jacques Prêtre du Diocese de Paris,
Docteur en Theologie, Abbé Commendataire de l'Abbaye Royale
de , &c. Diocese de , &c. demeurant à Paris ruë &c. lequel a fait &
constitué son Procureur general & special Maistre Nicolas, &c. auquel
il a donné pouvoir & puissance de , pour & au nom dudit sieur constituant , resigner & ceder la Commande de ladite Abbaye Royale
de, &c. entre les mains de nostre saint Pere le Pape, Monseigneur
son Vice Chancelier, & autres ayans à ce pouvoir, sous le bon plaisir du Roy nostre Sire, en faveur toutefois de Maistre Claude, &c.
Prestre du Diocese de , &c. non d'autres, à la reserve neanmoins
de deux mille livres de pension annuelle, que ledit sieur constituant
se reserve sa vie durant, sur les fruits & revenus de ladite Abbaye,
&c. payables en quatre termes, payemens égaux de trois mois en
trois mois en cette ville de Paris, en la demeure dudit sieur constituant ; dont le premier écherra trois mois aprés que ledit sieur Claude aura pris possession de ladite Abbaye : ladite pension exempte de
toutes charges ordinaires & extraordinaires, mesme des taxes du
Clergé, decimes, reparations des lieux , & autres charges generalement quelconques : consentir de la part dudit sieur constituant
que toutes Lettres , Bulles & signatures Apostoliques & Brevets du
Roy en soient bien & deuëment expediées & delivrées audit sieur
Claude, jurant & affirmant en l'ame dudit sieur constituant, comme il a fait pardevant les Notaires soussignez, qu'en la presente re-

fignation , ceffion de Commande à referve de penfion il n'eft intervenu ny interviendra aucun dol , fraude , fimonie , ny autres
pactions vicieufes & illicites , & generalement , &c.

Procuration pour refigner entre les mains du Collateur.

Fut préfent , &c. auquel il donne pouvoir & puiffance de , pour
& au nom dudit fieur conftituant , refigner purement & fimplement fon Benefice de , &c. entre les mains de Monfeigneur l'Evé-
que de , &c. collateur ordinaire dudit Benefice , pour en pourvoir
telle autre perfonne capable & fuffifante qu'il jugera à propos , confentir que toutes lettres & provifions neceffaires luy en foient expediées & delivrées , & generalement , &c.

Procuration pour confentir en Cour de Rome l'extinction d'une penfion.

Fut prefent Maiftre Jacques , &c. Preftre du Diocefe de Paris ,
Docteur en Theologie , &c. lequel a fait & conftitué fon Procureur
general & fpecial Maiftre Pierre , &c. auquel il a donné pouvoir &
puiffance de , pour & au nom dudit fieur conftituant , confentir en
Cour de Rome & par tout ailleurs où befoin fera , l'extinction de
la penfion de deux mille livres par an audit Maître Jacques appartenant , & qu'il fe feroit refervée , & a efté creée en Cour de Rome à fon profit fur tous & chacuns les fruits & revenus de l'Abbaye
Royale de , &c. au Diocefe de , &c. dont il eftoit cy-devant titulaire , & ce pour la bonne amitié que ledit Maiftre Jacques , &c.
porte à Maiftre Claude , &c. à prefent titulaire & poffeffeur de ladite Abbaye , en confequence de la refignation que ledit Maiftre
Jacques luy en a cy-devant faite à la charge de ladite penfion , &
en vertu du Brevet du Roy du   jour , &c. jurer & affirmer
en l'ame dudit fieur conftituant , comme ledit Maiftre Jacques a
fait , &c.

Revocation d'une procuration pour Benefice.

Fut prefent en fa perfonne Maiftre Jacques , &c. Abbé de l'Abbaye Royale de , &c. lequel a fait & conftitué fon Procureur Maître Gervais , &c. auquel feul ledit fieur conftituant a donné & donne pouvoir & puiffance de fignifier & declarer à Maiftre Claude ,
&c. que ledit fieur Abbé n'entend point que la procuration par luy
paffée le   jour , &c. pour refigner ladite Abbaye de , &c. au

profit dudit Maiftre Claude ait lieu, laquelle au contraire il a revoquée en Cour de Rome, comme encore d'abondant il la revoque en tant que befoin feroit, declarant ledit fieur conftituant eftre & demeurer toûjours le vray titulaire & poffeffeur de ladite Abbaye, &c. & comme tel a fait & donné charge de faire tous aftes à ce requis & neceffaires, foit pour la jouïffance des fruits, collations de benefices & autres chofes concernans fadite dignité d'Abbé de fadite Abbaye; d'empefcher auffi que nul autre que ledit Abbé conftituant s'en puiffe dire Abbé, mefme ledit Maiftre Claude: & pour ce faire ledit fieur Jacques donne encore tout pouvoir & puiffance fpeciale audit Procureur; & en outre pour continuer les affignations precedentes, & pour faire donner nouvelles affignations pardevant Noffeigneurs les Gens tenans les Requeftes du Palais à Paris, & pardevant tous autres Juges que befoin fera, pour contraindre les Fermiers & Receveurs qui ont eu, ou doivent avoir en leur poffeffion le revenu de ladite Abbaye, à payer audit fieur conftituant, ou au Procureur pour luy, ledit revenu; & de plus ledit fieur conftituant donne pouvoir à fondit Procureur de bailler de nouvel à titre de ferme, & prix d'argent pour le temps, prix, charges & conditions qu'il avifera, tous les fruits, profits, revenus & emolumens de ladite Abbaye, appartenances, dépendances, toutes charges deduites & fupportées par le porteur, qui fe payera à deux termes égaux aux dépens du preneur en la ville de Paris, en la maifon dudit fieur conftituant, à la referve des collations, offices & benefices Ecclefiaftiques dépendans de ladite Abbaye, & aux charges qu'il avifera, & generalement, &.

Procuration pour prendre poffeffion d'un Benefice.

Fut prefent Maiftre Charles, &c. demeurant à, &c. Gradué nommé fur les Benefices dépendans de l'Evefché de, &c. lequel ayant efté deuëment pourveu par noftre Saint Pere le Pape, & receu fes provifions, en datte du   jour, &c. de la Cure de, &c. dépendante dudit Evefché de, &c. qui a vaqué par la mort de Maiftre, &c. dernier Titulaire de ladite Cure, arrivée le   jour, &c. a fait & conftitué fon Procureur general & fpecial Maiftre Nicolas, &c. luy donnant pouvoir & authorité de, pour & au nom dudit conftituant, prendre poffeffion réelle, actuelle & corporelle de ladite Cure de, &c. en vertu defdites provifions, dont ledit Maiftre Nicolas fera porteur, &c. & pour cét effet faire & obferver toutes

les

les formalitez & folemnitez ordinaires & accoûtumées eftre faites;
requerir & lever acte de ladite prife de poffeffion, faire infinuer
& regiftrer ledit acte au Greffe des Infinuations Ecclefiaftiques dudit Diocefe de , &c. Et en cas d'empefchement à ladite prife de
poffeffion, faire toutes & telles pourfuites & procedures en Juftice
que ledit Procureur avifera : requerir acte dudit empefchement,
élire domicile, & generalement, &c.

Prife de poffeffion d'une Cure.

L'an mil fix cent foixante & dix-neuf le   jour, &c. avant
midy pardevant moy Notaire, &c. en la prefence des témoins fous-
nommez & fouffignez, eft comparu Maiftre Nicolas, &c. au nom
& comme Procureur de Maiftre Claude, &c. Preftre du Diocefe
de Paris, pourveu en Cour de Rome de la Cure de, &c. ainfi
qu'il a fait apparoir de fa procuration paffée pardevant
Notaires, &c. le   jour, &c. cy-attachée, aprés qu'elle a efté
fignée & paraphée par ledit comparant, le fieur, &c. & par ledit
Notaire & témoins; lequel Maiftre Nicolas, &c. audit nom s'eft
addreffé à Maiftre Jean, &c. Preftre demeurant, &c. & fuivant la
commiffion portée par les lettres de provifions expediées en Cour
de Rome de ladite Cure, fur la refignation de Maiftre Guillaume,
&c. dernier Titulaire & paifible poffeffeur d'icelle, au profit dudit
Maiftre Claude, données le   jour, &c. fignées, &c. a fommé
& requis ledit fieur, &c. de fe tranfporter prefentement dans l'E-
glife de, &c. avec moy Notaire & témoins; & là mettre audit nom
en poffeffion réelle, actuelle & corporelle de ladite Cure, fruits,
profits, revenus & emolumens en dépendans, fuivant & conformément à ladite commiffion. Ce que ledit fieur, &c. ayant entendu, & lecture luy ayant efté faite defdites provifions, portant commiffion au premier Preftre, Juge, ou Notaire Royal, Huiffier ou
Sergent Royal fur ce requis, pour mettre ledit   en poffeffion
de ladite Cure de, &c. auroit receu & accepté ladite commiffion
avec honneur & refpect, & offert de l'executer. Et à l'inftant nous
eftant tous tranfportez enfemblement dans l'Eglife Paroiffiale de
ladite Cure de, &c. que nous aurions trouvée ouverte, &c. ledit
fieur, &c. Preftre & Commiffaire fufdit ayant pris par la main
ledit Maiftre Nicolas au nom de Procureur dudit Maiftre Claude,
auroit mis & inftallé ledit Maiftre Claude en la perfonne dudit Maiftre Nicolas fon Procureur, en la poffeffion réelle, actuelle & cor-

porelle de ladite Cure de , &c. fruits, profits, revenus & emolumens d'icelle, tant par l'entrée de ladite Eglise, son de la cloche,
priere faite au Maistre Autel d'icelle, baisement dudit Autel en signe de vraye possession, que par la sortie d'icelle sans contradiction
ny opposition quelconque : Ce faisant a ledit sieur, &c. Commissaire susdit fait inhibitions, & deffenses à tous qu'il appartiendra de
troubler ny inquieter ledit Maistre Claude , &c. en la possession &
jouïssance de ladite Cure de , &c. sur les peines & censures Ecclesiastiques & autres portées par lesdites Bulles ; ce fait seroient sor-
tis ; de ladite Eglise : & au mesme instant lesdites Bulles ont esté remises és mains dudit Maistre Nicolas, &c. audit nom de Procureur,
qui de tout ce que dessus audit nom , a requis acte audit sieur Commissaire qui luy a octroyé le present pour servir & valoir ce que de
raison audit Maistre Claude , &c. le tout fait en la presence de , &c.
témoins, qui ont signé avec ledit sieur , &c. Commissaire, & moy,
&c. Notaire Royal , &c. de ce requis soussigné.

Procuration pour consentir la pleine maintenuë d'un Benefice.

Fut present Maistre Georges Prestre , &c. lequel a fait & constitué son Procureur general & special, Maistre Jacques , &c. auquel seul ledit sieur constituant donne plein pouvoir, puissance &
authorité , d'estre & comparoir pardevant Messieurs du Grand
Conseil, & par tout ailleurs qu'il appartiendra , & là consentir &
accorder que Maistre Jean , &c. soit maintenu & gardé en la possession réelle & actuelle de la Cure de , &c. fruits , profits, revenus & emolumens d'icelle , & que les fins & conclusions prises par
ledit sieur constituant, pour raison du titre de ladite Cure , soient
faites & adjugées audit Maistre Jean , &c. passer tel Arrest de main-
tenuë , & condamnation au profit dudit Maistre Jean qu'il appartiendra , le tout sans dépens, dommages & interests , ny restitution de fruits d'une part & d'autre. Toutefois le tout sans innover
ny prejudicier à l'accord & transaction faite & passée ce jourd'huy
pardevant les Notaires soussignez, & generalement de faire tout
ce qu'il conviendra & appartiendra. Promettant , &c. Fait & passé ,
&c.

Procuration pour faire signifier les qualitez d'un Gradué.

Fut present Maistre Jacques , &c. Prestre Gradué nommé sur les benefices dépendans de l'Archevêché de Paris, demeurant à Paris, ruë, &c. lequel a fait & conftitué fon Procureur general & fpecial Maiftre Antoine, &c. luy donnant pouvoir, pleine puiffance & authorité de, pour en fon nom, &c. comparoir en perfonne par-devant Monfeigneur l'Archevêque de Paris, Meffieurs du Chapitre de l'Eglife Cathedrale, &c. leur faire fignifier fes lettres de Gradué, dignitez & capacitez qu'il a obtenuës & pourroit obtenir cy-aprés en l'Univerfité de Paris; ce faifant requerir l'infinuation d'icelles; les leur faire réïterer tous les ans, foit au temps de Carefme ou autre temps qu'il conviendra fuivant les Concordats; requerir auffi tous les Benefices qui vaqueront és mains des Graduez; & en cas de refus fe pourvoir aux Superieurs & autres qu'il appartiendra: Et de tout prendre & requerir actes valables; iceux faire enregiftrer és Greffes Ecclefiaftiques defdits lieux, & par tout où befoin fera, fubftituer en tout ou partie du fufdit pouvoir, élire domicile, & generalement, &c.

Procuration pour requerir un Benefice vaquant dans un mois affecté aux Graduez.

Maiftre Nicolas, &c. Preftre du Diocefe de Sens demeurant à Paris ruë, &c. Maiftre és Arts en l'Univerfité de Paris & Gradué nommé fur le Chapitre de, &c. du Diocefe de, &c. lequel en continuant la requifition faite par Procureur pour luy à Meffieurs les Chanoines de, &c. a fait & conftitué fon Procureur Maiftre Jean, &c. Preftre, &c. auquel il a donné pouvoir & puiffance, de pour luy & en fon nom requerir d'abondant aufdits fieurs Chanoines de, &c. la Cure de, &c. vacante dans le mois de   affecté aux Graduez nommez, par le deceds de Maiftre Jacques, &c. Curé d'icelle, ainfi qu'il appert par l'extrait du regiftre mortuaire de la Parroiffe de, &c. fait par   Notaire Royal, &c. demeurant à, &c. le   jour, &c. par lequel appert ledit Maiftre Jacques avoir efté inhumé en ladite Paroiffe de, &c. le quinziéme du mois d'Avril, faire fignifier ledit extrait, enfemble la prefente Procuration tant aufdits fieurs Chanoines qu'à tous autres qu'il appartiendra, & au cas de refus dudit Chapitre de luy conferer ladite Cure vacante, en requerir acte qui luy vaudra comme prefentation, & en confequence en obtenir *jure devoluto* auprés de Monfeigneur l'Evefque de, &c. toutes les provifions neceffaires dudit Benefice, d'iceluy prendre poffeffion actuelle & réelle, obferver le en tel cas requis & accoûtumé , en requerir acte & iceluy faire enregiſtrer où beſoin ſera , & en cas d'oppoſition faire toutes proteſtations contraires , aſſigner , intenter procez , deffendre & pourſuivre pardevant tels Juges que beſoin ſera , plaider , oppoſer , &c.

Procuration pour permuter.

Fut preſent Maiſtre Jacques , &c. Preſtre du Dioceſe du Mans Chanoine de l'Egliſe Royale ſeculiere & Collegiale de ſaint , &c. audit Mans ; & Chapelain de la Chappelle de Noſtre Dame de , &c. Patronage Eccleſiaſtique & de la collation du Chapitre de , &c. dudit Mans , laquelle Chapelle eſt deſervie dans ladite Egliſe Collegiale , &c. demeurant ordinairement audit Mans , eſtant de preſent à Paris logé , &c. lequel a fait & conſtitué ſon Procureur general & ſpecial Maiſtre Claude , &c. auquel ſeul il a donné pouvoir & puiſſance , de pour luy & en ſon nom reſigner & remettre entre les mains de noſtre Saint Pere le Pape , Monſeigneur ſon Vice-Chancelier , ou autre ayant à ce pouvoir , ladite Chanoinie de l'Egliſe Royale , &c. avec la maiſon en dépendant , gros & autres fruits , profits , revenus & emolumens y appartenans & dépendans , & ladite Chappellenie de Noſtre Dame , &c. de Patronage Eccleſiaſtique & de la collation dudit Chapitre , &c. dans laquelle Egliſe elle eſt deſervie , fruits , profits , revenus & emolumens generalement quelconques , en faveur toutefois de Maiſtre Charles , &c. Preſtre du Dioceſe dudit Mans pourveu en Cour de Rome de la Cure de , &c. du Dioceſe de Sens , & non d'autre , pour cauſe de permutation Canonique deſdites Chanoinie & Prebende de ladite Egliſe , &c. & Chappellenie , pour ladite Cure de , &c. ou de ſon & tel droit qu'il a en ladite Cure , comme de Benefice non chargé de penſion , jurer & affirmer en l'ame dudit conſtituant , comme il a fait pardevant les Notaires ſouſſignez , qu'en la preſente reſignation & permutation il n'eſt intervenu & n'interviendra aucun dol , fraude , ſimonie ny autres pactions illicites & vicieuſes , conſentir que proviſions & lettres Apoſtoliques leur en ſoient à chacun d'eux bien & deuëment expediées & delivrées. Et generalement , &c.

Autre Procuration pour permuter avec Concordat.

Furent preſens Maiſtre Charles le Gras Avocat au Preſidial de Soiſſons y demeurant , eſtant de preſent à Paris logé ruë , &c. tant en ſon nom que comme ayant charge & ſe faiſant fort de Maiſtre Jacques Remond Preſtre du Dioceſe dudit Soiſſons , Chanoine de

l'Eglife Royale & Collegiale de Soiſſons , & pourveu en Cour de
Rome du Souſdoyenné de l'Eglife Cathedrale dudit Soiſſons ſous
la reſignation de deffunt Maiſtre Claude le Gras cy-devant Sous-
Doyen de ladite Eglife , d'une part , & Maiſtre Nicolas , &c. Preſtre du Dioceſe de Soiſſons , Chanoine de l'Eglife Royale , Seculiere & Collegiale de ſaint Eſtienne de Troyes & Chappellain de
la Chapelle de ſaint Martin , Patronage Eccleſiaſtique & de la collation du Chapitre de ſaint Eſtienne dudit Troyes dans laquelle E-
glife elle eſt deſervie , ledit ſieur Nicolas , &c. demeurant ordinairement à Troyes , eſtant de preſent à Paris logé , &c. ledit ſieur
Maiſtre Nicolas , &c. auſſi pourveu dudit Sous-Doyenné par Monſieur le Doyen de ladite Eglife Collateur d'iceluy , d'autre part : leſquelles parties de l'avis de leurs amis communs pour aſſoupir le
procez pendant & indecis entr'eux en la premiere Chambre des Re-
queſtes du Palais à Paris , ont fait le concordat qui enſuit. C'eſt à
ſçavoir que ledit Maiſtre Charles le Gras eſdits noms a promis de
delivrer dans ce jourd'hy une bonne & valable procuration & irrevocable , portant reſignation par ledit Maiſtre Jacques Remond
dudit Souſdoyenné de l'Eglife Cathedrale dudit Soiſſons , ou de tout
& tel droit qu'il a audit Benefice , entre les mains de noſtre ſaint
Pere le Pape, Monſeigneur ſon Vice-Chancelier & autre ayant à ce
pouvoir, en faveur dudit Maiſtre Nicolas Preſtre , &c. & non d'autre , & accumulant droit ſur droit pour cauſe de permutation Canonique dudit Sous-Doyenné & non autrement pour ladite Chanoinie de l'Eglife Royale , Seculiere & Collegiale de ſaint Eſtienne
de Troyes avec la maiſon en dépendant , gros & autres fruits ,
profits , revenus & emolumens , & tout ainſi qu'en jouït ledit ſieur
Nicolas , & de ladite Chappellenie de ſaint Martin , Patronage Eccleſiaſtique & de la collation dudit Chapitre de ſaint Eſtienne de
Troyes , dans laquelle Eglife elle eſt deſervie , fruits , profits , revenus & emolumens d'icelle , leſdits Benefices non chargez de penſion , ladite procuration paſſée pardevant , &c. le   jour , &c.
Et pareillement ledit Maiſtre Nicolas a promis de paſſer dans ce
jour Procuration bonne & valable & irrevocable pour reſigner &
remettre entre les mains de noſtre ſaint Pere le Pape , Monſeigneur
ſon Vice-Chancelier ou autres ayans à ce pouvoir , ladite Chanoinie de l'Eglife Royale , Seculiere & Collegiale de ſaint Eſtienne de
Troyes avec la maiſon en dépendant , gros & autres fruits , profits ,
revenus & emolumens , & tout ainſi qu'en jouït ledit ſieur Nicolas

P p p iij

& ladite Chappellenie de saint Martin de Patronage Ecclesiastique & de la collation dudit Chapitre de saint Estienne de Troyes dans laquelle Eglise elle est deservie, fruits, profits, revenus & emolumens, de laquelle il a esté pourveu depuis environ deux mois par le sieur Doyen de ladite Eglise dans son jour de semaine, en faveur dudit Maistre Jacques Remond & non d'autre, pour pareille cause de permutation Canonique desdites Chanoinie & Prebende & Chappellenie, pour ledit Sous-Doyenné de ladite Eglise Cathedrale de Soissons, comme de benefices non chargez de pensions, & sans toutefois que lesdites parties s'obligent à se garantir leursdits Benefices ainsi permutez autrement que par la declaration qu'ils font de ne les avoir resignez ny cedé leurs droits en iceux à autres personnes, declarant respectivement lesdites parties qu'ils se tiennent contens desdits Benefices, & de l'état auquel ils sont à present, sans que l'une desdites parties puisse pretendre alencontre de l'autre aucunes reparations tant grosses que menuës des maisons & lieux dépendans desdits Benefices, le tout pour les avoir bien connus & visitez. Et dautant que ledit deffunt Maistre Claude le Gras n'est decedé qu'à la fin du mois de Mars 1680. il appartient audit Maistre Charles le Gras son frere & heritier la quatriéme partie des fruits, & revenus dudit Sous-Doyenné qui en estoient lors deus, & qu'iceluy sieur le Gras Avocat, & ledit Remond ont debourfé beaucoup de deniers & frais tant des voyages en cette ville de Paris & ailleurs, qu'autres pour raison de la poursuite & instance qu'ils ont contre ledit sieur Nicolas en la premiere Chambre des Requestes du Palais à cause dudit Sous-Doyenné, lesdites parties en ont composé, & s'est ledit sieur le Gras restraint, & a remis & quitté ladite quatriéme portion de fruits, moyennant la somme de cinq cent cinquante livres, laquelle dite somme de cinq cent cinquante livres, ledit sieur Nicolas promet & s'oblige bailler & payer audit sieur le Gras esdits noms en sa maison à , &c. ou au porteur, sçavoir moitié montant à 275. livres dans les jour & feste saint Jean Baptiste prochain, & l'autre moitié montant à pareille somme de 275. livres au jour & feste de Noël aussi prochain, & à faute du premier payement ledit sieur Nicolas poura estre contraint pour le tout. Et au moyen des presentes ledit procez pendant en la premiere Chambre des Requestes du Palais, demeure terminé & assoupy, sur iceluy les parties se mettent hors de Cour sans aucuns dépens, dommages & interests ny choses quelconques pretendre de part & d'autre, se quittant reciproquement de toutes autres demandes & actions, à la referve neanmoins de ce qui a efté cy-deffus convenu ; & pour l'omologation du prefent Concordat de ladite Cour de Rome lefdites parties ont fait & conftitué leurs Procureurs Maiftres, &c. aufquels & à l'un d'eux ils ont refpectivement donné pouvoir & puiffance, de, pour eux & en leurs noms confentir à l'expedition de toutes lettres & fignatures d'omologation dudit Concordat, jurer & affirmer en l'ame defdits fieurs conftituans qu'au prefent concordat il n'eft intervenu & n'interviendra aucun dol, fraude, fimonie, ny autres pactions illicites & vicieufes. Et pour l'execution des prefentes les parties ont fait & conftitué leurs domiciles irrevocables, fçavoir ledit, &c. aufquels lieux ; &c.

Procuration pour refigner pour caufe de permutation, à la charge de penfion.

Furent prefens Maiftre Jacques Simon Preftre du Diocefe de Paris, Chanoine de l'Eglife Cathedrale dudit Paris & Abbé Commendataire de l'Abbaye de Noftre Dame de, &c. de l'Ordre de Cifteaux, du Diocefe de Sens demeurant à Paris ruë faint Jacques, &c. d'une part, & Maiftre Claude Gerard Clerc Tonfuré du Diocefe de Roüen, Prieur Commendataire du Prieuré fimple de faint Jean de, &c. de l'Ordre de faint Benoift Diocefe de Chartres, demeurant à Paris, &c. d'autre part, lefquelles parties ont fait & conftitué leurs Procureurs generaux & fpeciaux, Maiftres, &c. aufquels & à chacun d'eux ils ont donné pouvoir & puiffance, de pour eux & en leurs noms, fçavoir Maiftre Jacques Simon de refigner & ceder la commande de ladite Abbaye de Noftre Dame de, &c. de l'Ordre de Cifteaux du Diocefe de Sens, entre les mains de noftre faint Pere le Pape, Monfeigneur fon Vice-Chancelier & autres ayans à ce pouvoir, fous le bon plaifir du Roy noftre Sire, en faveur dudit Maiftre Claude Gerard & non d'autre, pour caufe de permutation de ladite Abbaye pour ledit Prieuré de faint Jean de, &c. de Benefice paifible à Benefice paifible & non chargez de penfions, à la referve neanmoins de deux mille livres de penfion annuelle que ledit fieur Jacques Simon fe referve fa vie durant fur les fruits & revenus de ladite Abbaye de, &c. ledit Prieuré n'eftant de valeur de ladite Abbaye, payables à quatre termes & payemens égaux de trois mois en trois mois, en cette ville de Paris en la demeure dudit fieur Simon, dont le premier échéra trois mois aprés que ledit Maiftre Claude Gerard aura pris poffeffion de ladite Abbaye , ladite penſion exempte de toutes charges ordinaires & extraordinaires , taxes du Clergé , decimes , reparations des lieux , & autres charges generalement quelconques , ſans laquelle exemption ledit ſieur Jacques Simon declare qu'il ne reſigneroit point ladite Abbaye. Et pareillement ledit ſieur Claude Gerard de reſigner & ceder la commande de ſondit Prieuré de , &c. entre les mains de noſtre ſaint Pere le Pape , &c. en faveur dudit Maiſtre Jacques Simon & non d'autre , pour pareille cauſe de permutation dudit Prieuré de , &c. pour ladite Abbaye de , &c. comme de Benefice paiſible à Benefice paiſible , & non chargé de penſion. Et auſſi pour conſentir en ladite Cour de Rome à la creation de ladite penſion de deux mille livres payables aux clauſes & conditions cy-deſſus exprimées , declarant leſdites parties qu'ils ſont pourveus deſdits Benefices en commande pure & ſimple & ſans decret , & qu'ils ſe tiennent contens deſdits Benefices , & de l'état où ils ſont à preſent, ſans que l'une deſdites parties puiſſe pretendre à l'encontre de l'autre aucunes reparations deſdits lieux pour les avoir veus & viſitez : A eſté convenu que lorſque ledit Maiſtre Claude Gerard aura obtenu de ſa Majeſté le brevet de nomination de ladite Abbaye de , &c. promet de delivrer à ſes frais un *duplicata* d'iceluy audit ſieur Simon, pour aſſurance de l'agrément qu'aura fait ſa Majeſté de ladite permutation , à la reſerve de ladite penſion de deux mille livres. Et pour l'omologation du preſent concordat en ladite Cour de Rome, les parties ont fait & conſtitué leurs Procureurs generaux & ſpeciaux Maiſtres , &c. auſquels & à chacun d'eux ils ont reſpectivement donné pouvoir & puiſſance de pour eux & en leurs noms, conſentir à l'expedition de toutes lettres & ſignatures d'omologations dudit concordat , jurer & affirmer en l'ame deſdits ſieurs conſtituans, comme ils ont fait pardevant les Notaires ſouſſignez, qu'au preſent traité & concordat il n'eſt intervenu , &c. & pour l'execution des preſentes leſdites parties ont fait & conſtitué leurs domiciles irrevocables ſçavoir , &c. auſquels lieux , &c.

Concordat ſur la permutation de deux Benefices.

Furent preſens honorables & diſcrettes perſonnes Maiſtres Jacques , &c. Doyen de l'Egliſe Cathedrale de , &c. d'une part , & Maiſtre Claude , &c. Prieur du Prieuré de , &c. Dioceſe d'Evreux d'autre part , leſquels ont volontairement fait & paſſé enſemble le concordat qui enſuit pour raiſon de la permutation accordée entr'-

eux

eux , fous l'autorité de noftre faint Pere le Pape , dudit Doyenné de , &c. pour ledit Prieuré , &c. eftant en la collation du Roy ; fçavoir que pour l'effet de ladite permutation ledit Maiftre Jacques a prefentement fourni & delivré audit Maiftre Claude la procuration *ad refignandum* bonne & valable dudit Doyenné en faveur dudit Maiftre Claude pour caufe de permutation pour ledit Prieuré , &c. comme auffi ledit Maiftre Claude a prefentement baillé & fourni audit Maiftre Jacques fa Procuration *ad refignandum* dudit Prieuré , au nom & en faveur dudit Maiftre Jacques , avec le Brevet du Roy & lettres neceffaires , pour fur lefdites procurations obtenir en Cour de Rome les provifions defdits Doyenné & Prieuré : lefquelles provifions feront levées & expediées aux frais , pourfuite & diligence , &c. & celles dudit , &c. à luy baillées & delivrées en cette ville de Paris , franches & quittes : defquelles procurations *ad refignandum,*reciproquement données lefdites parties fe font tenuës & tiennent contentes , promettant lefdites parties refpectivement rendre lefdits deux Benefices , ainfi permutez , paifibles , libres & déchargez de toutes decimes , alienations , charges & fervices , mefme les edifices en bon & fuffifant état de toutes reparations , le tout jufques au jour de Pafques prochain. Et dautant que ledit Prieuré de , &c. eft de beaucoup moindre valeur que ledit Doyenné , comme les parties font d'accord , ledit Maiftre Jacques , &c. en faifant ladite permutation s'eft retenu & refervé fur iceluy Doyenné fa vie durant la fomme de mille livres de penfion annuelle , qui fera creée en Cour de Rome fous le bon plaifir de fa Sainteté , payable en cette ville de Paris , en quatre termes & payemens égaux , de trois mois en trois mois , laquelle penfion commencera à avoir cours trois mois aprés , & ainfi continuer la vie durant dudit Maiftre Jacques , &c. Et outre ce ledit Maiftre Jacques aura la jouïffance fa vie durant de la maifon Seigneuriale de , &c. clos , jardins , terres , pourpris , &c. dépendans dudit Doyenné , à la charge des reparations & charges viageres. Icelle penfion de mille livres & jouïffance de ladite Seigneurie , libres & exemptes de toutes charges quelconques , tant ordinaires qu'extraordinaires , de celles qui font impofées , ou qui pourront eftre impofées à l'avenir ; laquelle penfion de mille livres tournois , ledit Maiftre Claude & le fieur Michel , &c. caution à ce prefent promettent folidairement payer & continuer , &c. dont ledit fieur Michel fera fon propre fait & dette. Neanmoins a efté convenu entre

Qqq

les parties, que pour assurance & plus grande facilité du payement de ladite pension, & pour & au lieu d'icelle Maistre Jacques jouïra sa vie durant entierement de ladite Terre & Seigneurie, &c. revenus, & emolumens, droits & devoirs d'icelle Terre, sans en rien excepter ny reserver, baillera à ferme & recepte ou autrement tant en general qu'en particulier pour tel temps que bon luy semblera, & generalement en fera comme de son propre Benefice, à la charge d'entretenir les lieux en bon état. Et moyennant laquelle jouïssance de ladite Seigneurie & revenus d'icelle à quelque somme qu'elle puisse monter, & encore qu'elle fût moindre que lesdites mille livres de pension, ledit Maistre Jacques se contentera, & ne se pourra addresser sur le reste du revenu & droits dudit Doyenné, sinon en cas de notoire empeschement par ruine, guerre, expulsion ou violence, auquel cas il aura recours sur tout le revenu & plus clair dudit Doyenné pour lesdites mille livres de pension. Car ainsi a esté accordé le tout sous l'authorité & bon plaisir de nostre saint Pere le Pape, &c.

Sommation de conferer un Benefice en vertu d'un Indult.

Aujour'huy en la presence & compagnie des Notaires, &c. Maistre Jacques, &c. s'est transporté pardevant Messires les Doyen, Tresorier, Chanoine & Chapitre de, &c. assemblez en la salle de leur Chapitre, où estant & parlant audit sieur Doyen & ausdits sieurs Chanoines, ledit Maistre Jacques a dit & remontré, que cy-devant, & dés le   jour, &c. il leur a mótré & fait notifier l'acte de nomination faite de sa personne ausdits sieur Doyen & Chapitre, par Monsieur Maistre Pierre, &c. Conseiller du Roy nostre Sire, en sa Cour de Parlement, pour luy conferer le premier Benefice qui viendroit à vaquer de la collation desdits sieurs Doyen & Chapitre, en vertu des lettres Patentes du Roy, de la nomination faite par sa Majesté dudit sieur M. M. Pierre, à cause de son Indult sur ledit Doyenné & Chapitre, dattée du   jour, &c. ainsi que ledit Maistre Jacques a fait apparoir par l'acte de ladite notification faite par Notaires, &c. le   jour, &c. Or à present qu'il est avenu vacance d'une Chanoinie & Prebende en ladite Eglise par le deceds de Maistre Guillaume, &c. arrivé le   jour, &c. A ces causes ledit Maistre Jacques a prié & requis lesdits sieurs Doyen & Chanoines de luy conferer ladite Prebende & Chanoinie, & luy en faire expedier & delivrer leurs lettres de collation & provision, suivant lefdites lettres Patentes du Roy ; lefquelles lettres & acte de nomination faite de fa perfonne par ledit M. M. Pierre , il a derechef & prefentement montrées & exhibées aufdits fieurs Doyen & Chanoines , proteftant ledit M. Jacques en cas de refus d'avoir recours au Superieur & de fe pourvoir ainfi qu'il avifera bon eftre ; lefquels fieurs Doyen & Chanoines ont fait réponfe qu'ils requierent copie defdites lettres Patentes du Roy , acte de nomination dudit Maiftre Jacques , notification de la prefente requifition & proteftation , pour en communiquer & prendre avis avec Meffieurs leurs Confreres au premier jour de Chapitre. Ce qui leur a efté accordé, & de fait leur ont efté prefentement baillées & delivrées lefdites copies , qui ont efté collationnées aux originaux par lefdits Notaires fouffignez, dont acte , &c.

Tranfaction fur la penfion d'un Benefice.

Furent prefens Maiftre Jacques , &c. cy-devant Prieur , Curé de l'Eglife faint Paul , &c. Diocefe de , &c. d'une part , & Maiftre Pierre , &c. à prefent Prieur-Curé de ladite Eglife , d'une part. Difans les parties , fçavoir ledit Maiftre Jacques que cy-devant il a refigné ledit Prieuré-Cure en faveur de Maiftre Claude, à la charge & referve de fix cent livres de penfion annuelle fur les fruits & revenus dudit Benefice la vie durant dudit Maiftre Jacques , laquelle penfion a efté bien & deuëment creée & homologuée en Cour de Rome, par lettres valables & autenthiques, & icelle payée & continuée audit Maiftre Jacques , tant par ledit Nicolas que par ledit Maiftre Pierre fon refignataire , pendant dix années, & jufques au jour de Pafques dernier que ledit payement a ceffé ; ce qui auroit donné fujet audit Maiftre Jacques de faire faifir & arrefter les fruits & revenus dudit Benefice , & s'eftant ledit Maiftre Pierre oppofé à ladite faifie, ledit Maiftre Jacques luy auroit communiqué , & baillé copie de fes lettres & fignatures de creation de ladite penfion , promeffe & titre nouvel d'icelle, paffez par lefdits Maiftre Claude & Maiftre Pierre , concluoit à ce que ledit Pierre fût tenu & condamné luy payer & continuer ladite penfion , fi mieux il n'aimoit luy rendre & retroceder ledit Benefice. A quoy par ledit Pierre eftoit dit qu'il eftoit pourveu, & Titulaire dudit Benefice de bonne foy, pour caufe de permutation faite entre luy & ledit Maiftre Claude, auquel il avoit refigné par échange le Doyenné de , &c. que par le Concordat & provifion ledit Prieuré-Cure n'eftoit chargé d'aucu-

Qqq ij

ne penſion, qu'il eſtoit bien & canoniquement pourveu en Cour de Rome, purement & ſimplement, tenoit ledit Benefice de noſtre ſaint Pere le Pape, ne devoit rien de ladite penſion, que ledit Jacques ne faiſoit aucun ſervice à l'Egliſe, qu'ainſi il n'eſtoit pas raiſonnable qu'il profitât des biens d'icelle, que c'eſtoit eſpece de ſimonie, qu'en tout cas ledit Jacques devoit avoir ſon recours ſi bon luy ſembloit contre ſon reſignataire, & non contre luy. Repliqué par ledit Jacques, que ledit Pierre pourveu par reſignation dudit Maiſtre Claude eſt tenu de ſes faits & promeſſes, comme tenant de luy le Benefice, que quand meſme il auroit eſté pourveu *per obitum*, il en ſeroit tenu ſur les fruits du Prieuré, Benefice ſimple, non ſujet à charge d'ames, & qui eſt ſeparable d'avec la Cure, qu'il ne ſeroit pas juſte que la fraude le privât de ſes alimens, que ledit Maiſtre Pierre a tort de ſe ſervir du mot de ſimonie, que les penſions ſont de conſtitution canonique, confirmées par les Ordonnances & les Arreſts des Cours Souveraines, afin qu'un Beneficier qui a long-temps deſervi un Benefice comme eſt ledit Maiſtre Jacques, qui a deſervi ledit Prieuré-Cure pendant 20. années, & qui ne peut plus vaquer au miniſtere Eccleſiaſtique à cauſe de ſon âge, ait moyen de ſe nourrir & alimenter pendant ſa vieilleſſe, & ne ſoit pas reduit aux dernieres extremitez, qu'il n'eſt tenu s'addreſſer au reſignataire, mais directement aux fruits de ſon Benefice : ſur laquelle conteſtation ſeroit intervenu Arreſt de la Cour, par lequel ledit Pierre eſt condamné payer & continuer ladite penſion de ſix cent livres audit Maiſtre Jacques ſa vie durant, ſi tant ledit Pierre eſt Titulaire dudit Benefice ; à l'execution duquel Arreſt ledit Pierre ſe ſeroit oppoſé, & pour cauſes d'oppoſitions, alleguoit qu'en tous cas ladite penſion eſtoit exceſſive, qu'à peine reſtoit-il ſa penſion congruë, requeroit la Cour de la reduire au tiers du revenu ſuivât les regles, qu'il eſtoit neceſſaire & important pour l'honneur de l'Egliſe, & qu'un Preſtre & un Curé eût moyen de vivre hôneſtemẽt, requeroit auſſi la Cour de luy delivrer commiſſion pour aſſigner en icelle ledit Maiſtre Claude ſon reſignataire, afin de recours & repetition de ladite penſion ſur ledit Doyenné ; ſoûtenu par ledit Jacques que leſdits Prieuré & Cure unis valoient 1200. livres de revenu. Or deſirans les parties vuider & terminer ledit procez, elles ont par l'avis de leur Conſeil & amis traité & accordé ainſi qu'il enſuit : C'eſt à ſçavoir que ledit Jacques a remis, moderé & reduit leſdites ſix cent livres de penſion par chacun an la vie durant

dudit Jacques , fi tant ledit Pierre eft poffeffeur dudit Benefice ,
payable aux termes , &c. à commencer , &c. dont le premier payement eft écheu au jour de Pafques dernier , & le fecond échéra ,
&c. & continuer , à quoy les fruits & revenus dudit Prieuré-Cure
de faint Paul font & demeurent par preference & hypotheque fpeciale & privilege , chargez , affectez , & hypothequez , & generalement , &c. & ne pourra ledit Pierre fe demettre & quitter ledit
Prieuré-Cure par permutation , refignation ou autrement , qu'à
la charge de ladite penfion viagere , fauf audit Pierre à repeter &
avoir fon recours pour les arrerages de ladite penfion écheus & à
échoir contre ledit Claude & fes biens , & fpecialement fur les
fruits & revenus dudit Doyenné,& autrement fe pourvoir pour raifon de ce , ainfi qu'il avifera , & pour cét effet ledit Jacques l'a
mis & fubrogé en fon lieu , droits , noms , raifons & actions , fans
toutefois aucune garantie , reftitution de deniers , ny recours quelconques , en quelque forte & maniere que ce foit , & au moyen
de ce les parties fe font mifes hors de Cour & de procez , fans dépens , dommages ny interefts de part ny d'autre , &c.

Autres manieres d'actes qui ont efté obmis.

Contract d'acquifition de Boutiques du Palais.

PArdevant les Notaires , &c. fut prefent Jacques du Clos , &c.
demeurant à Paris ruë , &c. lequel à la priere & requifition de
Jacques Germain Marchand à Paris , & Madeleine , &c. fa femme
demeurant, &c. a volontairement reconnu & confeffé avoir vendu,
cedé , quitté , tranfporté & delaiffé ; & par ces prefentes vend , cede , quitte , tranfporte & delaiffe dés maintenant à toûjours , &
promet garantir de fes faits & promeffes feulement aufdits Jacques
Germain , & fa femme à ce prefens & acceptans , ladite femme
autorifée de fon mary pour l'effet des prefentes , acquereurs pour
leurs hoirs & ayans caufe ; quatre boutiques fcizes dans la grande
falle du Palais à Paris , qui font les cinq , fix , fept & huitiéme boutiques des huit qui appartenoient audit Jacques du Clos,à prendre depuis la porte ou arcade percée , qui fert d'entrée de la gallerie Dauphine dans ladite grande falle du Palais à main gauche , en y entrant par ladite arcade , & qui font auffi les premiers , deux , trois

Qqq iij

& quatriéme desdites huit boutiques à main droite, en entrant dans ladite grande Salle par l'entrée ou arcade qui est au commencement de ladite gallerie Dauphine, du côté de la gallerie des Merciers, deux desquelles quatre boutiques presentement venduës, sont occupées par, &c. Lesdites quatre boutiques ainsi qu'elles se poursuivent & comportent & étendent de toutes parts, depuis & compris la moitié de l'épaisseur de la cloison d'ais, qui fait separation de celle tenuë par, &c. d'avec celle que ledit Jacques du Clos a cy devant accordée à tel, &c. par contract passé pardevant, &c. le jour, &c. jusques & derriere la porte de ladite arcade, qui sert d'entrée en la grande salle du côté de la gallerie des Merciers, laquelle cloison demeurera commune & moitoyenne entre lesdits acquereurs & ledit, &c. lesquelles huit boutiques appartenoient audit Jacques du Clos, au moyen de la vente & adjudication qui luy en auroit esté faite à faculté de rachat perpetuel par Messieurs les Commissaires generaux, deputez par le Roy pour l'execution des Edits du mois d'Avril 1645. & Decembre 1652. en la Chambre souveraine du domaine, établie au Palais à Paris, par contract de ladite adjudication du 8. Mars 1657. signé desdits sieurs Commissaires, & plus bas, *Lantage*, ratifié & confirmé par Lettres patentes de sa Majesté, données à Paris le 5. Avril audit an 1657. signées, *Loüis*, & sur le repli, *par le Roy, de Lomenie*, & scellées du grand Sel de cire jaune, le tout regiſtré au Parlement, Chambre des Comptes, & Bailliage du Palais les 11. 20. & 23. Avril de ladite année. Estant lesdites quatre boutiques presentement venduës, du Domaine du Roy, & chargées de tels droits qu'elles peuvent devoir à sa Majesté, des arrerages desquels droits si aucuns sont deus, ledit sieur vendeur promet acquitter lesdits acheteurs, jusques au jour saint Remy dernier, premier jour du present mois d'Octobre. Pour lesdites quatre boutiques presentement venduës, joüir faire & disposer par lesdits Jacques Germain & sa femme, leursdits hoirs & ayans cause, tout ainsi qu'a fait & auroit pû faire ledit Jacques du Clos, en vertu de ladite adjudication à faculté de rachat perpetuel, Lettres patentes de sadite Majesté, & Arrest d'enregistrement, cy-dessus dattez, à commencer la joüissance dudit premier jour du present mois d'Octobre. Ces vente, cession, transport, & delaissement faits aux charges susdites, & d'entretenir les baux faits desdites quatre boutiques aux cy-dessus denommez pour le temps qui reste à expirer d'iceux, si mieux n'aiment lesdits acque-

reurs les resoudre à depoffeder les locataires, & acquitter & indemnifer ledit Jacques Germain, de tout dédommagement & autres
chofes fi autrement lefdits locataires peuvent pretendre. Et outre
pour & moyennant la fomme de, &c. fur laquelle lefdits acque
reurs ont prefentement baillé, payé & delivré audit Jacques d
Clos, qui a pris & receu d'eux la fomme de, &c. en efpeces d
loüis d'or & d'argent & monnoye, le tout bon & ayant cours, fu
vant l'Ordonnance, dont il s'eft tenu & fe tient content, & les c
a quitté & quitte. Et quant à la fomme de, &c. reftant, lefdits Ja
ques Germain & fa femme ont promis, & fe font obligez & obli
gent folidairemēt l'un pour l'autre, chacun d'eux feul pour le tout, fa
divifion ny difcuffion, renonçans aufdits benefices & droits, le
bailler & payer audit Jacques du Clos en fa maifon à Paris, ou au
porteur des Prefentes dans fix mois, de ce jourd'huy pour tout
delay, à peine de tous dépens, dommages & interefts, & jufques
à l'actuel payement, de payer l'intereft à raifon du denier vingt,
fuivant l'Ordonnance; auquel payement de, &c. & interefts, lefdites quatre boutiques prefentement venduës, demeurent par privilege & hypotheque fpeciale, affectées, obligées & hypothequées.
Et outre lefdits acheteurs y obligent, affectent & hypothequent
tous & chacuns leurs autres biens meubles & immeubles, prefens
& avenir, fans qu'une obligation deroge à l'autre, tranfportant
par ledit Jacques du Clos aufdits acquereurs, tous droits de proprieté & autres qu'il a, & peut avoir fur lefdites quatre boutiques prefentement venduës, dont il s'eft demis & defaifi à leur profit, &
de leurs hoirs, & ayans caufe, voulant qu'ils en foient faifis par &
ainfi qu'il appartiendra, conftituant à cette fin fon Procureur le
porteur des Prefentes, luy donnant pouvoir de ce faire, & d'en
requerir actes. Et ont lefdits acheteurs reconnu que ledit Jacques du
Clos leur a prefentement baillé & mis és mains les Originaux defdits
contracts de vente & adjudication defdites huit boutiques, Lettres patentes de ratification, & Arreft d'enregiftrement. Plus une quittance auffi en original de la fomme de, &c. du fieur Morice Tre-
forier General des Domaines de France du 22. Mars 1657. regif-
ftrée au Contrôlle general des Finances, le 7. Avril enfuivant,
figné *Menardeau & le Camus*, ladite fomme payée pour le prix de
l'adjudication defdites huit boutiques, faite audit Jacques du Clos.
Plus trois quittances dattées l'une comme l'autre du 5. Avril, auffi
de ladite année 1657. paffées pardevant, &c. la premiere de Jean

Manian Menuisier , de la somme de deux mille livres pour les ouvrages de menuiserie qu'il a faits pour la construction desdites huit boutiques , & comptoirs qui sont au devant d'icelles. La deuxiéme de Pierre Montemps Maistre Serrurier , de cinq cent livres pour les ouvrages de ferrurerie pour la mesme construction. Et la troisiéme de Claude le Maire, veuve d'Adrian Brumortier pour les vitres desdites boutiques & des croisées d'icelles. Plus une quittance de Mathieu Husson , commis par Arrest du Conseil à la recepte des droits attribuez aux Officiers des Chartres , de la somme de mille livres par ledit Jacques du Clos payées pour le sol pour livre appartenans ausdits Officiers des Chartres sur ladite adjudication à luy faite par lesdits sieurs Commissaires. Plus une declaration faite par ledit Jacques du Clos au terrier du Domaine du Roy pour lesdites huit boutiques , passée pardevant du Chesne & Parc Notaires , le 8. Janvier 1658. & l'Arrest de la Chambre Souveraine du Domaine du 29. dudit mois & an , signé *Joubert*, portant reception & enregistrement de ladite declaration. Plus deux certificats , l'un du sieur Chappelain , Secretaire General de la Marine du 29. Juillet 1660. & l'autre du sieur Villedot General des Oeuvres de Maçonnerie des bastimens du Roy , du 22. Septembre audit an , au sujet d'un passage qui est entre les deux & troisiéme desdites boutiques du côté de l'arcade , vers la gallerie des Merciers , pour passer de ladite grande salle à l'Amirauté, le dessus duquel passage est des dépédances de ladite troisiéme boutique, lequel passage demeurera en l'état qu'il est à present , de toutes lesquelles pieces fournies ausdits acquereurs ils se sont contentez , & contentent , reconnoissans que ledit Jacques du Clos leur en a cy-devant baillé communication , & qu'ils les ont fait voir & examiner par leur Conseil. Et lesquels acheteurs ledit Jacques du Clos a subrogé en son lieu & droits dans les Finances qu'il a payées , & frais qu'il a faits pour l'adjudication & construction desdites huit boutiques, & ce jusques à la concurrence de la moitié de la somme à laquelle se trouveront monter lesdites finances & frais , suivant & conformement aux susdites pieces, pour de ladite moitié faire & disposer par lesdits acheteurs à leur volonté , sans aucune garantie ny restitution de deniers pour quelque cause que ce soit de la part dudit vendeur. Promettans lesdits acheteurs aider desdites pieces à eux baillées & fournies audit Jacques du Clos , ou à ceux qui ont acquis de luy les autres quatre boutiques en cas qu'ils en ayent besoin. Car ainsi a esté convenu &

accor-

accordé entre les parties, lesquelles pour l'execution des Presentes,
& de leurs dépendances ont éleu domicile, chacune en la maison
où elle est demeurante sus designée , auquel lieu , &c.

Quittance endossée sur le precedent Contract.

Ledit Jacques du Clos denommé par le contract cy-dessus écrit, a
reconnu & confessé avoir eu & receu de Jacques Germain & sa femme aussi y denommez, luy à ce present, qui luy a baillé, payé & delivré en la presence des Notaires, soussignez en especes de loüis d'or,
d'argent & monnoye, le tout bon & ayant cours suivant l'Ordonnance, la somme de, &c. sçavoir, &c. de principal qu'ils luy doivent
pour reste du prix porté audit contract , & , &c. pour quatre mois
d'interests de ladite somme, qui ont couru depuis le jour dudit contract , jusques à ce jourd'huy ; de laquelle somme de, &c. ledit Jacques du Clos s'est tenu & tient content, & les en a quittez & quitte
& tous autres. Ce fut fait & passé à Paris en l'étude, &c. l'un des
Notaires soussignez le   jour, &c. & ont signé la minutte
des Presentes, estans sur celle dudit contract demeurée , &c.

*Vente faite par Messieurs les Commissaires deputez par le Roy, des bou-
tiques du Palais, avec la liquidation des deniers payez, & frais
faits par l'Engagiste, le 24. Octobre 1675.*

Les Commissaires Generaux deputez par sa Majesté pour la vente, alienation, & delaissement à perpetuité par infeodation & deniers d'entrée des Domaines, droits domaniaux , contrôlle des exploits & autres choses contenuës en la declaration du huitiéme jour
d'Avril mil six cent soixante & douze , en execution des Edits des
mois d'Avril mil six cent soixante & sept, d'Aoust mil six cent soixante neuf, verifiez où besoin a esté , & Arrests du Conseil intervenus en consequence.

Veu les Arrests du Conseil des vingt-sept Janvier, dernier Mars,
7. & 28. Avril 1674. intervenus en execution desdits Edits & Declaration, par lesquels sa Majesté auroit entre autres choses, ordonné
que les Engagistes & possesseurs des maisons , boutiques , bancs,
loges, & échoppes, situées tant dans le Palais, Halles , grand Châtelet, Cimetiere saint Jean , qu'autres lieux de cette Ville de Paris,
representeroient pardevant Nous les titres, quittances & autres pieces en vertu desquelles ils en joüissent , pour estre procedé à la liquidation de leur finance, & pourveu à une remboursement, lesquel-

R r r

les liquidations avec les pieces sur lesquelles elles auront esté faites, demeureront à ceux qui s'en rendront adjudicataires pour leur servir de decharge valable des sommes y contenuës, comme s'ils en avoient fait le payement sur les quittances du Garde du Thresor Royal, conformement à la declaration du premier jour de Septembre 1647. verifiée où besoin a esté, suivant lesquels Arrests Jacques Germain, cy-devant Engagiste de quatre boutiques dans la grande Salle du Palais à Paris, qui sont les cinq, six, sept & huitiéme, à prendre depuis la porte & arcade percée, qui sert d'entrée en la Gallerie Dauphine, dans la grande Salle à main gauche en y entrant par ladite arcade, & qui sont aussi la premiere & deuxiéme en entrant dans ladite grande Salle par l'entrée ou arcade, qui est au commencement de ladite Gallerie Dauphine du côté de la Gallerie des Merciers, où est pour enseigné les deux Anges, nous a representé les titres dudit engagement; sçavoir un contract d'adjudication faite par les sieurs Commissaires à ce deputez, le 8. Mars 1657. à Jacques du Clos de huit Boutiques estans dans la grande salle du Palais, depuis la porte ou arcade percée de la salle Dauphine en entrant à main gauche; allant jusques au derriere la porte qui est prés les degrez pour descendre en l'ancienne Gallerie des Merciers, adossée contre le mur de ladite grande Salle & icelle Dauphine du nombre desquelles sont lesdites quatre, moyennant la somme de, &c. en principal, & la somme de, &c. pour les deux sols pour livre, quittance signée Morice, Thresorier General des Domaines, du payement à luy fait par ledit Jacques du Clos, le 2. Mars 1657. de de ladite somme de, &c. en principal, & de la somme de, &c. pour les deux sols pour livre, enregistré au controlle general des Finances le 7. Avril 1657. signée *Menardeau & le Camus*. Lettres patentes du Roy du 5. Avril 1657. de ratification dudit contract, registrées au Parlement, Chambre des Comptes & Bailliage du Palais. Procez verbal du Lieutenant General au Bailliage du Palais du 23. Avril 1657. contenant la mise en possession par luy faite dudit Jacques du Clos esdites huit Boutiques, quittance passée pardevant le Cat & le Semelier Notaires au Châtelet de Paris le 5. Avril 1657. de la somme de cent livres payée par ledit Jacques du Clos pour les croizées & auvans servans à la construction desdites huit boutiques. Autre quittance pardevant lesdits Notaires de la somme de deux mille livres payée par lesdits Jacques du Clos lesdits jour & an, pour les ouvrages de menuiserie servans à ladite construction. Autre quittance passée pardevant lesdits Notaires de la somme de cinq cens livres payée par ledit Jacques du Clos ledit jour & an pour les ouvrages de serrurerie & comptoirs servans à ladite construction, quittance de la somme de mille livres, payée par ledit Jacques du Clos le 4. Fevrier 1660. pour les droits attribuez aux Officiers des Chartres ; certificat de Michel Villedot, General Contrôleur des Oeuvres de maçonnerie des bâtimens du Roy du 22. Septembre 1660. contenant que dans la construction desdites huit Boutiques les mesures & allignemens y ont esté pris pour conserver un passage en la Chambre de l'Amirauté. Contract passé pardevant Plâtrier & le Chanteur Notaires audit Châtelet le 20. Octobre 1670. par lequel ledit Jacques Germain a acquis dudit Jacques du Clos lesdites quatre Boutiques, faisant partie desdites huit, moyennant le prix & conditions y contenuës, extrait de l'adjudication à perpetuité par nous faite desdites quatre Boutiques au profit dudit Jacques Germain le 28. Juin 1674. maintenant la somme de, &c. en principal, & la somme de, &c. pour les deux sols pour livre aux clauses, charges & conditions y énoncées.

Nous Commissaires susdits conformement ausdits Arrests du Conseil, avons liquidé & liquidons la finance, frais & loyaux-coûts de l'engagement desdites quatre Boutiques dans la grande Salle du Palais, où est pour enseigne les deux Anges, à la somme de, &c. en principal, & à la somme de, &c. pour les deux sols pour livre payée par ledit Jacques Germain pour la vente & adjudication à titre de proprieté incommutable à luy faite desdites quatre Boutiques par nous Commissaires susdits, le 28. Juin 1674. fait en tout pour le prix d'icelles la somme de, &c. & sera fait mention dans le contract de ladite alienation de la presente liquidation, conformement audit Arrest du Conseil du 31. Mars 1674. Et seront les pieces sur lesquelles elle a esté faite remises audit Jacques Germain par Maistre, &c. Greffier des Commissions extraordinaires & de la Chambre, pour luy demeurer & servir en temps & lieu pour la justification de la finance de ladite alienation. Fait & arresté en la Chambre tenuë au Château du Louvre, en l'appartement du Palais des Thuilleries à Paris le 24. Octobre 1675. &c.

Les Commissaires Generaux deputez par sa Majesté pour la vente, alienation & delaissement à perpetuité par infeodation & deniers d'entrée, des Domaines, droits domaniaux, contrôlle des exploits & autres choses contenuës en la declaration du 8. Avril 1672. en

R r r ij

execution des Edits des mois d'Avril 1667. Aouſt 1669. verifiez où beſoin a eſté , & Arreſts du Conſeil intervenus en conſequence : A tous ceux qui ces preſentes Lettres verront, ſalut, par leſdits Edits, Declaration & Arreſts , & pour les cauſes & conſiderations y contenuës, le Roy auroit entr'autres choſes ordonné que par les Commiſſaires qui ſeroient par ſa Majeſté deputez ; il ſeroit avec l'obſervation des formes en tel cas requiſes & accoûtumées , inceſſamment procedé à la vente , alienation & delaiſſement à perpetuité par infeodation & déniers d'entrée, au plus offrant & dernier enſcheriſſeur , juſques à la ſomme de quatre cent mille livres de revenu de petits Domaines ſeparez, ou portions de Domaines mélangez avec les biens des particuliers , comme auſſi des Juſtices & Seigneuries des Parroiſſes ſans Domaine ; enſemble des Terres vaines & vagues , communes, landes, brieres, garennes , paſtils, palus , marais , étangs, bacqueteaux ſeparez des foreſts , droits de tiers & dangers ſur les bois de la Province de Normandie, portions de Domaines & droits qui appartiennent en pareage à ſa Majeſté , avec les Seigneurs particuliers , à l'exception des Eccleſiaſtiques , fours, preſſoirs , maiſons , boutiques, échoppes, halles , places à étaller , moulins, bacs, ponts , paſſages , droits de peage & autres Domaines & droits honorifiques & utiles en dépendans, à la charge toutefois de les tenir de ſadite Majeſté , & de la Couronne en plein fief, de luy en rendre les foy & hommage par tout où il appartiendra , en la forme & maniere accoûtumée , & de payer aux recettes de ſes Domaines un écu d'or de redevance annuelle ou telle autre qui ſeroit reglée par leſdits ſieurs Commiſſaires, le tout ſoit que leſdits Domaines ſoient és mains de ſa Majeſté , ou en celles des Engagiſtes , à la charge de les rembourſer , pour en joüir par les adjudicataires , & les poſſeder par eux , leurs veuves , enfans , heritiers ou ayans cauſe , à titre de proprieté incommutable , comme de leurs autres acquiſitions de patrimoines , avec faculté d'en pouvoir diſpoſer , ainſi que de leurs autres biens , en la maniere qu'ils jugeront à propos : Et outre de payer à ſa Majeſté , ſur les quittances du Garde de Threſor Royal , le prix principal des adjudications qui leur auront eſté faites , avec les deux ſols pour livre : Voulant auſſi ſa Majeſté qu'il ſoit pareillement procedé avec les meſmes formalitez à la vente, alienation & delaiſſement du droit du Controlle des Exploits des Duchez Pairies , Chaſtellenies & autres Juſtices appartenantes aux Seigneurs particuliers du Royaume , pour

en joüir par les adjudicataires comme proprietaires incommuta-
bles, en la mesme forme & maniere des autres droits cy-dessus
specifiez, à la charge de faire exercer par lesdits acquereurs des
Contrôlles, d'en tenir de bons & fideles Regiſtres, & satisfaire à
tout ce qui eſt ordonné par l'Edit du mois d'Aouſt 1669. & Declaration du 21. Mars 1671. & de payer au Threſor Royal le prix des
adjudications, avec les deux sols pour livre d'icelles, sans que les
acquereurs desdits Domaines & droits Domaniaux en puiſſent eſtre à
l'avenir depoſſedez ny évincez par aucunes encheres, ny eſtre troublez en la poſſeſſion d'iceux, sous quelque pretexte, ou en quelque forte & maniere que ce puiſſe eſtre; & par Arreſt du Conſeil du dernier
Mars 1674. ſa Majeſté auroit ordonné que lesdits Domaines &
choſes ſusdites feroient venduës à titre de fief ou en cenſive, ſous
la Seigneurie directe de ſa Majeſté, ainſi qu'il feroit jugé convenable, ſelon la nature & qualité deſdits biens & droits, pour l'e-
xecution deſquels Edits, Declaration & Arreſts ayant plû à ſa Majeſté nous commettre par ſes Lettres Patentes, données à Ver-
ſailles le 18. Novembre 1673. pour y ſatisfaire nous nous ſerions
aſſemblez au Palais des Thuilleries en la Chambre du Conſeil, &
ayant arreſté & fixé les jours & heures de nos ſeances, nous aurions
ordonné de faire des proclamations, & appoſer des affiches contre la
porte & principale entrée dudit Palais des Thuilleries, & autres lieux
publics & accoûtumez, tant de cette ville de Paris, que des autres
villes, bourgs & Parroiſſes de ce Royaume, où on a accoûtumé
d'en mettre, contenant qu'à certains jours & heures limitez par
icelles, il feroit par Nous en ladite chambre procedé à l'extinction
des chandelles en la maniere ordinaire à la vente, adjudication,
alienation & delaiſſement à perpetuité par infeodation à titre de
fief ou en cenſive & deniers d'entrée & titre incommutable des
Domaines, Juſtices, Seigneuries, droits domaniaux, portions d'i-
ceux, Contrôlle des Exploits, & autres choſes contenuës & ſpeci-
fiées auſdits Edits, Declaration & Arreſts, ſelon qu'il feroit eſti-
mé plus avantageux pour le bien & avantage de ſa Majeſté. Enſuite deſquelles publications ſe feroit preſenté Maiſtre Claude, &c.
Advocat és Conſeils du Roy, qui auroit offert de trois boutiques
ſizes en la grande ſalle du Palais à Paris, adoſſées à la ſalle Dauphine, où eſt pour enſeigne les deux Anges, la ſomme de, &c.
& les deux sols pour livre pour en joüir par l'acquereur à titre de
proprieté incommutable à perpetuité, ainſi que de ſes autres biens

R r r iij

& heritages, avec faculté d'en pouvoir disposer ; à la charge de les tenir en censives de sa Majesté , de payer par chacun an au jour saint Remy à la recette du Domaine de Paris cinq sols de cens, portant lots & ventes, saisine & amende, le cas échéant suivant la Coûtume, & de rembourser l'engagiste de sa finance, suivant la liquidation qui en sera faite ; sur laquelle offre nous Commissaires susdits étans assemblez en ladite Chambre du Conseil le Jeudy 14. jour de Juin 1674. aurions fait publier à haute voix par l'un des Huissiers dudit Conseil la vente & alienation à perpetuité desdites trois boutiques , & fait allumer trois chandelles l'une aprés l'autre , sur le feu desquelles aprés avoir reglé l'enchere courante à cent livres, Maistre Georges, &c. Advocat esdits Conseils du Roy auroit encheri à la somme de , &c. & les deux sols pour livre : & aprés plusieurs publications & proclamations le feu de la derniere chandelle s'étant éteint , sans que personne ait voulu encherir à plus haut prix, Nous aurions audit Maistre Georges accordé acte de l'enchere par luy faite de ladite somme de , &c. & les deux sols pour livre , aux charges susdites, & remis à huitaine écheant le Jeudy 21. dudit mois de Juin 1674. auquel jour il seroit par Nous en ladite Chambre du Conseil procedé à la vente & adjudication au plus offrant & dernier encherisseur desdites trois boutiques ; à laquelle fin publications seroient faites des affiches mises & apposées où besoin seroit sur ladite enchere. Et advenu ledit jour 21. Juin 1674. Nous Commissaires susdits estans assemblez en ladite Chambre du Conseil aprés qu'il auroit esté representé que la publication de la vente & adjudication desdites trois boutiques auroit esté faite sur l'enchere de, &c. & les deux sols pour livres, & affiches mises & apposées aux trois grandes portes de la grande Salle dudit Palais , au bas des degrez de la Chambre des Comptes, aux portes dudit Palais, Bureau des Finances, Eglise saint Barthelemy, ancien & nouveau Chastelet , Palais des Thuilleries , Bureau General du Domaine & autres lieux ordinaires & accoûtumez ; comme du tout il Nous seroit apparu par le procez verbal de Maistre Pierre , &c. Huissier ordinaire esdits Conseils, du 20. dudit mois de Juin 1674. Nous aurions par l'un des Huissiers dudit Conseil fait faire lecture desdites affiches, & publier à haute voix que lesdites trois boutiques sizes en lagrande salle du Palais où est pour enseigne les deux Anges , estoient à vendre au plus offrant & dernier encherisseur, sur ladite enchere de, &c. & les deux sols pour livre, pour en joüir par l'acquereur à titre de proprieté incommutable à perpetuité aux charges, claufes & conditions fufdites, & fait allumer trois chandelles l'une aprés l'autre, fur le feu defquelles ledit Maiftre Claude, &c. auroit encheri à la fomme de, &c. & les deux fols pour livre; ledit Maiftre Georges à la fomme de, &c. & les deux fols pour livre, &c. Et aprés plufieurs publications & proclamations le feu de la derniere defdites chandelles s'eftant éteint, fans que perfonne ait voulu encherir à plus haut prix, Nous aurions audit Georges requerant, comme plus offrant & dernier encheriffeur, adjugé lefdites trois boutiques à la fomme de, &c. & les deux fols pour livre, aux charges, claufes & conditions cy-devant exprimées, fauf huitaine écheant le Jeudy 28. dudit mois de Juin 1674. & iceluy advenu, Nous Commiffaires fufdits eftant affemblez en ladite Chambre du Confeil, aprés que par le procez verbal dudit Maiftre Pierre dudit jour 28. il nous feroit apparu de la remife defdites affiches aux portes & principales entrées dudit Palais des Thuilleries, & Bureau du Domaine fur ladite enchere de, &c. & les deux fols pour livre, Nous aurions fait publier à haute voix par l'un des Huiffiers dudit Confeil, que lefdites trois boutiques fizes en la grande falle du Palais, adoffées à la falle Dauphine, où eft pour enfeigne les deux Anges, eftoient à vendre au plus offrant & dernier encheriffeur, pour en jouir par l'acquereur à titre de proprieté incommutable à perpetuité, à la charge de les tenir en cenfive de fa Majefté, de payer par chacun an au jour faint Remy, à la Recette du Domaine de Paris, cinq fols de cens portant lots & ventes, faifines & amendes, le cas écheant fuivant la Coûtume, & de rembourfer l'engagifte de fa finance, fuivant la liquidation qui en fera faite fur ladite enchere de, &c. & les deux fols pour livre : Et aurions fait allumer trois chandelles l'une aprés l'autre, fur le feu defquelles ledit Maiftre Claude auroit encheri à la fomme de, &c. & les deux fols pour livre : Et aprés plufieurs publications & proclamations, le feu de la derniere chandelle s'étant éteint fans que perfonne ait voulu encherir à plus haut prix, Nous aurions audit Claude ce requerant, comme plus offrant & dernier encheriffeur adjugé purement & fimplement lefdites trois boutiques à la fomme de, &c. & les deux fols pour livre, pour en joüir par l'acquereur aux charges, claufes & conditions fufdites, lequel Claude auroit le mefme jour 28. dudit mois de Juin 1674. declaré au Greffe de noftre

Commiſſion que l'adjudication à luy faite deſdites trois boutiques, eſt pour & au profit de Jacques Germain Marchand Bourgeois de Paris, & nous auroit requis luy paſſer Contract de ladite alienation, & autres actes neceſſaires, ce que nous luy aurions accordé, à la charge de payer comptant és mains de Maiſtre Eſtienne Jehannot ſieur de Barthillat, Conſeiller du Roy en ſes Conſeils, Gard: du Threſor Royal, la ſomme de, &c. de principal, & celle de, &c. pour les deux ſols pour livre : Et aprés qu'il nous eſt apparu de la quittance dudit ſieur de Barthillat de la ſomme de, &c. ſçavoir, &c. en principal, & celle de, &c. pour leſdits deux ſols pour livre, en datte du 8. May 1675. enregiſtrée au Controlle General des Finances, le 18. Juin enſuivant, ſigné Colbert, de laquelle quittance copie ſera inſerée à la fin du preſent Contract; Nous Commiſſaires ſuſdits en executant leſdits Edits, Declaration & Arreſts, & en vertu du pouvoir à Nous donné par ſa Majeſté, avons audit Jacques Germain vendu, alienè & delaiſſé, vendons, alienons & delaiſſons par ces preſentes, leſdites trois boutiques ſizes en la grande ſalle du Palais à Paris, adoſſées à la ſalle Dauphine, où eſt pour enſeigne les deux Anges, à ladite ſomme de, &c. en principal, & celle de, &c. pour les deux ſols pour livre pour avec celle de, &c. à laquelle, ſuivant l'Arreſt du Conſeil du 31. Mars 1674. Nous avons par Ordonnance de ce jour liquidé la finance de l'engagement qui en avoit eſté fait à Jacques du Clos, vivant Marchand Bourgeois de Paris, aux droits duquel eſt ledit Jacques Germain, frais & loyaux couſts, faire en tout là ſomme de, &c. qui eſt le prix total de ladite alienation, à la charge de tenir leſdites trois boutiques en cenſive de ſa Majeſté, & de payer par chacun an au jour ſaint Remy à la Recette du Domaine de Paris cinq ſols de cens portans lots & ventes, ſaiſine & amende, le cas écheant, ſuivant la Coûtume, pour en joüir par ledit Jacques Germain, ſes hoirs, ſucceſſeurs & ayans cauſe, à titre de proprieté incommutable à perpetuité, ainſi que de leurs autres biens propres patrimoniaux ou d'acqueſts, en la maniere qu'ils jûgeront à propos, à commencer la joüiſſance dudit jour 8. May 1675. datte de la quittance dudit payement, ſans que par cy-aprés ledit Jacques Germain, ſeſdits hoirs & ayans cauſe puiſſent eſtre depoſſedez, évincez ny troublez en ladite joüiſſance, pour quelque cauſe & occaſion, & ſous quelque pretexte que ce ſoit, ou puiſſe eſtre & ſeront mis, receus & inſtalez en la poſſeſſion & joüiſſance deſdites

trois

trois boutiques par les Officiers de sa Majesté ainsi que besoin sera : Mandons & ordonnons à tous qu'il appartiendra de faire & laisser joüir pleinement, paisiblement, incommutablement & perpetuellement ledit Jacques Germain, sesdits hoirs, successeurs & ayans cause desdites trois boutiques, fruits & revenus y appartenans, sans souffrir qu'il y soit apporté aucun trouble ny empeschement.

Ensuit la teneur de la quittance du Garde du Thresor Royal.

Je Estienne Jehannot sieur de Barthillat, Conseiller du Roy en ses Conseils, Garde de son Thresor Royal, confessé avoir receu comptant en cette ville de Paris, de Jacques Germain Marchand Bourgeois de Paris la somme de, &c. en loüis d'or, loüis d'argent & monnoye, sçavoir la somme de, &c. en principal, & celle de, &c. pour les deux sols pour livre, pour laquelle vente & adjudication luy a esté faite par Messieurs les Commissaires à ce deputez par sa Majesté en la Chambre tenuë au Palais des Thuilleries, le 28. Juin 1674. de trois boutiques sizes en la grande Salle du Palais, adossées à la Salle Dauphine, où est pour enseigne les deux Anges, pour en joüir par lesdits Jacques Germain, ses hoirs, successeurs & ayans cause à titre de proprieté incommutable, à la charge de tenir lesdites trois boutiques en la censive de sa Majesté, de payer par chacun an au jour de saint Remy à la Recette du Domaine de Paris cinq sols de cens portans lots & ventes à chaque mutation, saisines & amendes, le cas écheant suivant la Coûtume, & de rembourser le precedent Engagiste, le tout suivant & conformément à ladite adjudication, & aux Edits des mois d'Avril 1667. Aoust 1669. Declaration du 8. Avril 1672. & Arrests intervenus en consequence la somme de, &c. à moy ordonnée pour employer au fait de ma Commission, de laquelle je me tiens content & en quitte ledit sieur Jacques Germain & tous autres : Fait à Paris le 8. May 1675. au dessous est écrit, quittance du Garde du Thresor Royal, année 1674. signée JEHANNOT DE BARTHILLAT, & au dos est écrit ; Enregistré au Contrôlle General des Finances, par Nous Conseiller du Roy en tous ses Conseils, & au Conseil Royal & Contrôlleur General des Finances de France, à Paris le 18. Juin 1675. signé COLBERT. Promettons pour & au nom de sadite Majesté l'entretenement, observation & accomplissement du contenu au present Contract de vente, delaissement & alienation perpetuelle & incommutable, aux charges, claufes & conditions y exprimées, en témoin de quoy nous l'avons figné audit Château du Louvre, en l'appartement du Palais des Thuilleries à Paris, & delivré audit Jacques Germain le 24. jour d'Octobre 1675.

Autre vente des Boutiques du Palais.

Pardevant, &c. furent prefens en leurs perfonnes Maiftre Jacques Germain, &c. & Damoifelle Marie, &c. fa femme, qu'il a pour l'effet des prefentes autorifée, demeurans, &c. en leurs noms, & encore ledit Jacques Germain au nom & comme tuteur des enfans mineurs de luy & de feuë Marguerite Gueret fa femme en premieres nopces, heritiers chacun pour un quart de ladite deffunte leur mere, par lefquels mineurs lefdits fieurs Jacques Germain & Damoifelle Marie fa femme, promettent folidairement de faire ratifier ces prefentes ; ce faifant les faire obliger auffi folidairement avec eux à la garantie des boutiques cy-aprés declarées, à l'exception des faits du Prince, & encore à l'entretenement de toutes les charges, claufes & conditions du prefent Contract, & en fournir acte en bonne forme aux fieurs acquereurs cy-aprés nommez en cette ville de Paris, au fur & à mefure que lefdits mineurs atteindront l'âge de majorité, à peine de tous dépens, dommages & interefts; lefquels efdits noms & qualitez en confequence de l'Arreft cy-aprés datté & mentionné, ont volontairement reconnu & confeffé avoir vendu, cedé, quitté, tranfporté & delaiffé par cefdites prefentes du tout dés maintenant & à toûjours, & promettent en chacun defdits noms folidairement l'un pour l'autre, chacun d'eux un feul & pour le tout, fans divifion ny difcuffion & fidejuffion, à quoy ils renoncent, garantir de tous troubles, évictions & autres empéchemens generalement quelconques, excepté des faits du Prince, au fieur Claude Geraud, Marchand, &c. & Marie, &c. qu'il autorife à l'effet qui enfuit, demeurans, &c. & au fieur Guillaume Terat Marchand, &c. demeurant, &c. à ce prefens & acceptans, acquereurs pour eux, leurs hoirs & ayans caufe, fçavoir audit fieur Geraud & fa femme, deux boutiques à prefent reduites en une, occupées par lefdits fieur Geraud & fa femme, fizes en la grande Salle du Palais, où y a pour enfeigne, &c. laquelle boutique contient toute l'arcade, au deffous de laquelle eft l'Amirauté, qui a fon entrée dans ladite arcade, le deffus de laquelle entrée eft des dépendances de ladite boutique, suivant le Contract d'acquisition faite du sieur Jacques Germain cy-aprés datté, tenant icelle boutique d'une part audit sieur Terat, d'autre aux deux boutiques cy-aprés declarées, par derriere à ladite arcade, & par devant sur ladite grande Salle, & ausdits sieur Geraud & sa femme, & audit sieur Terat chacun pour moitié. Deux autres boutiques attenantes celle cy-dessus, ledit passage de l'Amirauté entr'eux, sizes aussi dans ladite grande Salle du Palais, tenant d'une part audit passage, d'autre à la grande porte en entrant dans ladite grande Salle qui est au pied de la Cour des Aydes, par derriere au mur de ladite grande Salle, & par devant sur ladite grande Salle; lesdites deux boutiques à present occupées par Catherine, &c. lesdites quatre boutiques comme elles se poursuivent & comportent & étendent de toutes parts, & comme elles appartiennent ausdits sieur & Damoiselle vendeurs esdits noms, au moyen de l'acquisition que ledit sieur Jacques Germain en a faite conjointement avec la deffunte Marguerite Gueret sa premiere femme, du sieur Jacques du Clos, &c. par Contract passé pardevant le Chanteur & Plastrier Notaires, le 20. Octobre 1670. & auquel sieur du Clos lesdites boutiques appartenoient avec les autres y mentionnées, au moyen de la vente & adjudication qui luy en avoit esté faite par les sieurs Commissaires Generaux à ce deputez, suivant le Contract de ladite adjudication du 8. Mars 1657. lesdites boutiques audit sieur Jacques Germain esdits noms appartenans, sçavoir moitié au moyen de l'acquisition qu'il en avoit faite pendant sa communauté avec ladite Marguerite Gueret, & l'autre moitié à sesdits enfans mineurs, comme heritiers d'icelle Marguerite Gueret leur mere, & qui ont esté depuis acquises à titre de proprieté incommutable par ledit sieur Jacques Germain de Messieurs les Commissaires Generaux à ce deputez, par Contract du 24. Octobre 1675. fait en execution de l'adjudication qui en a esté faite ledit jour audit sieur Jacques Germain par lesdits sieurs Commissaires, portant liquidation de l'ancienne finance desdites quatre boutiques, esquelles estoit n'agueres pour enseigne, &c. à la somme de douze mille huit cent livres, faisant avec celle de trois mille six cent livres en principal, & trois cent soixante livres pour les deux sols pour livre payez par ledit sieur Germain pour ladite nouuelle vente & adjudication, la somme de seize mille sept cent soixante livres, suivant qu'il est plus au long contenu au Contract de ladite adjudication, estans lesdites boutiques prefentement venduës en la cenfive du Roy noftre Sire , & chargées envers la recette de fon Domaine à Paris de cinq fols de cens par chacun an au jour faint Remy, comme il eft énoncé au Contract de ladite nouvelle adjudication , pour toutes & fans autres charges, dettes, hypoteques ny redevances quelconques , franches & quittes des arrerages dudit cens de tout le paffé jufques à prefent. Pour defdites boutiques fus venduës joüir, ordonner, faire & difpofer par lefdits fieurs acquereurs , leurfdits hoirs & ayans caufe, comme bon leur femblera , & de chofe leur appartenant à jufte titre, au moyen defdites prefentes , à commencer ladite joüiffance & en percevoir les loyers de ce jourd'huy en avant, fe refervant lefdits fieur & Damoifelle vendeurs efdits noms ceux qui en font échûs au precedent jufques à cedit jour ; ces vente, ceffion & tranfport ainfi faits à la charge defdits cinq fols de cens pour l'avenir feulement, & outre moyennant la fomme de vingt-un mille livres, qui eft, fçavoir pour lefdites deux boutiques à prefent reduites en une, acquifes par lefdits fieur Claude Geraud & Marie, &c. fa femme, feuls, la fomme de onze mille livres, & pour les deux autres boutiques acquifes par lefdits fieur Geraud & fa femme, conjointement avec ledit fieur Terat, chacun pour moitié, celle de dix mille livres, fur laquelle fomme de dix mille livres lefdits fieur & Damoifelle vendeurs efdits noms , ont confeffé en avoir prefentement eu & receu defdits fieurs acquereurs chacun pour moitié la fomme de fix mille livres en loüis d'or , d'argent & monnoye, le tout bon , en la prefence des Notaires fouffignez, dont ils fe tiennent contens & les en quittent ; laquelle fomme de fix mille livres lefdits fieur & Damoifelle vendeurs efdits noms, promettent d'employer en acquifition d'heritages ou rentes au profit dudit fieur Germain & de fefdits enfans mineurs, conformement à l'Arreft de la Cour de Parlement rendu entre les parties & autres y denommés le 2. Juin 1678. & de la Sentence du Bailliage du Palais du 27. Avril dernier, en ce qu'elle eft confirmée par iceluy, lefquels heritages & rentes qui feront acquifes , feront & demeureront par privilege & hypotheque fpeciale obligez & hypothequez à la garantie de la prefente vente , & par les Contracts d'icelles acquifitions, fera fait declaration que les prix d'icelles proviendront de ladite fomme de fix mille livres, & de faire fubroger lefdits acquereurs aux droits & hypotheques defdits vendeurs jufques à concurrence d'icelles, & defdits Contracts d'acquifitions fournir des expeditions aufdits acque-

reurs dans deux mois d'huy prochains, à peine de tous dépens,
dommages & interests. Et pour les quatre mille livres restans desdites dix mille livres, lesdits acquereurs en ont par cesdites presentes vendu, cedé, constitué, assis & assigné, & promettent ensemblement & solidairement l'un pour l'autre, chacun d'eux un
seul & pour le tout, sans division ny discussion & fidejussion, à
quoy ils renoncent, garantir de tous troubles, évictions & autres
empeschemens quelconques, fournir & faire valoir en principal,
arrerages & rachats ausdits sieur & Damoiselle vendeurs esdits
noms, ce acceptans pour eux, leursdits hoirs & ayans cause, deux
cent livres de rente annuelle & perpetuelle que lesdits acquereurs
ensemblement & solidairement l'un pour l'autre comme dessus,
promettent & s'obligent de bailler & payer ausdits sieur & Damoiselle vendeurs, leurs hoirs & ayans cause, esdits noms en leur maison à Paris ou au porteur aux quatre quartiers de l'an également, à
compter de cedit jour en avant, dont le premier quartier de payemét
écherra avec la portion restante du present mois, au dernier jour
de Septembre prochain, & ainsi continuer à l'avoir & prendre
specialement & par privilege sur lesdites deux boutiques, ainsi acquises par lesdits acquereurs conjointement, & qu'iceux acquereurs
en ont chargées, obligées & hypothequées, comme generalement
y obligent, & hypothequent lesdits acquereurs, tous leurs autres
biens presens & à venir, sans que les obligations speciale & generale dérogent l'une à l'autre, pour d'icelle rente joüir. Et à l'égard
des onze mille livres, prix de la boutique acquise pour lesdits sieur
Geraud & sa femme seuls, ils en ont à leur égard par ces presentes vendu, cedé & constitué & promis solidairement l'un pour
l'autre sans division ny discussion & fidejussion, à quoy ils renoncent, garantir de tous troubles, & autres empeschemens generalement quelconques, fournir & faire valoir en principal, arrerages
& rachat, ausdits sieur & Damoiselle vendeurs esdits noms ce acceptans, pour eux, leurs hoirs & ayans cause, cinq cent cinquante livres de rente annuelle & perpetuelle, que lesdits sieur Geraud
& sa femme seuls promettent & s'obligent solidairement comme
dessus, de bailler & payer ausdits sieur & Damoiselle vendeurs esdits noms, leursdits hoirs & ayans cause, en leur maison à Paris,
ou au porteur des presentes pour eux aux quatre quartiers de l'an
également, à compter de cedit jour en avant, dont le premier
quartier de payement écherra avec la portion restante du present

mois de Juin au dernier jour de Septembre prochain, & ainsi continuer de quartier en quartier à l'avoir & prendre specialement sur ladite boutique cy-dessus acquise par lesdits sieur Geraud & sa femme, qui en demeure par privilege & hypotheque speciale chargée, obligée & hypothequée. Item, sur la boutique appartenante ausdits sieur Geraud & sa femme de leur conquests, size dans la grande Salle du Palais, adossées contre le quatriéme Pillier, comme generalement y obligent & hypothequent ledit sieur Geraud & sa femme, tous leurs autres biens meubles & immeubles, presens & à venir, pour fournir & faire valoir lesdites cinq cent cinquante livres de rente bons, nonobstant & sans que les obligations speciale & generale dérogent l'une à l'autre; tous lesquels biens desdits Geraud & sa femme ils ont declaré, juré & affirmé estre francs & quittes de toutes dettes & hypotheques generalement quelconques, excepté desdites deux cent livres de rente cy-dessus creées, pour desdites cinq cent cinquante livres de rente joüir, &c. lesquelles cinq cent cinquante livres de rente d'une part, & deux cent livres de rente d'autre, seront & demeureront rachetables à toûjours, en baillant & payant par les rachetans quand bon leur semblera pour les parts & jusques à concurrence de ce que chacun desdits acquereurs y est obligé, suivant ledit Arrest sus datté, en un, deux ou trois payemens égaux la somme de quinze mille livres, à laquelle les principaux desdites deux parties de rente se montent, & qui restent dûs & à payer du prix total de ladite presente vente, avec les arrerages qui en seront lors dûs & échûs, tous frais & loyaux cousts, au fur & à mesure desquels rachats, au cas que lesdits enfans dudit sieur Germain soient encore lors d'iceux mineurs, ou qu'ils n'ayent ratifié le present Contract en majorité, lesdits sieur & Damoiselle vendeurs seront tenus promettre solidairement comme dessus, d'employer les deniers desdits rachats en acquisitions d'autres heritages ou rentes au profit d'iceluy sieur Germain & ses enfans mineurs, qui demeureront par privilege & hypotheque speciale chargez, obligez & hypothequez à la garantie desdites boutiques sus venduës, comme lesdits sieur & Damoiselle vendeurs le consentent & accordent dés à present, & par les Contracts desdites acquisitions qui seront passez, sera declaré que les deniers qui seront payez pour lesdites acquisitions, seront provenus desdits rachats, mesme de faire subroger iceux acquereurs pour leur plus grande sureté aux droits, hypotheques & privileges desdits vendeurs, & desdits

Contracts qui seront ainsi passez, fournir des expeditions en bonne forme ausdits acquereurs deux mois aprés lesdits rachats faits
à peine de tous dépens, dommages & interests : Et en ce faisant, à la charge desdites deux parties de rentes, lesdits sieur
& Damoiselle vendeurs esdits noms, ont cedé & transporté tous
droits de proprieté qu'ils avoient & pourroient avoir esdites boutiques sus venduës, s'en desaisissant au profit desdits acquereurs & de
leursdits hoirs & ayans cause, comme au semblable lesdits acquereurs se sont desaisis de tous leurs biens au profit d'iceux sieur &
Damoiselle vendeurs, leursdits hoirs & ayans cause jusques à la concurrence desdites deux parties de rentes cy-dessus constituées, voulans & consentans lesdites parties respectivement que chacun d'eux
en soit mis en pleine possession par qui il appartiendra, pour quoy
faire en leurs absences ils ont reciproquement constitué leurs Procureurs Generaux, speciaux & irrevocables les porteurs des presentes, ausquels ils ont donné & donnent pouvoir & puissance de
ce faire. Et pour purger les hypotheques & pretentions qui sont &
peuvent estre sur lesdites boutiques sus venduës, est convenu que
lesdits acquereurs pourront faire saisir & decreter sut eux en telle Jurisdiction & quand bon leur semblera à leurs frais & dépens, &
icelles encherir & partir à tel & si haut prix qu'ils en demeurent
adjudicataires, soit pour le prix susdit ou tel autre que bon leur
semblera, sans neanmoins estre tenus à plus ny à moins qu'au susdit prix : Et si audit decret il survient quelques oppositions ou empêchemens procedans du fait desdits sieur & Damoiselle vendeurs
esdits noms, ou de leurs auteurs ; iceux sieur & Damoiselle vendeurs promettent & s'obligent solidairement comme dessus, de les
faire lever & cesser huitaine aprés la denonciation qui leur en aura esté faite à leurs personnes, ou à leur domicile cy-aprés élû, à
peine de tous dépens, dommages & interests, & d'acquiter & indemniser lesdits acquereurs de tous frais & droits extraordinaires
qui pourroient estre dûs & pretendus au sujet desdites oppositions,
de maniere qu'ils ne soient tenus que des frais d'un simple decret
volontaire, lequel avec le present Contract, ne serviront ensemble que d'un seul & mesme titre, ce faisant lesdits sieur & Damoiselle vendeurs ont presentement, du consentement dudit sieur Terat, fourni & mis és mains desdits sieur Geraud & sa femme les
titres & pieces qui ensuivent concernant la proprieté desdites boutiques, sçavoir les originaux en parchemin desdits Contracts d'ad-

judication, d'alienation & vente faite audit titre de proprieté incommutable par lesdits sieurs Commissaires Generaux ledit jour
24. Octobre 1675. signez l'un comme l'autre desdits sieurs Commissaires, & plus bas *Viel.* Plus l'original de la quittance de finance desdites trois mille neuf cent soixante livres payez par ledit sieur
Germain, pour le prix de ladite nouvelle adjudication és mains de
Monsieur de Barthillat Garde du Thresor Royal, suivant ladite
quittance dattée du 8. May de ladite année 1675. signée *Iehannot de
Barthillat,* & contrôllée au dos le 18. Juin ensuivant, signée *Colbert.*
Plus l'expedition en parchemin dudit Contract d'acquisition faite
par ledit sieur Germain & ladite deffunte sa femme auparavant ladite nouvelle adjudication, dudit sieur Jacques du Clos ledit jour
20. Octobre 1670. Plus les anciens titres concernans la proprieté
de ladite boutique, dont les premiere & seconde sont affiches, le
troisiéme l'original d'une quittance de finance de la somme de
vingt-deux mille livres payées par ledit sieur du Clos és mains
de Maistre François Morice Thresorier General des Domaines de
France, pour l'adjudication qui luy avoit esté faite de huit boutiques y mentionnées, ladite quittance en datte du 12. Mars 1657.
signée *Morice,* contrôllée au dos le 7. Avril ensuivant, signée *Menardeau & le Camus,* & l'expedition dudit Contract d'adjudication
du 30. Mars de la mesme année 1657. les Lettres de ratification d'i-
celuy faite par sa Majesté par ses Lettres Patentes du 5. Avril audit
an, signées sur le reply, par le Roy *de Lomenie* : sur lequel reply
sont les actes d'enregistrement d'icelles où besoin a esté : l'acte d'in-
stallation dudit sieur du Clos, és mains de Maistre Mathieu Husson
dattée du 4. Fevrier 1660. de la delivrance desquelles pieces lesdits
acquereurs se contentent & promettent en aider au sieur Feret Marchand, &c. en qualité de proprietaire d'une des boutiques comprises dans lesdites adjudications, toutesfois & quantes qu'il en aura besoin ; & aussi à la charge de fournir par lesdits sieur Geraud & sa
femme à leurs dépens, incessamment, copie collationnée desdits
Titres & Contracts & desdites Sentence & Arrest qui declarent nulle la vente que lesdits sieur & Damoiselle vendeurs auroient faite
desdites boutiques audit Feret & au sieur le Grand, par Contract
passé pardevant, &c. Notaires, le 21. Octobre dernier, dont ledit sieur Germain a aussi fourni la grosse ausdits sieur Geraud &
sa femme, qui s'obligent encore de fournir & aider audit sieur Terat toutesfois & quantes qu'il aura besoin des originaux d'iceux Contracts

tracts & titres desdites Sentences & Arrests quand il les en re-
quierera. Et dautant que ladite Damoiselle Marie, &c. n'est à present majeure, ledit sieur Germain son mary a promis luy faire
ratifier cesdites presentes, ce faisant la faire d'abondant obliger
avec luy esdits noms, à la garantie. des susdites boutiques &
entiere execution des presentes, & de ladite ratification & obligation en fournir Acte en bonne forme ausdits acquereurs en cette
ville, si-tost & incontinent qu'elle aura atteint ledit âge de majorité, qui sera dans, &c. à peine de tous dépens, dommages
& interests, pourquoy faire par ladite Damoiselle Marie, &c.
ledit sieur Germain son mary l'a dés à present autorisée : Et pour
l'execution desdites presentes & dependances, lesdites parties ont
éslû leurs domiciles, &c.

F I N.

T t t

TABLE
DES MATIERES.

N

NOTAIRES.

Si

Formule

Fin de la Table des Matieres.

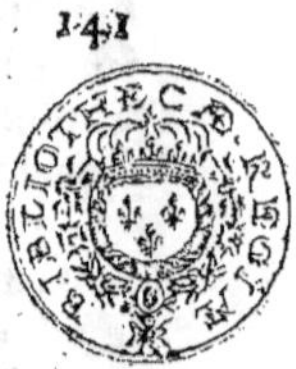